骨科常见疾病诊断与治疗

张华等◎主编

吉林科学技术出版社

图书在版编目（CIP）数据

骨科常见疾病诊断与治疗 / 张华等主编. -- 长春：
吉林科学技术出版社，2019.10
ISBN 978-7-5578-6291-6

Ⅰ．①骨… Ⅱ．①张… Ⅲ．①骨疾病－常见病－诊疗
Ⅳ．①R68

中国版本图书馆CIP数据核字(2019)第233526号

骨科常见疾病诊断与治疗

GUKE CHANGJIAN JIBING ZHENDUAN YU ZHILIAO

主　　编　张华等
出 版 人　宛　霞
责任编辑　隋云平　郑　旭　解春谊
封面设计　长春市阴阳鱼文化传媒有限责任公司
制　　版　长春市阴阳鱼文化传媒有限责任公司
幅面尺寸　185mm×260mm
字　　数　336千字
印　　张　21
印　　数　1000册
版　　次　2019年10月第1版
印　　次　2020年6月第2版第1次印刷

出　　版　吉林科学技术出版社
发　　行　吉林科学技术出版社
地　　址　长春市净月区福祉大路5788号出版大厦A座
邮　　编　130118
发行部电话/传真　0431-81629530
储运部电话　0431-86059116
编辑部电话　0431-81629511
网　　址　www.jlstp.net
印　　刷　北京虎彩文化传播有限公司

书　　号　ISBN 978-7-5578-6291-6
定　　价　85.00元

《骨科常见疾病诊断与治疗》
编委会

前　言

随着时代和社会的变更，骨科疾病谱发生了明显变化，社会老龄化逐年加重，骨科常见病、多发病的发病率随之增高，特别是颈肩腰腿痛、老年骨质疏松症和关节退行性病变等疾病逐渐成为影响人们健康生活水平的主要因素之一。同时，为了使广大临床医生能紧跟国际骨科疾病诊疗的最新发展趋势，进一步提高骨科临床医师的诊治技能和水平，掌握最新的技术与方法，特编写了《骨科常见疾病诊断与治疗》一书。

本书共十四章，包括骨科基本手术技术、骨折概述、运动系统畸形、骨与关节化脓性感染、非化脓性关节炎、骨关节结核等方面。编写出版该书意在补充完善我国骨科继续教育的不足，最终达到规范我国骨科临床医生执业之目的，使其既能规范骨科初、中级医生的临床诊疗规范，又能成为高级骨科医生临床工作必需的高级参考书，也可作为医学院校学生、研究生以及相关学科，如康复医学、运动医学工作者的参考书。

在本书的编写过程中，我们力求做到通俗易懂、深入浅出、突出重点、涉及面广、实用性强，使其适于从事骨科、骨伤科、康复、护理及相关学科的，供临床和研究人员阅读参考。

目 录

第一章 骨科基本手术技术

第一节 骨膜剥离技术

骨膜属结缔组织，包绕着骨干，来源于中胚层，大多数管状骨包括肋骨都有骨膜，肌肉通过骨膜附着于骨干上。骨科手术基本上都在骨面上进行，只有剥离骨面上附着的骨膜才能显露出需要实施手术的部位，因而骨膜剥离是骨科手术中常用的操作方法，但针对不同的手术目的，对术中骨膜剥离方法的要求不尽相同。

一、游离骨膜移植时骨膜的剥离和切取

骨膜生发层的间充质细胞（骨原细胞）既可分化为软骨细胞形成软骨，也可分化为骨细胞成骨，并具有终生分化的潜能。早在 1930 年，Ham 就从理论上提出，胚胎时期骨膜的生发层细胞具有依据存在环境变化分化为软骨细胞和骨细胞的可能，而成年组织中这种细胞也具有未分化间叶细胞的潜能，但无实验证实。Fell 的实验表明，在鸡胚胎发育过程中，从软骨膜衍化而来的骨膜能够生成软骨，研究亦表明骨膜生发层的骨原细胞在低氧环境下可分化为软骨细胞。骨膜被移植到关节腔后，在低氧环境和滑液的营养及局部应力的作用下，原处于静止状态的细胞可迅速增殖分化为软骨母细胞，后者分泌细胞间质并被包埋而变为软骨细胞，最终成为软骨组织。骨膜生发层细胞是骨膜再生软骨的主要成分，单位面积上骨膜生发层细胞的数量及其活性是决定新生软骨厚度的基础，在同一环境下，单位面积上的骨膜生发层细胞多、活性高，则新生软骨厚；反之，则较薄。骨膜成软骨与否，除理化因素和骨膜固定技术外，首先取决于骨膜剥离技术，仔细的锐性剥离，可使骨膜生发层细胞残留在骨面上的数量减少，骨膜上的生发层细胞数增多，有利于骨膜的成软骨。

二、骨折患者的骨膜剥离

影响骨折愈合最主要的因素是局部血运和骨膜的完整性，骨膜完整可以限制骨折端血肿向周围软组织内扩散，促进血肿的机化和软骨内成骨，有利于膜内成骨的进行。骨膜剥离损伤了骨膜动脉，骨膜动脉在长骨中的供血过小，损伤后骨的其他动脉可很快扩张代偿，短期内通常即可恢复正常的血流量；同时骨膜组织很快增生，有大量血管从周围组织长入，也增加了骨的血流量。虽然骨膜对长骨的血供影响不大，随着时间的推移，长骨的血供可恢复至正常状态，但血供恢复时间越长，对骨组织修复越不利，因而在手术操作中我们应尽量减少操作带来的损伤。在骨折的治疗中，应注意根据受力方向和 X 线片尽量在骨膜破坏侧剥离及放置钢板，保证对侧骨膜的完整性，这样将有利于骨折的愈合，促进患者的恢复。

三、常用的骨膜剥离方法

在具体的手术操作过程中，剥离骨膜时应使骨膜剥离器向骨间膜或肌纤维与其附着的骨干成锐角方向剥离、推进，否则易于进入肌纤维或骨间膜纤维中，造成出血和对组织的损伤（图1-1)。在剥离肋骨骨膜时，应根据肋间肌的附着特点，先在肋骨上剥离骨膜，由后向前剥离肋

骨上缘，由前向后剥离肋骨下缘，即采用上顺下逆的方法 (图 1-2)，否则可能损伤胸膜而导致气胸。剥离脊柱的肌肉时应自下往上，顺着肌肉的附着点紧贴骨面进行剥离，如此可减少术中的出血 (图 1-3)。骨干部位应顺骨干纵行切开骨膜，在骨端或近关节处，为防止骨膜进入关节和骨骺板，可将其作 I 形或 Z 形切开，如此既可缩短纵行切开的长度，又可保证术中有足够的显露宽度。

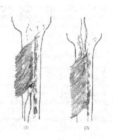

图 1-1 骨膜剥离技术

(1) 背膜剥离器向骨间膜或肌纤维与附着的骨干成锐角方向剥离；
(2) 如向钝角方向剥离，则剥离器易于离开骨干而进入肌纤维或骨间膜纤维之中。

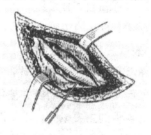

图 1-2 肋骨骨膜的剥离方法 (箭头)

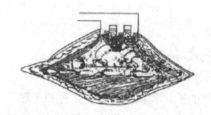

图 1-3 竖脊肌的剥离显露方法 (箭头)

第二节 肌腱固定技术

肌腱外科中有许多手术涉及肌腱的固定，肌腱牢固固定后患者可早期活动，有利于患者的功能恢复，肌腱的确切固定是取得满意疗效的关键。下面简要介绍一下几种常用的肌腱固定于骨面的方法。

为使肌腱与骨面有效地愈合，肌腱固定于骨面时，首先应将与肌腱接触的骨面凿成粗糙面，再于固定骨上钻孔，将缝线穿过骨孔并抽紧，将肌腱有效地固定于骨的表面。对于细长的肌腱或筋膜条，可将肌腱、筋膜条穿过骨隧道，肌腱和筋膜条穿出骨隧道后，拉紧使肌腱断端对接、重叠缝合。

一、不锈钢丝拉出缝合法

适用于跟腱、跗骨、指骨的肌腱固定，在骨面上开一骨槽，将穿好钢丝的肌腱近端置入骨槽，再将钢丝经骨钻孔从足底或手指掌侧皮肤穿出，固定于纽扣或橡皮管上，对于张力较大者，应将钢丝穿出石膏外，固定于石膏外的纽扣上，以免压迫皮肤，造成皮肤坏死 (图 1-4)。

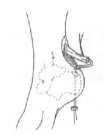

图 1-4 跟腱断裂钢丝抽出骨面固定法

二、肌腱－骨瓣固定法

肌腱的早期主动活动可以防止粘连形成，但肌腱早期活动所增加的肌腱止点牵张力，易造成肌腱止点的撕脱或愈合延缓。而骨与骨之间的愈合明显快于骨与肌腱之间的愈合，且利于移植肌腱的早期活动。理论上骨 - 肌腱移植可早期进行主动活动，而不发生止点撕脱断裂。带有肌腱的骨瓣血管供血丰富、血运好，如带有骨片的股四头肌或髋关节外展肌群的转移等，均可通过此法达到良好的固定，但在固定时应将骨面凿成粗糙面，将带有肌腱的骨片以克氏针或螺丝钉固定于粗糙的骨面上，也可通过钢丝通过骨孔环扎固定，对于一些力过较小的肌肉可以细丝线固定，可促进固定肌腱的愈合，有利于患者的早期康复 (图 1-5)。

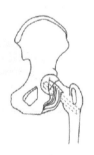

图 1-5 股方肌骨瓣转位植骨、固定

三、肌腱骨栓固定法

如腘绳肌腱结与骨栓嵌入固定法关节镜下重建后交叉韧带 (PCL) 损伤，肌腱结和骨栓嵌入瓶颈样股骨隧道内，与隧道挤压紧密，术中可将自体松质骨同时植入隧道，可有效地防止骨道渗血和关节液浸入，有利于移植物与骨壁愈合。

第三节 骨牵引术

牵引是利用力学中作用力和反作用力地原理，通过重力的牵拉，作用于患肢，缓解骨折和脱位处软组织的紧张和回缩，使骨折或脱位复位，达到治疗的目的。牵引分持续性皮牵引和骨牵引两大类，其主要用于颈椎骨折、骨盆骨折、股骨颈骨折、粗隆间骨折、股骨干骨折及不稳定的胫腓骨骨折等。

牵引术可分为皮牵引及骨牵引两种，在此只讨论骨牵引技术，骨牵引是将钢针穿入骨骼，牵引力直接作用于骨骼上，具有阻力小、收效大的特点。通常是用骨圆针穿过骨骼进行牵引，能承受较大的牵引重量，可使移位的骨折迅速得到复位，恢复肢体的力线。骨牵引常用的器械有锤子、手摇钻、骨圆针和各种牵引弓，肢体骨折通常使用的牵引弓有普通牵引弓和张力牵引弓两种（图1-6，图1-7），使用较细的克氏针牵引时应使用张力牵引弓。

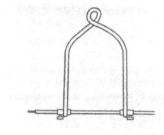

图1-6 普通牵引弓

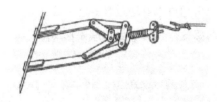

图1-7 张力牵引弓

一、目的及适应证

（一）牵引术的主要目的

1. 骨折、脱位的复位和固定。

2. 矫形治疗。

3. 缓解肌肉痉挛，防止畸形。

4. 肢体制动，减轻疼痛，预防畸形和病理性骨折。

（二）皮肤牵引适应证

主要适用于治疗老年人或儿童骨折，成人下肢骨骼牵引的辅助牵引，以及炎症肢体需临时制动和预防关节挛缩畸形等。

（三）骨牵引适应证

1. 成人长骨不稳定性骨折，如斜行、螺旋形及粉碎性骨折，以及因肌力强大容易移位的骨折，如股骨、胫骨、骨盆、颈椎骨折。

2. 骨折部的皮肤损伤、擦伤、烧伤及部分软组织缺损者。

3. 开放性骨折感染或战伤骨折。

4. 合并胸、腹或骨盆部损伤者，需密切观察而肢体不宜做其他固定者。

5. 患肢合并血液循环障碍，如小儿肱骨髁上骨折、有下肢静脉曲张者，以及暂不宜其他方法固定者。

6. 某些矫形手术的术前准备。

二、常用的骨牵引方法

（一）颅骨牵引

双侧外耳道经顶部的连线与两眉弓外缘向枕部画线的交点，或经鼻梁正中至枕骨粗隆画一正中线，再绕过颅顶连接两侧乳突的横线，与正中线垂直交叉。颅骨牵引弓的钩尖与横线在头皮接触处即为颅骨钻孔部位，约距正中线 5 cm 左右。局麻后，在颅骨钻孔的两点各作长 1 cm 的横切口直达颅骨。用手摇钻将带有安全隔的颅骨钻头与颅骨面呈垂直方向钻透颅骨外板，然后将牵引器的钩尖分别插入颅骨钻孔内。旋紧牵引器螺丝钮，使钩尖紧紧扣住颅骨（图 1-8）。

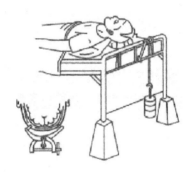

图 1-8 颅骨牵引

（二）尺骨鹰嘴牵引

从尺骨鹰嘴顶端向其远侧画一与尺骨皮缘下相距 1 cm 的平行线，再从距尺骨鹰嘴顶端 2 cm 的尺骨皮缘处，向已画好的线作一垂线，两线的交点即为穿针部位。局部麻醉后，上肢外展 60°，肘关节屈曲 90°，术者将钢针由内向外与手术台平行并垂直于尺骨，刺入软组织直达骨质，使钢针穿通尺骨直至穿出对侧皮肤、钢针两侧皮外部分等长为止。小儿亦可用大号消毒巾钳夹住尺骨上端的相应部位，以代替钢针及牵引弓（图 1-9）。

（三）胫骨结节牵引

穿针部位位于胫骨结节到腓骨头连线的中点，由外向内进针。穿针前将膝部皮肤稍向上牵拉，在预定的穿入和穿出部位注射局部麻醉剂直达骨膜。将钢针由上述穿针部位与胫骨纵轴呈垂直方向，且与手术台平行，由外侧刺入软组织直达骨皮质。旋动手摇钻使钢针穿过骨质并由对侧皮肤穿出，直至钢针两侧皮外部分等长为止（图 1-10）。

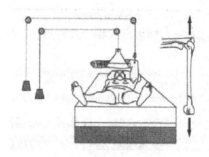

图 1-9 尺骨鹰嘴骨牵引

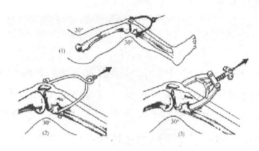

图 1-10 胫骨结节骨牵引

(1) 胫骨结节牵引体位；(2) 普通牵引弓牵引；(3) 张力牵引弓牵引

（四）股骨髁上骨牵引

股骨下端内收肌结节上方 2 cm 处为穿针部位，由内侧向外侧穿针；或通过髌骨上缘向外面画一横线，另自腓骨小头前缘向上述横线引一垂线，两线交点为钢针穿出部位。助手先将大腿下端皮肤向上牵拉，以免日后因钢针牵引而划伤或压迫皮肤（图 1-11）。

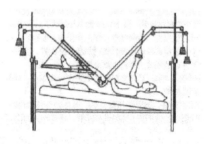

图 1-11 股骨髁上骨牵引

（五）跟骨牵引

穿针部位是从内踝尖端至足跟后下缘连线的中点，由内向外穿刺。伤肢用枕垫起，局部麻醉后将钢针与手术台平行，由内向外刺入软组织直达跟骨。然后用骨锤或手摇钻使其穿通跟骨，穿出对侧皮肤，并使钢针两侧皮外部分等长（图 1-12）。

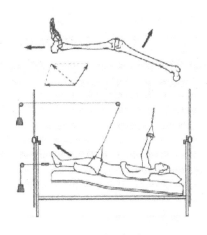

图 1-12 跟骨牵引

三、注意事项

（一）术前征得患者同意，签手术知情同意书。

（二）熟悉穿针部位的神经血管走行。从有重要结构穿行的一侧穿针，这样可以较好地控制穿针，避免损伤这些重要结构，如尺骨鹰嘴骨牵引时，为防止尺神经损伤总是从内侧进针。

（三）皮肤准备

严格遵循无菌操作原则，注意防止感染，通常使用碘酒、酒精消毒皮肤。

（四）麻醉

骨牵引通常都是在局麻下完成，但完全将骨膜阻滞是困难的，操作时以1%利多卡因或2%普鲁卡因局部浸润皮肤、皮下，接着穿入骨膜下，注入足量局麻药，如果在穿刺过程中感到疼痛，可适量加用一些局麻药。穿入骨干约一半后，在对侧出针部位行局部麻醉。穿刺针要穿过骨干，但局麻时不能得到皮质间的骨髓麻醉，事先应告知患者穿针过程中可能会有疼痛，但随着穿刺的完成，疼痛也就会停止。

（五）皮肤切口

穿针前，可以11#刀片在皮肤上先作一小切口。如果让针直接穿过皮肤，皮肤紧贴在穿刺针上容易感染。

（六）操作时最好使用手摇钻，不要使用动力钻。虽然动力钻的速度快，但在钻孔过程中会产热，容易造成穿针周围的骨坏死。在钻孔时手臂一定不能晃动，否则会造成患者的疼痛加剧。

（七）穿刺针最好位于干骺端，根据患者年龄和不同部位，选择粗细相宜的骨圆针，但要避免损伤儿童的骨骺，否则会造成骨骼生长停滞。如在胫骨结节处，小于14岁的女孩和小于16岁的男孩，骨骺板呈开放状态，如在此穿针，容易损伤骺板，应特别注意。斯氏针一般用于厚的皮质骨和粗的骨干。理想的穿针是只穿过皮肤、皮下和骨骼，而避开肌肉和肌腱结构。

（八）尽量不要将穿刺针穿过骨折血肿，否则破坏骨折血肿后就等于人为地将闭合性骨折转成开放性骨折。

（九）避免将牵引针穿入关节内，否则容易造成化脓性关节炎的发生；股骨远端骨牵引时，应避免将牵引针穿入髌上囊。

（十）其他

根据骨折的部位和特点选择合适的牵引弓；穿刺过程中针不要弯曲；穿刺完成后夹紧牵引针以防产生划线和旋转，造成金属腐蚀和骨切割；牵引完成后应于牵引针的两侧套上橡皮塞或小药瓶，以便于术后的管理和避免外露的牵引针刺破被子。牵引的力线应与骨折近端的轴线一致；牵引重一般在上肢为体重的 1/12，下肢为体重的 1/9 ～ 17/7。牵引的头 1 ～ 2 周内经常测量肢体的长度或 X 线检查，一般应在牵引后 1 ～ 2 周内达到骨折脱位的复位，骨折复位后应及时改为维持重量牵引。一旦发现伤肢长于健侧肢体，应减轻牵引重量，并拍摄床头 X 线片复查。牵引针通过的皮肤针孔处要每日点 75% 酒精 2 ～ 3 次，以预防感染。牵引过程中如果针眼处有脓肿形成，应及时扩创引流。

第四节 支具与石膏固定

一、支具治疗

支具又称矫形器，是一种以减轻四肢、脊柱骨骼肌肉系统功能障碍为目的的体外支撑装置。随着康复医学的普及，低温、高温热塑性板材和树脂材料的不断问世、应用生物力学以及支具设计理论的完善，现代康复支具完全可以满足手术前后制动、功能康复及恢复肢体本体感觉等康复治疗的需要。

（一）支具的作用

1. 稳定与支撑。

2. 固定功能。

3. 保护功能。

4. 助动（行）功能。

5. 预防矫正畸形。

6. 承重功能。

7. 有利于功能锻炼。

（二）常用支具

支具根据使用的部位不同，可分为脊柱、肩、肘、腕、髋、膝、踝八大类，其中以膝、肩、肘、踝支具的应用最为广泛。常用的肩关节支具包括：万向轴肩外展支具和肩关节护具；肘关节支具分为动态肘关节支具、静态肘关节支具和肘关节护具；踝关节支具根据其作用分为固定、康复行走位和踝关节护具，对术后早期制动、关节功能恢复以及控制关节的有害运动，具有良好的治疗和康复作用。

1. 上肢常用支具

主要用于保持不稳定的肢体于功能位，提供牵引力以防止关节挛缩，预防或矫正肢体畸形以及补偿损伤失去的肌力，帮助无力的肢体运动等。上肢矫形器按其功能分为固定性 (static，静止性) 和功能性 (dynamic，动力性) 两大类。前者没有运动装置，用于固定、支持、制动；

后者有运动装置，可允许机体活动或能控制、帮助肢体运动，促进运动功能的恢复。

(1) 腕托：稳定腕关节。在腕托基础上附加弹性装置，使手指或腕关节被动伸直，可用于神经、肌腱损伤患者的功能锻炼。

(2) 上肢外展架：多用于肩部瘫痪引起上肢不能外展和肩部骨折患者手术前后的固定。

(3) 肘关节支具：保护肘关节以及肘关节在保护控制下的活动。

2. 下肢常用支具

下肢矫形器的主要作用是支撑体重、辅助或替代肢体的功能、预防和矫正畸形。近年来由于新材料和新工艺的应用，下肢矫形器增加了许多新品种。根据其结构和适用范围，下肢矫形器可分为用于神经肌肉疾病和用于骨关节功能障碍两大类。用于神经肌肉疾病的矫形器包括踝足矫形器、膝踝足矫形器、髋膝踝足矫形器、膝关节矫形器、截瘫支具、髋关节矫形器等。

(1) 长腿支具或护膝装置：稳定膝关节，防止畸形。

(2) 踝足支具：稳定踝关节，防止畸形。

(3) 矫形鞋：矫正足部畸形，稳定踝关节，补偿下肢短缩。

3. 脊柱常用支具

分为颈椎矫形器、固定式脊柱矫形器和矫正式脊柱矫形器三大类。主要作用是限制脊柱的前屈、后伸、侧屈、旋转运动和减少脊柱的载荷。

(1) 颈椎支具：常用塑料围领或头颅环装置，用于颈椎骨折脱位、颈椎不稳或颈椎术后固定。

(2) 胸腰椎支具 (Boston 支具)：常用硬塑料制作，用于脊柱侧凸矫形、维持脊柱的稳定性以及脊柱矫形的维持。适用于胸、腰椎损伤及肿瘤术后的固定、轻中型脊柱侧凸的矫正等。

支具对骨骼肌肉系统疾病的治疗具有积极作用，但长期配戴会使肌力减退，产生心理依赖，配戴方法不正确可能会导致皮肤压伤、破溃和神经受损，因而应注意合理适时地应用支具并加以适当的护理。

二、石膏固定

(一) 石膏的功能及应用

1. 骨折整复及关节脱位复位后的固定。

2. 肢体严重软组织损伤的固定。

3. 周围神经、血管、肌腱断裂或损伤手术后的固定。

4. 预防、矫正畸形以及骨科矫形手术后的固定。

5. 骨、关节急慢性感染及肢体软组织急性炎症的局部制动。

6. 通过石膏的重力行局部牵引治疗。

7. 制造各种石膏模型。

(二) 石膏固定的适应证

1. 用于骨折、脱位、韧带损伤和关节感染性疾病，用来缓解疼痛，促进愈合。

2. 用于稳定脊柱和下肢骨折，早期活动。

3. 用来稳定固定关节，改善功能，比如桡神经损伤引起的腕下垂等。

4. 矫正畸形，比如用于畸形足和关节挛缩的治疗。

5. 预防畸形，用于神经肌肉不平衡和脊柱侧凸的患者。

6. 保护患病部位，减轻或消除患肢负重，有助于炎症的治疗。

（三）石膏固定的禁忌证

1. 全身情况差，心、肺、肾功能不全或患有进行性腹水等。

2. 局部伤口疑有厌氧菌感染。

3. 孕妇忌做腹部石膏固定。

4. 年龄过大体力虚弱者，忌用巨型石膏。

5. 年龄过小。

（四）石膏固定原则

尽管石膏作为广泛应用的一种治疗方法已经有 100 多年的历史了，但不能把它看作是万能的。石膏固定的原则有二：

1. 三点固定原则

术者在肢体的两端用力塑形，第三个点则位于石膏固定点的对侧，如图所示。骨膜和其他软组织一般要求位于石膏夹板的凸侧，以增加石膏的稳定性。

(1) 正确应用三点固定原则；

(2) 错误应用三点固定原则。

2. 水压原则

如果一桶水放在一个坚硬的容器内，容器可克服水自身的重力而保持水的高度不变。在胫骨骨折时，如果石膏强度足够的话，那么在复位固定后，利用水压原则长度就不会丢失了。

（五）注意事项

1. 内置薄层内衬，保护骨突起部位。

2. 水温适宜，以 25 ～ 30℃最佳。

3. 待气泡完全停止排逸再排水，手握石膏绷带两端向中间挤，减少石膏丢失。

4. 石膏绷带贴着肢体向前推缠，边缠边抹，松紧适宜；在关节部位石膏固定时，应对石膏进行适当的修整，使之适合肢体形状而不致在肢体上形成皱褶。

5. 石膏厚度根据石膏绷带的质量和性能而定，应掌握厚薄适宜。

6. 石膏固定应包括邻近的上、下关节，避免过长或过短。

7. 留出肢体末端观察血液循环。

8. 一般固定关节于功能位，个别骨折为了防止复位后的再移位，需要将关节固定于非功能位。根据具体的疾病或骨折类型，一般应于 2 ～ 4 周后将石膏更换为功能位固定，以免关节挛缩畸形的出现。

9. 石膏固定完毕，需在石膏上注明骨折的类型和固定日期；并向患者交代有关注意事项，抬高患肢，尽早锻炼未固定的关节及肌肉功能，以促进患肢的血液循环及患者的功能恢复。一旦出现肢体严重肿胀、剧烈疼痛、麻木或感觉异常，应及时随诊。

（六）常用的石膏固定技术

石膏固定时应根据患者的病情及固定部位和目的，决定肢体或关节是固定在功能位或特殊的体位。在石膏的包扎过程中不要随意改变姿势，以免影响石膏包扎的质量及固定的效果。

1. 石膏托

常用于四肢长管状骨折及四肢软组织损伤的临时固定，或四肢的不全骨折和裂缝骨折。

操作方法：首先将患者置于需要固定的体位或功能位，骨突部位垫棉垫。取宽 7 ～ 10 m 的石膏绷带，根据肢体的长度不同制成 8 ～ 10 层厚的石膏条，从两端卷起，浸泡后挤出多余的水，在操作台上展平石膏条，上面敷以棉花或绵纸衬垫，将做好的石膏托置于伤肢所需的部位，再用绷带固定，使之达到固定肢体的目的。无特殊要求时，应将关节置于功能位。

前臂石膏托一般置于前臂和腕的背侧。上肢石膏固定的功能位为肘屈曲 90°、腕背屈 10° ～ 15°，拇指位于对掌位。

下肢石膏托一般放于大腿、小腿的背侧和足底部。下肢石膏固定的功能位为患肢屈膝 15°、踝关节背屈 90°、足趾向上。

2. 管型石膏

常用于四肢骨折或四肢骨折内固定术后（图 1-13）。

操作方法：首先将患者置于需要固定的体位或功能位，患肢套上棉织套，骨突部位垫棉垫，长腿管型石膏固定时，应注意在腓骨小头处多放置衬垫物。可先用石膏前后托或上下托固定，再用浸湿的石膏卷自上而下将石膏带包缠在肢体上，缠绕过程中以手蘸少量的水将石膏绷带抹平整，缠绕 3 ～ 4 层后塑型；也可先以石膏卷缠绕一石膏条加固一缠绕石膏卷的方法。

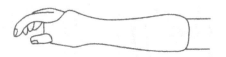

图 1-13 前背的石膏管型固定

注意将指（趾）末端露出，以便于末梢血运和活动的观察，注意对非矫形位的固定，应将患肢置于功能位。

3. 肩人字石膏

常用于肩部、肘部及上臂部骨折或矫形手术后（图 1-14）。

操作方法：患者多采用坐位，躯干及上肢穿好适宜的棉织套，在骨突部垫棉垫，特别在腋下、肘、腕部位多加衬垫，女性患者应防止乳房受压。肩关节外展 60° ～ 70°，前屈 30° ～ 45°，外旋 15°，肘关节屈曲 90°，腕背伸 30°，前臂呈中立位，手掌与口部相对。缠绕石膏绷带时应在患者腹部垫上棉垫，待石膏完成后取出，增加腹部与石膏之间的空间，避免影响腹部的活动。

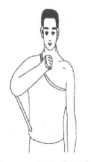

图 1-14 肩人字石膏

操作步骤：首先放置上肢上、下托，然后在肩的两侧"8"字交叉加固，再从腋窝向下至髂嵴，最后用宽的石膏带缠绕躯干和患肢。在肘部与髋部之间用一木棍支撑，修整石膏边缘。

4.石膏背心

常用于第6胸椎至第3腰椎之间的脊柱损伤、结核或脊柱融合术后（图1-15）。

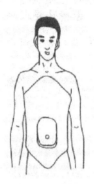

图 1-15　石膏背心

操作方法：患者取站立、坐位或俯卧位（俯卧位多用于脊柱骨折复位或融合术后）。在站立时应直立，两上肢平伸并向两侧外展。给患者穿棉织套，前方上端于胸骨上凹至下端于耻骨联合：后方上端于肩胛下缘至下端于臀中线上；两侧上端于腋窝下至下端于大粗隆。在骨突部垫棉垫。

操作步骤：首先用1个石膏条包绕躯干；然后用2个石膏条分别从胸骨柄起向两侧腋下横过第6、7胸椎棘突，两端在后背中线重叠；再用2个石膏条分别从双侧腋下至大粗隆部位；再用1个石膏条由胸骨柄中线至耻骨，1个石膏条由第6胸椎中线至臀中线上；最后用石膏绷带缠绕2～3层并将边缘修平整。

5.髋人字石膏

常用于髋部和股骨上端骨折的患者及矫形术、股骨截骨术、髋关节融合术、髋关节病灶清除术等术后固定（图1-16）。

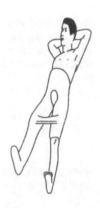

图 1-16　髋人字石膏

操作方法：患者仰卧在专用的石膏床上，躯干部及患肢穿好棉织套，骨突部位垫棉垫，在衬里与腹壁之间放一薄枕，待石膏硬固后将枕取出，使腹部与石膏有较大的空隙，以利患者的饮食和呼吸。将两脚固定于固定腿架上，髋关节置于功能位，外展20°，稍外旋，膝关节屈曲15°～20°，踝关节背屈90°，足趾向上。

操作步骤：首先取3条石膏条由剑突下至耻骨绕腹部1周，两端在后背中线重叠；然后用长腿石膏前、后托固定患肢；后用1条石膏条由健侧髂前上棘开始，经下腹绕过患侧大转子和大腿，到达大腿下1/3内侧。再用1条石膏条由健侧髂前上棘经腰骶部绕过患侧大转子和大腿前侧，到达大腿下1/3内侧，以此交叉加固髋部的石膏硬度。最后用石膏卷缠绕达一定的厚度。臀部留一洞口，以便患者排便，并将石膏边缘修平整。

第五节 植骨术

植骨术是用手术将骨组织移植到患者体内骨骼缺损、需要加强或融合的部位。由于骨骼来源不同，分为自体骨移植及同种骨移植，随着冷藏设备和无菌防腐技术的进步，现在用骨库储存同种。常用范围有骨质缺损、骨折不愈合、填充囊性病灶或良性肿瘤刮除后所遗留的空腔、脊椎及关节融合等。自体骨移植可取自胫骨前内侧面中部、腓骨上段、髂翼、肋骨以及离断肢体远端之健康骨。

一、概述

(一) 骨组织生理

骨组织由骨细胞及骨基质构成。骨基质由有机物质胶原纤维及无机物质钙盐(磷酸钙、碳酸钙)结合而成，赋予骨骼一定的韧性及坚固性。星状的骨细胞散布于骨基质中间。松质骨像海绵一样，含有许多小空隙，储以骨髓；而皮质骨则坚实质密，其骨基质中有许多骨小管与骨外膜内层的毛细血管相通，皮质骨可借此得到部分血液供应。人体的皮质骨主要分布于长骨(股骨、肱骨、胫骨等)的骨干部分，松质骨主要分布于短骨及扁平骨(肋骨、盆骨、椎骨及手腕骨、足跗骨等)，长骨两端膨大处也属于松质骨。

(二) 移植骨的转归

被移植的骨骼，并不像金属或其他固定物那样仅起一种连接、支撑作用。而是经过一定时间后，与受区的骨骼坚固地融为一体、牢不可分。传统的观点认为，游离骨移植后骨块内的骨细胞失去活性，产生许多空隙，构成骨架。周围血肿首先机化，继而成骨细胞在血肿周围形成许多骨样组织，并呈条状小梁向内生长，占据全部血肿组织，使之钙化、骨化，与骨块接触并逐渐占据骨块的全部表面。与此同时，破骨细胞沿移植骨块的骨基质挺进并将其吞噬，而成骨细胞则紧跟其后，一部分停留来建立新的骨基质，一部分则跟随前进，为了输送营养物质、排出代谢废物，许多新生毛细血管、破骨细胞、成骨细胞的突起伸展到骨块中，并经哈佛管向纵深发展，边吞噬已死亡的骨细胞，边建立新的骨组织。最终，植骨块完全被吸收，代之以新的、有生命的骨组织，并与受体骨组织融为一体，即爬行替代作用。但近来的研究证明，移植骨能诱导宿主的间充质细胞转化为具有成骨能力的细胞，即移植骨有诱导成骨的作用。

人体的骨骼可分为两类：一类为皮质骨，如股骨、胫腓骨、肱骨、桡尺骨的骨干部分，一类为松质骨，如髂骨、脊椎骨、足跗骨、腕骨及长管状骨的两端。这两类骨在显微镜下的组织结构大致相同，都是在一片均匀的骨基质中间散布着许多星状的骨细胞。所不同的是皮质骨较致密，其活力依靠哈弗管中的血管系统维持，移植以后往往需要相当长的时间才能完全再生，而且必须在有了活的骨细胞产生后移植骨才坚实。松质骨非常疏松，像海绵一样有许多小空隙，所以又有海绵骨之称。松质骨的结构有利于营养物质的弥散及受区血管肉芽组织的长入，因而爬行替代作用易于完成，所以松质骨是植骨时最常选用的材料。但支持作用较差。相反，由于皮质骨的结构比较致密，上述两种作用受到一定的影响，因而爬行替代作用进行缓慢，但一旦完成，则可起到较坚强的支持固定作用。因而，皮质骨及松质骨的移植各具优、缺点，临床应根据病情加以选用或二者并用。但无论是皮质骨还是松质骨，其爬行替代作用的进行均是逐渐的、缓慢的、持续不断的，其完成时间须以月计。

（三）植骨适应证

1. 骨折断端硬化或骨质缺损引起的骨折不愈合、假关节形成。

2. 填充良性骨肿瘤或骨囊肿等肿瘤样疾病刮除后所遗留的空腔。

3. 修复骨肿瘤切除后形成的骨质缺损。

4. 脊椎的植骨融合术及促进关节的融合。

5. 重建大块骨缺损间的连续性。

6. 提供骨性阻挡以限制关节活动（关节限制术）。

7. 填充骨结核病灶清除术后遗留的空腔。

8. 促进延迟愈合、畸形愈合、新鲜骨折或截骨术的骨愈合，或填充术中的缺损。

（四）植骨禁忌证

1. 取骨部位或手术部位有炎症时，须待炎症消退后方能植骨，以防感染。

2. 有开放伤口存在时，须待伤口完痊愈合半年至一年后，才能进行植骨手术。但对经久不愈、伴有窦道的慢性骨髓炎或骨结核病灶清除术遗留的空洞，在彻底清创的基础上辅以有效的抗生素治疗，可进行 I 期松质骨移植术。

3. 植骨处广泛瘢痕形成、血运不佳，须先行整形手术改善血运，方考虑植骨。

（五）植骨的术前准备

1. 仔细检查患者，确定无感染病灶。

2. 自体取骨时应于取骨部位做好皮肤准备。术前 3 日开始，每日用肥皂水清洗取骨部位及其周围皮肤，清洗后以 75% 酒精涂布 1 次，然后用无菌巾严密包扎。术前 1 日清洗后剃毛，并重复上述步骤。手术当日晨起再以 75% 酒精消毒 1 次，更换无菌巾，包扎后送进手术室。这种方法与术前仅做 1 日皮肤消毒的备皮方法相比较，更为安全可靠。

3. 于髂骨或胫骨取骨时，因出血较多，应备好骨蜡，必要时做好输血准备。

4. 为预防感染，术前麻醉开始后予以适当的抗生素，对骨关节结核患者术前两周加用抗结核治疗。若为大块的同种骨或骨库骨移植，术前 3 ～ 4 日即应予以抗过敏药物，如苯海拉明、地塞米松等。

5. 很多需要植骨的患者都已经过多次手术或长期外固定，以致伤肢肌肉萎缩，骨质脱钙疏松，有不同程度的关节活动限制，血液循环不好，抗感染力低，组织生长能力也差。植骨术后必不可少的一段时间的外固定，将会造成肌萎缩与关节僵硬加重。因此，术前应进行一段时间的功能锻炼与理疗，对无移位的下肢骨折不愈合或骨缺损的患者，可在支架或外固定的保护下进行功能锻炼。

6. 术前摄 X 线片，了解病骨情况，根据病情设计手术 (包括植骨部位、植骨片的大小和植骨方式)。如拟作吻合血管的骨移植，术前应对移植骨的全长摄正、侧位 X 线片，以便选择植骨的部位和长度。

7. 吻合血管的骨移植术前，应当用超声血流仪探测供区和受区肢体的主要动脉是否存在及血流情况，以便设计手术。一般受区动脉多选用肢体主要动脉的分支作吻合，如股动脉的股深动脉、旋股内、外侧动脉等。如受区有 2 条主要动脉，如尺、桡动脉、胫前、后动脉，亦可选用其中一条主要动脉作吻合，其先决条件必须是另一条主要动脉经超声血流仪或临床检查证实血供良好。受区的静脉一般多选用浅静脉作吻合，如头静脉、贵要静脉、大隐、小隐静脉及其分支。因此，术前应检查受区的浅静脉有无损伤或炎症，近期用作穿刺，输液的浅静脉不能用作接受静脉。

(六) 植骨术后的处理

植骨术后必须加用范围足够、固定确实的外固定，待移植骨的爬行替代作用全部完成、骨质愈合后方可拆除，因而应根据接受植骨的部位、内固定的强度以及采用的植骨方法选用石膏托、管型石膏或硬质支具外固定，以促进植骨的愈合。尽管植骨融合判定的金标准是手术中探查，但临床上对植骨过程完成的判定通常以 X 线片检查为依据，因而术后必须定期复查 X 线片。

二、植骨术的取骨操作步骤

进行自体骨移植时，为了缩短手术时间，可将手术人员分为两组，手术同时进行。一组暴露受骨区，为植骨做好准备；另一组切取移植骨块，为植骨准备好材料。取整块骨条或骨块时，首先应选择胫骨，其次为髂嵴及腓骨，再次为肋骨。髋关节手术时，若仅需少量植骨时，可就近于股骨大转子或股骨上端取骨，这样可省去取骨切口。

取骨看来简单，实为一精细工作。所取骨块的大小、形状应与受骨部位的需要相符，过大则浪费，并给患者造成不必要的损伤；过小则不能应用。于肢体取骨时应尽量使用止血带，以减少出血。取骨后若切骨面渗血严重，可用骨蜡涂抹止血或用吸收性明胶海绵贴敷。

自体骨是最理想的植骨材料。当新鲜自体骨的来源受限时，如儿童的自体骨量有限，可结合应用新鲜或冷冻的同种异体骨移植，或单纯使用新鲜或冷冻的同种异体骨及其他生物植骨材料。但临床实践和动物实验证实，同种异体骨的成骨特性远不及新鲜自体骨优越，在骨移植治疗长骨干骨折不愈合的病例，自体骨移植的成功率比同种异体骨移植约高18%。因而在尽可能的情况下，应多选用自体骨移植。

临床上需要植骨时，可自下列部位取骨：①胫骨；②髂骨；③腓骨；④肋骨。此外，有时也可从受区附近的骨端挖取少量松质骨移植，以填充较小的骨腔。

(一) 胫骨骨条的切取

切取胫骨骨条时，为避免术中出血过多，宜在大腿中部使用气囊止血带。

1. 切口

在小腿前内侧面作一略带弧形并避开胫骨嵴的纵切口，以免在胫骨嵴处形成疼痛性瘢痕。

2. 取骨

不要翻开皮瓣，沿皮肤切口切开骨膜直到骨骼，将骨膜向内、外侧剥离，显露胫骨嵴与胫骨内缘之间的整个胫骨面。为了更好地显露切口两端的骨骼，可在骨膜切口两端各作一短的横切口，使骨膜切口呈 I 形。在切骨之前，先在预定取骨区的四角各钻一小孔 (图 1-17)。用单片电锯稍斜向移植骨片中央方向锯开皮质骨，如此则可保留胫骨的前缘和内侧缘。若无电锯，则可在胫骨前内侧面的纵轴上凿刻出所需取骨的长度和宽度，再以骨钻在凿刻线上钻出一排小洞，然后用骨刀将这些小洞之间的皮质骨凿开。要求沿取骨线的全长逐渐深入，不可一次在一处凿进髓腔，以免移植骨片碎裂或胫骨骨折。儿童取骨时应注意勿损伤骨骺。

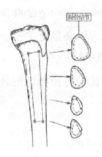

图 1-17 胫骨骨条的切取方法

3. 缝合

取出移植骨条后，即将伤口缝合。儿童骨膜厚，可单独缝合。成人骨膜薄，则与皮下组织深层一起缝合，以覆盖取骨的缺损处。然后再缝合皮肤。

4. 术后处理

如取骨条较大，必须用石膏托固定该肢 2 ～ 3 个月。

(二) 髂骨块的切取

髂骨有丰富的松质骨，在髂嵴的前 1/3 分段纵行取骨块，可获取髂嵴的一小段坚硬的皮质骨和其下的一大段松质骨 (图 1-18)。如欲获得较坚硬的骨片，则横向取髂嵴前部或后部的长条骨块。在患者仰卧时，可取髂嵴的前 1/3 段；患者俯卧时，则取髂嵴的后 1/3 段。如希望保留髂嵴，则可仅取髂骨的外层皮质骨 (图 1-19)。

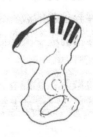

图 1-18 髂骨的分段切取

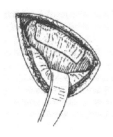

图 1-19 外层骨板的切取

在切取髂骨时，应注意约有 10% 的股外侧皮神经，距髂前上棘后方越过髂嵴至股外侧皮肤。故在髂嵴前取骨时，切口应距髂前上棘后上方 2 cm 开始向后伸延至需要长度为止。但向后伸延不要逾越距髂后上棘前上方 8 cm 的髂嵴，因臀上皮神经穿腰背筋膜，在距髂后上棘前 8 cm 越髂嵴至臀部。无论前方或后方取髂骨时，均要注意避开该部位走行的皮神经，以免对其造成损伤 (图 1-20)。

儿童应将髂骨的骨骺及其附着的肌肉一并翻开，在其下的髂骨上取骨块，取完后将骨骺复回原处。

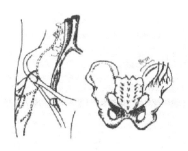

图 1-20 股外侧皮神经和臀上皮神经的走行

1. 切口

髂骨的显露较为容易，但可引起相当多的出血。从髂前上棘沿髂嵴的皮下缘向后做皮肤切口，沿髂嵴中线切开软组织，此切口正好在躯干肌和臀肌附着于髂嵴骨膜处。

2. 取骨

切开皮肤及皮下组织后即可径直切达骨骼，在骨膜下剥离以显露髂骨外板。若只需要包含一侧皮质骨的松质骨作移植，则根据受骨区所需的大小凿取髂骨外侧皮质 #；若需要包含两侧皮质的髂骨全厚骨块，需将髂肌自髂骨内面做骨膜下剥离，然后用骨刀凿取相应大小的全厚髂骨块 (图 1-21)。骨块取下后，可用刮匙插入两层皮质骨之间，挖取多量的松质骨。

3. 缝合

完成取骨后，将翻下的臀肌缝回髂嵴原位。

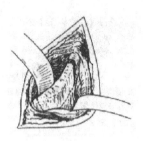

图 1-21 全厚髂骨的切取

（三）腓骨的切取

1.取腓骨时，应注意不要损伤腓总神经；为保持踝关节的稳定和儿童踝关节的正常发育，应保留腓骨的远侧 1/4；避免切断腓骨长、短肌，以免影响踝部的动力性稳定。

2.切口

通常切取腓骨干的中 1/3 或上 1/2 段作移植。采用 Henry 入路，从腓骨长肌和比目鱼肌之间进入。切口从腓骨小头上 2 cm 开始，沿腓骨外侧缘直行向下，至所需切取的长度。

3.取骨

将腓骨长、短肌牵向前侧，比目鱼肌牵向后侧，显露腓骨，切开骨膜行骨膜下剥离，将腓骨长、短肌翻向前方。骨膜剥离应从远侧开始，逐渐剥向近侧，以使从腓骨斜向起始的肌纤维连同骨膜一并剥开。然后，在显露的腓骨干上判明准备截取的腓骨段，在其近端及远端各钻一排小孔，用骨刀将这些小孔间分别一一凿断，最后连成一线而将腓骨凿断。避免不先钻孔而直接一次性将腓骨凿断，因为这样会使腓骨劈裂，也可用线锯或摆动锯锯断腓骨。有时，需要将从腓骨中段后侧面进入腓骨的滋养动脉予以结扎。若需切取腓骨上段以替代桡骨远端或腓骨远端时，在切口的近端要避免损伤腓总神经。首先在股二头肌腱远端的后内侧显露腓总神经，向远侧追踪到腓总神经围绕腓骨颈之处。在此处，腓总神经被腓骨长肌的起点所覆盖。用刀背对向此神经，以刀刃将架越神经的薄层腓骨长肌条索切断。然后将腓总神经牵向前方。继续作骨膜下分离时，注意勿损伤在腓骨和胫骨之间经过的胫前血管（图 1-22）。

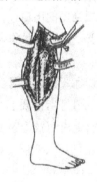

图 1-22 腓骨上段的显露和切取

4.缝合

先缝合深筋膜，再缝合皮下组织及皮肤。切取腓骨上段时，宜将股二头肌腱缝到邻近的软组织上。

（四）肋骨的切取

1. 切口

沿拟切取的肋骨作一长切口。

2. 取骨

切开筋膜及肌肉直至肋骨。切开肋骨骨膜，用肋骨骨膜剥离器进行骨膜下剥离。用骨剪剪断肋骨，将其取出。

3. 缝合

分层缝合切口。当需一段肋骨植骨时，可切取游离的第十二肋骨。

三、骨移植的方法

（一）松质骨移植术

松质骨移植的优点是刺激成骨作用大，爬行代替过程快，抗感染力较强，且可制成碎骨片，填充于骨端间的任何裂隙，消除植骨空腔的形成。因此其应用范围较广，缺点是松质骨质地较软，内固定作用弱。故临床上常需与皮质骨移植或金属内固定合用，一般松质骨移植多用于骨肿瘤或炎症刮除后形成的骨腔填充、关节融合、骨折不愈合、骨缺损等。此外，在血供不良的骨折行切开复位（如胫骨下 1/3 骨折）时也可用松质骨碎片移植于骨折断端间，以促进骨折愈合。

髂骨有较多优质的松质骨，需用大量松质骨时可从髂骨采取；亦可取自肋骨。需用少量松质骨时，则可在病骨邻近的骨端采取，但含脂肪较多，质量较差。

松质骨移植常与其他手术合用，用以填充骨腔缺损和促进骨的愈合，病灶显露后在其周围钻孔，只钻通一侧皮质骨，各个钻孔排成矩形，再用骨刀切开各孔间的骨质，即可取下一块皮质骨，将病变组织搔刮干净后，将松质骨填入。如病变位于负重区，应加用适量皮质骨移植，轻轻打压后，按层缝合（图 1-23）。

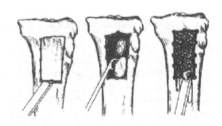

图 1-23 松质骨填充植骨术

（二）皮质骨植骨术

上盖骨移植是取皮质骨板固定于两段病骨上、促使骨愈合的手术。皮质骨板坚硬，临床多用以治疗长管骨骨干的骨折不愈合、骨干缺损以及关节融合手术时的关节外植骨。这种植骨术除有刺激成骨作用外，主要利用其内固定作用。实际应用时常并用松质骨移植，以填充空隙及加强刺激成骨作用。上盖骨移植术的缺点是骨移植后受骨区的直径要增粗，伤口缝合困难，同时皮质骨的抗感染能力弱，有潜在感染的患者最好不用。

依病骨的部位选用合适的显露途径，显露病骨的两端，切除骨端的硬化骨质和瘢痕组织，凿通或钻通骨髓腔，使两骨端形成新的创面。然后将移植的皮质骨板置于承受骨的表面，植骨面应选在承受骨无弯曲或弯曲较小的一面，并将该面的皮质骨凿去一薄层，其面积应稍大于移植的皮质骨板，这样可使移植骨与承受骨密切接触，有利于固定和加速愈合。在骨端复位并放好移植的皮质骨后，用螺钉固定。然后，在骨缺损区和移植骨的周围，用松质骨碎块填充所有的缝隙和缺损，根据具体的操作方法可分为单片骨上盖骨移植术、双重骨上盖骨移植术及带松质骨骨上骨移植术 (图 1-24～图 1-26)。

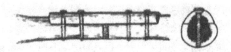

图 1-24 单片骨上盖骨移植术

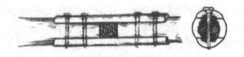

图 1-25 双重骨上盖骨移植术

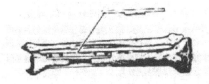

图 1-26 带松质骨的上盖骨移植术

(三) 嵌入骨移植术

融合关节时常在关节内融合的同时并用嵌入骨移植作关节外融合，以促进骨愈合和加强固定。关节内融合后将关节置于功能位，先在组成关节的短骨上凿一骨槽或骨隧道，再在组成关节的另一长骨上取一条等宽的、长度为短骨骨槽或隧道一倍的长条骨片，跨过关节嵌入骨槽或插入隧道。如在关节组成骨上不能采取骨片，也可单纯凿槽，另取自体或异体骨片嵌入，然后用螺钉作内固定 (图 1-27)。这一方法的优点是植骨后病骨的直径不增粗；其缺点是需要有一定的设备 (如双锯片电锯)，内固定作用不如上盖骨移植术可靠，有骨缺损者应用此手术则更不牢靠，因此多用于无骨质缺损的骨折不愈合及各种关节融合术。

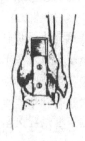

图 1-27 踝关节融合术的嵌入

（四）支撑植骨术

以诱导骨生成的松质骨和起支撑作用的皮质骨充填病损区，促进血管再生和支撑软骨下骨，这种植骨术适应于椎体骨折、关节面塌陷骨折以及股骨头坏死后钻孔减压的支撑植骨。

（五）吻合血管的骨移植

吻合血管的骨移植解决了传统方法难以治愈的大段骨缺损，同时可修复合并软组织广泛损伤的疑难病症。缩短了移植骨的愈合时间，成功率高，比传统的骨移植有较大的优越性。即使带肌蒂骨块移植，也受骨块不能很大及不能远距离移植的限制。吻合血管的骨移植则不受这些条件所限，起到了过去传统骨移植方法不能起到的作用。在此基础上，目前还有应用吻合血管的骨膜移植术（图 1-28），治疗骨不愈合或骨缺损的疗效满意，吻合血管的骨移植保存了移植骨的血供，骨细胞和骨母细胞是成活的，使骨移植的愈合过程转化为一般的骨折愈合过程，不经过传统骨移植后死而复生的爬行替代过程，而且可同时带有皮瓣，用于合并软组织缺损的 I 期修复。不足之处是，术者必须熟悉显微外科技术，手术操作较复杂，手术时间长，有失败的可能，而且对供区的损害较大，甚至影响患者的外观。因而，不能完全取代传统的骨移植术，可应用于传统方法治疗有困难或治疗效果不满意的病例。例如，先天性胫骨假关节经传统骨移植方法治疗失败者、创伤所致的大段骨缺损伴有软组织缺损者，特别是低度恶性肿瘤需连同部分正常骨和软组织一并切除者，较为适合吻合血管的骨或骨皮瓣移植。如受区有经久不愈的伤口，原则上应待伤口完痊愈合后 3～6 个月时再施行吻合血管的骨移植。对受区因局部放射治疗、感染和严重创伤所致的血管条件差者，则应该慎重选用。

腓骨、髂骨和肋骨是常用的吻合血管的骨移植供区。根据其形状和结构的不同，在应用上又有所不同。例如腓骨是直的皮质骨，对于修复四肢长骨的缺损优于肋骨。对股骨可用双根带血运的腓骨移植。

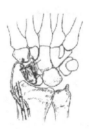

图 1-28 游离骨膜移植修复舟状骨骨不连

（六）组织工程修复

利用自身骨髓，经过体外培养及定向成骨诱导分化后，再种植到高孔隙率的可吸收支架材料上，形成生物活性"人造骨组织"，然后再移植到体内修复大节段的骨缺损。经组织学切片、微循环造影等多项检测证明：置入的"人造骨组织"与正常骨组织无异，形成了正常的哈佛系统，其微血管丰富，骨髓腔完全再通。

四、植骨床的处理

仔细准备植骨床是保证植骨融合成功的关键，否则可能导致植骨融合的失败、假关节形成导致内固定的断裂及畸形的再发和加重。在术中除充分显露植骨床外，如骨干的骨折不连，需切除骨折断端及周围的瘢痕组织，咬除骨断端的硬化骨，用骨钻将髓腔钻通，植骨融合时，最好掀开植骨骨床或除去表层骨皮质，避免软组织混杂在植骨中，对于骨缺损的修复，应注意植骨条、块应排列紧密，避免空腔形成。而在脊柱植骨融合时则应注意：①不能仅行椎板外、椎板间植骨，应同时行关节突间及横突间植骨；②需有足够的植骨量；③彻底清除植骨部位的软组织；④椎体间植骨时应彻底刮除软骨板；⑤仔细准备植骨床。术中切除椎板背侧和棘突上所有的软组织，并以骨凿将椎板凿成鳞状的小骨瓣，以增加植骨床的面积，尽可能清除小关节的软骨面，使术后小关节可发生自发性融合。同时，应避免融合骨的生长过程受到异常的应力干扰，方能提高植骨的融合率 (图 1-29、图 1-30)。

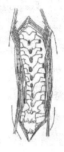

图 1-29 脊柱植骨床的显露

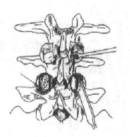

图 1-30 脊柱关节突关节软骨面的去除

第六节 微创技术

　　微创技术，就是应用当代先进的电子电热光学等设备和技术，以电子镜像代替肉眼直视，以细长器械代替手术刀，力求以最小的切口路径和最少的组织损伤，完成对体内病灶的观察诊断及治疗。具有出血少、术后疼痛轻、恢复快、疤痕细微或无疤痕的特点。它强调将单单治疗病的模式向治人的模式转变，进而达到人性化的治疗目的。

一、关节疾病的微创手术治疗

　　关节镜在骨科的应用已有 80 年历史，是外科内镜手术中起步较早的一种。由于受到技术和条件等限制，在相当长的一段时间内主要作为一种诊断手段，未得到重视和发展。直到 20世纪 70 年代彩色闭路电视监视系统开始应用后，关节镜下手术才得以发展。特别是近 20 年来，随着各种关节镜下切割、缝合、固定等专用器械的开发，以及微型电动刨削系统、钬激光器、低温组织气化仪等高科技配套仪器的应用，使得关节镜手术的应用范围迅速扩大，其微创手术带来的优越性进一步得到体现和重视，成为骨科中发展最快的三大领域之一。关节镜技术显著深化了人们对关节局部解剖结构、生理及病理的认识，拓展了关节疾患的诊疗范围，极大地提高了关节疾病的诊治水平。

目前关节镜手术应用最多的是膝关节、肩关节和踝关节，其他如髋关节、肘关节、腕关节、掌指关节、指间关节、颞颌关节及椎间关节等也均可应用。常见的镜下手术有各种关节炎的滑膜切除，滑膜瘤、软骨瘤的切除，关节内骨赘和游离体的摘除，老年性、创伤性关节炎的关节清理，各种半月板损伤的修补、部分切除或成形，交叉韧带损伤、肩袖或盂唇损伤的修补及重建，关节内骨折的复位固定，髌骨半脱位和肩关节脱位的松解或修补，腕关节三角纤维软骨损伤的修整，肩峰下撞击综合征、腕管综合征的减压和松解。近年来还开展了关节镜下关节软骨面的修复，包括软骨面的刨削、骨膜移植，软骨或骨软骨移植，细胞移植以及细胞因子和人造基质植入，异体半月板移植，目前除人工关节置换外几乎各种关节手术均可在关节镜下完成。

由于关节镜手术的创伤小，对骨关节正常结构的破坏干扰少，手术操作更为精细准确，可以最大限度地保留和修复关节内组织，大大减轻患者的痛苦，明显缩短康复周期，使关节功能得到更快、更好的恢复。由于关节镜技术的不断发展，使得各种关节病的诊断、治疗和疗效都发生了根本变化，关节镜外科已逐渐发展成为一门相对独立的分支学科，微创手术目前已成为运动性关节损伤的主要治疗手段，对提高运动员的竞技水平、延长国家优秀运动员最佳竞技状态的时间等都具有极为重要的意义。近年来四肢小关节诸如腕、指、趾、足距下等关节微创手术的开展，有效地提高了运动性小关节损伤的诊断和治疗水平，解决了运动损伤后长期踝、腕、趾、足距下关节疼痛的治疗问题。

随着关节外科的发展及医疗器械的技术革新，近年来出现了微创全髋和全膝关节置换新技术，微创全髋关节置换目前有两种方法："单切口"技术与"两切口"技术。"单切口"技术采用常规的改良外侧入路或后入路，常规手术切口通常需要作 15 ~ 20 cm 的手术切口，而微创技术仅需 8 ~ 10 cm 的手术切口，通过特殊设计的拉钩与器械，减少对髋关节周围正常组织的解剖；"两切口"技术通过其中一个切口植入股骨假体，另外一个切口植入髋臼假体，手术过程中需用 C 形臂或导航技术监视 3 两种手术技术都需要借助一些特殊的拉钩、手术工具来完成。微创全髋关节置换手术具有以下优点：周围组织创伤小、出血少、患者康复快、住院时间短，"两切口"手术 24 h 后患者即能出院。

自 1974 年第一例全膝置换手术以来，全膝置换技术如截骨与软组织平衡技术日益成熟，远期临床疗效非常满意。微创全膝置换技术始于单髁置换技术，20 世纪 90 年代后期，Repicci 和 Eberle 等倡导通过有限的外科显露进行单髁置换。随着技术与器械的不断改进，微创单髁置换对于单间隙病变取得了满意的疗效，也为微创全膝置换奠定了基础。Tria 等首先将微创全膝置换技术应用于临床，该技术不仅仅切口小 (常规手术的 1/3)、美观，而且强调不干扰伸膝装置与髌上囊，患者手术后疼痛少、功能康复快，显著降低了常规全膝手术后的关节康复锻炼时间，明显缩短了患者的住院时间，初步临床疗效满意。微创关节置换技术还处于起步阶段，有一定的适应证、禁忌证，如髋关节存在明显畸形、过于肥胖者不适宜该项技术，膝关节置换仅用于 10°以内的内翻、15°以内的外翻及 10°以内的屈曲挛缩畸形，但随着影像导航定位系统的不断改进与推广其将会得到广泛的应用和认同。

二、微创技术在脊柱外科的应用

脊柱微创技术是指应用于脊柱外科领域，并需借助医学影像、显微内镜等特殊仪器和手术器械对脊柱疾患进行诊治的方法和技术。应用于脊柱外科领域的微创技术主要分为两类：一是指经皮穿刺脊柱微创技术，1934 年 Ball 经脊柱后外侧入路行椎体穿刺活检术，开创了脊柱外科经皮穿刺脊柱微创技术的先河。随后的 30 年，经皮穿刺脊柱微创技术只限于用作脊柱疾患的诊断手段。直到 1964 年 Smith 首先报道了在 X 线透视下经皮穿刺进入病变的椎间盘，将木瓜凝乳蛋白酶注入，使髓核溶解而间接减压治疗椎间盘突出症，这是经皮穿刺微创技术用于脊柱外科疾患治疗的开端。随后 Hijikata 于 1975 年首创了经皮穿刺髓核摘除术，其后有 1985 年 Onik 设计的经皮髓核切吸术以及 Choy 于 1987 年报道的经皮穿刺激光气化的治疗方法等。上述方法均由于适应证相应较窄，自 1999 年后国外文献报道已较少见。1987 年法国 Galibert 等首先报道经皮椎体成形术治疗椎体血管瘤，继之 Demmond 等将此技术用于椎体肿瘤及骨质疏松性椎体压缩性骨折的治疗。Theodorou 等用经皮穿刺气囊椎体成形矫正疼痛性椎体压缩性骨折畸形，对缓解疼痛、矫正畸形取得了满意疗效。Varge 则利用计算机辅助经皮骶骨穿刺成功地切除 12 例骶骨多节段肿瘤，随着技术的日益成熟，其在脊柱肿瘤和椎体骨质疏松性压缩性骨折的治疗中具有良好的应用前景。其二是指需借助内镜系统进行操作的脊柱微创技术，即通过窥镜在镜下进行病变切除和椎管减压，从而达到直接切除病变并解除神经根压迫的目的。内镜系统辅助下的脊柱微创技术，主要是应用胸腔镜、腹腔镜、椎间盘镜及关节镜对颈、胸、腰、骶椎疾患进行治疗。颈椎微创技术已广泛应用于经颈前方、侧前方和后方椎板间隙及椎间孔入路的颈椎间盘切除、神经根管减压、颈髓内肿瘤切除、椎管内骨赘切除等。胸椎微创技术主要是在胸腔镜辅助下经胸腔及胸膜腔外行胸椎间盘切除、胸椎穿刺活检、胸椎及椎旁肿瘤切除、结核病灶清除、胸椎核心减压融合修复重建术，以及僵硬型脊柱侧凸前路松解、融合、胸廓内成形术和轻中型脊柱前路固定。内镜辅助下开展的腰椎微创技术主要有在腹腔镜辅助下开展的经腹腔及腹膜后入路腰椎间盘切除术、全腰椎间盘置换术、腰椎骨折前路减压融合术、显微内镜辅助下的腰椎板切除减压术、经椎间盘镜腰椎间盘切除术、腰椎骨折前路减压融合术、经关节镜腰椎间盘切除术，以及计算机辅助下腰椎前路融合经椎板螺钉内固定术等。与开放性手术相比，脊柱微创技术的优点主要是术中出血少、麻醉耐受性好、术后镇痛药用量少、椎管手术入口周缘瘢痕形成小、康复快、住院时间短、脊柱稳定性好等。脊柱微创技术用于椎间盘疾病的治疗是较为成熟的技术，但目前对于椎间盘的最佳切除量、选择椎间融合、人工椎间盘置换还是人工髓核植入等，还没有一致的意见。

从脊柱微创技术应用之日起，该技术引起的并发症问题就引起骨科界的高度重视，尽管文献报告此类手术与开放性手术相比并发症的发生率显著降低，但相关并发症的报告仍见于微创技术的各个领域。如经皮椎体成形术治疗椎体骨质疏松性压缩性骨折注射骨水泥时，注射区域可出现骨水泥的热损伤，一旦骨水泥渗漏入椎旁肌肉，可引起局部疼痛和异物反应而导致活动受限；渗漏入椎间孔可引起神经根受压，症状严重者需手术减压；渗漏入静脉可引起全身毒性和 / 或过敏反应；渗漏入下腔静脉可导致肺、脑栓塞等致命性的并发症出现。而内镜辅助下的颈椎微创手术可能发生椎动脉、胸导管损伤、硬脊膜撕裂等并发症；经胸腔镜辅助下经前路胸椎微创手术出现的并发症包括术后肋间神经痛、肺不张、肺大泡、气胸、皮下气肿、乳糜胸、椎体螺钉错位等；经腹腔镜腰椎微创术可导致血管损伤出血、椎间盘炎、马尾神经损伤及输尿管损伤、逆向射精等。

三、微创技术在骨折治疗中的应用

传统的骨折治疗强调解剖复位、坚强内固定的生物力学观点，客观上使内固定承受更大的应力。导致内固定失效的危险性加大，由于过分强调机械固定的效用，实践中应力遮挡、局部血运破坏影响骨折愈合、钢板下骨质疏松、骨萎缩、骨愈合延迟、再骨折等问题屡屡发生。而人们在非直接复位内固定术中观察到：牵拉主要的骨折块，充分利用骨折块与软组织之间的联系可达到良好的轴线复位，由于不剥离软组织与骨膜从而减少了手术创伤，保护骨组织的生机。微创钢板接骨术（MIPO）是近年骨折生物学内固定术的一个新进展，通过一小切口建立皮下隧道，用间接复位技术使骨折复位并作钢板内固定。由于不作广泛的切口及广泛的软组织剥离，同时对髓腔内的血液循环产生较小的干扰，其最大限度地保持了骨折处的生物学完整性，生物学完整性即组织结构的维持与血液循环的保护，并据此提稳定有效的力学结构——机械固定。临床应用显示其创伤小、操作简单并具有优良的效果。近年来，也有学者在关节镜下行关节骨折的治疗（图1-31），通过镜下的操作减少了手术对关节的创伤，有利于患者术后的功能恢复，临床应用疗效满意。

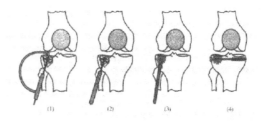

图 1-31 关节镜下胫骨平台骨折的复位、内固定

(1) 放置定位器，打入导针；(2) 经导针放置钻孔；(3) 置入套管撬拨并植骨：(4) 拧入拉力螺钉

尽管目前新型仪器设备性能的改善和手术技艺的提高已经大大促进了微创技术的发展，但整个骨科领域仍有很多疾病的治疗不能达到理想的微创要求，即使在先进的影像设备引导下，利用先进的关节镜或腔镜进行手术，虽然切口变小，但在患者体内操作的范围和显示仍不完全满意，同时其智能化程度较低，其所带来的创伤不能忽视。需要不断改进、发展相应的器械和技术，来推动微创技术的发展。微创技术的主要目标是最大限度地减小手术的侵袭性，但不能不加选择地盲目使用，如果在并发症和术中改行开放手术比率均较高的情况下应用，则无疑会增加患者的痛苦，而且丧失了微创手术的优越性。因此严格掌握微创手术的适应证，在具备相应技术和经验的前提下进行各种微创手术，是保证和提高微创手术疗效的关键。

第二章 骨折概述

第一节 骨折的分类

外伤或疾病所致之骨部分或完全折断者。又名折骨、折伤、伤折、折疡。多因外力、肌肉拉力或骨病所造成。骨折通常可分为截断、碎断或斜断。患处可有瘀血、肿痛、错位、畸形、骨声、轴心叩击痛、异常活动及功能障碍等种种表现。如因骨本身患结核、骨髓炎及骨瘤等病变，每遇轻度外力碰撞而发生骨折的称病理性骨折。在中国民间流传着很多种治疗骨折的药方，由于南北差异很大各地的配方也各有不同，好的中药配方对严重的骨折患者必须能够在一个月时间让患者下地行走，轻的患者能够痊愈。在选择用药上不要只看配方里有虎骨、鹰骨、碎蛇等等奇方，首先这些药材的来源就是个问题。在中药材里接骨续筋，活血化瘀的药材有很多种，主要是看配方的配伍是否和理，药材是不是质量好的药材。如果是好的接骨药治疗骨折不是难事。

患者本身也要端正心态，既不能盲目就医也不能拖延，如果错过最佳治疗期造成陈旧性骨折。

现将主要分类方法介绍如下：

一、根据骨折断端是否与外界相通分类

(一) 闭合性骨折

骨折处皮肤或黏膜完整，折端不与外界相通。

(二) 开放性骨折

骨折附近皮肤或黏膜破裂，折端与外界相通。

二、根据骨折周围软组织及骸腑器含损伤情况分类

(一) 单纯性骨折

不合并神经、重要血管、内脏器官损伤者。

(二) 复杂性骨折

合并神经、重要血管、内脏器官损伤者，或多发性多段骨折、脊柱骨折脱位等。

三、根据骨折程度分类

(一) 不完全性骨折

骨的完整性或连续性仅有部分遭受破坏断裂。多见于裂缝骨折、部分骨质压缩骨折和儿童青枝骨折等。

(二) 完全性骨折

骨的完整性或连续性全部遭到破坏断裂。多见于管状骨骨折、粉碎骨折及多段骨折等。

四、根据骨折的稳定性分类

(一) 稳定性骨折

骨折端不易移位或复位后经适当外固定不易再发生移位者，为稳定性骨折。如线性骨折、

青枝骨折、嵌插骨折、无移位的完全骨折、横形骨折 (股骨、肱骨干横形骨折除外)、单纯性椎体压缩性骨折等。

（二）不稳定性骨折

骨折端不稳定、易于移位或复位后易发生再移位者，为不稳定性骨折。如短斜形骨折、螺旋性骨折、粉碎性骨折、多段骨折等。

五、根据骨折时间分类

（一）新鲜性骨折

一般在伤后 3 周以内者为新鲜性骨折。儿童界定在 2 周以内为宜。

（二）陈旧性骨折

伤时超过 3 周以上者为陈旧性骨折。儿童界定在 2 周以上为宜。

六、根据骨折缘形态分类

（一）裂缝骨折

骨折线犹如瓷器上的裂纹，常见于颅骨、肩胛骨及骨盆等部位骨折。

（二）凹陷骨折

骨折线呈圆弧或不规则，骨折块向中心塌陷凹入，多见于颅骨、骨盆髋臼等部位骨折。

（三）嵌插骨折

由传达暴力所致，皮质骨嵌插入松质骨内，常见于肱骨外科颈骨折、桡骨远端骨折及股骨颈外展型骨折等。

（四）横形骨折

骨折线几乎与骨纵轴垂直者，多见于骨干骨折。

（五）锯齿形骨折

骨折线呈锯齿状，多见于骨干骨折。

（六）斜形骨折

骨折线与骨纵轴斜交，常见于骨干骨折。根据骨端斜面长、短，又分为短斜形骨折和长斜形骨折。

（七）螺旋形骨折

骨折线沿骨纵轴呈螺旋形环绕，多见于骨干骨折和踝关节骨折。

（八）粉碎形骨折

骨折线相交在两条以上，骨折块多于两块者，常见于 T 形、Y 形、蝶形骨折，骨端碎裂骨折、椎骨爆裂性骨折及多段骨折等。

（九）压缩骨折

为松质骨压缩、楔形变或塌陷，多见于脊椎骨、跟骨骨折及骨端骨折等。

（十）青枝骨折

骨折线犹如新鲜青枝被折时，裂而不断，见于儿童骨折。

（十一）骨骺骨折

发生于青少年、儿童的干骺端和骨骺软骨的骨折伤，多见于骨骺分离和干骺端骨折。

（十二）撕脱骨折

发生于关节骨端肌肉、韧带附着处的骨质撕脱，称为撕脱骨折。

（十三）软骨和骨软骨骨折

发生于骨端关节软骨和软骨下骨的断裂，常见于关节脱位、严重关节韧带损伤。

（十四）疲劳性骨折

外伤史多不明显，局部有过度活动史，骨折线多呈鸟嘴样改变，有明显骨膜炎反应。常见于胫腓骨和跖骨、舟骨等，临床上易被误诊为肿瘤。

第二节　骨折的病因

引起骨折的原因很多，外力原因是导致骨折最主要的原因，一般来自于直接暴力引起骨骼某一部位直接骨折，或者间接暴力的影响，有少部分患者是由于长期积累性劳损导致骨折。

一、病因

伤病同其他疾病一样，是机体在一定条件下对外界有害因素作用的反应。机体的这种反应表现为病理性损害和抵抗性损害的生理性防御反应两个方面，说明机体内外环境间的正常关系受到了破坏。在疾病过程中，机体和周围环境的正常关系发生改变，表现为机体对环境的适应能力降低，特别是患者和社会关系也发生了改变等。因此，伤病发生的原因包括内因（机体本身的特性）和外因（损害机体的外界因素），它们是引起各种伤病发生的不可缺少的因素。内因是变化的根据，外因是事物变化的条件，并通过内因起作用。在伤科疾病中，外因在疾病发生上起主要作用。由于人们所处的社会、地理、生活环境和劳动条件不同，机体本身的生理特点和伤病因素的不同，因而机体对损伤因素的反应，除具有组织受损、肿痛、功能障碍等共同性外，还各具有其特殊性，故在辨证中应当引起注意。

祖国医学认为，疾病是人体的阴阳发生不平衡所致，其病因分为内因、外因和不内外因三大类。六淫为外因，七情为内因，而金疮矮折、疲极精力、饮食饥饱和虎狼毒虫等，非六淫七情为病，则归之为不内外因。这种认识基本反映了机体发生疾病的原因。现就伤科疾病发生的内、外因概述如下：

（一）外因

1.外力作用

凡跌仆闪挫、坠堕撞击、负重挤压、扭捩牵拉、金疮火器、过度活动等原因引起的疾病，都与外力作用有关。造成创伤的外力，一般分为直接外力、间接外力、肌肉收缩力和慢性劳损四类。

(1)直接外力：包括撞击、挤压、坠堕和金疮火器等外力，所致的损伤发生在外力直接作用的部位，轻者皮肉受伤，重者筋骨断裂、神经血管、脏腑受损。

(2)间接外力：多见传达、扭转、杠杆等外力或以复合外力形式出现，受损组织发生在远离外力作用的部位。不同的间接外力导致的损伤部位、类型则不同，如扭转和杠杆外力易发生关节扭伤、骨关节与软组织劳损，传达外力易在骨干端致密骨与松质骨交接处或解剖结构薄弱处发生各种类型的骨折和脊柱压缩性骨折；扭转和肌肉收缩力则可发生螺旋性骨折，传达和杠杆外力易发生关节脱位伤等。

(3) 肌肉收缩力：主要是指在强力负重或运动过程中，因肌肉强烈收缩或被动牵拉，可导致肌肉、肌腱和筋膜损伤或肌肉附着处的撕脱骨折。

(4) 慢性劳损：是指机体因过度活动或长期负重，或因姿态不正等原因造成骨与软组织的慢性积累性损伤。临床常见肌肉筋膜劳损、关节韧带或肌腱附着处劳损、疲劳性骨折等。劳损多为筋骨受损，只是轻重主次不同而已。

2. 风寒湿侵袭

伤科疾病中，多见陈伤或劳损，因气血虚弱、局部瘀滞，易遭风寒湿外邪侵袭，导致痹阻经络、闭塞不通而作肿作痛，故在辨证施治中应予注意。

3. 邪毒感染

机体受损后，若有皮肉破损或开放性骨折，或恶血留内不去，易受邪毒或细菌等感染，而发生局部或全身性感染等病症，若不及时有效处置，其证多险恶。

(二) 内因

1. 年龄

不同的年龄，其职业，心理特性，脏腑功能，骨与关节、肌肉等生理特点有所不同，故伤病发生率和损伤部位、性质等则不一样。如老年人易发生慢性颈肩腰腿痛病和股骨颈骨折，且多有并发症发生，而青壮年易发生四肢骨与关节肌肉的急性损伤。儿童则易发生肱骨髁上骨折和下肢骨干骨折、尺桡骨青枝骨折等。

2. 体质

体质是机体在遗传性和后天获得性基础上所表现出来的特性。体质的强弱、盛衰、肥瘦与伤病发生有密切关系，并且与年龄有关。年轻力壮者，多气血旺盛、筋骨强健，当遭受外力或外邪刺激时，相对地不易发生筋骨伤，大多受强大的外力而致病。年老或体弱者，多肝肾虚亏、筋骨微软，则易发生筋骨伤，或感受风寒湿外邪致病。肥胖型体质者，多筋骨不健、关节活动不利，易发生脊柱和下肢载重关节的骨关节病等。

3. 解剖结构异常

为先天发育异常或遗传因素等原因所致的骨与软组织解剖结构变异者，因承受外力或应力的能力相对减弱，易发生异常结构区组织的损伤或劳损，多见于腰骶部先天畸形，脊柱侧弯，髋、膝关节发育变异、畸形等。

4. 病理因素

指机体因其他致病因素发生的骨与关节疾患，如骨髓炎、骨结核、骨肿瘤等，可在轻微外力或疲劳下导致病理性骨折发生。

二、病机

病机是指伤病发生、发展和转归的基本机制及一般规律。因此，在伤病发生、发展过程中，我们必须从整体观念出发，了解伤病发生的各种病理生理现象和它们之间相互交替、转化的因果联系。这对我们认识伤病，有效地进行辨证施治具有十分重要的意义。

祖国医学认为，人体是由脏腑、经络、气血、精、津液和皮肉、筋骨等器官组织和物质构成的一个有机整体。以脏腑为中心，通过经络网络全身，联系四肢百骸、五官七窍，并通过卫气营血、精津等物质来进行人体的生命活动。在脏腑之间、脏腑与各组织器官之间保持着相对的平衡关系，即一种互相连接、互相依存和互相制约的整体关系。因此，伤科疾病的发生、发展和转归，与脏腑功能有着密切的关系。

祖国医学还认为，宇宙间一切生物都顺应于自然。人与天地相应，与自然界有着密切的关系，它的生存和发展受到大自然环境的影响。因此，人须与自然相应，顺应四时生化收藏的自然规律，以完成其生命活动过程，否则人将发生疾病。故在认识分析伤病病机时，还应具有人与自然环境统一的整体思想。人的社会因素对伤病病机也有着重要影响，应予以高度重视。

人体发生伤病时，局部皮肉筋骨受损，必然会由表达里，内伤气血、经络，引起脏腑功能失调而产生一系列症状。正如《正体类要》说肢体损于外，则气血伤于内，营卫有所不贯，脏腑由之不和。反之，若脏腑受病或功能失调，则可由里达表，引起经络、气血改变，而导致所主的皮肉筋骨病变。因此，在诊治伤病时，特别是严重创伤患者，必须从整体观念出发，注意机体对创伤的反应，注意局部与整体的关系，注意人与环境、社会因素的关系，对皮肉、气血、精津、经络与脏腑之间的生理病理关系和骨、关节、肌肉损伤机制的特点加以深入研究，才能达到及时有效的治疗疾病的目的。

现将脏腑、经络、气血、筋骨、皮肉与损伤的关系分述如下：

（一）脏腑

脏腑是维持人体生命活动的主要器官。其生理功能是生化、储藏营卫气血、精、神、津液，受纳、运化水谷，传化、排泄糟粕，通调经络，濡养皮肉筋骨等。故一旦脏腑内伤或不和，则经络易阻塞或瘀滞、气血虚弱，可使所主的形体（筋、骨、脉、肉、皮、毛）、五官（目、舌、耳、鼻、口）、五志（喜、怒、忧、悲、恐）等受到影响，引起病变。皮肉筋骨受损，则易内伤气血、经络，内动脏腑致生理功能失调，产生一系列病状。可见，损伤与脏腑之间有着密切关系。

肝肾与筋骨损伤的关系最为密切。祖国医学认为，肝藏血，主筋，主运动。《素问·五脏生成篇》说："肝之合筋也，其荣爪也。"《素问·六节藏象论》说："肝者，其华在爪，其充在筋。"说明肝与筋的关系非常密切。肝为血海，具有藏血，调节全身血量的功能。《灵枢·本神篇》说："肝藏血。"《素问·五脏生成篇》说："故人卧，血归于肝……足受血而能步，掌受血而能握，指受血而能摄。"若肝血不足，调藏失司，则筋失所养，可出现筋肉萎弱或拘挛、麻木，关节屈伸不利等症。故中医认为，大凡损伤之症，必气血凝滞或恶血留内，不分何经之伤，从其所属，必归于肝。血者，皆肝所主，是因为肝藏血的缘故。《医学发明》说："诸痛皆属于肝，木既能败血，凝沍从其属，入于肝也。"故在一切损伤治疗中，必须专从血论。可见，肝与损伤、疼痛有着十分密切的关系。

肾藏精、生髓、主骨、通脑、出技巧，为先天之本。《灵枢·本神篇》说："肾者，精之处也，其华在发，其充在骨。"《阴阳应大象论》说："肾生骨髓……在体为骨。"这说明肾有藏精、生髓和主骨的功能。若肾气不足或功能失常，则对人的生长发育和骨骼有重要影响，可出现发育障碍、骨骼先天变异和筋骨微软等症。肾髓充则骨髓生化有源，则骨得髓充养而强壮有力，脑得髓而技巧灵活。反之，肾精不足，则肾髓、脑髓不足，骨不得髓充养，髓海虚空而出现骨痿或腰腿痛证候。

祖国医学还认为，腰为肾之府，主腰脚。《诸病源候论》说："肾主腰脚。"《丹溪心法》说："腰者肾之外候，一身所恃以转移阖辟者也。盖诸经皆贯于肾，而络于腰脊。"《景岳全书》说："凡病腰痛者，多由真阴不足，最宜以培补肾气为主。"《医林绳墨》说："腰痛之症，因于劳损而肾虚者，甚多。"这说明多数腰腿痛疾患与肾的精气不足有关，故在慢性腰痛或劳损治疗中，应注意补肾。必须指出的是，由于肝肾同源，分主筋骨，筋骨相连，故在筋骨损伤中，虽伤损气血、经络，必累肝肾。伤筋必动骨，损骨必伤筋。因此，在辨证施治中，多肝肾、气血同治为宜，只是主次有异而已。在颅脑和脊髓损伤中，也与肝肾密切相关，故在治疗时也应从肝肾着手。

脾胃为后天之本，是气血生化之源，具有运化、受纳水谷、输布精气，统血，主肌肉、四肢的功能。《素问·阴阳应象大论》说："脾生肉……在体为肉。"《素问·太阴阳明论》说："四支皆禀气于胃，而不得至经，必因于脾，乃得禀也。今脾病不能为胃行其津液，四支不得禀水谷气，气日以衰，脉道不利，筋骨肌肉皆无气以生，故不用焉。"这说明脾胃功能与四肢肌肉有重要关系。因此，在肌肉损伤中，应特别注意脾胃调理的治疗，多采用和营止痛、调营活络等治法。由于脾胃是气血生化之源，故在损伤后期治疗中，凡有气血或脾胃虚弱、出血性疾患者，应重视调补脾胃、健脾摄血的治疗作用。

心主血，肺主气，气血的正常运行有赖于心肺功能健旺。若心肺气不足，则气血运行易发生瘀滞，对伤病修复不利。故在伤病治疗中，有心肺气不足者，也应及时补益心肺之气。当损伤严重亡血时，宜在补血补液基础上，大补其心肺之气，才能收到益气摄血之功。

（二）经络

经络是人体气血运行的通道，内属脏腑，外络肢节，具有联络全身，通行、濡养组织，调节人体各部分功能的作用。《灵枢·海论》说："夫十二经脉者，内属于脏腑，外络于肢节。"《灵枢·本脏篇》说："经络者，所以行气血而营阴阳，濡筋骨，利关节者也。"故经络畅通，则气血调和，濡养周身，筋骨强健，关节滑利，脏腑功能正常。若经络阻塞，则气血失调，脏腑不和，濡养受阻，可致筋骨、脏腑病变。所以，《灵枢·经脉篇》说："经脉者，所以能决死生，处百病，调虚实，不可不通。"

经络的病变主要有两个方面：一是经络运行阻滞，可影响所联络的组织器官功能，出现相应部位的症状。二是脏腑伤病可累及经络，而经络伤病则可内传脏腑。如脊柱骨折脱位合并督脉损伤时，因督脉总督周身之阳，手足三阳经与其交会，故可出现肢体麻木不仁、功能障碍等症，若合并膀胱经损伤，可出现小便功能障碍。合并大肠经损伤，可出现大便功能失常。又如筋骨外伤迁延日久或劳损，常因经络瘀阻或肝肾虚弱，复感风寒湿邪、痹阻经络，可加重受损筋骨、关节病变，出现疼痛、功能受限等症状。如骨感染疾病，邪毒可由里传表，通过经经传导出现体表等症状。这说明经络在伤科疾病病机和诊治中有着极其重要的作用。

（三）气血

气血是人体生命活动的物质基础。祖国医学认为，气是指构成人体、维持生命活动的精微物质和脏腑组织的生理功能，包括先天之元气、后天水谷之气、呼吸之气、脏腑之气和经脉之气等，具有温煦肢体、推动脏腑功能等作用。血是指水谷精气所化生，行于脉中的液体，血随气循行全身，周流不息，具有内注五脏六腑、外营四肢百骸、濡养全身的作用。气为血帅，血为气母，气血之间是相辅相成、相互依附的关系。故一旦机体损伤，必内伤气血，而引起气血病变。《素问·阴阳应象大论》说："气伤痛，形伤肿。故先痛而后肿者，气伤形也；先肿而后痛者，形伤气也。"这说明气血损伤与损伤肿痛有重要关系。一切损伤，都可气血俱伤，只是有主次、轻重和时间先后之分。如关节扭伤或用力过度，多以伤气为主，或机关失利，其症以气滞或气机不通，疼痛为主。挫伤，则以伤血为主，或恶血留内，其症多青肿明显或脏腑受损。若损伤严重或骨折筋断，则气血俱伤明显，肿痛严重。

在气血损伤病机中，中医还认为，伤气则气滞，气滞能使血凝。伤血则血凝，血凝能阻气行。若损伤恶血住留筋络、骨节、肌肉，可发生瘀结粘连、关节不得屈伸。若瘀血留于胸腹脏腑或日久结而不散，则可发生瘀血攻心、胸膈胀闷或腹内癥瘕积聚等症状。若创伤失血严重，则可发生血液亏虚或气随血脱等亡血危症，如抢救不力，常可危及生命。《济阳纲目》引刘宗厚说："损伤一症，皆从血论，但须分其有瘀血停积，与失血过多之症。盖打仆坠堕，皮不破而内损者，必有瘀血；若金刃伤皮出血，或致失血过多，两者不可同法而治。"这提示了在打仆坠堕、金刃这类损伤病机中，伤血占有极其重要的地位，在诊治中应予注意。

此外，津液在生理上与气血关系十分密切，在病理上亦常相互影响。如严重损伤失血过多，可出现口渴、烦躁、皮肤干燥、尿少等津液亏耗等症。伤后瘀血内聚，郁而生热，邪热可灼伤津液，也会出现口咽干燥、大便秘结、小便短少等症。重伤或老年久病患者，由于长期卧床，气血虚弱，易严重伤津耗液，出现消瘦，舌质红燥、苔少或光剥，脉弦细数无力等阴虚症状。因此，津液在伤病过程中的改变，也应给予重视。

（四）筋骨

祖国医学认为，筋主要是指筋络、筋肉、筋腱、筋膜等组织，即泛指关节运动装置（含关节囊、软骨、韧带、脂肪垫等）、肌肉、肌腱、筋膜及神经、血管等组织。它具有联络、保护关节、骨骼，维持关节正常活动等功能。骨是指骨骼，具有支持躯体、保护内脏等功能。《灵枢·经脉第十》说："骨为干，筋为刚。"《素问·脉要精微论》说："骨者髓之府。"《灵枢·海论》说："脑为髓之海……髓海有余，则轻劲多力，自过其度。"《素问·五脏生成篇》说："诸筋者，皆属于节。"《素问·宣明五气篇》说："肝主筋，脾主肉，肾主骨。"这些都说明筋骨与肝、肾、脾、脑之间，筋骨与关节之间有着密切关系。故筋骨伤损，必累肝肾，而肝肾虚弱，则筋不得血失养，骨不得髓不充。筋骨离不开气血的温煦，气血化生濡养充足，则肝血盈，肾精足，筋骨功能才可能健强。气血化生靠脾胃功能健运，筋靠肝血濡养才强劲，骨靠肾髓充养则健壮。可见，肝肾精气盛衰、脾阳是否健运，与筋骨的发育、生理功能是密切相关的，在筋骨损伤诊治中，应引起充分重视。

人体运动主要是指关节的运动，并有赖于筋骨来完成，其动力来源是肌肉，它受大脑皮质中枢的支配调节。中医认为筋属于节，筋骨相连，且筋能束骨，骨壮筋强，故伤筋能损骨，伤骨必伤筋。在关节损伤方面，由于筋属于节，筋强则节固，故伤节必伤筋，伤筋能累节。大量临床实践证明筋骨损伤之间的重要关系，骨折脱位伤必合并筋伤，而急性伤筋可合并骨伤，慢性损伤或劳损则多累及骨与关节。关节扭挫伤，必然伤筋，易影响关节的稳固性和正常功能，由于关节的正常运动有赖于关节骨端的正常关系、关节软骨面的平整、滑膜滑液作用、韧带和其他稳定结构的正常制约、肌肉的力量控制等五方面因素。所以，在关节损伤机制中，任何一方面的失常，均可影响关节的完整性、稳定性和生理功能，在辨证施治中也应引起足够的注意。

（五）皮肉

皮肉为人体之外壁，内充卫气，对机体起保护作用。中医认为，肺主气，主皮毛，其气达三焦，外循肌肉，充于皮毛，犹如壁墙，外邪无隙可乘。《灵枢·经脉》说："肉为墙，皮肤坚而毛发长。"故在皮肉破损时，犹壁之有穴，墙之有洞，六淫、邪毒可乘机侵入，易发生伤口或全身感染、破伤风等重症。若皮肉未破，则可因气血凝滞于皮肉腠理之间，易经络瘀滞，营卫不贯，郁而化热，以致瘀热为毒，发生红肿热痛等症；也可因皮肉伤损日久或脏腑功能失调，营卫虚弱，使肌肤失养；风寒湿邪乘虚而入，可发生痹证或肢体痿弱等症。

第三节 骨折临床检查

一、概述

骨折的症状与体征是临床检查最重要的部分，它分全身情况、局部症状、体征三部分。

（一）全身情况

轻微损伤一般无全身症状，严重损伤之后，由于气滞血瘀，往往有神疲食欲缺乏、夜寐不安、便秘、形体消瘦、舌紫暗或有瘀斑、脉浮弦等全身症状。妇女可见闭经或痛经，经色紫暗有块，若有瘀血停聚，积瘀化热，常有口渴、口苦、心烦、尿赤、烦躁不安等表现，脉浮数或弦紧，舌质红，苔黄厚腻。严重者可出现面色苍白、肢体厥冷、出冷汗、口渴、尿量减少、血压下降、脉搏微细或消失、烦躁或神情淡漠等休克表现。

（二）局部症状

疼痛：伤后经脉受损，气机凝滞，阻塞经络，不通则痛，所以局部出现不同程度的疼痛。气滞者因损伤而致气机不利，表现为无形之疼痛，其痛多无定处，且范围较广，忽聚忽散，无明显压痛点。若损伤位于胸部，多有咳嗽、呼吸不畅、气急、胸闷胀满、牵掣作痛。气闭则因骤然损伤而使气机闭塞不通，常见于颅脑损伤，出现晕厥、昏迷等症状。若肝肾气伤，则痛在筋骨。若营卫气滞，则痛在皮肉。损伤处可有直接压痛或间接压痛（如纵轴叩痛、骨盆和胸廓挤压痛等）。

（三）体征

1.肿胀、青紫或瘀斑

伤后局部经络损伤，营血离经，阻塞络道，瘀滞于肌肤腠理，而出现肿胀。"血有形，故肿"。如果离经之血较多，血行之道不得宣通，伤血离经，透过撕裂的肌腱及深筋膜，溢于皮下，不能消散，即成青紫或瘀斑。伤血者肿痛部位固定，瘀血经久不愈，变为宿伤。严重肿胀时还可以出现张力性水疱。

2.功能障碍

损伤后由于骨折或脱位后肢体失去杠杆和支柱作用及气血阻滞引起剧烈疼痛、肌肉反射性痉挛及组织器官的损害，可引起肢体或躯干发生不同程度的功能障碍。伤在手臂则活动受限，伤在下肢则步履无力，伤在腰背则俯仰阻抑，伤在关节则屈伸不利，伤在颅脑则神明失守，伤在胸胁则心悸气急，伤在腹部则食欲缺乏胀满。如果组织器官无器质性损伤，功能障碍可能逐渐恢复，若为器质性损伤则其功能障碍有可能不能完全恢复，除非采用手术或其他有效的治疗措施。

3. 骨折特有体征

(1) 畸形：发生骨折时，由于暴力的作用、肌肉或韧带牵拉、搬运不当等常使骨折端移位出现肢体的形状改变，而产生畸形。

(2) 骨擦音 (骨擦感)：骨折时由于骨折断端相互触碰或摩擦而产生，一般在局部检查时用手触摸骨折处可感觉到。

(3) 异常活动：不能活动的骨干部位，受伤后出现好像关节一样能屈伸旋转的不正常活动，也叫假关节活动。

4. 脱位特有体征

(1) 畸形：发生脱位时，由于暴力的作用、肌肉或韧带牵拉，常使骨端关节面脱离了正常位置，关节的骨性标志的正常位置发生改变，破坏了原来的轴线，与健侧对比不相对称，因而出现畸形。肩关节脱位常为方肩畸形，肘关节后脱位常为靴样畸形。

(2) 关节盂空虚：关节完全脱位后，由于关节头脱离了关节盂，使关节头处于异常位置，造成了关节盂空虚。

(3) 弹性固定：关节脱位后，关节周围撕裂的筋肉挛缩，将脱位的骨端保持在特殊的位置上，远端肢体被动活动时，虽可稍微活动，但有弹性阻力，去除外力后，关节又回到原来的特殊位置，此种情况叫弹性固定。

5. 脏腑损伤特殊体征

脏腑损伤后因损伤的部位不同，常出现一些特殊体征。颅骨骨折可出现眼周围瘀斑 (熊猫眼)、鼻孔出血或脑脊液外漏、外耳道出血或脑脊液外漏。硬膜外血肿有中间清醒期。多根多处肋骨骨折时，可出现反常呼吸。同侧胫腓骨、股骨骨折可出现浮膝或叫连枷膝。肾脏损伤可见到血尿。腹腔内脏损伤空腔脏器损伤时，常有腹膜刺激征。腹腔内脏损伤实质性脏器损伤时，常有内出血、休克征。胸部损伤可有气胸、血胸等。

二、骨与关节检查

骨与关节损伤的症状与体征是通过望、闻、问、切、触、动、量所得来的临床资料。骨与关节检查是诊断骨伤科疾病的最基本手段，是发现临床客观体征的重要方法。通过对骨关节检查结果的综合分析，可判断疾病的性质，确定病变的部位、程度及其有无并发症。

骨关节临床检查应在了解病史及完成全身检查后进行，检查部位要充分暴露，但在寒冷季节应避免着凉。检查时应遵循"对比"原则，患侧可与健侧对比，如果两侧都有伤病时可与健康人对比。检查动作要轻巧准确，先检查病变以外的区域，后检查损伤部位，避免不必要的检查，切忌因检查动作粗暴加重患者的痛苦或带来新的损伤。

(一) 望诊

对骨与关节损伤患者进行诊察时，必须通过望诊来进行全面观察，它是不可缺少的步骤。

骨伤科的望诊，除了观察患者的全身情况如神色、形态、舌象及分泌物、排泄物外，对损伤局部及其邻近部位必须特别仔细地观察察。通过望全身、望损伤局部、望舌质苔色等方面，以初步确定损伤的部位、性质和轻重。

注意事项：最好在自然光线下进行，显露要充分，检查女性患者时一定要有第三者在场，必要时采用适当的体位。

1. 望全身

(1) 望神色：望神是观察神态色泽的变化。神是人体生命活动的体现，亦是对人体精神意识、思维活动及气血、脏腑功能外表现的高度概括。神的存亡关系着生死之根本，需引起重视。临床上往往根据患者的精神和色泽来判断损伤的轻重，病情的缓急，判断患者正气之盛衰和损伤过程中的转化情况。伤情轻者，神色无明显改变，精神爽朗、面色清润者，正气未伤。伤情重者，多有面容憔悴、神气委顿，色泽晦暗等，为正气已伤之表现。损伤失血多者，常出现面色苍白、唇青、肤色苍白，严重者肤色可为灰色或发绀色。重伤患者须观察神志是否清醒。若神志不清、神昏谵语、汗出如油、目暗睛迷、瞳孔缩小或散大、形羸色败、呼吸微弱或喘急异常，多属危急的症候，多见于重度创伤、严重感染或大量失血等。骨与关节损伤五色所主，白色主失血、虚寒证；青色主血瘀气闭、气血运行受阻、痛证；赤色主损伤发热；黄色主脾虚湿重、湿热阻滞；黑色主肾虚或经脉失于温养。

(2) 望形态：在肢体受伤较重时，常出现形态的改变。通过观察患者的姿态，可以初步了解损伤的部位及病情轻重。当骨折、关节脱传或严重筋伤时，患者常有形态上的改变。如肩、肘关节脱位或锁骨骨折、肱骨外科颈骨折或肱骨骨折时，患者常用健侧的手扶托患者的前臂，身体偏向患侧，急性腰扭伤，身体多向患侧倾斜，且手扶患侧腰部，弯腰慢行。颞颌关节脱位时，多用手托住下颌。下肢骨折时，多不能站立行走。当有腰椎管狭窄时，常有间歇性跛行。

步态：检查与观察步态对诊断下肢骨关节疾患有重要意义。

正常步态：两足行走的时候，可以分为两个阶段。第一阶段是从足跟接触地面开始，过渡到第五跖骨头、第一跖骨头着地，最后一直到脚趾离开地面，这一段的时间称为"触地相"；第二阶段是从拇趾离开地面直到足跟再接触地面的一段时间，称为"跨步相"。在平常行走的时候，触地相和跨步相的时间并不相等，亦即双足两相的交替绝非一个结束后另一个才开始，也就是说在一定的时间内，双足同时处于触地相，此时称为"双足触地相"。当从缓步行走改为加速度疾走时，双足触地相就愈来愈短；到奔跑时，双足触地相可短缩而消失了。

正常的跨步动作受足的推动，故足离地面时爽快利落，跨步的距离基本相等。跨步时，同侧骨盆向前摆动，使身体重心移到髋关节的前面。在跨步中两侧骨盆保持相平，腰椎和腰部肌肉亦参与运动。任何原因改变了上述的一个或几个环节，就引起步态的不正常。

非正常步态：①抗痛性步态：当一侧下肢有病变，承重时疼痛，步态就急促不稳。患侧足刚落地，即迅速转为健足起步以减少患肢承重；②短肢性步态：患侧下肢短缩超过 3 cm，骨盆即不平，躯干亦发生倾斜。因此，患者常以患侧足尖着地或屈曲健侧膝关节行走；③强直性步态：一侧髋关节在伸直位强直时，患者需转动整个骨盆，使患侧下肢向前迈步。双髋关节强直时，除转动骨盆外，患者依靠膝、踝关节迈小步。膝关节在伸直位强直走路时，健侧足跟抬高或患侧骨盆升高，患肢向外绕一弧形前进；④剪刀式步态：见于大脑性痉挛性瘫痪。步行时，两腿前后交叉前进；⑤摇摆步态：见于先天性髋关节脱位或臀中肌麻痹。患侧负重时，躯干向患侧倾斜。双侧臀中肌麻痹或髋关节脱位时，躯干交替向前左右倾斜，又称为鸭步；⑥臀大肌麻痹步态：患者以手扶持患侧臀部并挺腰，使身体稍向后倾行走。⑦股四头肌瘫痪步态：患者行走时用手压住患侧大腿前下方，以稳定膝关节。

2. 局部

(1) 望畸形：当骨折有移位或关节完全脱位后，肢体常有明显的畸形。畸形是骨与关节损伤的专科特征之一。判断有无突起、凹陷、成角、倾斜、旋转、缩短或增长等畸形，是通过观察肢体的标志线或标志点的异常改变来实现的。某些特征性的畸形体征对诊断有决定性的意义。当桡骨远端骨折时，多出现"餐叉样"畸形。当肩关节脱位时，常有方肩畸形。当斜方肌瘫痪时，常有平肩畸形。当肘关节后脱位与肱骨髁上骨折为伸直型时，常有靴样畸形。当有髋关节后脱位时，常有患腿屈曲、内收、内旋畸形，患腿长度缩短。当有髋关节前后脱位时，常有患腿轻度屈曲、外展、外旋畸形，患腿长度长于健腿。当股骨颈与粗隆间骨折时，常有患腿外旋、短缩畸形。

(2) 望肿胀、瘀斑：肿胀、瘀斑为机体损伤后伤及气血，以致气滞血凝，淤积不散，瘀血滞于肌表所致。通过观察患者的肿胀程度，以及色泽变化，来判断损伤的性质。肿胀严重者，瘀斑青紫明显者，可能有骨折或筋伤存在。稍有青紫或无青紫者，多属轻伤。早期损伤有明显的局部肿胀，可能有骨裂或撕脱性骨折的存在。新鲜损伤者，肿胀较重，肤色常有青紫。陈旧损伤者，肿胀较轻，青紫带黄或肿胀和色泽变化不明显。

(3) 望创口：当开放性损伤时，应注意观察局部伤口的大小、深浅、创缘是否整齐，创面污染程度，色泽鲜红还是紫暗，以及出血多少等。对感染创口，应注意引流是否通畅、脓液的气味及稀薄及肉芽组织等情况。如果肉芽红活柔润，说明脓毒已尽，苍白晦暗则为脓毒未尽。脓液稠厚，为阳证、热证。脓液清稀为阴证、逆证。伤口周围紫黑，臭味特殊，有气逸出，可能为气性坏疽，应引起重视。

(4) 望肢体功能：对肢体功能的观察，对骨伤科的损伤与疾病相当重要。即要观察上肢能否上举，下肢能否行走，又要进一步检查关节各方向的活动是否正常。肩关节的正常活动有上举、前屈、后伸、内旋、外旋六种。当肩关节外展不足60°，而外展时肩胛骨一同移动，说明外展活动受限。当肘关节屈曲时，正常肩关节内收时，肘尖可接近人体正中线，若肘尖不能接近正中线，说明内收活动受限。当梳发动作受限时，说明有外旋功能障碍。当手背不能接置于背部，说明内旋功能障碍。肘关节虽仅有屈曲和伸直功能，而上下尺桡关节的联合活动，可产生前臂旋前和旋后活动。如有活动障碍时，应进一步查清是何种活动有障碍。为了准确掌握其障碍情况，除嘱其主动活动外，通常还应与摸诊、量诊相结合进行，通过对比观察以测定其主运动和被运动的活动度。

3. 望舌

舌质和舌苔都可以诊察人体内部的寒热、虚实等变化，两者既有密切的关系，又各有侧重。大体反映在舌质上的，以气血的变化为重点，反映在舌苔上的，以脾胃的变化为重点。因此，察舌质与舌苔可能相互印证、相互辅佐病情的变化。

(1) 舌质：正常人舌色为淡红色。舌色淡白，为气血虚弱或阳气不足伴有寒象。舌色红绛为热证或为阴虚。舌色鲜红，深于正常，称为红舌，进一步发展成为深红色者称为绛色，两者都主热，绛舌者热势更甚，常见于里热实证、感染发热及创伤和大手术后。舌色青紫为伤后气血运行不畅，瘀血凝聚。局部瘀斑表示血瘀程度较轻，或局部有瘀血。全舌青紫，为血瘀程度较重。青紫而滑润，表示阴寒血凝，为阳气不能温运血液所致。绛紫而干表示热邪深重，津伤血滞。

(2) 舌苔：观察舌苔的变化，可能判断疾病属表还是属里。舌苔得过少或过多标志着正邪两方面的虚实。

正常舌苔为薄白而润滑，有时为一般外伤复感风寒，初起在表，病邪未盛，正气未伤者。舌苔过少或无苔表示脾胃虚弱。舌苔厚白而滑为损伤后伴有寒湿或稠痰等兼证。舌苔厚白而腻为湿浊所致。舌苔薄白而干燥表示有寒邪化热、津液不足。舌苔厚白而干燥表示湿邪化燥。白如积粉为创伤感染、热毒内蕴之证。

舌苔的厚薄与邪气的盛衰成正比。舌苔厚腻为湿浊内盛，舌苔愈厚则邪愈重。从舌苔的消长和转化可预测病情的发展趋势。舌苔由薄增厚表示病进，由厚减薄称之为"苔化"，表示病退。但在舌红光剥无苔时属胃气虚或阴液伤，高龄患者股骨颈骨折时多见此舌象。

黄苔多主热证，主里热证，创伤感染，瘀血化热时多见，脏腑为邪热侵扰，皆能使白苔转黄，尤其是脾胃有热。薄黄而干为热邪伤津。黄腻为湿热。老黄为实热积累。淡黄薄润表示湿重热轻。黑白相间表示由寒化热，由表入里。白、黄、灰黑色泽变化标志着人体内寒热以及病邪发生变化。苔由黄色转为灰黑苔时表示病邪较盛，多见于严重创伤感染伴高热或失水伤津患者。

(二) 闻诊

闻诊应从患者的语言、呻吟、呼吸、咳嗽、呕吐物及伤口、二便或其他排泄物的气味等方面获得的临床资料，以便了解疾病的轻重、虚实及有无并发症。

1. 一般闻诊

(1) 听声音：正常人的语言、声音柔和而圆润，发音高亢而洪亮，此为元气和肺气充沛所致。若声音低弱则为气血不足。若病中声音高亢、洪亮则为阳证、实证、热证。发音低弱为阴证、虚证、寒证。呻吟表示有不适、疼痛或精神烦躁。大声呼叫则表示疼痛剧烈。言语声音低弱，时断时续，常为元气亏损。呼吸微弱多属虚证、正气不足。呼吸气粗多属实证。叹息多因情志抑郁、肝气不舒。咳嗽时声重浊，痰清白，鼻塞不通，多属外感风寒。喉有痰声，痰多易咯出为痰饮、湿痰。咳嗽无力，气短为肺虚。胸部损伤，肋骨骨折者声音低微，呼吸表浅，因疼痛不敢咳嗽。严重创伤或手术患者，失血过多，出现声低语少，言语无力而断续，呼吸微弱，此为虚脱或休克表现。

(2) 嗅气味：口气臭秽者，多因胃热或消化不良、口腔疾患等。二便、痰液、脓液等气味恶臭、质稠者，通常为湿热或有热毒。脓液稀薄、无臭，多为气血两亏或寒性脓肿。

2. 局部闻诊

(1) 听骨擦音：骨擦音是骨折主要体征之一。无嵌插的完全性骨折，当摆动或触摸骨折的肢体时，两骨折端相互摩擦可发生音响或摩擦感，称之为骨擦音 (感)，骨骺分离的骨擦音与骨折的性质相同，但较柔和。因此注意听骨擦音，不仅可以帮助辨明是否存在骨折，而且还可以进一步分析属于何种性质。骨擦音经治疗后消失，表示骨折已接续。但是，检查者不能主动强求寻找骨擦音，只能在检查中偶得，以免加重患者的损伤与痛苦。

(2) 听骨传导音：常用于检查某些不易发现的长骨骨折，如股骨颈骨折、粗隆间骨折等。检查时将听诊器置于伤肢近端的适当部位，或置于耻骨联合部位，或放在伤肢近端的骨突起部，用手指或叩诊锤轻轻叩击远端骨突起部，可听到骨传导音。骨传导音减弱或消失说明骨的连续性遭到破坏。但需与健侧对比，伤肢不应附有外固定物，与健侧位置对称，叩诊时的用力大小须一致。

(3) 听入臼声：关节脱位时在整复成功时，常能听到"咯得"一声。当复位时听到此响声，应立刻停止拔伸牵拉，以免肌肉、韧带、关节囊等软组织因牵拉太过而增加损伤。

(4) 听筋的响声或关节声：部分伤筋或关节病在检查时可有特殊的摩擦音或弹响音。最常见的有以下几种：

1) 关节摩擦音：一手放在关节上，另一手移动关节远端的肢体，可检查出关节摩擦音或感到有摩擦感。柔和的关节摩擦音可发生在一些慢性或急性关节疾患。粗糙的关节摩擦音可发生在骨性关节炎患者。在关节内，若关节在一定角度，经常出现一尖细的声音，表示关节内有移位的软骨或游离体；

2) 肌腱弹跳声与捻发音：屈拇与屈指肌腱狭窄性腱鞘炎患者在作伸屈手指时可听到弹跳声，多系肌腱通过肥厚之腱鞘所产生，所以习惯上把狭窄性腱鞘炎叫弹响指或扳机指。腱周炎在检查时常可听得好似捻干燥的头发时发出的一种声音，即"捻发音"。多在有炎性渗出液的腱鞘周围听到，好发于前臂伸肌群、大腿的股四头肌和小腿的跟腱部；

3) 关节弹响声：膝关节半月板损伤或关节内游离体时，行膝关节屈伸旋转活动，可发出较清脆的弹响声。

(5) 听小儿啼哭声：应用于患儿，以明确受伤口部位，因小儿常不能诉说病情。触摸患儿伤处时，小儿啼哭或哭声加剧，通常提示该处有损伤。

(6) 听创伤所致皮下气肿音：当创伤后发现皮下组织有大片不相称的弥漫性肿胀时，应检查有无皮下气肿。检查时把手指分开呈扇形，轻轻揉患部，当皮下组织中有气体存在时，就有一种特殊的捻发音或捻发感。肋骨骨折后，若断端刺破肺部，空气渗入皮下组织中可形成皮上气肿。开放性损伤合并气性坏疽感染时，除可出现皮下气肿外，伤口常有恶臭的脓液。在手术创口周围缝合裂伤时，如有空气残留在切口中，亦可发生皮下气肿。

(三) 切诊

骨伤科的切诊包括脉诊和摸诊。切脉主要掌握内部气血、虚实、寒热等变化。摸诊主要是鉴别外伤轻重深浅和性质的不同。

1. 切脉

即脉象的检查。损伤的脉象有以下几种。

(1) 浮脉：轻按应指即得，重按之后反觉脉搏的搏动力量稍减而不空，举之泛泛而有余。在新伤瘀肿、疼痛剧烈或兼有表证时多见。大出血及慢性劳损者，出现浮脉时说明正气不足，虚像严重。

(2) 沉脉：轻按不应，重按始得。一般沉脉主病在里，伤科在内伤气血或腰脊损伤疼痛时常见。

(3) 迟脉：脉搏至数缓慢，每息脉来不足四至。一般迟脉主寒、主阳虚，在伤痉挛缩、瘀血凝滞等证中多见。损伤后期气血不足，复感寒邪常为迟而无力。

(4) 数脉：每息脉搏来超过五至。数而有力，多为实热，虚数无力者多属虚热。浮数热在表，沉数热在里，虚细而数为阴亏，浮大虚数为气虚。损伤发热及邪毒感染脉数有力。损伤津涸，脉细数无力。

(5) 滑脉：往来流利，应指圆滑充实有力，切脉时有如盘走珠之流利感。主痰饮、食滞。妇女妊娠期常现此脉。伤病中胸部挫伤、血实气壅时多见。

(6) 涩脉：指脉形不流利，细而迟，往来艰涩，如轻刀刮竹。主气滞、血瘀、精血不足。涩而有力为实证，涩而无力为虚证。损伤时血亏津少不能濡润经络之虚证及气滞血瘀的实证多见。

(7) 弦脉：脉形端直以长，如按琴弦。主诸痛，主肝胆疾病，主阴虚阳亢。在胸部损伤以及各种损伤的剧烈疼痛时多见，还常见于伴有肝胆疾患、高血压、动脉硬化等证的损伤者。弦而有力称之为紧脉，多见于外感寒胜之腰痛。

(8) 濡脉：浮而细软，脉气无力以动，与弦脉相对。虚损劳伤、气血不足、久病虚弱时多见。

(9) 洪脉：脉形如波涛汹涌，来盛去衰，浮大有力。其特点是应指脉形定，大起大落。主热证。损伤邪热内壅，热邪炽盛，或血瘀化热之证多见。

(10) 细脉：脉细如线。多见于虚损患者，以阴血虚为主，亦见于气虚。损伤久病卧床体虚者多见，亦可见于虚脱或休克患者。

(11) 芤脉：浮大中空，为失血之脉。在损伤出血过多时常见。

(12) 结、代脉：间歇脉之统称。脉来至数缓慢，时一止，止无定数为结脉。脉来动而中止，不能自还，良久复动，自有定数为代脉。在损伤疼痛剧烈，脉气不衔接时多见。

2. 伤科脉法的纲要

主要可归纳成以下几点。

(1) 瘀血停积者多系实证，故脉宜坚强面实，不宜虚细而涩；洪大者顺，沉细者恶。

(2) 失血过多者多系血虚证，故脉宜虚细而涩，不宜坚强而实；故沉小者顺，洪大者恶。

(3) 脉模糊者，症虽轻而预后必恶。

(4) 外证虽重，而脉来缓和有神者，预后良好。

(5) 在重伤痛极时，脉多弦紧，偶然出现结代脉，系疼痛而引起的暂时脉象，并非恶候。

3. 摸诊（触诊）

摸诊时伤科诊断方法中的重要方法之一。关于摸诊的重要性及使用方法，历代医学文献中有许多记载。《医宗金鉴·正骨心法要旨》云："以手摸之，自悉其情"。通过医者的手对损伤局部的认真触摸，可帮助了解损伤的性质，有无骨折、脱位，以及骨折、脱位的移位方向等。在没有影像学设备的情况下，依靠长期临床实践积累的经验，运用摸法，能对许多损伤性疾病获得比较正确的诊断。摸法的临床用途极为广泛，有许多摸诊的手法。

目前，虽然有许多科学仪器能对人体进行直接检查，但也存在局限性，仍不足以代替检查者的手法检查诊断。临床行摸诊时，应重视对比，并注意望、比、摸的综合应用。只有这样，才能正确分析通过摸诊所获得的资料临床意义。

(1) 摸诊手法

1) 触摸法：即用手指仔细触摸伤处。以拇指或拇、食、中指置于伤处，稍加按压之力，仔细触摸。范围由远端开始，逐渐移向伤处，用力大小视部位而定。古人有"手摸心会"的要领。通过触摸可以了解损伤和病变的确切部位，病损处有无畸形、摩擦征，皮肤温度、软硬有无改变，有无波动感；

2) 挤压法：用手掌或手指挤压患处上下、左右、前后，根据力的传导作用来诊断骨骼是否折断。检查肋骨骨折时，常用手掌按压胸骨及相应的脊骨，进行前后挤压。检查骨盆骨折时，常用两手挤压髂骨翼。检查四肢骨折时，常用手指挤捏骨干。此法有助于鉴别是骨折还是挫伤。检查骨肿瘤或感染患者，不宜在局部过多或用力挤压；

3) 叩击法：应用以掌根或拳头对肢体远端的纵向叩击所产生的冲击力，来检查有无骨折的一种方法。临床上检查股骨、胫腓骨骨折，常采用叩击足跟的方法。检查脊椎损伤时可采用叩击头顶的方法。检查四肢骨折是否愈合，常采用纵向叩击法；

4) 旋转法：用手握住伤肢下端，做轻微的旋转动作，以观察伤处有无疼痛，活动障碍及特殊的响声。旋转法常与屈伸法配合使用；

5) 屈伸法：一手握于关节部，另一手握伤肢远端，作屈伸动作，如果关节部出现剧痛，说明有骨与关节损伤。关节内骨折者，可出现骨擦音。患者的主动屈伸与旋转活动常与被动活动进行对比，以此作为测量关节活动功能的依据；

6) 摇晃法：一手握于伤处，另一手握于伤肢远端，做轻轻地摇晃，结合问诊、望诊，根据患者的疼痛性质，局部异常活动、骨擦音的有无，判断有无骨与关节损伤。

(2) 摸诊的内容

1) 摸压痛处：损伤的性质可能根据压痛的部位、范围、程度来鉴别。直接压痛可能是局部有骨折或筋伤。间接压痛如纵轴叩痛常提示骨折的存在。长骨干完全骨折时，在骨折部常有环形压痛。骨折斜断时，压痛范围较横断为大；

2) 摸畸形：触摸体表骨突的变化，可以判断骨折和脱位的性质、位置、移位方向以及呈现重叠、成角或旋转畸形等情况；

3) 摸肤温：根据局部皮肤冷热的程度，可以辨别热证或是寒证，及了解患肢的血运情况。热肿，一般表示新伤或局部瘀热感染。冷肿表示寒性疾患。伤肢运端冰凉、麻木、动脉搏动减弱或消失，则提示血运障碍。摸肤时通常用手背测试最为合宜；

4) 摸异常活动：异常活动多见于骨折、韧带断裂。检查骨折患者时，不要主动寻找异常，以免增加患者的痛苦和加重局部损伤；

5) 摸弹性固定：当关节脱位时，常保持在特殊的畸形位置，在摸诊时手中有弹力感；

6) 摸肿块：首先要区别肿块的解剖的层次，是骨性的或囊性的，是在骨骼还是在肌腱、肌肉等组织中，还须触摸其大小、形态、硬度，边界是否清楚，推之是否可以移动。

(四) 量诊

量诊在骨伤科的辨证中相当重要。量诊又叫测量检查或称量法，是矫形外科检查中至为重要的检查方法之一，其目的是了解人体各部位的尺寸或角度，以便对人体的结构规律、病理变化进行数量上的分析。临床常用测量方法有目测比拟法、尺测法和X线片测量法。它包括：肢体长度及周径的测量；肢体及躯干轴线的测量（角度测量）；关节主动及被动活动的活动度测量；肌力的测定等。通过测量医师可以得到比较客观的数据，为治疗提供有力的证据，通过治疗前后测量检查的对比，可以客观地反映出治疗效果，从而进行对比分析，总结经验。骨伤科量诊有丰富的内容，有特别的工具，检查者常用尺及量角器等来测量其长度、粗细以及关节活动角度大小等，并与健侧作比较。

1. 肢体轴线的测量

正常肢体轴线当站立时，下肢之髂前上棘、髌骨内缘及第一、第二趾间三点连成一直线，并拢两下肢时，膝踝部均一同靠拢。上肢则肱骨头、肱骨小头、桡骨头及尺骨小头四点成一直线，上臂与前臂轴线交叉成 10°～ 15° 的提携角 (男性正常10% 女性正常 15°)。如此线改变，即形成肘内翻或肘外翻畸形。

外翻及内翻畸形系根据：①畸形方向总是根据身体中线，而不是肢体中线；②畸形方向总是以远端部分的方向为准。如膝外翻即表示小腿及足远离中线而外展，内翻则表示小腿内收。测定时，如为膝内翻，可并拢两踝，使内踝靠拢，测量两膝间距离，并根据大腿与小腿轴线的交角以确定其内翻角度。如为膝外翻，则并拢两股骨内髁，测量两胫骨内踝间距离及其外翻角度。

2. 肢体长度的测量

两侧肢体长度多半相等，但正常时，两下肢长度亦有不相等者，如相差在 1 cm 左右，不可视为病态。长于健侧，常为脱位的标志，多见于肩、髋等关节向前或向下脱位，亦可见于骨折过度牵引等。短于健侧，如有外伤，伤在肢体，多为骨折重叠移位所致；伤在关节，则因脱位而引起，如髋关节、肘关节向后脱位等。

通常欲正确量出肢体长度，须识别骨性标志；注意将两肢体放于相同而且对称的位置上，尤其是测量下肢时更应注意；固定必要部分，如测量下肢长度时，须固定骨盆，作两点间直线距离的测量，以免肢体畸形或肿瘤等影响，否则结果不易准确。

长于健侧：当伤肢显著增长时，为脱位的标志，多见于肩、髋等关节向前或向下脱位。亦可见于骨折过度牵引。

短于健侧：当伤在肢体时，多系短缩畸形之骨折。伤在关节时多见于髋关节、肘关节后脱位等。

测量时应将肢体置于对称的位置上。测量时先定出测量标志，并作好记号，然后用带尺测量两点间的距离。如有肢体挛缩而不能伸直时，可分段测量。测量中发现肢体长于或短于健侧，均为异常。四肢长度测量方法如下。

(1) 上肢的长度：从肩峰至桡骨茎突尖或中指尖。①上臂长度：肩峰至肱骨外上髁上；②前臂长度：肱骨外上髁至桡骨茎突或尺骨鹰嘴至尺骨茎突。

(2) 下肢长度：髂前上棘至内踝下缘或脐至内踝下缘 (骨盆骨折或髋部病变时用)。①大腿长度：髂前上棘至膝关节内缘；②小腿长度：膝关节内缘至内踝，或腓骨头顶点至外踝下缘。

两侧肢体长度多半相等，但正常时，两下肢长度亦有不相等者，如相差不超过 1～ 2 cm，不得视为病态。

通常欲正确量出肢体长度，须识别骨性标志；注意将两肢体放于相同而且对称的位置上，尤其是测量下肢时更应注意；固定必要部分，如测量下肢长度时，须固定骨盆；作两点间直线距离的测量，以免肢体畸形或肿瘤等影响，否则结果不易准确。

比量肢体亦可以视诊测定，测量下肢宜使患者仰卧，测量上肢则宜取坐位。此法较简易，可迅速获得结果。

用量尺度量下肢长度，可使患者仰卧，放正骨盆，两下肢放置于相同位置，自髂前上棘下缘起，经髌骨内缘，至胫骨内踝下缘，或至足底，但后者往往因足弓高低不一致，不易准确。亦有在下肢侧短缩的患者，站立时，置砖或书本于缩短的肢体下，直至骨盆位于水平，所垫厚度即短缩程度。如需分段度量，则大腿长度可自股骨大粗隆顶端或髂前上棘量至膝关节间隙或内收肌结节，小腿长度可自膝关节间隙或腓骨头量至足的外踝，如以髌骨上缘为标准，则每因股四头肌收缩而移位，影响结果。

如下肢位置因髋部病变而维持于内收位或外展位时，下肢长度常显示增长或短缩，实则相等，此自然的增长或缩小亦可量出，即使患者平卧，自脐至内踝间度量，并作比较。

测定骨盆有无移位畸形，则可比较两侧自剑突至髂前上棘长度。

如发现肢体短缩（或延长），则可根据情况分为四种形式，即表面短缩（或伸长），真性短缩（或延长），相对短缩（或延长）及综合性短缩（或延长）。

3.肢体的周径

两肢体取相应的同一水平测量，测量肿胀时取最肿处，测量肌萎缩时取肌腹部。通常测量火腿周径取髌上 10～15 cm 处，或髌上一横掌处；测量小腿周径取小腿最粗处。通过肢体周径的测量，可了解肿胀程度或肌萎缩程度等。

粗于健侧：有畸形者而量之较健侧显著增粗者，多见于骨折、关节脱位等重证。如无畸形而量之较健侧粗者，多系伤筋肿胀等。

细于健侧：为陈旧性损伤失治或误治而成筋肉萎缩者，或有神经疾患而肢体瘫痪者。

当测量肢体周径时，宜依据骨性标志，在相对的同一平面对比测量。

4.关节功能的测量

关节功能的测量包括关节主动运动和被动功能的测量，如果运动幅度不足，或运动的方向、幅度超过了正常范围，均应视为异常。

(1) 关节主动运动功能的测量：正常各关节的运动方式及活动范围各不相同，而正常人又因年龄、性别、锻炼情况而有所不同。儿童的关节活动范围较大。运动员及杂技演员的某些运动范围亦可明显增大。相邻关节的运动范围亦可互相补偿互相影响。检查时应考虑到这些特点而做出判断。例如，髋关节运动受限时，可由腰椎各关节的运动加以补偿；膝关节屈曲挛缩，可继发髋关节屈曲挛缩。因此，临床检查时对患病关节的上下关节的运动，也应进行检查和测量，并与对侧比较。

(2) 关节被动活动功能的测量：被动活动可分为二类。一类是和主动运动方向相一致的活动，正常时这类活动往往比主动运动范围稍大。一般应当先检查主动运动，后检查被动运动，以比较两者相差的度数。关节运动范围过大，见于先天性疾患或关节囊、支持韧带受损者。关节囊破坏或过松时，各方向的被动活动均增大。关节强直时，关节运动完全丧失，主动及被动运动均受障碍。假关节活动，指非关节部位出现类似关节的异常活动，见于骨折不愈合或先天性骨缺损者。肌肉瘫痪时，该肌支配的关节丧失主动运动功能，但被动活动可能性达正常，甚至超过正常范围；另一类是沿躯干或四肢纵轴的牵拉或挤压活动，及侧方牵拉或挤压活动，以观察有无疼痛及异常活动。被牵拉的组织主要是韧带、肌肉、筋膜、肌腱及关节囊等。被挤压的组织主要是骨与关节以及神经根等。

(3) 肢体活动与疼痛的关系：了解肢体活动与疼痛的关系，对诊断与鉴别诊断有重要意义。劳损性疾患疼痛在活动时加重，休息时减轻；增生性关节炎则与此相反；腰痛伴间歇性跛行是椎管狭窄症的主症之一。关节各方向活动均受限且伴有疼痛，见于关节内粘连或关节内病损者；仅在某一方向某一范围内活动受限且伴有疼痛，而其他方向、范围的活动良好且无痛，见于肌肉、韧带等软组织损伤或粘连的患者。如肱骨外上髁上炎，抗阻力伸腕或被动屈腕牵拉伸腕肌群时，可引起肱骨外上髁部疼痛，并在该伸肌总腱附着处有明显压痛。冈上肌腱炎的患者，在肩关节外展 60° ～ 120° 范围时疼痛，而在此范围以外则无疼痛。由于疼痛导致肌肉痉挛，关节的主动及被动运动均可受限，甚至不能活动。当痉挛解除后，功能即可改善。但在中枢神经性疾患 (痉挛性瘫痪) 和精神异常 (如癔症) 时，虽然肌肉也有痉挛，但活动时不痛。

(4) 关节活动范围的测量：用特别的量角器来测量关节活动的范围，并以角度计算记录其屈伸旋转的度数，并与健侧进行对比，如小于健侧，多属于关节活动功能障碍。测量角度时，应先确定顶角和形成的两条边，即其上下肢的轴线。可先在肢体两端找出定点，在此两点固定出轴线，将角度尺的轴心放于顶角，两臂置于与轴线一致的直线上，即可测出其角度。然后记录量角器所示的角度。根据各关节的特点，确定所测的运动平面，按常规可选用额状、矢状、水平位进行。

(5) 骨科测量运用的特点：

1) 人体各关节的活动度，活动方向是不相同的。因此，骨科测量检查工具也是比较多的，有大及小型关节度量器 (量角器)、骨盆倾斜度测量计、内外径度量器、足度量器、枕骨垂线尺、木垫、三角板、叩诊锤、大头针、握力计、放大镜、棉签等；

2) 角度测量有特定的测量方法和记录方法，你用什么方法测量必须记录清楚，不能混淆。周径测量时必须双侧对比，用同一水平，否则会有误差，影响测量结果；

3) 测定关节运动，通常采用关节量角器，目测法不能得出准确的结果。一般以中立位为准绳，确定其屈、伸、旋转、内收、外展的运动度和运动幅度，测量时与对侧对比。以判断是否有病变，以便下出较准确的结论；

4) 关节活动正常的指数变异也是很大的，在年龄上的差异，小孩与老人是不同的。在性别上男女是不同的，在职业上也有很大的差异，另外与个人平时的锻炼有很大的相关性。如体操运动员与一般人比，运动员髋关节的活动度就明显大于一般人。即使是在病变的情况下，髋关节的直腿抬高试验可能也比一般人抬得高。因此，检查必须双侧对比。

(6) 骨科测量的常用标志。

1) 骨性标志。枕外隆凸点：枕外隆凸在正中矢状面上最突出之点；耳下点：当头部位于眼、耳平面时，耳垂最低点；颏下点：当头部位于眼、耳面时，下颌部在正中矢状面上最向下之点；颈点：第七颈椎棘突尖端最突出之点；脐点：脐中央之点；点：肩胛骨肩峰上最向外突出之点，用手指沿着肩胛骨的肩胛冈或沿锁骨骨干向外膜，便可寻得此点；肱骨外上髁点：肱骨外上髁最尖端之点，屈肘时更为明显；茎突点：桡骨茎突最尖端之点，拇指外展时，拇长展肌、拇长伸肌之间形成一三角形深窝，在此窝之底易寻得此点，有时还可用到尺骨茎突点，在尺骨茎突尖端；指尖点：当手臂下垂，掌面朝内靠拢大腿外侧面时，指尖最向下之点，以中指指尖点最为常用；髂前棘点：髂前上棘最向前突出之点，可用手指沿着髂嵴向前摸得此点；胫骨上点：胫骨内髁的内侧缘最高之点；外踝下点：外踝最下之点；内踝下点：内踝最下之点；

2) 表浅静脉标志。如头静脉、贵要静脉、大隐静脉等；

3) 肌腱标志。如股二头肌肌腱、肱二头肌肌腱、跟腱等；

4) 皮肤皱纹标志。如臀横纹、大腿皱纹、腘横纹等；

5) 身体标志线。如前正中线、锁骨中线、腋中线、腋后线、后正中线等。

三、各部位检查

（一）头部检查法

1. 望诊

观察患者的神志是否正常，有无意识改变，如意识迟钝、嗜睡、朦胧、昏迷；患者的精神状态与头部损伤的程度密切相关，观察患者的表情、姿态和行动有无异常；患者对周围事物的反应，有无淡漠、激动、焦虑等表现；言语有无障碍。

头颅形状、大小与年龄是否相称；头部位置是否正常，有无强迫头位；头皮表面有无血管痣、伤口、肿块、瘢痕或瘘口流脓；有无局限性骨质隆起或凹陷。

观察眼睑裂的大小变化，注意两侧是否对称。睑裂小常见于动眼神经麻痹、颈交感神经损害以及面肌痉挛；眼睑裂变大见于面神经麻痹。眼球位置是否正常，单侧见于眶内肿瘤等，双侧突见于颅内压增高等。观察眼球活动有无改变，如外展神经、动眼神经麻痹可出现复视、斜视；若脑部病变后出现眼球震颤。观察两侧瞳孔是否等大等圆，对光反应是否存在。

观察鼻、耳有无出血，眼部有无瘀斑，咽后壁有无血肿，以判断有无发生颅内骨折。还要观察口开合是否正常，有无歪斜。舌有无肌萎缩和震颤，伸舌时有无偏斜，以判断舌下神经有无损害。

2. 触诊

头颅部触诊，注意颅骨有无压痛、凹陷，有无头皮下血肿，以判断是否有骨折存在。触摸颅骨有无局限性隆起，若质硬、无活动，可能为骨瘤。触诊鼻骨若有压痛、畸形，提示有鼻骨骨折。触诊下颌关节有空虚感，其前方可摸到下颌支的关节突，表明有下颌关节脱位。

（二）颈部检查

1. 望诊

检查时患者取坐位，对颈部严重损伤的患者，可取卧位。检查时患者须脱去上衣，露出颈部和两侧上肢。坐位，两臂下垂，从前面观察头部有无向侧方歪斜，胸锁乳突肌有无挛缩，两侧肩部是否等高，以判断是否存在先天性斜颈。观察颈部皮肤颜色是否正常，有无疮、疹、肿物、瘢痕等。从侧面观察颈椎生理曲度改变，有无前凸加大、曲度消失或是后凸。从后面观察颈部有无侧弯，头颈部有无后仰，颈椎有无后突畸形。对于颈部严重损伤的患者，往往按压时即能观察到患者不敢活动颈部。

2. 运动检查

颈部正常活动不仅可使视野增宽，还能保持平衡感觉。颈部的活动有屈曲、后伸、旋转、侧弯。这些活动往往是协同的，可使头部的活动范围更广泛。虽然整个颈椎都参与头颈部的活动，但 50% 屈伸活动发生在枕骨与第一颈椎之间，其余则分布在其他各颈椎之间，C5～6之间活动范围略大。约 50% 的旋转活动发生在寰椎和枢椎之间，其余的旋转活动则分布在其他五个颈椎之间。侧弯不是一种单一的活动，往往伴有旋转运动，它是整个颈椎的联合活动。

(1) 屈伸运动：检查前屈时，让患者头部尽量前倾，正常屈曲范围，下颌部可触到胸部，约 $35°\sim 45°$。检查后伸时，嘱患者头部尽量后仰，正常时可以看到头顶上的房间天花板，后伸范围大约 $35°\sim 45°$。

(2) 旋转活动：检查时嘱患者向一侧转动头部，正常时下颌可以接近肩部。头部转动时两侧旋转程度作对比，并观察活动弧线是否流畅。正常旋转范围大约可达 $60°\sim 80°$。

(3) 侧弯运动：检查时嘱患者将耳朵向肩部靠近。正常时头部能向每侧的肩部倾斜 $45°$。检查时须防止患者抬高肩部靠近耳朵以代偿颈部侧弯受限。

3. 触诊

颈部触诊宜采取仰卧位，该体位使颈部的肌肉松弛，便于进行检查。

(1) 骨触诊：首先检查患者颈部前面的骨结构，医者站在患者侧方。一手扶住患者颈部的后面，另一手作触诊检查。

检查舌骨时，医者手指微屈，放在患者颈部的前面，甲状软骨之上，用示指和拇指夹住舌骨两侧进行触诊，舌骨呈马蹄形，自颈部中线向侧方及后方延伸，嘱患者做吞咽动作，可摸到舌骨运动。

检查甲状软骨时，医者将手指从颈中线向下移动，可摸到甲状软骨及其上方的切迹。软骨顶部相当第四颈椎水平，其下部相当第五颈椎水平。

第一环状软骨环紧靠甲状软骨的下缘的下方，与第六颈椎相对应。检查时让患者做吞咽动作，可以摸到第一环状软骨环随吞咽而运动。

颈动脉结节可从第一环状软骨环向侧方 2.5 cm 处摸到，即第六颈椎横突前结节。该结节位于肌肉深层，检查时从手指的侧方向后压即能触及。检查时应两侧分别进行，如两侧同时检查，可影响两侧颈动脉血流，也可引起颈动脉反射。

检查颈部后面，嘱患者仰卧，医者站在患者头部上方，将双手扶住颈后，在颈后中线双手指接触，患者颈部后面肌肉放松，触诊头颈部后面骨性标志。从颅骨后面的枕骨开始，枕外隆凸呈半圆形隆起，位于枕部中线上，是上项线的中心。从枕外隆凸向侧方，可摸到上项线。在上项线的侧嵴向侧方触诊时，可摸到颅骨的圆形乳突。于颈椎后面的中线上逐个触诊棘突，检查有无压痛、异常活动，以判断有无棘突骨折。触诊时注意颈椎正常的生理前凸。第七颈椎和第一胸椎棘突比其他颈椎棘突大。正常时诸棘突基本成直线，创伤后一侧小关节脱位或棘突骨折，其直线排列会发生改变。

医者手指从第二颈椎棘突向侧方移动 2.5 cm，即可触摸到两椎体间的小关节。检查小关节时，注意有无触痛。第五颈椎和第六颈椎的小关节易患骨关节炎，因而常有触痛。

(2) 软组织触诊：检查颈部前面的软组织，嘱患者仰卧，使颈部肌肉松弛。颈部前面的两侧有胸锁乳突肌，颈部的过伸常拉伤该肌。触诊时嘱患者把头转向对侧，此时，肌肉明显突起，便于检查。两侧对照检查肌肉的大小、形状和张力，注意触诊有无触痛、肿块。

淋巴结位于胸锁乳突肌内缘。正常的淋巴结不易触到，若淋巴结增大，可以摸到并有触痛，胸锁乳肌起点部位的淋巴结肿大，提示有上呼吸道感染。甲状腺呈"H"形覆盖甲状软骨，正常的甲状腺光滑而不易触到。若有囊性肿或结节时，异常的腺体可以局限性增大，常有触痛。

颈动脉位于第六颈椎的颈动脉结节旁，用示指和中指触扪颈动脉的搏动，逐侧检查，两侧对比。不能两侧同时触诊，防止发生颈动脉反射。

在下颌角处触诊腮腺，腺体正常时，触诊只有下颌角的骨性感觉。如腺体发炎、肿胀，下颌角被肿胀的腺体覆盖，下颌角的骨隆触摸不清，骨性感觉消失。

触诊锁骨上窝有无肿胀、肿块。若锁骨骨折引起局部肿胀，锁骨上窝凹陷可能消失。

检查颈部后面时，患者取坐位，医者站其身后。首先触诊斜方肌，从颈部侧方的上部开始，向肩峰方向进行。颈椎屈曲性损伤时，该肌的上部常被拉伤，触诊时有压痛，并注意形态的改变。

在颈部斜方肌前方的淋巴结，正常时触不到，若发生感染，可触到肿大的淋巴结并有触痛。项韧带起自颅底部的枕外隆凸，向下延伸到第七颈椎棘突；此韧带以纤维附着于每个颈椎的棘突，当颈部屈曲损伤时，项韧带被牵拉受伤，触诊时疼痛。

(3) 特殊检查。

分离试验：作颈椎分离试验时，医者一手托住患者颏下，另一手托住枕部，然后逐渐向上牵引头部，如患者感到颈部和上肢疼痛减轻，即为阳性。分离试验可以拉开狭窄的椎间孔，也可以减少颈椎小关节周围关节囊的压力，还可以缓解肌肉痉挛，减少神经根的挤压和刺激，因此能减轻疼痛。

挤压试验：作挤压试验时，患者取坐位，医者双手手指互相嵌夹相扣，以手掌面下压患者头顶，两前臂掌侧夹于患者两侧保护，不使头歪斜，以免挤压试验时造成意外损伤。当挤压时，颈部或上肢出现疼痛加重，即为阳性。检查时让患者能准确地说出疼痛部位，以便定位。挤压试验的机制是使椎间孔变窄，加重对颈神经根的刺激，故出现疼痛或放射痛。

屏气收腹试验：检查时让患者屏住呼吸，收缩腹部肌肉以增加腹压，此时患者颈部出现疼痛，即为阳性。本试验的机制是增加椎管的内部压力，若颈椎管内有占位性病变，由于压力增加，颈神经根受刺激加重，颈部即产生疼痛。

吞咽试验：检查时患者坐位，嘱患者做吞咽动作，如出现吞咽困难或疼痛，本试验为阳性。常见于颈椎前血肿、咽后壁脓肿、颈椎骨折移位、颈椎脱位、颈椎肿瘤等。

吸气转头试验：又称艾得松 (Adson) 试验。检查时患者取坐位。医者用手指摸到患者的桡动脉，同时将其上肢外展、后伸并外旋。然后嘱患者深吸气并把头部下颌转向检查的一侧，医者感到患者的桡动脉搏动明显减弱或消失，即为阳性。本试验用来检查锁骨下动脉的情况。颈肋或前、中斜角肌紧张可压迫锁骨下动脉，该动脉在前、中斜角肌之间穿过进入上肢。本试验的特殊姿势，增加了前、中斜角肌的紧张，增加了对锁骨下动脉的压迫。当本试验出现阳性体征时，提示有颈肋或前、中斜角肌挛缩等病变。

臂丛神经牵拉试验：患者坐位，头微屈。医者立于患者被检查侧，一手置该侧头部，推头部向对侧，同时虽一手握该侧腕部作相对牵引，此时牵拉臂丛神经，若患肢出现放射痛麻木，则视为阳性。颈椎综合征患者多出现该试验阳性。

(三) 肩部检查

肩部是上肢运动的基础，它是由肩胛骨、锁骨和肱骨共同组成，被韧带、关节和骨肉相互连接，而形成三个关节一连接，即肩肱关节、肩锁关节、胸锁关节和肩胛胸壁连接。在正常肩部运动中，它们的运动彼此协调并有规律性，如果其中一个关节或连接发生运动障碍，就会影响肩部正常的运动功能。

肩部检查时首先观察肩外廓、姿势、轴线，注意有无强直、萎缩、麻痹、肿块、压痛或积液。对比两肩及肩胛骨的高度。测定两肩、胸锁及肩锁关节的稳定度。扣诊肱骨头位置。肩如平坦，常见于脱位三角肌萎缩。肩关节的积液因局部肌肉肥厚，甚至中度积液，亦不易发觉，反之，肩峰下滑囊积液则易于从后侧及上方察觉，故应注意区分。

骨性标志指肩峰、喙突及大结节三处，构成一等腰三角形。如有改度，应考虑肩部骨性病变。若嘱患者将头偏向健侧，即可引起上臂痛时，则为牵扯神经引起张力征象，表明有臂丛神经痛。肩部自动运动检查可嘱患者外展上肢至直角，然后高举过头：①如能外展至 90% 并高举与肩垂直，则肩胛带正常；②若由 30°至 90°的动作迟缓，并在进行时有疼痛，可能为锁骨骨折；③若上臂仅能稍微举起，并须用健肢托者，可能为肱骨的骨折或脱位；④关节炎时，外展可引起疼痛，或不能外展。任何动作均引起疼痛；⑤如有粘连，由 30°至 90°时无疼痛，至接近 90°时疼痛开始，外展愈大，疼痛愈烈。严重者仅留有肩胛骨动作；⑥冈上肌的作用为在三角肌外展上臂时固定肱骨头，当冈上肌断裂时，如试行外展，三角肌虽然猛烈收缩，但上臂的外展不能单依靠三角肌作用，结果愈用力外展，肩愈高耸。其外展以最初 30°较困难，若帮助外展至 30°以外，则可用三角肌完成外展动作，或因肩胛骨作用，外展可达 60°。⑦当冈上肌腱炎时，冈上肌在中度外展范围(70°～120°)内恰好压及肩峰，故由 30°～70°时无疼痛，接近 70°时，疼痛突然出现，继续外展至 120°以上时疼痛又消失。

除冈上肌肌腱炎外，冈上肌不全撕裂、冈上肌钙化、肩峰下滑囊炎及肱骨大结裂纹骨折等病变，由于同一机制，也将引起同样疼痛症状 (Dawbarn 征)。

检查肩的被动运动时，须固定肩胛骨，然后作各方向的测定。按诊肱骨头及颈部时，亦常以手固定该部，然后被动旋转上臂测定之。若测定锁骨骨折是否连接，其方法亦类似。

肱二头肌如有损伤，则有下述体征：①屈肘试验 (Hueter 征)：屈曲已旋后的前臂后，肩部有疼痛；②肩半脱位 (Pagenstecher 征)：肢骨头向上内半脱位；③肱骨头上升 (Cruveilhier 征)：肱骨头可能上升。

(四) 肘部检查

肘关节是由肱骨下端、桡骨头和尺骨鹰嘴组成，分别组成肱尺关节、肱桡关节和上尺桡关节。由于肘关节处肌肉较少，活动范围较肩关节小，因此发生在此处的疾病较肩关节易于诊断。检查时注意局部有无畸形，外观轮廓如何，肘后骨性结构 (Hueter 线及三角) 有无改变。伸肘时，肘后外侧凹陷 (肱桡关节) 是否存在，如有积液此凹陷即消失。

前臂与上臂长轴成的角度 (提携角) 应予测量。正常约 15°（男 10°，女 15°）的提携角，如已改变，即成肘内翻或肘外翻。肘后轴线也应测量，正常肱骨长轴与上髁连线成直角 (B.O.Mapkc 氏髁上线)。

在肱桡滑囊炎时，肱骨外上髁及肘前窝前外侧有压痛，前臂旋前时疼痛可加剧。如检查桡骨头，则一手压局部，一手握腕部旋转，即可测知。

另外，还应进一步检查肘部有无侧向运动，运动幅度如何，以判断是否有侧副韧带损伤或鹰嘴骨折。

（五）腕与手部检查

当进行手部检查时，应暴露整个上肢，进行估计。主动的肩关节，肘关节，肘关节及前臂的旋前与旋后活动很重要。这些关节的功能是手功能的正确位置所必须。在观察手时必须注意手颜色，以评定其血循环，应注意手有否肿胀，异常的姿势，及估计皮肤的潮湿度，局部疼痛或压痛以及感觉敏感性。腕关节，腕掌关节，掌指关节及指间关节的主动与被动活动范围。应测量并记录握力的捏力。根据患者用手的不同动作来评定其功能。正确记录手检查所见是很重要的，简单的手的素描和相应的记号是很有帮助的，反复检查与初次检查同样重要，每次随访时都要重复一遍。只有在随访期间每周或每月做一系列的检查，才能使检查者了解是否有改善。

1. 皮肤

正常手的掌面皮肤厚而固着，表面不平而湿润，便于持物牵拉和耐磨。手背正常皮肤薄而能动，便于手指关节屈曲，这是常见的水肿部位，从而限制手指的屈曲。检查者应注意有否肿胀，皮纹有否消失，表面的不平整，以及其色泽，湿度，疤痕的皮肤病。

2. 肌肉

起动手活动的肌肉可以分为外在肌和内在肌两种。外在肌的肌腹位于前臂，而其肌腱则止于手内。它们可以分为外在屈肌与伸肌。屈肌位于前臂的掌侧，使手指屈曲；伸肌则位于前臂的背侧，使手指和手直伸。内在肌的起点的止点均在手内。每一块肌肉应有系统地评价。令患者"握拳"和"伸直手指"，这可给予检查者对手指活动范围有一个大概的印象，必须对每一组肌肉作进一步检查。

3. 血管

手依靠桡动脉和尺动脉供血，有一个血管弓系统对手提供丰富的血液循环。手的血液循环的判断，可观察皮肤的色泽，指甲甲床的发白和血管充盈良好。Allen试验是用来测定手部动脉血流通畅状况的。

（六）胸部检查法

1. 望诊

望诊时患者脱去上衣，显露胸廓。观察皮肤颜色是否正常，若胸部外伤，皮肤可见青紫瘀斑。正常胸廓横径长，前后径短，上部窄，下部宽，近似圆锥形。观察胸廓前面两侧是否对称，若一侧隆起，另一侧变平，而胸廓后面亦一侧隆起，另一侧变平，胸椎棘突连线变成弯曲弧线，往往由胸椎侧弯形成此畸形。

若多发性肋骨骨折，伤侧胸部可明显塌陷并出现反常呼吸。胸部严重创伤，患者为减轻疼痛而采用腹式呼吸。

胸椎棘突出现角状后凸畸形，常见于胸椎压缩性骨折、胸椎结核。

脊柱胸椎段侧面观，胸曲正常应凸向后面，若胸曲后凸加大或消失，则胸椎有病变。

2. 触诊

(1) 骨触诊：先在胸部前面沿肋骨走行方向触诊，然后在胸背面沿肋骨走行方向触诊，如有明显压痛点，提示有肋骨骨折。进一步可做胸廓挤压试验，先进行胸廓前后挤压，医者一手扶住患者后背部，另一手从前面挤压胸骨部使之产生前后挤压力，如有肋骨骨折，可出现明显疼痛或骨擦音；再进行胸廓侧方挤压，医者用两手分别放置患者胸廓两侧，向中间用力挤压，如有肋骨骨折或胸肋关节脱位，则损伤处出现明显疼痛。

触诊肋软骨部，如有高凸、压痛，提示有肋软骨炎。

滑动触诊胸背正中，从第一胸椎棘突至第十二胸椎棘突。医者用中指置于棘突，示指、无名指置于棘突两侧，中指沿胸背部棘突连线下滑，若中指不离开胸背部正中线，胸椎正常无侧弯；若中指离开胸背部正中线，且棘突连线有弧形弯曲，则有胸椎侧弯畸形。

若胸椎棘突有明显后凸，表明胸椎有压缩骨折或胸椎结核椎体有破坏。

(2) 软组织触诊：触诊胸壁有无肿胀、压痛，如压痛表浅，范围较广，为软组织损伤。

顺肋间隙触诊，如肋间神经痛，可找到压痛点。胸背部软组织触诊还可以了解有无肿物及胸椎棘突附近有无脓肿。

(七) 腹部检查法

1. 望诊

患者仰卧，充分显露腹部。观察腹部外形，有无膨隆、静脉曲张、肠型、蠕动波，呼吸运动是否受限。

观察腹部皮肤有无瘀斑、血肿、伤口。若有伤口，应注意伤口的部位、大小。

2. 触诊

腹部触诊重点检查脏器有无损伤。实质性脏器损伤，若腹腔内出血，检查时腹部有压痛、移动性浊音、肝浊音界消失。若肝、脾包膜下破裂或系膜、网膜内出血，可摸及腹部包块。胃肠道、胆管等空腔脏器破裂，因漏出的胃液或胆汁造成对腹膜的强烈刺激，产生腹膜炎，触诊可出现腹肌紧张、压痛、反跳痛。

下腹部触痛应进一步了解盆腔脏器中有无膀胱、输尿管、尿道、直肠等损伤。

腹腔除创伤血肿外，腹腔肿物尚须注意腰椎结核引起的腰大肌脓肿、椎体肿瘤。触诊时应了解肿物的大小、界限，质地软硬的程度，表面是光滑还是有结节感，有无波动及搏动，有无活动度，触诊是否敏感等，以判断损伤及病变的性质、程度。

(八) 腰背部检查法

1. 望诊

观察皮肤颜色，若有局部皮肤发红伴有肿胀，提示由感染引起。腰背部有无毛发斑，表明可能存在脊椎裂。皮肤有散在咖啡色斑，可能由神经纤维瘤病继发的皮肤改变。

观察有无脓肿及窦口。腰椎骨髓炎、结核可形成脓肿及窦口，以腰背筋膜、腹外斜肌、髂嵴所构成的腰三角处为好发部位。

观察腰椎弯曲情况，从侧面看腰椎有生理前凸；从后面观，腰椎棘突连线正常位于正中线，两侧髂嵴应等高。腰椎异常弯曲，角状后凸畸形，由单个椎体或2～3个椎体病变所致，如椎体压缩性骨折、脱位，椎体结核和肿瘤骨质破坏。弧形后凸畸形，由多个椎体病变所致，如类风湿性脊柱炎、老年性骨质疏松症。脊柱侧弯畸形，可由姿势性或结构性引起。腰椎出现侧弯，可由原发性或继发性形成。腰椎生理前凸增大，多由水平骶椎、下腰椎滑脱、小儿双侧先天髋关节脱位形成。

2. 运动检查

腰椎因没有肋骨的限制，所以腰椎的前屈、后伸、旋转运动范围比胸椎大。腰部运动有前屈、后伸、侧弯、旋转四种。

(1) 前屈运动：检查时患者取站立位，医者站于侧方，一手扶患者腰骶部，另一手扶住胸部，嘱患者向前弯腰，弯腰时防止膝关节和髋关节屈曲而出现代偿性骨盆前倾。检查时注意观察棘突移动，是否有节律地形成均匀弧形。注意骶棘肌的肌张力，腰椎前屈运动有无障碍。腰椎前屈运动正常可达80°～90°。也可嘱患者站立位尽可能向前弯腰，用双手手指去接触足趾，若触不及足趾，可测量出中指指尖到足趾间的距离。腰部前屈运动受限的常见的病有脊椎骨折或脱位、棘上韧带或棘间韧带撕裂、腰椎间盘突出症、腰椎结核、强直性脊柱炎等。

(2) 后伸运动：检查时患者取站立位，医者站在患者身后，一手扶住患者腰骶部，嘱其向后作腰部过伸运动。注意防止患者骨盆后倾及下肢关节屈曲，以代替腰椎后伸运动。腰椎后伸正常可达30°。影响腰部后伸运动的常见病有腰椎滑脱、腰椎结核强直性脊柱炎等。

(3) 侧弯运动：检查时患者取站立位，医者双手固定患者两侧髂嵴部，防止骨盆向一侧倾斜。嘱患者尽量向一侧作侧弯运动，然后再向另一侧尽量作侧弯运动，腰椎侧弯运动正常可达20°～30°。检查时注意观察有无运动障碍，同时比较两侧的活动范围。影响腰椎侧弯运动的常见病有腰椎横突骨折、腰背部软组织损伤等。

(4) 旋转运动：检查时患者取站立位，医者两手固定患者两侧髂嵴，保持骨盆平衡。嘱患者向左侧旋转躯干，然后旋转回到原来的，再向右侧旋转躯干，注意观察旋转运动范围，正常可达30°，两侧作对比。若出现运动障碍或有疼痛，常由腰部软组织损伤、腰椎横突骨折等伤病引起。

3. 触诊

(1) 骨触诊：检查时患者站立，医者坐在患者后面，将两手置于两侧髂嵴顶部，两拇指放在腰背部中线第四、五腰椎之间，检查腰椎后面棘突，逐个触诊，是否有压痛、畸形。若两个棘突之间摸到阶梯状畸形，可能有腰椎滑脱。最常见的是第五腰椎，在第一骶椎上方向前滑脱，或第四腰椎在第五腰椎上方向前滑脱。

检查腰椎前面时，让患者仰卧，两膝关节屈曲，使腹肌松弛，医者用手放在脐下，轻轻向下压迫，触诊第五腰椎和第一骶椎体的前面。

(2) 软组织触诊：棘上韧带和棘间韧带连接腰椎的棘突，腰椎棘上韧带宽而厚，棘间韧带短而坚韧，连接相邻的棘突。在棘突线上触诊时，如棘上韧带或棘间韧带撕裂伤，触诊有压痛。

触诊骶棘肌时，医者站在患者背后，嘱患者头部后仰，使骶棘肌松弛，触诊时注意肌肉的形状、大小，有无触痛、痉挛或萎缩，两侧肌肉是否对称。腰背触诊还要注意是否有肿物。

前腹壁的肌肉是维持正常腰椎前凸的关键因素，麻痹时可导致腰椎前凸异常增大，检查时嘱患者仰卧，双膝关节屈曲，触诊腹部肌肉，注意肌肉张力改变。

在腹股沟区检查有时有腰大肌脓肿，如有腰肌脓肿，当髋关节主动屈曲时疼痛加重。

4. 特殊检查

(1) 直腿抬高试验：患者仰卧位，两侧下肢伸直靠拢。嘱患者先将一侧下肢伸直抬高到最大限度，然后放回检查床面，再将另一侧下肢伸直抬高到最大限度，两侧作对比，正常时，腿和检查床面之间的角度约80°。当任一侧腿抬高过程中现下肢放射性疼痛时，此为直腿抬高试验阳性。本试验的机制是通过直腿抬高，使坐骨神经受到牵拉，若有腰椎间盘突出症、梨状肌综合征、椎管内肿瘤等病变，坐骨神经有压迫或粘连，通过坐骨神经受牵拉，即引起腰背部和腿部疼痛。

(2) 仰卧屈膝屈髋试验：患者仰卧位，两腿靠拢，嘱其尽量屈髋、屈膝。医者双手按压患者双膝，使大腿尽量靠近腹壁，此时腰骶部呈被动屈状态。如腰骶部出现疼痛，本试验为阳性。表明腰骶韧带有损伤或腰骶关节有病变。

(3) 拾物试验：本试验主要用于检查小儿脊柱前屈功能有无障碍。先取一物置于地面，让小儿拾起，注意观察其拾物的姿势。如直立弯腰拾物为正常。当脊柱有病变，腰不能前屈。

(九) 骨盆检查

骨盆乃是躯干骨骼的基底，它把上面躯干的重要内脏通过体轴上的力线传给下肢，构成骨盆的骨骼，彼此以关节接合而形成圆环，并大而有力的韧带保持不变的位置，从局部解剖观察点来说，骨盆仍是骨骼、韧带的骨架组织，并在其内外两面覆盖软组织以及骨盆腔内的脏器，下面为肌肉层及隔膜遮盖着，即所谓"隔膜"。隔膜是会阴的底部，位于假骨盆上的器官，属于外科范畴内，骨盆的外部属于髋部范畴内讨论。骨盆内最主要的关节是骶髂关节，是传导重力的枢纽所以易于招至损伤，容易发生疾病。故在检查时应该引起必要的注意。以防在诊断上造成一些不必要的差误。

1. 骨盆的望诊

骨盆的望诊在矫形外科中，一般都采用立位观察。但骨盆损伤的患者需除外。髂前上棘、髂后上棘、腰骶部的菱形区，以及髂脊，是骨盆望诊的最好标志。应观察下列项目。

(1) 力线的改变：骨盆是脊柱的基石，任何原因引起骨盆的倾斜，脊柱也会发生改变，骨盆倾斜角的增减，会影响脊柱矢状面的力线。骨盆倾斜角增大，脊柱势必向前倾斜，以保持躯干向前垂直，腰椎势必增加其前倾弧度，逐渐形成腰椎"前胸突畸形"；反之骨盆倾斜角减小，导致腰椎发生代偿性后凸，表现为正常的前突减小，即成为"平背畸形"。

(2) 背部及臀部肌肉的改变：需注意两侧髂后上棘有无向后凸畸形，臀肌有无麻痹，脊柱有无侧弯，当骶髂关节脱位时，由于髂肋肌向上牵引，患者的髂骨会向上后移位。

(3) 外伤患者，应特别注意其会阴部、腹股沟、大腿近端内侧、臀部、腰部有无肿胀及瘀斑，耻骨骨折此种现象多见。疑有尿道、膀胱损伤者应用导尿管导尿检查。

2. 骨盆的触诊

触诊时必须先让患者自己指出最痛的区域，然后再进行触诊。骶髂关节有韧带损伤、半脱位或炎症疾患 (如结核、强直性脊柱炎等) 时，骨科三角 (两侧骶髂关节和腰骶关节三个腰痛好发部位联合构成一个三角区，称为骨科三角) 可有压痛。如有结核性脓肿，且较大者，可于下腹部两侧髂窝内触及肿块及压痛，若疑有骨盆骨折合并直肠损伤或骶尾骨骨折、脱位时，还需进行肛门指诊。

3. 骨盆功能检查

(1) 站立位：骶髂关节疾患时，患者常将体重支持在健侧下肢，使患肢松弛，呈屈曲状。腰旋转、前屈活动受限，疼痛加重，后伸侧屈活动较少受限。

(2) 坐位：骶髂关节疾病患者，坐位时常将患侧臀部抬起，身体向健侧倾斜。作腰前屈时，由于骨盆相对固定，其疼痛及活动限制范围比站立时更为减轻或完全无限制。而腰骶关节疾病患者在坐位时所做的腰部各个方向运动与站立时相同，疼痛与活动幅度均不改变。骶髂关节劳损、椎间盘突出及腰部疾患，根据活动时所引起的疼痛不同，可做鉴别诊断。

(3) 卧位：侧卧位屈伸髋关节时，引起骶髂关节疼痛为阳性。骶髂关节松弛者，检查时将手放于骶髂关节部位，嘱患者屈伸髋关节，这时检查者可听到骶髂关节有响声，严重者在响声出现前有剧痛，响声之后疼痛完全消失，此为不平滑的骶髂关节面摩擦所致。

卧床翻身活动：骶髂关节有病时，患者常喜向健侧卧位，两下肢屈曲，翻身感到困难，甚至需用手扶持臀部转动，此点对诊断骶髂关节病，有十分重要的意义。几乎所有骶髂关节疾患的患者，都具有这一阳性体征。

4. 骨盆的特殊检查

骨盆的特殊检查很多，但主要有检查骶髂关节有无病变的如：骨盆分离试验、"4"字试验 (Patrick 试验)、床边试验 (Gaenslen 试验)、斜扳试验 (即筒柄试验)、单髋后试验 (Gillis 试验或 Yeoman 征) 等。检查骨盆是否有骨折的如：骨盆挤压试验。另外，还有许多试验也可检查骨盆病变的试验，如：①骶髂关节定位试验：患者仰卧，检查者抱住其两腿膝后部，使髋关节屈曲至 90°位，小腿自然地放在检查者右臂上。检查者左手压住膝部，使骨盆紧贴检查台。患者肌肉放松。然后以双大腿为杠杆，将骨盆向右和向左挤压。一侧受挤压，对侧被拉开，骶髂关节疾患时，向患侧挤压时疼痛较轻，而向对侧挤压时患侧被拉开疼痛较剧烈；②坎贝尔 (Compbell) 征：嘱患者取站立位或坐位，躯干前倾时，骨盆不动，可能为骶髂关节病变；若骨盆及躯干同时前倾则为腰骶关节病变，主要活动在髋关节；③爱来 (Ely) 征：患者俯卧，一侧膝关节屈曲，使足跟接近臀部，正常者骨盆前倾，腰前凸增大；若骶髂关节有病变，则骨盆离开床面被提起，表示骶髂关节活动受限。

(十) 膝部检查

膝关节的构造有其特殊之处，膝关节是人体关节软骨面最大和滑膜最多的关节，关节内部结构也是最复杂的，周围滑囊很多，前有髌骨，内有半月板和前后交叉韧带。膝关节的运动远非是一个单一铰链式的运动。因此，膝关节的损伤和疾病发病率是比较高的，然而，膝关节疾病的检查和诊断又较为复杂有时候很难从一般临床检查明确诊断，因此，除临床检查外，还需要结合 X 线、CT、膝关节关节镜等特殊辅助检查和实验室检查，甚至最终要依靠病理学检查的结果，但是全面地掌握病史细致地系统的物理检查仍不失为诊断膝部损伤和疾病的主要手段。

膝关节由股骨下端、胫骨上端、腓骨上端、髌骨、半月板和附着其上的韧带及肌腱组成。其中腓骨上端不直接参与膝关节的构成，仅供侧副韧带和股二头肌腱外侧头的附着。膝部有六个关节面构成三个关节，即股骨内髁关节面与胫骨内髁关节面构成的内侧股胫关节；股骨外踝关节面与胫骨外踝关节面构成的外侧股胫关节；股骨滑车前面与髌骨后关节面构成的髌骨关节，此三个关节在临床上统称为膝关节。膝关节的稳定主要靠关节周围的韧带和肌肉以及半月板。膝关节位置表浅，有利于各项功能检查。屈膝时，膝部正如一头象脸，髌骨高起，两旁有下陷。检查时，应注意外廓，步态如何，站立姿势，有无局部压痛点，有无萎缩畸形或挛缩，特别是股四头肌的股内侧肌部分。有无轴线改变，有无积液，髌旁凹陷是否消失，关节囊是否增厚，上方是否饱满。测定运动幅度，有无绞锁，髌骨有无活动度及摩擦音。同时亦应检查腘窝。

望诊：首先观察步态是否异常，有无跛行，蹲起活动是否自如，再进行下一步观察。

1. 局部皮肤情况

皮肤发红且皮温增高，多为炎症所致；皮肤色素沉着可见于骨肿瘤和长时期热敷或中药熏洗所致；局部汗毛增多常见于膝关节结核或膝关节较长时间固定后；膝关节附近的窦道常为膝关节结核所为；较远的窦道常是慢性化脓性骨髓炎引起；股骨远端、胫骨近端出现肿块并见局部皮肤静脉怒张，多见于骨肉瘤；无肿块只见静脉怒张，多数情况下为静脉曲张；局部皮肤有瘀血或皮肤擦伤，多为外伤所致。

2. 步态

观察步态很重要，很多疾病都能从步态上反映出来，如膝关节强直在伸直位走路时，健侧足跟抬高或患侧骨盆升高，患肢向外绕一弧形前进。

3. 肿胀

肿胀的部位、范围、程度和性质是诊断的重要依据。正常男子的髌骨可以看出明显的轮廓，髌骨周围有凹陷。女性和小孩的髌骨及周围的凹陷多数不很明显，因此，检查膝部肿胀需要与健侧的外形对比，发现膝部肿胀，要区分是关节积液肿胀还是关节周围肿胀。外伤造成的肿胀，因伤情的不同而表现不完全一样：一般说来软组织损伤肿胀较轻，骨折或脱位肿胀较重。如损伤后膝关节弥漫性肿胀，应考虑到是关节内骨折，常见的如股骨髁间骨折或胫骨髁间骨折。膝前部明显肿胀并有瘀斑，多为髌骨骨折。如见腘窝部明显肿胀应注意骨折、脱位合并腘血管损伤。

非创伤性的膝部肿胀较为复杂。膝关节滑膜炎时，少量积液常沉积于滑膜囊之前下外侧和前内侧隐窝，表现为髌韧带两侧正常凹陷消失。大量积液则充填全部隐窝，使膝部明显肿胀，而两端较细（关节肿大，两端肌肉萎缩），形似"鹤膝"，多为膝关节结核、风湿性关节炎、类风湿性关节炎的表现。膝关节弥漫性红肿、灼热，多为膝关节的急性化脓性关节炎所致。

膝关节周围肿胀，因不受滑膜囊的约束，故无一定形态。不规则的肿胀若伴有疼痛，常提示有肿瘤或脓毒败血症的可能。若膝部周围出现弥散性肿胀，说明股骨下端或胫骨上端已发生骨髓炎。

膝部局限性肿胀，因部位不同而有不同的意义。髌前半球形的肿胀隆起，常为髌前滑囊炎的表现。

第四节 骨折的临床特征

临床上应了解暴力的大小、方向、性质和形式（高处跌下、撞车、打击、机器绞轧等）及其作用部位，打击物的性质、形状，患者受伤现场情况，受伤姿势状态等，充分评判断伤情。

一、疼痛和肿胀

神经系统完整的患者，虽然骨折严重程度各不相同，但所有的骨折均会造成疼痛。例如，椎体轻微压缩骨折，由于疼痛不很明显，不足以让患者去看医生而未经治疗，但也有疼痛表现。另一方面，疼痛和肿胀可以是骨折唯一的证据（例如，肩胛骨骨折和疲劳骨折）。Grosher 等人发现这一原则可能有例外情况，对军人例行 X 线检查，有些疲劳骨折是没有症状的。

如果不小心的话，会漏诊应力骨折。Satku 等人报告 16 名老年患者膝关节周围 18 处骨折，这些骨折中 13 例漏诊，而诊断为其他膝关节疾患。

中年或老年人过度活动后足跟疼痛通常是由于应力骨折，骨折后 2～3 周后 X 线检查发现由于骨痂产生形成密度增高带。在可疑的病例中，放射性骨扫描可以解决困难。在检查受伤患者时，轻轻触诊可以证实触痛。

二、功能丧失

在大多数骨折中，由于疼痛和丧失杠杆力臂而造成功能丧失。但是，在股骨颈不完全骨折中，患者可继续行走，甚至骑自行车并不少见。

三、畸形

由于骨折导致的出血一般造成可以感觉到的肿胀，骨折常造成成角或旋转畸形，特别是有明显肌肉痉挛、短缩处。

四、姿势

患者的姿势有时是有诊断意义的。锁骨骨折的患者一般用对侧手支撑受累上肢，头转向骨折侧。当患者从仰卧位坐起时，用手抱着头，非常可能是齿状突骨折的原因。

五、异常活动和摩擦音

在长骨干中段有活动时，骨折是毫无疑问的。这样的活动也可以引起摩擦音，骨碎，片互相摩擦导致摩擦感。由于引起这些体征可导致患者疼痛，甚至造成危险，因此不应该仔细寻找。

六、神经血管损伤

如果没有考虑对周围神经功能和血管进行评估，则对可疑骨折的检查是不完全的。在肱骨和股骨髁上骨折时应特别注意，这两处神经和血管处于危险状态中。

七、放射学检查

最后证据是放射学检查证实骨折。关于这一点，应避免一些容易犯的错误。如果没·有进行适当的 X 线检查，会遗漏骨折诊断。X 线片应包括骨每一侧的关节。条件差的平片是不能被接受的。腕骨骨折可能不会立即被显示，或因位置不当未能显示。应力骨折可能不太明显直到产生疼痛后的一段时间。

中轴骨骼的骨折更可能漏诊，当患者头部外伤或无意识时，常需要拍颈椎 X 线片。CT 的引入对于判断脊柱和髋臼损伤很有意义，三维重建增加了 CT 的诊断价值。无助于判定骨折，但对于中枢神经系统相关损伤、软组织断裂，偶尔对于疲劳骨折是有意义的。

第五节 骨折的急救处理

骨折急救之前，对伤情判断是一个重要环节，首先应对全身伤情进行判断。多数情况下，骨折局部的疼痛较其他组织器官损伤引起的疼痛更明显，这是对多发伤引起漏诊的主要原因。了解受伤机制有助于对伤情的判断。现代生活中车祸伤、高空坠落伤、建筑物坍塌挤压伤等高能量损伤日益增多，骨折往往为复合伤的一部分。骨折常伴的内脏损伤在腹部常合并肝、脾破裂、肠破裂、肠系膜损伤等；胸腔闭合性损伤常合并肺挫伤、血气胸等；颅脑损伤也较为常见；骨折也可引起局部损伤，如脊柱骨折损伤脊髓、骨盆骨折损伤尿道、肱骨骨折损伤桡神经等。因此，在事故现场实施急救之前，用较短的时间进行全面的查体十分必要。

骨折急救原则是抢救生命、保护患肢、妥善转运。

一、抢救生命

就骨折本身而言一般只引起疼痛及肢体功能障碍等，能造成生命威胁的一般多是由于高能量损伤引起的多发伤或骨折合并伤。多发性骨折患者的累计失血量往往较大，尤其是骨盆粉碎性骨折，可能会引起失血性休克；多发性肋骨骨折可能造成严重的血气胸；颈椎骨折所致的高位截瘫引起呼吸肌麻痹，骨折刺伤大血管引起急性大量出血等。抢救一时首先使患者脱离肇事现场，以免进一步损伤。对于严重挤压伤者，不能仅凭神志及生命体征的暂时稳定而判定危险系数，而应在最短的时间内送往医院。通过对患者一般情况的观察，包括神志、面色的改变以及生命体征的测量，可做出休克的初步诊断。对创伤性、失血性休克者有条件时可以立即进行输液、输血；无条件时，尽快转送至附近医院抢救。对颈椎损伤伴有呼吸困难者应保护好颈椎。对颅脑损伤伴有昏迷者，转送途中应注意保持其呼吸道通畅。

二、对伤口的处理

（一）包扎

对开放性骨折的小量出血伤口，一般可通过加压包扎止血。对骨折端外露且污染严重者包扎时勿将骨折外露端纳入伤口内，以免同时将细菌带入，造成深部感染。

（二）止血带的使用

当四肢开放性骨折刺破较大血管，一般加压包扎难以止血时，应使用止血带。可使用气囊止血带，也可用橡皮带，应急时甚至可用衣服条。操作时应注意捆绑部位，上肢应放在上臂根部，下肢应放在大腿根部，若放在肘关节或膝关节及以下均为不正确，因为该处骨间动脉及胫后动脉供血难以阻断，而静脉回流被阻断，反而使伤口出血增加。

三、固定制动

骨折固定的目的是制动，制动可以减少骨折端对周围组织的进一步损伤，减少疼痛以及便于搬动。凡确诊为骨折或疑有骨折者均须制动固定。急救时不必脱去衣裤，肿胀明显或有开放伤口者应剪开衣裤，再行固定。有明显畸形的四肢长骨骨折及关节脱位者，可以先行纵向牵引，使之大体复位后再行固定。

固定材料要求坚硬，宁长勿短，可用夹板、专用固定材料，也可就地取材，如木棍、木板、树枝等，战伤时也可用枪支做固定。四肢骨折固定应包括上、下关节，颈椎骨折用颈围或用沙袋垫于颈部两边，避免颈部转动，胸腰椎骨折用担架或宽木板（或门板）等。

在无任何固定材料情况下，也可利用正常肢体，骨折下肢可与健侧下肢捆绑在一起，骨折上肢可贴胸固定。

四、妥善转运

伤员经过初步处理，在病情相对稳定的情况下，应尽快转运至附近的医院做进一步处理。在搬动过程中应注意正确的搬动姿势。颈椎骨折者应将头颈、胸部保持同一水平，勿将头自然下垂。胸腰椎骨折，应由 3 人在同一边，将躯体保持水平，切忌一人搬上，一人搬下，中间悬空。四肢骨折者应保持伸直位。

五、院内急救

院内急救作为院前救治的延续，也是挽救生命、减少伤残的重要环节。院内早期救治的原则是应保持呼吸道通畅，有效止血，积极抗休克，全面检查其他部位损伤，以抢救生命为主。抗休克以输血补液和止血为主，保持水、电解质平衡。严重创伤的预后，不仅取决于创伤的严重程度，亦与院前抢救、复苏效果、抗感染措施的成效、手术时机与方式的选择和后续治疗是否恰当有关。对院内创伤的急救应积极治疗致命的合并伤，如有肝、脾等内脏破裂，应尽快剖腹探查，除患者因颅内血肿发生脑疝外，剖腹探查术常先于开颅术。对于骨折或骨折的合并伤患者，只要病情允许，宜进行急诊手术处理，以利于伤员稳定病情，减少并发症，提高治愈率和降低病死率。因此，创伤后院前现场急救和院内急救处理，在降低病死率、减少伤残方面均具有重要的意义。

第三章　运动系统畸形

第一节　肌性斜颈

所谓肌性斜颈系指出生后即发现颈部向一侧倾斜的畸形，其中因肌肉病变所致者称之为肌源性斜颈；因骨骼发育畸形所致者称之为骨源性斜颈后者十分罕见且在病因及诊治方面均属于颈椎畸形一章，此处不另行讨论。

一、病因

肌性斜颈的病因目前仍有许多不同意见，多数认为胎儿胎位不正或受到不正常的子宫壁的压力，使头颈部姿态异常而阻碍一侧胸锁乳突肌的血液循环，致该肌缺血、萎缩、发育不良、挛缩引起斜颈。也有的学者认为，由于分娩时一侧胸锁乳突肌受产道或产钳挤压或牵引而受伤出血，血肿机化继发肌肉挛缩而致，还有认为胸锁乳突肌的营养动脉栓塞，或静脉回流受阻，导致肌纤维发生退行病变，因而形成斜颈。但是一些来自新生儿的病理报告，根据胸锁乳突肌纤维化的程度，推测这一疾病可能在出生前即存在，难产不是原因。在先天性斜颈患儿中，臀位产的发生率为 20% ～ 30%，远高于正常。还有人认为，由于遗传或先天性发育异常所引起。有报道本病可能为常染色体显性遗传性疾病，可合并其他畸形如多指 (趾) 畸形、臀肌发育不良等。

二、临床表现

(一) 颈部肿块

由母亲或助产士最早发现的症状，一般于出生后即可触及位于胸锁乳突肌内，呈梭形长 2 ～ 4 cm，宽 1 ～ 2 cm，质地较硬，无压痛，于生后第 3 周时最为明显，3 个月后即逐渐消失，一般不超过半年。

(二) 斜颈

于出生后即可被母亲发现，患儿头斜向肿块侧 (患侧)。半月后更为明显，并随着患儿的发育斜颈畸形日益加重。

(三) 面部不对称

一般于 2 岁以后，即显示面部五官呈不对称状，主要表现为：

1. 患侧眼睛下降　由于胸锁乳突肌挛缩，致使患者眼睛位置由原来的水平状向下方移位，而健侧眼睛则上升。

2. 下颌转向健侧　亦因胸锁乳突肌收缩之故，致使患侧乳突前移而出现整个下颌 (颏部) 向对侧旋转变位。

3. 双侧颜面变形　由于头部旋转，致双侧面孔大小不一，健侧丰满呈圆形，患侧则狭而平板。

4. 眼外角线至口角线变异　测量双眼外角至同侧口角线的距离显示患侧变短，且随年龄增加而日益明显，除以上表现外，患儿整个面部，包括鼻子、耳朵等均逐渐呈现不对称性改变，并于成年时基本定型，此时如行手术矫正，颌面部外形更为难看。因此对其治疗力争在学龄前进行，不宜迟于 12 岁。

（四）其他

1. 伴发畸形

可检查有无髋关节脱位、颈椎椎骨畸形等。

2. 视力障碍

因斜颈引起双眼不在同一水平位上，易产生视力疲劳而影响视力。

3. 颈椎侧凸

主要是由于头颈旋向健侧，因而引起向健侧的代偿性侧凸。

三、诊断和鉴别诊断

（一）诊断

本病的诊断多无困难，关键是对新生儿应争取及早发现，以获得早期治疗而提高疗效及降低手术治疗者的比例，因此对新生儿在做全身检查时，应注意以下几点：

1. 双侧颈部是否对称。

2. 双侧胸锁乳突肌内有无肿块。

3. 婴儿头颈是否经常向同一方向倾斜。

以上 3 点均为本病的早期发现愈早愈好。

（二）鉴别诊断

1. 颈部淋巴结炎

患此种疾患时，头颈同样可向患侧倾斜，但此时肿块伴有明显的压痛，且与胸锁乳突肌不在同一部位易于区别。

2. 颈椎椎骨畸形

多系先天性椎骨融合畸形所致。可根据 X 线平片、胸锁乳突肌检查等加以鉴别。

3. 其他

包括各种骨关节伤患，如颈椎结核、自发性寰枢椎脱位等，均应注意鉴别。少见的脊髓灰质炎后遗症。亦可包括斜颈畸形，此外如癔症性斜颈、习惯性斜视及颈部扭伤后肌肉痉挛性斜颈等均易混淆，应除外诊断。

四、治疗

（一）非手术疗法

包括局部热敷、按摩、卧位固定及手法扳正等。适于不满半岁的婴儿。目的在于促进局部肿块消散，防止肌纤维挛缩。患儿睡眠时取仰卧位，下颌向患侧，枕部向健侧，并用棉垫和洁净的小沙袋固定头部于上述位置。手法扳正于出生后 2 周才可开始，且须缓慢用轻柔力量进行。手法扳正时，须将下颌转向患侧，并逐渐将其抬高，同时把头偏向健侧。每日 3～4 次，每次手法前后应按摩患侧胸锁乳突肌或热敷，需坚持 3～6 个月。

（二）手术疗法

适于 6 个月～12 岁采用非手术疗法失败或斜颈明显的患儿。12 岁以上者，若颈椎无结构改变，脸部畸形不严重，亦可考虑行手术矫正。对年龄较大，且合并严重脸部畸形者，手术矫正可有明显效果，但面部畸形不能恢复正常。幼儿在术后仰卧，用沙袋将头固定于头偏向健侧，下颌转向患侧的位置。约 1 周后，戴一顶有数条带子的帽子，把带子系在身上，使头继续固定在这个位置。年龄较大的患儿，应采用石膏固定 4～6 周。固定解除后，必须每日做上述手法扳正和向过度矫正方向做自主活动。

术后采用胶布固定，效果也比较满意。取两条不等长，宽 3～4 cm 的胶布，将长的胶布一端粘贴在后枕部，向健侧环绕过额到患侧颞上，向后止于健侧枕颞部，在该处用一别针将内外两层胶布固定。这时面转向健侧，将胶布的另一端拉紧，并粘贴在健侧胸前，然后用短的宽胶布一端粘贴在患侧的颧颞部，向上越过头顶，经健侧耳枕之间，胶布的另一端粘贴于健侧背部，为了使这两条胶布固定确实，可另用 2～3 条窄胶布粘贴在健侧胸背部上。4～6 周除去胶布，按上述手法扳正及练习活动。

第二节 脊柱侧凸

脊柱侧凸俗称脊柱侧弯，它是一种脊柱的三维畸形，包括冠状位、矢状位和轴位上的序列异常。正常人的脊柱从后面看应该是一条直线，并且躯干两侧对称。如果从正面看有双肩不等高或后面看到有后背左右不平，就应怀疑"脊柱侧凸"。这个时候应拍摄站立位的全脊柱 X 线片，如果正位 X 线片显示脊柱有大于 10°的侧方弯曲，即可诊断为脊柱侧凸。轻度的脊柱侧凸通常没有明显的不适，外观上也看不到明显的躯体畸形。较重的脊柱侧凸则会影响婴幼儿及青少年的生长发育，使身体变形，严重者可以影响心肺功能、甚至累及脊髓，造成瘫痪。轻度的脊柱侧凸可以观察，严重者需要手术治疗。脊柱侧凸是危害青少年和儿童的常见疾病，关键是要早发现、早治疗。

一、病因

脊柱侧凸是一种症状，有很多原因可以导致脊柱侧凸，各有特点。为使治疗有效，应该分清种类，有针对性治疗。脊柱侧凸按照病因可以分为功能性或器质性两种，或称非结构性和结构性者。

（一）非结构性脊柱侧凸

1.姿势性侧弯；

2.腰腿疼痛，如椎间盘突出症、肿瘤；

3.双下肢不等长引起；

4.髋关节挛缩引起；

5.炎症刺激（如阑尾炎）；

6.癔症性侧弯。

非结构性脊柱侧凸是指某些原因引起的暂时性侧弯，一旦原因去除，即可恢复正常，但长期存在者，也可发展成结构性侧凸。一般这种患者在平卧时侧凸常可自行消失，拍摄 X 线片，脊柱骨均为正常。

（二）结构性脊柱侧凸

1. 特发性

最常见，占总数的 75% ～ 85%，发病原因不清楚，所以称之为特发性脊柱侧凸。根据发病年龄不同，可分成三类。

(1) 婴儿型 (0 ～ 3 岁)①自然治愈型；②进行型。

(2) 少年型 (4 ～ 10 岁)。

(3) 青少年型 (> 10 岁～骨骼发育成熟之间)。上述三型中又以青少年型最为常见。

2. 先天性

(1) 形成不良型

①先天性半椎体；

②先天性楔形椎。

(2) 分节不良型。

(3) 混合型

同时合并上述两种类型。

先天性脊柱侧凸是由于脊柱在胚胎时期出现脊椎的分节不完全、一侧有骨桥或者一侧椎体发育不完全或者混合有上述两种因素，造成脊柱两侧生长不对称，从而引起脊柱侧凸。往往同时合并其他畸形，包括脊髓畸形、先天性心脏病、先天性泌尿系畸形等，一般在 X 线片上即可发现脊椎发育畸形。

3. 神经肌肉性

可分为神经源性和肌源性，是由于神经或肌肉方面的疾病导致肌力不平衡，特别是脊柱旁肌左右不对称所造成的侧凸。常见的原因有小儿麻痹后遗症、脑瘫、脊髓空洞症、进行性肌萎缩症等。

4. 神经纤维瘤病合并脊柱侧凸。

5. 间质病变所致脊柱侧凸

如马方综合征、先天性多关节挛缩症等。

6. 后天获得性脊柱侧凸 如强直性脊柱炎、脊柱骨折、脊柱结核、脓胸及胸廓成形术等胸部手术引起的脊柱侧凸。

7. 其他原因

如代谢性、营养性或内分泌原因引起的脊柱侧凸。

二、临床表现

从外形上，侧弯可以产生背部隆起畸形，产生"剃刀背"畸形，有的甚至产生"漏斗胸"或"鸡胸"畸形，同时合并这种背部畸形，可以伴随双侧肩关节不平衡或者骨盆不平衡，以及双下肢不等长，可以引起患者明显局部畸形，身高减少，胸腔和腹腔容量的减少，甚至造成神经功能，呼吸功能，消化功能的损害等；同时对于脊柱骨结构本身发育不良的患者，可以伴发脑脊膜膨出，隐形脊柱裂等神经发育异常的表现。此外，先天性脊柱侧凸还可能伴有心血管系统异常，气管 - 食管瘘，多囊肾等多脏器异常的表现 影像学测量： 影像学方面对于脊柱侧凸或者后凸的诊断标准，包括 Cobb 角的测量，即选择组成侧凸或者后凸两端（最头端和最尾端）

最倾斜的椎体之间成角，是对于任何脊柱畸形最基本的描述。

对于椎体旋转发生的评价，通常用 Nash-Moe 分型，即通过双侧椎弓根出现的对称性多少来判断。通过椎体椎弓根双侧的对称性描述，从而在普通 X 线上得到椎体旋转的信息； 以及对于患者生长潜力的评价 Risser 征等。Risser 征是通过双侧髂骨表面骨骺闭合的情况，评价患者的生长潜能。

三、诊断

（一）脊柱侧凸的早期诊断

早发现、早治疗是关键，可以防止畸形发展严重。脊柱侧凸早期表现有：双肩高低不平，脊柱偏离中线，肩胛骨一高一低，一侧胸部出现皱褶皮纹，前弯时双侧背部不对称。早期发现主要靠父母、学校老师和校医，简单的检查是弯腰试验：让患儿脱上衣，双足立于平地上，立正位。双手掌对合，置双手到双膝之间，逐渐弯腰，检查者坐在小孩前或后方，双目平视，观察患儿双侧背部是否等高，如果发现一侧高，表明可能存在侧弯伴有椎体旋转所致的隆凸。如果弯腰试验阳性，应到医院及时就诊。

（二）影像学检查

1.X 线片检查

最为重要，一般借助 X 线片就可以区别侧凸的原因、分类以及弯度、部位、旋转、骨龄、代偿度等。 常规的 X 线片应包括站立位的脊柱全长正侧位摄片，上端包括下颈椎、下端包括双侧腰骶关节和髂骨翼。其他特殊的 X 线片包括仰卧位侧弯位片，牵引位片等，可以评估脊柱侧弯的柔韧性。

2.CT 扫描

可以很好地显示骨性畸形，尤其是脊柱三维重建 CT 可以很好显示先天椎体畸形，还可以做脊髓造影 CT 扫描，在一些复杂的脊柱畸形中可以很好显示脊椎与神经关系，有无脊髓畸形，指导手术治疗。

3. 磁共振 (MRI)

相比脊髓造影是一种无创性检查，它的软组织分辨率高，可以很好地显示脊髓病变。

（三）神经系统检查

每一个脊柱侧凸的患者应进行详细全面的神经系统检查，一方面注意有无侧凸导致脊髓压迫，引起截瘫，早期有腱反射亢进和病理反射；另一方面注意有无合并脊髓脊膜膨出、脊髓纵裂、脊髓空洞等脊髓异常。

四、治疗

脊柱侧凸的治疗可分为两大类，即非手术治疗和手术治疗。 常见的非手术治疗方法包括理疗、体操疗法、石膏、支具等，但最主要和最可靠的方法是支具治疗。 一般 20° 以内的特发性脊柱侧凸，可先不予治疗，进行严密观察，如果每年加重超过 5°，则应进行支具治疗。首诊 30° ～ 40° 的青少年特发性脊柱侧弯，应立即进行支具治疗，因为这一组患者 60% 以上会发展加重。青少年特发性脊柱侧凸在下列情况需要考虑手术治疗：①胸弯大于 40°、胸腰弯 / 腰弯大于 35° 者；②支具治疗不能控制，侧弯快速进展者；③腰背疼痛明显或者有神经压迫症状者。

先天性脊柱侧凸的患者，如果侧弯是容易进展的类型或者在观察期间出现侧弯明显进展，则应尽早手术治疗，一般3～5岁是一个比较好的手术时机。由于脊柱侧凸病因复杂，类型繁多，是否需要手术绝非简单地依据患者年龄或侧弯度数，还应考虑到畸形的类型、特点、节段、进展速度、患者骨龄发育及畸形对患者体态的影响程度等因素。进展型的先天性脊柱侧凸应早手术已成共识，因其随年龄增长不仅畸形加重，且变得僵硬，难于矫治。但特发性脊柱侧弯如在儿童期过早行后路矫正融合，可能会影响其脊柱生长发育，远期很可能会出现畸形加重。另外，脊柱的平衡、手术对脊柱的生长和活动度的影响等因素也要考虑在内。因此每个脊柱侧弯的患者都应该具体分析，采取个体化的治疗措施。

脊柱侧凸手术目的是：防止畸形进展；恢复脊柱平衡；尽可能的矫正畸形；尽量多的保留脊柱的活动节段；防止神经损害。采用当前的三维矫形技术和椎弓根螺钉固定技术，脊柱侧凸可以获得良好的手术矫形，但也不能得到100%的纠正，因为手术还要考虑患者脊柱和脊髓的耐受性，过分的矫正容易导致内固定物失败，增加手术并发症发生率，甚至会导致神经损害和瘫痪。不同年龄、不同度数以及病因的侧弯矫正度都有不同，一般特发性脊柱侧凸其矫正率通常可达到60%～80%。

第三节　先天性髋关节脱位

先天性髋关节脱位是小儿比较常见的先天性畸形之一，以后脱位多见，出生时即存在，女多于男，约6：1，左侧比右侧多一倍，双侧者较少。主要由于髋臼、股骨头、关节囊、韧带和附近肌肉先天性发育不良或异常，导致关节松弛，半脱位或脱位，此外，胎儿在子宫内位置不正常，髋关节过度屈曲，也易致本病，另外遗传因素也较明显。

一、病因

本病的发病率受很多因素的影响，如地域、生活习惯、民族等，我国不同地区发病率也不一致，但缺乏完整统计资料。但发病率也不会太低。该病好发于女孩，男女之比为5：1～7：1。左侧发病大大超过右侧，两者之比为10：1。先天性髋关节脱位的病因至今尚未完全明确。总的说来，近年来大多数学者认为病因并不是单一的。有许多因素参与该病的发生。

（一）遗传因素

大规模的人群调查发现，此症有明显的家族史，尤其在双胞胎婴儿中更为明显，有家族史的患者发病率可以高达20%～30%，而且姐妹中更为多见。可以出现完全脱位、半脱位与发育不良三种类型，倘若不进行详细的早期检查与X线片诊断，除第一类之外，后两类往往可以漏诊，而到7、8岁时髋关节已完全正常。

（二）韧带松弛因素

近年来，越来越多的报告证明关节韧带松弛是一个重要因素。Andreri指出母体X线片中耻骨联合的分离在髋脱位病例中为正常婴儿的两倍，他认为这是母体在生产过程中需要分泌大量激素，使母体与胎儿均发生韧带松弛，超量的内分泌变化是引起髋脱位的一个重要因素。

（三）体位与机械因素

有人报道，髋脱位病例中臀位产高达 16%～30%，正常人中，臀位产仅占 3%，亦有人认为出生后的体位是引起此病的一个因素。如在瑞典和美洲印第安人的发病率高的原因是由于婴儿采用襁褓位有关。

二、病理

（一）骨质变化

髋关节发育不良是根本的变化，这种变化发生在包括髋臼、骨盆、股骨头、股骨颈，严重者还可影响到脊柱。

1. 髋臼完全性髋关节脱位者，出生时外观尚属正常，而在髋臼外上缘外有切迹，随着生长发育，髋臼逐步变窄而浅，呈三角形。髋臼唇盂增厚，由于股骨头的不断挤压可造成内翻或外翻，髋臼后上方由于股骨头的挤压形成假臼，前缘内上方往往可见一缺损。由于没有股骨头的造模作用而使髋臼发育不良，髋臼逐渐变小、变浅，臼底充满脂肪纤维组织，圆韧带经过不断牵拉往往增厚、肥大，充塞于髋臼中。

2. 股骨头新生儿的股骨头表面有光滑的软骨面，而后由于脱位于髋臼外，股骨头的形状可逐步改变，头变扁平。股骨头骨骺出现延迟。有时由于强大暴力手术复位，髋臼与股骨头不相适应，对股骨头的压力过大，可造成股骨头无菌性坏死。

3. 股骨颈由于髋关节脱位，股骨颈一般变短而粗，是肢体缩短的一个原因。股骨颈前倾角变大，据 Caffey 报道，正常新生儿前倾角为 25°，以后逐步减少至 5°～15°，当股骨头外移后，由于正常肌力作用，股骨头向前旋转，前倾角因而增大，一般在 60°～90°。如果能早期复位，前倾角多能逐步自行纠正。尤其在 1 岁以内得到复位者，几乎都能恢复正常。

4. 骨盆和脊柱脱位一侧的骨盆往往伴有发育不良情况，髂翼较斜，坐骨结节较分开。在两侧脱位时，除以上病变存在外，骨盆向前倾斜而使腰前突弧度增加，有时还可以出现侧弯。

（二）软组织变化

这是指所有髋关节周围的软组织，包括皮肤、筋膜、肌肉、肌腱、关节囊、韧带以及髋关节内盘状软骨，其中以关节内盘状软骨、关节囊与肌腱变化最明显。

1. 盘状软骨 (Limbus) 在手术中，3 岁以上的患儿凡牵引后股骨头不能进入髋臼者，多半有肥厚的盘状软骨。这类软骨完全像膝关节中的盘状半月板一样，它遮住了很大一部分关节面，使股骨头与髋臼不能接触，引起两者的发育不良。

2. 关节囊正常的髋关节囊是一层纤维组织。股骨头脱离髋臼向外向上移位后，关节囊受到牵拉而增长、增厚，加上圆韧带、盘状软骨与关节囊之间粘连，形成一整片结缔组织，阻碍股骨头进入髋臼。关节囊在后期呈葫芦形，有狭窄的颈部，股骨头本身就不能通过。髂腰肌腱经过关节囊前面，有时在很早期就出现一个切迹，阻碍股骨头复位。

3. 圆韧带正常圆韧带连接股骨头中心凹与髋臼的内下方。髋关节脱位病例中，关节囊与圆韧带同时受到牵拉而增长、增厚，久而久之圆韧带与关节囊粘连成一片而消失。圆韧带内的中心动脉亦因牵拉增厚而过早闭塞。

4. 肌肉由于股骨头向上移位，凡是起自骨盆沿股骨向下行走的大部分肌肉都发生短缩，其中以内收肌及髂腰肌更为明显，而且许多肌腱有纤维变性。后侧肌群包括臀肌，亦有缩短，肌力减弱，影响关节稳定性，出现摇摆步态。

三、临床表现

患儿的母亲常发现患儿肢体不正常而来院求诊，若无炎症或外伤史，就应引起对本病的警惕。症状可大致归纳有以下几点：

（一）关节活动受限

在儿童期，先天性髋脱位通常是以无痛和关节活动不受限为其特点。然而在婴儿和新生儿时期则恰恰相反，有暂时性关节功能障碍，呈某种固定姿势。典型症状主诉为患儿肢体呈屈曲状，不敢伸直，活动较健侧差，无力，牵拉下肢时则可伸直，但松手后又呈屈曲，少数婴儿下肢呈外旋位、外展位或两下肢呈交叉位，甚至髋关节完全呈僵直状态，少数患儿在牵拉下肢时有哭吵。

（二）肢体缩短

单侧髋关节脱位常见患侧肢体缩短。

（三）其他常见症状

有大阴唇不对称，臀部、大腿内侧或腘窝的皮肤皱褶增多、加深或不对称，会阴部增宽，有时可在牵动患肢时有"弹响声"或弹跳感。以上一些症状如能及时发现，进行仔细检查，则能做出及时的诊断与治疗，治疗效果将会大大提高。

四、诊断与鉴别诊断

（一）诊断

主要依靠体征和 X 线检查和测量。新生儿的检查亦注意下列的各点：

1. 视诊

单侧后脱位时，患肢腹股沟及臀部内下方的皮肤皱纹较正常侧多而明显。患肢臀部扁平，两侧不对称。前脱位时，患肢有外旋畸形。单侧脱位，行走时出现跛行，并造成脊柱侧凸，双侧脱位时，脊柱异常前凸，臀部后翘，走路呈摇摆步态，即所谓的"鸭步"。

2. 触诊

后脱位时，股骨头不能摸到，大转子明显突出并上移，前脱位时，可以使患肢屈髋屈膝各90°，一手握住小腿上端，另一手拇指置腹股沟韧带处，其他 4 指置臀部环跳处，用手旋转小腿，正常情况下在前面可以发现股骨头的活动与突起。脱位时，前面空虚而臀部后面的四指却感到股骨头在活动。

3. 加里阿齐征 (Galeazzi)

将患儿置于平卧位，两下肢屈膝到85°～90°，两踝放平，呈对称位，发现两膝有高低，称为加氏征阳性。股骨缩短、髋脱位者均出现此征。

4. 外展试验 (Otolani 征)

将患儿置于平卧位，屈膝、屈髋90°，医师面向小孩臀部用两手抓住两膝同时外展，正常情况下，两膝可以放平而触及桌面。但髋脱位中一侧不能到达90°，往往是65°～70°，内收肌明显隆起，称外展试验阳性。有外展至75°～80°出现滑动或跳动感觉，以后却可以更外展至90°，称为 Otolani 跳动声，是一个重要的诊断依据。检查中有时候出现髋臼内外的弹响声，与膝关节的半月板跳动声必须分清，不能相互混淆。

5. 关节松动试验

检查关节松动的先决条件是股骨头周围软组织很松，肌肉不紧张，股骨头可以上下移动，进入以及退出髋臼。这类试验包括下列三种方法：

(1) 托马斯试验：在新生儿中，将健腿屈至腹壁上使腰部前凸消失，将患侧腿伸直时可以完全呈一直线。而正常婴儿伸直时仍有 30° 左右的屈曲存在，又能完全放平成一直线。

(2) 巴罗试验：将患肢屈膝使足跟触及臀部。一手握住踝关节以及同侧的大小粗隆，另一手拇指推住耻骨联合，另外 4 指抵住骶骨。在外展中途时，大拇指用力可感到股骨头向后脱位，大拇指放松时股骨头复入关节。巴罗试验阳性说明关节松弛容易脱位，但并不是髋脱位。

(3) 套叠试验：小孩平卧，屈髋 90°、屈膝 90°，一手握住膝关节，另一手压迫骨盆的两侧髂前上棘，将膝关节向下推动，可感到股骨头向后突出，向上提升时，股骨头复入髋臼，称作套叠试验阳性。

以上三组关节松动检查法一般适用于新生儿，并且在患儿能合作不哭吵闹的情况下才能准确，否则往往不能检查，因此，尚有一定的限制。

6. 跛形步态

虽然早期诊断非常重要，但仍有不少病例是因跛行出现后才来就诊。此类步态在行走中稍加分析即可看出。当患肢在负重期时骨盆有下垂、晃动，不能上升；在摆动期时却不明显。此类检查一般在小孩行走之后才能进行以明确诊断，最早约 2 岁，但治疗上就比较晚了。两侧髋脱位患儿在行走中骨盆两侧撮动非常明显，常称作鸭步摇摆姿态，臀部向后突出，腰椎向前突增加。

7. 屈氏试验

这是一个古老的方法，目前已很少应用。小孩站立，当健侧单腿站立，患腿上举，骨盆同侧向上升高。相反，当患肢单腿站立时，因患侧股骨头不在髋臼内，加上臀肌萎缩，髋关节不稳，致使骨盆向下垂。

8. 大粗隆上升

正常婴儿自髂前上棘经大粗隆顶点至坐骨结节呈一条直线，称作奈氏线 (Nelaton)。倘若股骨头不在髋臼内，而向上脱位时，大粗隆随之上升，这三点不在一条直线上。

9.X 线检查

临床检查是诊断的第一步，它只能说明髋关节有问题，但最后做出诊断需用 X 线摄片。婴儿出生后 2～3 个月内，股骨头骨骺骨化中心尚未出现，X 线检查只能依靠股骨颈的干近侧端与髋臼关系来测量。骨化中心出现后，摄包括双侧髋关节的骨盆片可以确定诊断，摄片时将双下肢并拢，患肢上推和下拉位各摄一张片以对比测量，则诊断结果更明显可靠。测量方法有以下几种：

(1) 连接双侧髋臼 Y 形软骨的水平线 (称 Y 线或 Hilgen-reiner 线) 和自髋缘外侧骨化边缘的垂线 (称 Perkin 线或 Ombre-dame 线)，两线交叉将髋臼划为四区，正常股骨头骨化中心应在其内下区，若位于其他区域，则为脱位。脱位侧骨化中心常较小。

(2) 髋臼指数：自 Y 形软骨中心至髋臼边缘作连线，此线与 Hilgenreiner 线间夹角称髋臼指数，此角说明髋臼的斜度，亦可反映髋臼发育程度。出生时髋臼指数为 25.8°～29.4°，6

个月婴儿在 19.4°～23.4°（Caffey, 1956），2 岁以上者在 20° 以内。多数学者认为超过 25° 即为不正常，也有一些学者认为，如超过 30°，则有明显脱位趋向。近年来，对于正常新生儿的髋臼指数发现高达 35°～40°，而绝大多数以后转化为正常髋关节。因此，在诊断时不能单看髋臼指数一项。但大于正常值者说明臼顶倾斜度增加，为髋臼发育不良的表现。

（3）骨板外移测定：自股骨头骨板中心至耻骨联合中央垂线之间的距离，称为旁中心距，两侧比较，若距离增宽，表明股骨头向外移位，常用于判断有无髋关节半脱位，此法在测量轻度半脱位时很有价值，骨骺出现前，同样可用股骨颈内侧缘为点作测量。

（4）VonRosen 线：双侧大腿外展 45°～50° 并内旋，摄包括双侧股骨上端至骨盆正位片。作双侧股骨中轴线，并向近侧延长，即 VonRosen 线。正常时，此线通过髋臼外上角；脱位时通过髂前上棘。在股骨头骨化中心未出现前，对诊断有一定参考价值。

（5）沈通（Shenton）线：正常骨盆 X 线片中，耻骨下缘的弧形线与股骨颈内侧的弧形可以连成一条完整的弧度，称作沈通线。凡有髋脱位、半脱位的病例中，此线完整性消失。此线在任何脱位中都消失，因此，不能区别炎症、外伤、先天性等情况。但是仍不失为最简单的诊断方法。

（6）股骨颈前倾角摄片：偶尔需要 X 线摄片进一步明确前倾角的情况，最简单的方法是患儿平卧，髋部向上摄骨盆正位片。同样，将大腿完全内旋再摄骨盆正位片，将两片比较，可以看出完全内旋时，股骨颈全长出现，股骨头清楚，髋骨向上时，股骨头与大小粗隆重叠，可以估计前倾角的存在。

（7）关节造影：一般情况之下，很少有必要进行关节造影来明确诊断，但是在某些情况下需要明确盘状软骨、关节囊狭窄、复位失败原因时，造影术仍有必要。在全身麻醉下，髋关节进行皮肤消毒无菌操作，在关节前做穿刺注射 1～3 ml 35% 碘油造影剂。在透视下可以发现髋臼外缘有无障碍、髋臼外缘的软骨情况以及关节囊有无狭窄，必要时手法复位后可以再次造影明确股骨头是否完全进入髋臼、盘状软骨的复位与变形。由于操作复杂，造影充盈不足，读片困难，近年来较少有人应用造影诊断。

（8）中心边缘角（CE 角）：随访病例时常需测定股骨头进入髋臼的程度，伟氏取股骨头中心为一点，髋臼外缘为一点，连此两点成一直线。髋臼外缘作垂直线向下，两线成钝角于髋臼外缘，称边缘中心角。此角正常范围为 20°～46°，平均 35°；15°～19° 为可疑；少于 15°，甚至负角，表示股骨头外移，为脱位或半脱位。

10.B 超检查

发现股骨头在髋臼外，即可确诊为先天性髋关节脱位。进行普查时，用此法最为方便有效。

11.CT 与 MRI 诊断

CT 对了解髋臼的情况有很大帮助，但仅仅显示骨性结构或骨化中心的变化，对于软骨、软组织、盂唇、韧带变化却无帮助。MRI 主要可显示软组织变化，能够明确有无软组织嵌顿于股骨头与髋臼之间。

（二）鉴别诊断

1.先天性髋内翻畸形

同样有跛行，患肢短缩，屈髋自如，外展受限。X 线片显示颈干角小，Allis 征阳性，股骨头内下方近颈部可见三角形骨块。

2. 病理性髋脱位

常有新生儿期髋部感染史，X 线片示股骨头骨骺缺如，但髋臼指数正常。

3. 麻痹或痉挛性脱位

前者多为脊髓灰质炎后遗症，存在部分肢体瘫痪，有明显肌萎缩，肌力低，X 线片示"半脱位"，一般较易鉴别。后者多为早产婴儿或生后窒息者，出现半身瘫或截瘫的上神经元损伤的表现。

五、治疗

治疗方法因年龄而异，治疗越早，效果越好；年龄越大，病理改变越严重，疗效越差。

（一）婴儿期（0～6 个月）

确诊后，国外多采用 Pavlik 支具（一种特制的尼龙吊带）治疗；国内采用特制的连衣袜套治疗。

（二）幼儿期（1～3 岁）

对于不能自然复位者，1 岁以后发现髋脱位，一般采用手法复位，支具或石膏外固定治疗。固定位置由过去的蛙式位（外展，屈髋、屈膝 90°）改为人体位（外展 60°，外延 90°，屈髋 90°）。该体位可大大降低股骨头缺血性坏死的发生率。

（三）3 岁以上儿童

一般均采用手术切开复位，骨盆截骨术。因为随着年龄的增长，骨性改变塑形能力逐渐降低，保守疗法的效果欠佳，取而代之的为手术治疗。手术的目的是改变异常髋臼方向为生理方向，增加髋对股骨头的包容，使股骨头与髋臼达到同心圆的复位。常用手术方法如下。

1. Salter 骨盆截骨术

适用于 6 岁以下，髋臼指数在 45°以下，主要以前缘为主的髋臼发育不良患儿。

2. Pemberton 环髋臼截骨术

适用 6 岁以下，"Y"形软骨骨骺尚未闭合，髋臼指数大于 46°的患儿。通过在髋臼上缘上 1～1.5 cm 平行髋臼顶弧形截骨将髋臼端翘起，向下改变髋臼顶的倾斜度，使髋臼充分包容股骨头，达到髋臼形成正常形态，股骨头达到同心圆复位。

3. Chiari 骨盆内移截骨术

适用年龄大，髋臼指数大于 45°的患儿。该手术主要将骨盆自髋臼上缘髂前上棘紧贴关节囊上方行内高外低的截骨，然后将远端内移 1～1.5 cm，相对增加包容。该手术缺点是可使女性骨产道狭窄，增加的包容部分无软骨覆盖。

在以上各种术式中，如在手术中发现股骨前倾角大于 60°、脱位较高者，应行转子下旋转、短缩截骨术。这样更有利于提高手术的成功率，使股骨头与髋臼达到同心圆复位，使患髋关节更稳定。上述手术后一般采用髋"人"字石膏固定 6 周，待截骨愈合后去除。负重时间一般在术后 3～6 个月。

第四节 马蹄内翻足

先天性马蹄内翻足为严重影响儿童足部外观和功能的先天性畸形,临床常见,发病率约1‰,男性稍多于女性。有一定家族遗传性。可伴发其他畸形,如并指、肌性斜颈等。

一、病因

关于马蹄内翻足的发病机制目前有多种学说,结合已经证实的依据,提示与以下多个因素相关。

(一)遗传学因素

目前的基因研究提示马蹄内翻足的发病与基因有明显的关系,在一定条件下起着决定性作用,但也受其他协同基因和外因的影响。目前初步证实 HOX 基因在先天性马蹄内翻足的发病中起着重要作用,最新研究定位在基因 HOXD12 和 HOXD13 上。

(二)宫内受压畸形学说

该学说最早由 Hippocrates 提出,得到了其他学者的证据支持,认为患儿在子宫内位置异常或者由于子宫的相对狭小,不能从早期正常的足内翻过程发展到足的功能位,停滞在内翻过程,导致足部持续的受压,从而引起软组织和骨骼的改变。

(三)软组织挛缩因素

有学者提出是软组织的改变导致骨骼的改变,最后出现马蹄内翻足畸形,其支持依据就是根据马蹄内翻足的关节囊和筋膜等纤维化改变。软组织挛缩究竟是原发性因素还是继发改变,需要进一步研究。

(四)神经肌肉学说

该学说目前比较流行,而且得到多数学者肯定。其主要观点认为由于肌肉力量的不平衡,特别是胫后肌和腓肠肌等改变,导致前后肌力失衡从而产生足的畸形,而且实验研究也提示肌肉的异常改变;进一步研究发现,导致肌力不平衡的首发因素是支配其营养和运动的神经,超微结构提示支配肌肉的神经终板和神经纤维有不同程度的发育障碍。但该学说也不能完全解释马蹄内翻足的发生,有待进一步地研究。

二、临床表现

由于生后即能看到足部畸形,通常诊断并不困难。先天性马蹄内翻足一般可分为僵硬型(内因型)和松软型(外因型)。

(一)僵硬型

畸形严重。踝与距下关节跖屈畸形明显,距骨跖屈,可从足背侧皮下摸到突出的距骨头。因跟骨后端上翘藏于胫骨下端后侧,足跟似乎变小,乍看似无足跟而呈棒形,故又称棒形足。跟腱挛缩严重。从后方看,跟骨内翻。前足也有内收内翻,舟骨位于足内侧深处,靠近距骨头,骰骨突向足外侧,足内侧凹下,踝内侧和足跟内侧皮纹增多,而足外侧及背侧皮肤拉紧变薄。当被动背伸外翻时呈僵硬固定,此种畸形不易矫正。患儿站立困难,走路推迟,跛行,扶持站立时可见足外侧或足背着地负重。年龄稍长,跛行明显,软组织与关节僵硬,足小,小腿细,肌萎缩明显，但感觉正常。长期负重后足背外侧可出现增厚的滑囊和胼胝，少数发生溃疡。患者常同时有其他畸形。

（二）松软型

畸形较轻，足跟大小接近正常，踝及足背外侧有轻度皮肤皱褶，小腿肌肉萎缩变细不明显。最大的特点是在被动背伸外翻时可以矫正马蹄内翻畸形，能使患足达到或接近中立位，容易矫正，疗效易巩固，不易复发，预后好。该型属于宫内位置异常所致。

三、诊断及鉴别诊断

（一）诊断

1. 婴儿出生后即有一侧或双侧足部跖屈内翻畸形。

2. 足前部内收内翻，距骨跖屈，跟骨跖屈内翻，跟腱、跖筋膜挛缩；前足变宽，足跟变窄，足弓高，足外缘凸起；外踝偏前突出，内踝偏后且不明显。

3. 站立时足外缘负重，严重时足背外侧负重，负重区产生滑囊及胼胝。

4. 单侧畸形，走路跛行；双侧畸形，走路摇摆。

5. 影像学表现

X线检查可确定足部畸形的严重程度并评价疗效，一般拍摄患足正侧位片，必要时行正常对照。

(1) 正常足正位片上，距骨纵轴线通过第1跖骨（距骨头经舟、楔骨与第1跖骨成一直线），跟骨纵轴线通过第4跖骨（跟骨经骰骨与第4跖骨成一直线），而且两者的连线夹角约30°～35°左右。侧位片上，距骨纵轴也通过第1跖骨，与跟骨轴交角为30°。患儿跟距纵轴连线夹角偏小，正位片两线交角10°～15°，侧位片5°～0°，而且有跟距骨重叠现象。

(2) 骨骼本身的异常改变为距骨头发育偏小，距骨颈细长；跟骨载距不明显或者消失，纵轴减少；舟骨发育偏小，骨化中心延迟出现。

（二）鉴别诊断

新生儿足内翻 新生儿足内翻与先天性马蹄足外观相似，多数为一侧，足呈马蹄内翻但足内侧不紧，足可以背伸触及胫骨前面，经手法治疗1～2个月可完全正常。 神经源性马蹄足 神经改变引起的马蹄足，随儿童发育畸形逐渐变得明显，应注意肠道和膀胱功能有无改变，足外侧有无麻木区，特别注意腰骶部小凹或窦道及皮肤的色素改变，必要时应行MRI检查确定是否存在脊髓栓系。肌电图及神经传导功能检查对了解神经损伤有帮助。 脊髓灰质炎后遗马蹄足 出生时足部外观无畸形，发病年龄多在6个月以上，有发热史，单侧多见，伴有腓骨长短肌瘫痪，早期无固定畸形，大小便正常，可有其他肌肉瘫痪。 脑瘫后马蹄足 围产期或生后有缺氧史，大多于出生后就发现异常，马蹄足畸形随生长逐渐明显，但在睡眠中可消失或减轻，一经刺激畸形更明显。马蹄为主，内翻少，无内收，畸形多为双侧性或同侧上下肢，双下肢交叉步态，下肢肌痉挛明显，常伴有智力减退。 多关节挛缩症 马蹄足呈双侧性，足畸形为全身多个关节畸形的一部分，全身大多数肌肉萎缩、变硬，脂肪相对增加，马蹄足僵硬不易矫正，髋、膝关节常受累。全身多个关节畸形的一部分，全身大多数肌肉萎缩、变硬，脂肪相对增加，马蹄足僵硬不易矫正，髋、膝关节常受累。

四、治疗

先天性马蹄内翻足应早期治疗，根据患者就诊的年龄和关节僵硬情况，采用不同的治疗方法。

(一) 保守治疗

1. 适应证

年龄在 6 个月以下，关节为松软型或轻度的僵硬型。目前最新理论认为只要矫正手法到位，即便是中重度僵硬型患儿亦有极大痊愈可能。

2. 具体方法

(1) Ponseti 手法：为大多数学者所推崇，新生儿 5 天后即可开始手法矫正。术者一手用大拇指推顶患足的距骨头以恢复距周关系，另一手行前足的外展运动，每次锻炼 1～2 h 后石膏固定，约 1 周左右。更换石膏，继续手法矫正，直到内翻、内收完全纠正，约 6～8 周。然后行经皮跟腱松解术，松解具体点最好在肌腱与肌肉交界处，继续石膏固定约 6 周。拆除石膏后，改用支具固定，同时配合手法，防止复发，一般到 3 岁左右。

因新生儿石膏固定将会出现许多并发症，面前国内外许多学者倾向采用每日手法矫正后特殊器具固定患足于背屈外翻外展位。

(2) 传统的 Kite 石膏治疗法：石膏先矫正前足内收，再矫正内翻与马蹄，每周更换石膏，需 6～12 个月。

(二) 手术治疗

1. 适应证

年龄在 6 个月以上以及僵硬型马蹄和手法矫正失败者。

2. 手术类型

目前矫正马蹄内翻足手术有很多种，根据患足的发育情况和足部肌肉力量情况以及纠正年龄等综合因素考虑。常用的有如下几种。

(1)Turco 手术：足后内侧软组织松解术。在足内侧从第一跖骨基底开始，内踝下方通向跟腱处，呈 "L" 形，暴露胫后肌腱、踇长屈肌腱，注意血管神经束保护；松解三角韧带浅层，"Z" 形延长胫后肌腱和踇长屈肌腱；松解距舟、舟楔、楔跖关节囊；在后侧暴露胫后肌腱，"Z" 形延长，同时松解胫距和距下关节囊、跟腓韧带等。矫正足于功能位稍外翻、外展，用 1 枚克氏针把距骨、跟骨、舟骨、第 1 跖骨固定，石膏固定，6 周后拆除石膏和内固定，继续固定石膏一次，然后用支具到 2～3 岁。该手术年龄适用于 6～18 个月之间，因为随着患儿的行走，不但软组织畸形加重，而且出现了继发性的骨质改变，手术效果不理想。

(2) Mckay 手术：Mckay 根据对百余名儿童马蹄内翻足尸解发现距跟关节在三个平面的旋转异常，表现为矢状面的足下垂、冠状面的跟骨内翻、水平面的内旋，从而提出了一个立体复位的概念。手术主要切口采用 Cincinnati 切口 (足后方 "U" 字形切口)，在 Turco 松解的基础上，注意跟距关节的内旋问题，同时注意松解跟腓韧带、距腓韧带、腓骨长短肌腱 "Z" 形延长等，达到彻底松解。矫正后用 1 枚克氏针固定距跟周骨和第 1 跖骨，两枚克氏针固定距跟关节，缝合创面石膏固定，6 周后拆除内固定和石膏，继续更换石膏一次，然后外固定支具继续矫形。

(3) 肌力平衡术：主要根据肌力平衡学说提出的治疗方法，由我国陆裕朴教授倡导早期施

行 (6 个月后进行)。多采用胫前肌外置术，手术主要把胫前肌在第 1 距骨的止点松解，然后在踝关节改道通过皮下隧道到达外侧的第 3 楔骨或者第 4 距骨基底，骨钻孔，肌腱缝合钢丝外固定，功能位石膏固定，术后 6 周更换石膏，继续支具固定。

(4) 关节融合术：适应证为就诊年龄较大 (> 10 岁)，或者手术后复发的患足。两关节或三关节融合术主要涉及距舟、跟距和跟骰关节，术前测量截骨角度和范围，截骨后需要达到骨折的紧密对合，石膏固定 3 个月左右，支具固定 1 年。术后外观和功能可得到相当改善。

第五节 佝偻病

佝偻病系一种骨代谢疾病，主要表现为胸廓及四肢骨骼畸形，常见的佝偻病有维生素 D 缺乏性佝偻病、家族性低血磷性佝偻病、维生素 D 依赖性佝偻病、肝源性佝偻病、抗癫痫药物所致的佝偻病、瘤源性佝偻病及肾小管酸中毒引起的佝偻病。

本节详述维生素 D 缺乏性佝偻病。

一、病因

佝偻病是由于维生素 D 缺乏引起，它们能促进小肠粘膜对钙、磷的吸收，减少钙、磷从尿中排出。并能促进骨样组织成熟，使血中钙、磷向骨质生长部位沉着形成新骨。维生素 D 有内源性与外源性两种。内源性的是靠日光中的紫外线照射皮肤，而后在体内合成；外源性的来自食物，如鱼、肝、蛋、乳类等含有维生素 D3。另外，植物中的麦角固醇经紫外线照射后，形成维生素 D2。引起佝偻病的主要原因列举如下：

(一) 日照不足

皮肤内 γ - 脱氢胆固醇需经波长为 296 ～ 310 nm 的紫外线照射始能转化为维生素 D3，因紫外线不能通过玻璃窗，故婴幼儿缺乏户外活动即导致内源性维生素 D 生成不足；大城市中高大建筑可阻挡日光照射，大气污染如烟雾、尘埃亦会吸收部分紫外线；冬季日照短、紫外线较弱，容易造成维生素 D 缺乏。

(二) 摄入不足

天然食物中含维生素 D 较少，不能满足需要；乳类含出生素 D 量甚少，虽然人乳中钙磷比例适宜(2 ：1)，有利于钙的吸收，但母乳喂养儿若缺少户外活动，或不及时补充鱼肝油、蛋黄、肝泥等富含维生素 D 的辅食，亦易患佝偻病。

(三) 生长过速

早产或双胎婴儿体内贮存的维生素 D 不足，且出生后生长速度快，需要维生素 D 多，易发生维生素 D 乏性佝偻病。生长迟缓的婴儿发生佝偻病者较少。

(四) 疾病因素

多数胃肠道或肝胆疾病会影响维生素 D 的吸收，如婴儿肝炎综合征、先天性胆道狭窄或闭锁、脂肪泻、胰腺炎、慢性腹泻等；严重肝、肾损害亦可致维生素 D 羟化障碍、生成量不足而引起佝偻病。

（五）药物影响

长期服用抗惊厥药物可使体内维生素 D 不足，如苯妥英钠、苯巴比妥等可提高肝细胞微粒体氧化酶系统的活性，使维生素 D 和 25(OH)D 加速分解为无活性的代谢产物；糖皮质激素会对抗维生素 D 转运钙的作用。

二、临床表现

活动早期自生后 3 个月发病，主要表现为神经精神症状，易激惹、多汗、夜惊。活动期主要表现为骨骼改变，头部主要表现为颅骨软化、方颅、前囟闭合延误及出牙延迟，胸廓表现为肋骨串珠、肋膈沟、鸡胸或漏斗胸、腕踝可出现佝偻病手镯或脚镯，下肢可出现"O"形腿或"X"形腿。另有全身肌肉松弛（蛙形腹）及大脑皮质功能异常（条件反射缓慢、表情淡漠和语言发育迟缓）。恢复期临床症状减轻、精神活泼、肌张力恢复。

三、诊断及鉴别诊断

（一）诊断

1. 典型表现

(1) 头部：前额变大突出，颅骨变薄，在颅顶骨或枕骨中部按压有乒乓球样感。两侧额骨、顶骨及枕骨都向外隆起。形成方颅。

(2) 胸部：窄小有如鸡胸，并有串珠状肋。

(3) 脊柱：常见为后凸，偶有侧凸。

(4) 骨盆：前后径变小。

(5) 四肢：所有长骨骨骺扩大变宽，腕部如手镯，踝部如脚镯。长骨变软，产生畸形。下肢常见膝内翻、膝外翻、军刀腿、平足等。

(6) 口腔：出齿晚，不规则，好发龋齿。

2. 后遗症表现

方颅、鸡胸、膝内翻、膝外翻等。

3. X 线表现

预备钙化带消失，干骺端宽大，其中心部凹陷，呈杯口状，并有毛刷状增高影像。骨骺与干骺端距离增大。

（二）鉴别诊断

1. 呆小病

其生长发育迟缓与佝偻病类似，但其智力低下，有特殊外貌，血钙、血磷正常，X 线示钙化正常等有助于鉴别。

2. 软骨营养不良

亦有骨骼畸形。鉴别主要依据血钙、血磷正常，X 线检查示长骨短粗、弯曲，干骺端变宽但轮廓光整。

四、治疗

预防和治疗均需补充维生素 D 并辅以钙剂，防止骨骼畸形和复发。

（一）一般治疗

坚持母乳喂养，及时添加含维生素 D 较多的食品（肝、蛋黄等），多到户外活动增加日光直接照射的机会。激期阶段勿使患儿久坐、久站，防止骨骼畸形。

（二）补充维生素 D

初期每天口服维生素 D，持续 1 个月后，改为预防量。激期口服，连服 1 个月后改为预防量。若不能坚持口服或患有腹泻病者，可肌内注射维生素 D，大剂量突击疗法，1 个月后改预防量口服。肌内注射前先口服钙剂 4 ～ 5 d，以免发生医源性低钙惊厥。

（三）补充钙剂

维生素 D 治疗期间应同时服用钙剂。

（四）矫形疗法

采取主动和被动运动，矫正骨骼畸形。轻度骨骼畸形在治疗后或在生长过程中自行矫正，应加强体格锻炼，可作些主动或被动运动的方法矫正，例如俯卧撑或扩胸动作使胸部扩张，纠正轻度鸡胸及肋外翻。严重骨骼畸形者外科手术矫正，4 岁后可考虑手术矫形。

第六节 扁平足

足弓是人类脚的重要结构。有了足弓，使足富有弹性。即可吸收地面对脚的冲击力量，又可锁定中足关节，使脚变得坚硬，更好地推动人体活动。扁平足又称平足症，指足弓低平或消失，患足外翻，站立、行走的时候足弓塌陷，引起足部疼痛的一种畸形。很多平足者特别是儿童平足没有症状，也不需要治疗，只有少部分儿童平足可能会逐渐引起整个身体体态的变化，有一部分平足可能合并足部骨结构异常，如垂直距骨、跗骨联合等。在成人平足中，50 岁以上的女性较多。成人平足初发时，足在非负重状态下足弓存在，负重后足弓即消失。此时由于关节的活动性尚存在，称为可复性平足或柔性平足。如果出现关节病变、活动受限，畸形不能复位，就称为僵硬性平足。

一、病因

扁平足可以是先天的，也可以是后天获得的。儿童的足弓常常在 4 ～ 6 岁形成，大部分儿童及青少年平足是先天性的。成人平足可以是儿童平足的延续，也可能是其他原因继发引起，导致足弓塌陷造成的。有症状的成年人继发性扁平足称为成人获得性平足症。引起继发性足弓塌陷的原因有很多如关节退变、创伤、糖尿病、类风湿关节炎、神经性病变、肿瘤、胫后肌腱功能不全等。

二、临床表现

足弓塌陷可引起下述足的结构改变：①跟腱挛缩：内侧纵弓塌陷后，跟腱作用于踝关节的力矩减小，跟腱的牵拉力不能有效地通过坚硬的足弓传达到前足部，为了推动身体向前，抬起足跟，跟腱需要变得更短、更紧、更有力；②中足的松弛。致使中跗关节不能锁定；③前足移位：内侧纵弓塌陷后，距骨跖屈，跟骨向后半脱位，跟骨前结节不再支撑距骨头。为了适应这种位置，前足和中足均围绕着距骨向背侧和外侧移位。前足外展，足的外侧柱缩短；④胫后肌腱应力加大，易发生胫后肌腱劳损。严重者可有足内侧韧带的损伤；⑤距下关节旋前，跟骨外翻；⑥中足的不稳定使距下关节和距舟关节长时间处于异常位置，久而久之，这些关节发生退变，成为固定性畸形。这样会使踝关节承受更大的应力，最后导致踝关节退变。上述病理改变体现在临床上可表现为：

（一）疼痛

通常位于足底内侧（后足后内侧疼痛），且于长期站立或行走后加剧，且常可以出现进行性加重的现象。偶尔疼痛也可位于踝关节外侧外踝附近。这是由于足弓塌陷造成后足外翻，继而腓骨与跟骨相撞击的结果。

（二）肿胀

疼痛关节外肿胀，以足舟骨结节处为甚。

（三）步态异常

患足疼痛及足弓塌陷可造成跑步甚至行走能力下降，步态异常，如外八字步态。

（四）疼痛及异常的步态

可对身体的其他关节造成影响，如因患足的过度外翻及内旋，造成膝关节代偿性外翻及髋关节代偿性外旋等，继而可能引发膝、髋、下背等部位的疼痛和关节炎。个别平足的患者可能以下背痛为唯一的症状。

（五）严重的平足畸形

可见足踝部其他关节受累，如距下关节和跗横关节的柔韧性降低甚至僵硬。

（六）平足症

可同时伴发有跖筋膜炎、跗骨窦综合征等。

三、诊断

（一）有先天性足骨排列异常或足部创伤症、超限负荷、足部肌肉韧带软弱等病史。

（二）足部纵弓塌陷，足底扁平。足跟外翻，行或久站易感疲乏、疼痛和压痛。

（三）足印检查无弓状缺损区，并确定平足型及程度。

（四）X线片显示足纵弓塌陷，跗距骨轴线关系改变。

四、治疗

平足症的早期发现非常重要，应在发现后积极进行检查和治疗，以明确病因，预防可能出现的骨与关节的不可逆病变，不仅成人如此，对于儿童和青少年平足症也如是。足垫是较常使用的非手术疗法，可以缓解疼痛，还可以支撑足弓，使脱位的关节得到位置改善。此外，穿硬底的鞋可以达到对足底的有力支撑，摇椅底的鞋可以减少行走时足踝部应力。对于踝关节有病变者，可穿行走靴以减轻症状，但是足垫等矫形器并不能完全纠正距骨的异常位置，完全恢复正常足弓。对于畸形严重者，如果非手术治疗失败，可根据病变类型选择相应的手术。可采取一系列软组织和骨的重建手术，以重建足弓位置。近年来开展较多的距下关节稳定术通过在跗骨管内放置距下关节制动器可有效复位并稳定距骨。儿童患者放置距下关节稳定器治疗平足症的适合年龄为6～12岁。因为此后的机体的塑形改造，可使儿童重建足弓，即使取出了稳定器，仍能终身保持足弓。该手术操作简单、创伤小、并发症少、疗效较为确切满意。但对于伴有固定性足部畸形或关节病变的成年平足症患者，距下关节稳定器需要结合其他骨性或软组织手术一起使用，方能达到理想效果。

第四章 骨与关节化脓性感染

第一节 化脓性关节炎

化脓性关节炎是指关节部位受化脓性细菌引起的感染。常见的病原菌占85%以上是金黄色葡萄球菌。感染途径多数为血源性传播、少数为感染直接蔓延。

本病常见于10岁左右儿童。最常发生在髋关节和膝关节。以单发关节为主。髋关节由于部位深的关系或因全身其他部位感染症状所掩盖、而被漏诊或延误诊断，使关节丧失功能常有发生。所以该病治疗效果强调早诊断，早治疗是确保关节功能不致发生障碍和丧失的关键。

一、病因

50%以上的致病菌为金色葡萄球菌，其次为链球菌、肺炎双球菌、大肠杆菌、流感嗜血杆菌、套气杆菌等。感染途径以血源性感染最多见，另外细菌可由关节腔穿刺、手术、损伤或关节邻近组织的感染直接进入关节。急性化脓性关节炎的致病菌多为葡萄球菌，其次为链球菌。淋病双球菌，肺炎双球菌则很少见。细菌侵入关节的途径可为血源性，外伤性或由邻近的感染病灶蔓延。血源性感染亦可为急性发热的并发症，如麻疹、猩红热、肺炎等，多见于儿童。外伤性引起者，多属开放性损伤，尤其是伤口没有获得适当处理的情况下容易发生。邻近感染病灶如急性化脓性骨髓炎，可直接蔓延至关节。

二、临床表现

原发化脓性病灶表现可轻可重，甚至全无。一般都有外伤诱发病史。

起病急骤，有寒战高热等症状，体温可达39℃以上，甚至出现谵妄与昏迷，小儿多见。病变关节迅速出现疼痛与功能障碍，浅表的关节，如膝、肘关节，局部红、肿、热、痛明显，关节常处于半屈曲位，这样使关节腔内的容量最大，而关节囊可以较松弛以减少疼痛；深部的关节，如髋关节，因有厚实的肌肉，局部红、肿、热都不明显，关节往往处于屈曲、外旋、外展位。患者因剧痛往往拒绝作任何检查。关节腔内积液在膝部最为明显，可见髌上囊明显隆起，浮髌试验可为阳性，张力高时使髌上囊甚为坚实，因疼痛与张力过高有时难以作浮髌试验。

因为关节囊坚厚结实，脓液难以穿透，一旦穿透至软组织内，则蜂窝织炎表现严重，深部脓肿穿破皮肤后会成为瘘管，此时全身与局部的炎症表现都会迅速缓解，病变转入慢性阶段。

三、诊断及鉴别诊断

(一) 诊断

根据全身与局部症状和体征，一般诊断不难。X线表现出现较迟，不能作为诊断依据。关节穿刺和关节液检查对早期诊断很有价值，应作细胞计数，分类，涂片革兰染色找病原菌，抽出物应作细菌培养和药物敏感试验。

(二) 鉴别诊断

鉴别诊断方面，需与下列疾病作鉴别 (表 4-1)。

表 4-1 化脓性关节炎的鉴别诊断

疾病	起病	发热	关节发病数	好发部位	局部症状和体征	周围血象	血沉	X 线表现	穿刺液检查
化脓性关节炎	急骤	高	单发多,很少 3 个以上	膝、髋	急性炎症明显	高	高	早期无变化	清→混性,多量脓细胞,可找到革兰阳性球菌
关节结核	缓慢	低热	单发多	膝、髋	急性炎症不明显	正常	高	早期无变化	清→混,可找到抗酸杆菌
风湿性关节炎	急	高	多发性对称性游走性	全身大关节	有急性炎症,伴有心脏病	高	高	无变化	清,少量白细胞
类风湿关节炎	一般不急	偶有高热	多发性(超过 3 个)对称性	全身大小关节	有急性炎症,伴有小关节病变	可增高	高	早期无变化	清→草绿色,浑浊,中等量白细胞,类风湿因子阳性
创伤性关节炎	缓慢	无	单发性	膝、踝、髋	无炎症表现	不高	正常	关节间隙窄,骨硬化	清,少量白细胞
痛风	急,夜间发作	可有中、低热	多发,一般 2 个	踇趾跖趾关节	红肿显著	高,血尿酸增高	增高	早期无变化	清→混,内有尿酸盐结晶

四、治疗

(一)一般治疗

1.补液,纠正水、电解质紊乱,必要时少量多次输新鲜血。增加高蛋白质、高维生素饮食。高热时行物理降温。

2.抬高患肢与制动,以减小关节面压力,解除肌肉痉挛、减轻疼痛。常采用皮肤牵引或石膏托板将患肢固定于功能位。

3.急性炎症消退后 2～3 周,应鼓励患者加强功能锻炼。可配合理疗。

4.关节引流:可减少关节腔的压力和破坏,减轻毒血症反应。

(1)关节穿刺引流,用生理盐水冲洗,每天 1 次。

(2)关节切开引流术:若关节穿刺不能控制症状,或关节位置难做穿刺术,应及时基本建设开引流。

(3)关节镜灌洗术:创伤较手术切开引流小,可最大限度反复灌洗关节腔。

（二）药物治疗

1.使用有效抗生素，根据治疗效果及细菌培养和药物敏感试验结果高整抗生素。应尽早足量、长期应用对致病菌敏感的抗生素。急性期，需静脉给药，感染控制后，改为口服，至少用至体温下降，症状消失后2周。

2.关节穿刺抽液、冲洗、注入有效抗生素，一般1～2天穿一次，至关节无渗液为止。

（三）手术治疗

全身治疗与急性化脓性骨髓炎同，如为火器伤，应做好初期外科处理，预防关节感染。局部治疗包括关节穿刺，患肢固定及手术切开引流等。如为闭合性者，应尽量抽出关节液如为渗出液，或混浊液，即用温热盐水冲洗清亮后，再注入抗生素，每日进行一次。如为脓汁或伤后感染，应及早切开引流，将滑膜缝于皮肤边缘，关节腔内不放引流物，伤口亦可用抗菌药物滴注引流法处理，或局部湿敷，尽快控制感染。患肢应予适当固定或牵引，以减轻疼痛，避免感染扩散，并保持功能位置。防止挛缩畸形，或纠正已有的畸形，一旦急性炎症消退或伤口愈合，即开始关节的自动及轻度的被动活动，以恢复关节的活动度。但亦不可活动过早或过多，以免症状复发。

第二节 慢性化脓性骨髓炎

慢性化脓性骨髓炎是急性化脓性骨髓炎的延续，全身症状大多消失后，症状限于局部，往往顽固难治，甚至数年或十数年仍不能痊愈。目前，对大多数病例，通过妥善的计划治疗，短期内可以治愈。

一、病因

遗留的骨腔、死骨、坏死组织、细菌及局部血循环障碍是急性炎症发作的潜在因素，当患者抵抗力降低时，存留在病骨中的细菌大量繁殖，破坏骨质。再次形成骨脓肿。此时，患者可有畏寒、发热、患肢疼痛，白细胞计数及中性粒细胞增多，血沉增快等急性感染的全身症状。患肢局部疼痛、皮肤发红、发热、肿胀。原有窦道瘢痕出现高出皮肤表面的混浊水泡，或在附近皮肤出现有波动的肿块，肿块压痛明显。水泡或皮肤肿块破溃后，脓液流出，有时也可有小死骨块流出。之后，全身症状消失，局部症状消除，流脓窦道可暂时自行愈合或长期不愈合。

二、临床表现

典型的慢性化脓性骨髓炎诊断比较容易，病史、临床表现及X线检查是诊断的主要依据。

（一）急性发作期

慢性化脓性骨髓炎由急性血源性骨髓炎治疗不当或不及时而发展的结果。急性发病多始于儿童和青年时代，发病突然，先是发冷、寒战，体温急剧上升，高达39～60℃，白细胞总数及中性粒细胞增高，可高达$30×10^9$/L以上，血沉增快。同时，患肢剧痛、肿胀，运动受限，局部有深压痛，患肢处于半屈曲位。发病后1～2周，局部疼痛加剧，整个肢体肿胀，局部皮肤有红、肿、热、痛，有压痛和波动。3～4周后，脓液穿破皮肤自行破溃或手术切开引流后形成窦道，体温逐渐下降，患肢疼痛缓解，进入慢性化脓性骨髓炎阶段。自此以后，常反复急性发作，时好时坏，时轻时重，病程漫长，有的可长达数十年。在此期间，虽然经多方治疗，多次手术，但仍然不能根治。

（二）炎症静止期

发病男性明显多于女性，就诊时年龄以 20 ～ 40 岁最多。常见发病部位为胫骨、股骨、肱骨的干骺部及骨干。患者多有消瘦、贫血等慢性消耗表现及精神抑郁、低沉等心理损害表现。炎症静止期可以完全没有全身症状、血沉增快等急性感染的全身表现。局部检查常可见患肢肌肉萎缩、邻近关节僵硬、肢体增粗变形、不规则，可有过长、过短、弯曲等畸形。局部皮肤色素沉着，肤色黯黑，皮肤薄而易破，破溃后形成溃疡，愈合缓慢。瘢痕硬化，位于皮下的患骨易形成"贴骨瘢痕"。病变部位常可发现窦道口，窦道数目为一个或多个，窦道口有在病骨附近者，也有较远者，其部位取决于急性期脓液流注的位置和距离。长期不愈和反复发作的窦道，周围常有色素沉着，窦道口常有肉芽组织增生，高出皮肤表面，表皮则向内凹陷，长入窦道口边缘。

三、诊断及鉴别诊断

（一）诊断

1.有急性骨髓炎病史或开放性骨折史。

2.病程长，局部可反复急性发作和溃破流脓，可有 1 个或数个窦道或瘢痕存在。注意有无病理性骨折。

3.X 线摄片显示骨质破坏及骨质增生并存，有病灶和死骨形成。

（二）鉴别诊断

典型的慢性化脓性骨髓炎和其他疾病容易鉴别，其长期的炎症病史、排脓的窦道和典型 X 线改变是诊断的可靠依据。然而，不典型病例在临床及 X 线诊断上发生误诊的并不少见，在鉴别诊断上应注意排除以下疾患。

1.骨结核

(1) 干骺端或骨干结核骨结核：无论是发生在干骺端或是骨干，都不易与不典型慢性化脓性骨髓炎相鉴别，特别是长骨干结核和扁骨结核。长骨干结核的全身症状比较明显，患者有发热、消瘦、食欲缺乏、局部疼痛等。骨干结核临床很少见，常合并其他部位结核，无混合感染时白细胞计数正常，死骨及窦道形成比较少见，即便形成脓肿或窦道，经适当非手术治疗也容易痊愈。慢性化脓性骨髓炎所形成的窦道愈合非常困难，往往经多次手术，数月数年还不能完全根治，窦道排出物和慢性化脓性骨髓炎不同，为稀薄的结核性脓液。细菌学检查可帮助诊断，鉴别诊断有困难时，需行病理检查。

(2) 松质骨结核：慢性化脓性骨髓炎有时不易和松质骨结核，特别是与髂骨、跟骨、肩胛骨结核鉴别。松质骨发生结核病变后，骨组织发生坏死，以溶骨性破坏为主，不易形成死骨，形成局部脓肿较多，脓肿压力增大时，病灶扩大，脓液可穿破骨膜在软组织中形成脓肿，最后破溃形成窦道。X 线平片最初显示骨小梁模糊不清，呈一致的磨砂玻璃样改变，其密度比周围脱钙的骨质高。而慢性化脓性骨髓炎则以增生硬化为主，且易形成大块死骨。脓液的性质、细菌学检查和病理学检查可确定诊断。

2. 骨肿瘤

临床及 X 线检查将慢性化脓性骨髓炎误诊为骨肉瘤，或将骨肉瘤误诊为慢性化脓性骨髓炎的病例并不罕见，有时二者的鉴别诊断最终需病理学诊断，因为二者在处理上是截然不同的。

(1) 硬化型成骨肉瘤：硬化型成骨肉瘤与慢性化脓性骨髓炎，特别是低毒感染的慢性化脓性骨髓炎在临床和 X 线表现上有时十分相似。

慢性化脓性骨髓炎多数是急性血源性骨髓炎发展而来，有急性感染病史，病程较长，发展缓慢，部分患者有窦道形成。无急性感染时，无疼痛，血清碱性磷酸酶检查正常。硬化型成骨肉瘤无感染病史，发展较快，疼痛较剧烈，夜晚疼痛较白天重，血清碱性磷酸酶多高于正常值。在鉴别诊断时除注意其各自的临床特点外，还应注意 X 线表现，慢性化脓性骨髓炎的骨膜反应总是由轻变重，由模糊变为光滑；而骨肉瘤骨膜大多由层次清楚、均匀、光滑变为模糊，残缺不全或厚薄不均，不是趋向修复，而是继续破坏，显示肿瘤对骨膜新生骨的侵犯。

(2) 骨样骨瘤：是一种比较常见的良性骨肿瘤，以骨干为好发部位。病变部位呈局部较广泛的骨皮质增厚，新生骨多的在 X 线平片上颇似慢性化脓性骨髓炎，但骨样骨瘤无脓肿死骨，皮质较光滑，一般是一侧性的皮质增厚，髓腔不对称的变窄。其特征性表现为骨增生区中心的瘤巢呈圆形或卵圆形透明区，通常在 1 cm 以下，超过 2 cm 者罕见。水杨酸钠制剂对骨样骨瘤常有良好的止痛作用，而对慢性骨髓炎则不然。

(3) 尤文肉瘤：是需与急性血源性骨髓炎鉴别的主要疾病之一，此点在第一节急性血源性骨髓炎中已论述。这里需指出的是该病有时亦需和慢性化脓性骨髓炎鉴别，过去认为，洋葱皮样骨膜增生是尤文肉瘤的特征性改变，事实上并非其所独有，也可见于慢性化脓性骨髓炎，其增生改变在个别病例颇似慢性化脓性骨髓炎。尤文肉瘤无骨感染病史，疼痛为最突出的症状，开始为间歇性疼痛，以后变为持续性疼痛，而慢性化脓性骨髓炎除急性发作外很少有疼痛，特点是多数有窦道形成，穿刺可抽出脓液或窦道分泌物，作细菌学检查可查出致病菌，而尤文肉瘤则无。一般来说，尤文瘤的增生仅局限于骨外膜，量也较少，常有一定形态，如葱皮样或放射状骨针，不产生死骨，而慢性化脓性骨髓炎则既有骨外膜增生，又有骨内膜增生，因而髓腔变窄，且往往有死骨和骨腔并存，这些特点有助于二者的鉴别诊断。

四、治疗

慢性化脓性骨髓炎的现代治疗，必须解决两个问题：一是病灶的彻底清除和通畅的引流；二是有效地提高局部病灶的抗生素浓度。治疗上应达到三个目的，即缩短疗程、减少复发率及尽可能保存功能。

(一) 改善全身状况，提高机体抵抗力

1. 慢性化脓性骨髓炎病程长期迁延，反复急性发作，有窦道形成者长期排出脓性分泌物，对患者机体产生慢性消耗性损害，因此患者往往有贫血和低蛋白血症。这些并发症进一步降低了全身及局部的抗病能力，使慢性化脓性骨髓炎更不易治愈，从而形成恶性病理循环。

2. 进行系统的全身检查，了解患者重要脏器的功能状态，以便发现可能存在的慢性病，如糖尿病及慢性肝、肾损害。治疗中应加强营养，给予高蛋白食物，必要和可能情况下静脉滴入人体清蛋白或氨基酸制剂，补充 B 族、C 族维生素。贫血者应予以纠正，必要时少量多次输血。最大限度提高患者的身体素质，增强机体对感染的免疫功能以及对手术的耐受能力，这是治疗慢性化脓性骨髓炎的基础。

(二) 抗生素的应用

在慢性化脓性骨髓炎的治疗中, 应用抗生素是一个很重要的环节。选择抗生素的原则是采用最有效的抗生素, 通常是通过细菌培养和药物敏感试验筛选出的, 有时尚需通过临床验证。一般血源性感染的致病菌以金黄色葡萄球菌最多, 外伤性感染以绿脓杆菌最多, 局部抗生素的浓度应大大超过最小抑菌浓度。而且, 使用抗生素时必须考虑耐药性问题。

1. 全身用药

抗生素应用于慢性化脓性骨髓炎的急性发作期、手术前的准备和术后处理, 主要目的是预防和治疗炎症的扩散及血行全身感染。患者入院后应及时做脓液细菌培养和药物敏感试验, 从而找出致病菌种和敏感的抗生素, 选择最敏感的杀菌性抗生素, 抗生素应联合应用, 如青霉素类或头孢菌素类与氨基苷类联合应用可起到协同作用。

2. 局部用药

慢性化脓性骨髓炎由于局部血循环障碍, 通过全身给予的抗生素很难或很少渗透到病灶内, 病灶部位的抗生素含量达不到有效的杀菌浓度。局部应用抗生素可使病灶内抗生素浓度比全身用药高数倍, 甚至数十倍, 从而提高了疗效。

(1) 病灶清除后应用抗生素溶液冲洗和一次性局部药物撒布, 上述方式可以在短时间内提高局部抗生素浓度。

(2) 病灶内留置药物链, 近年来有将庆大霉素或先锋霉素类放入聚甲基丙烯酸甲酯中, 制成直径 6 ~ 8 mm 的小球, 用细不锈钢线串联起来, 每串 30 珠即为庆大霉素链或先锋霉素链, 将其置入病灶内, 可在 2 ~ 3 周内不断释放有效浓度的庆大霉素或先锋霉素。3 周后取出或将链的一端置于切口外, 每日拉出一颗, 等待肉芽逐渐填充无效腔。

(3) 进行间歇性动脉加压灌注或静脉加压灌注抗生素, 提高病灶局部抗生素浓度。前者上肢用肱动脉, 下肢用股动脉, 进行动脉插管, 将全身应用剂量的抗生素溶于 50 ~ 100 ml 的生理盐水, 用注射泵在 30 ~ 60 分钟内加压注入动脉。静脉加压灌注系采用皮静脉穿刺法, 近端上应用止血带, 远端加压包扎, 将抗生素用动脉输液加压器注入。

(三) 病灶清除和引流

病灶清除和引流需要手术来解决, 病灶清除包括彻底切除窦道、摘除死骨、清除病灶中的脓液、炎性肉芽组织、坏死组织及无效腔壁, 并适当扩大骨腔。病灶清除后可用肌肉瓣、大网膜、自体松质骨、抗生素血凝块等填塞以消灭残腔。在有效抗生素配合下, 如病灶清除彻底, 可以一期闭合伤口, 但复发率较高。

1. 奥尔 (Orr) 手术

是一个经典的慢性化脓性骨髓炎手术, 它的原理是清除病灶后, 残腔用凡士林纱布填塞, 通过慢性持续引流作用, 使残腔通过肉芽的瘢痕化而治愈。

2. 闭合性持续冲洗 - 吸引疗法

国内外普遍采用的闭合性持续冲洗 - 吸引疗法, 解决了病灶清除、通畅引流和局部高浓度抗生素作用三个基本问题, 与其他疗法相比治愈率显著提高, 疗程明显缩短, 可以认为是效果较好的疗法。

（四）治疗方法上的其他进展

1. 高压氧治疗

有单独进行 HBO 的，也有配合手术，于术前、术后应用的。一般用 2 ～ 8 个绝对大气压，每 60 分钟为 1 次，1 次 / 日，连续 30 次为 1 疗程，休息 1 周后可再治疗 1 疗程。动物试验证明，高压氧吸入可以改善骨病灶局部的低氧分压状态，促进机体对感染的抵抗力。

2. 显微外科技术

通过带血管蒂的或吻合血管的组织移植治疗慢性化脓性骨髓炎，可以改善病灶局部的血液循环，从而有效地发挥抗生素的杀菌作用。不仅可以解决慢性化脓性骨髓炎合并软组织缺损的覆盖问题，也同样可以行骨移植治疗骨缺损或骨不连。进行复合组织移植可同时解决骨骼和皮肤同时缺损，大网膜移植治疗慢性化脓性骨髓炎，也是一种疗效较好的方法。

3. 硝酸银离子电透入

据报道此方法有治愈窦道的良好效果，主要应用于无死骨者。以 3% 硝酸银溶液浸湿棉条，将其置入窦道深部，棉条远端露出窦道外，以 1 ～ 10 mA 直流电导入银离子，有杀菌作用。

4. 放射疗法

放射疗法主要是根据高能 X 线的电离效应使组织内产生大量自由基，而自由基非常活跃，它与增生细胞群的 DNA 结合并使之破坏，进而杀灭细菌、抑制肉芽组织和瘢痕组织增生达到控制炎症的目的。治疗技术的关键在于必须准确确定病灶的位置，设定合适的治疗体积，并要求剂量准确，以免欠量和损伤正常组织。

第五章 非化脓性关节炎

第一节 强直性脊柱炎

强直性脊柱炎 (AS) 是以骶髂关节和脊柱附着点炎症为主要症状的疾病。与 HLA-B27 呈强关联。某些微生物 (如克雷白杆菌) 与易感者自身组织具有共同抗原，可引发异常免疫应答。是四肢大关节，以及椎间盘纤维环及其附近结缔组织纤维化和骨化，以及关节强直为病变特点的慢性炎性疾病。强直性脊柱炎属风湿病范畴，病因尚不明确，是以脊柱为主要病变部位的慢性病，累及骶髂关节，引起脊柱强直和纤维化，造成不同程度眼、肺、肌肉、骨骼病变，是自身免疫性疾病。

一、病因

很可能在遗传因素的基础上的受环境因素 (包括感染) 等多方面的影响而致病。遗传因素在 AS 的发病中具有重要作用。一般认为和 HLA-B27 有直接关系，HLA-B27 阳性者 AS 发病率为 10%～20%，免疫因素也是其中一个病因，有人发现 60% AS 患者血清补体增高，大部分病例有 IgA 型类湿因子，血清 C4 和 IgA 水平显著增高。创伤、内分泌、代谢障碍和变态反应等亦被疑为发病因素。

二、临床表现

(一) 初期症状

对于 16～25 岁青年，尤其是青年男性。强直性脊柱炎一般起病比较隐匿，早期可无任何临床症状，有些患者在早期可表现出轻度的全身症状，如乏力、消瘦、长期或间断低热、厌食、轻度贫血等。由于病情较轻，患者大多不能早期发现，致使病情延误，失去最佳治疗时机。

(二) 关节病变表现

AS 患者多有关节病变，且绝大多数首先侵犯骶髂关节，以后上行发展至颈椎。少数患者先由颈椎或几个脊柱段同时受侵犯，也可侵犯周围关节，早期病变处关节有炎性疼痛，伴有关节周围肌肉痉挛，有僵硬感，晨起明显。也可表现为夜间疼，经活动或服止痛剂缓解。随着病情发展，关节疼痛减轻，而各脊柱段及关节活动受限和畸形，晚期整个脊柱和下肢变成僵硬的弓形，向前屈曲。

1. 骶髂关节炎

约 90%AS 患者最先表现为骶髂关节炎。以后上行发展至颈椎，表现为反复发作的腰痛，腰骶部僵硬感，间歇性或两侧交替出现腰痛和两侧臀部疼痛，可放射至大腿，无阳性体征，伸直抬腿试验阴性。但直接按压或伸展骶髂关节可引起疼痛。有些患者无骶髂关节炎症状，仅 X 线检查发现有异常改变。约 3%AS 颈椎最早受累，以后下行发展至腰骶部，7%AS 几乎脊柱全段同时受累。

2. 腰椎病变

腰椎受累时,多数表现为下背部和腰部活动受限。腰部前屈、背伸、侧弯和转动均可受限。体检可发现腰椎脊突压痛,腰椎旁肌肉痉挛;后期可有腰肌萎缩。

3. 胸椎病变

胸椎受累时,表现为背痛、前胸和侧胸痛,最常见为驼背畸形。如肋椎关节、胸骨柄体关节、胸锁关节及肋软骨间关节受累时,则呈束带样胸痛,胸廓扩张受限,吸气咳嗽或打喷嚏时胸痛加重。严重者胸廓保持在呼气状态,胸廓扩张度较正常人降低 50% 以上,因此只能靠腹式呼吸辅助。由于胸腹腔容量缩小,造成心肺功能和消化功能障碍。

4. 颈椎病变

少数患者首先表现为颈椎炎,先有颈椎部疼痛,沿颈部向头部臂部放射。颈部肌肉开始时痉挛,以后萎缩,病变进展可发展至颈胸椎后凸畸形。头部活动明显受限,常固定于前屈位,不能上仰、侧弯或转动。严重者仅能看到自己足尖前方的小块地面,不能抬头平视。

5. 周围关节病变

约半数 AS 患者有短暂的急性周围关节炎,约 25% 有永久性周围关节损害。一般多发生于大关节,下肢多于上肢。肩关节受累时,关节活动受限,疼痛更为明显,梳头、抬手等活动均受限。侵犯膝关节时则关节呈代偿性弯曲,使行走、坐立等日常生活更为困难。极少侵犯肘、腕和足部关节。此外,耻骨联合亦可受累,骨盆上缘、坐骨结节、股骨大粗隆及足跟部可有骨炎症状,早期表现为局部软组织肿、痛,晚期有骨性粗大。一般周围关节炎可发生在脊柱炎之前或以后,局部症状与类风湿关节炎不易区别,但遗留畸形者较少。

(三) 关节外表现

AS 的关节外病变,大多出现在脊柱炎后,偶有骨骼肌肉症状之前数月或数年发生关节外症状。AS 可侵犯全身多个系统,并伴发多种疾病。

1. 心脏病变

以主动脉瓣病变较为常见。临床有不同程度主动脉瓣关闭不全者约 1%;约 8% 发生心脏传导阻滞,可与主动脉瓣关闭不全同时存在或单独发生,严重者因完全性房室传导阻滞而发生阿—斯综合征。当病变累及冠状动脉口时,可发生心绞痛。少数发生主动脉肌瘤、心包炎和心肌炎。

2. 眼部病变

长期随访,25%AS 患者有结膜炎、虹膜炎、眼色素层炎或葡萄膜炎,后者偶可并发自发性眼前房出血。虹膜炎易复发,病情越长发生率愈高,但与脊柱炎的严重程度无关,有周围关节病者常见,少数可先于脊柱炎发生。眼部疾病常为自限性,有时需用皮质激素治疗,有的未经恰当治疗可致青光眼或失明。

3. 耳部病变

在发生慢性中耳炎的 AS 患者中,其关节外表现明显多于无慢性中耳炎的 AS 患者。

4. 肺部病变

少数 AS 患者后期可并发上肺叶斑点状不规则的纤维化病变,表现为咳痰、气喘,甚至咯血,并可能伴有反复发作的肺炎或胸膜炎。

5. 神经系统病变

由于脊柱强直及骨质疏松，易使颈椎脱位和发生脊柱骨折，从而引起脊髓压迫症。如发生椎间盘炎则引起剧烈疼痛。AS 后期可侵犯马尾，发生马尾综合征，而导致下肢或臀部神经根性疼痛，骶神经分布区感觉丧失，跟腱反射减弱及膀胱和直肠等运动功能障碍。

6. 淀粉样变

为 AS 少见的并发症。

7. 肾及前列腺病变

与 RA 相比，AS 极少发生肾功能损害，但有发生 IgA 肾病的报告。AS 并发慢性前列腺炎较对照组增高，其意义不明。

三、诊断及鉴别诊断

（一）诊断

1. 临床表现

(1) 腰和（或）脊柱、腹股沟、臀部或下肢酸痛不适，或不对称性外周寡关节炎尤其是下肢寡关节炎，症状持续≥ 6 周。

(2) 夜间痛或晨僵明显。

(3) 活动后缓解。

(4) 足跟痛或其他肌腱附着点病。

(5) 虹膜睫状体炎现在症或既往史。

(6)AS 家族史或 HLA-B27 阳性。

(7) 非甾体抗炎药能迅速缓解症状。

2. 影像学或病理学

(1) 双侧 X 线骶髂关节炎≥Ⅲ期。

(2) 双侧 CT 骶髂关节炎≥Ⅱ期。

(3)CT 骶髂关节炎不足Ⅱ级者，可行 MRI 检查。如表现软骨破坏、关节旁水肿和（或）广泛脂肪沉积，尤其动态增强检查关节或关节旁增强强度＞ 20%，且增强斜率＞ 10%/min 者。

(4) 骶髂关节病理学检查显示炎症者。

3. 诊断

符合临床标准第 1 项及其他各项中之 3 项，以及影像学、病理学标准之任何一项者，可诊断 AS。

（二）鉴别诊断

1. 腰骶关节劳损

慢性腰骶关节劳损为持续性、弥漫性腰痛，以腰骶部最重，脊椎活动不受限，X 线无特殊改变。急性腰骶关节劳损，疼痛因活动而加重，休息后可缓解。

2. 骨关节炎

常发生于老年人，特征为骨骼及软骨变性、肥厚，滑膜增厚，受损关节以负重的脊柱和膝关节等较常见。累及脊椎者常以慢性腰背痛为主要症状，与 AS 易混淆。但本病不发生关节强直及肌肉萎缩，无全身症状，X 线表现为骨赘生成和椎间隙变窄。

3.Forestier 病（老年性关节强直性骨肥厚）

脊椎亦发生连续性骨赘，类似 AS 的脊椎竹节样变，但骶髂关节正常，椎间小关节不受侵犯。

4. 结核性脊椎炎

临床症状如脊椎疼痛、压痛、僵硬、肌肉萎缩、驼背畸形、发热、血沉快等与 AS 相似，但 X 线检查可资鉴别。结核性脊柱炎时，脊椎边缘模糊不清，椎间隙变窄，前楔形变，无韧带钙化，有时有脊椎旁结核脓肿阴影存在，骶髂关节为单侧受累。

5. 类风湿关节炎

现已确认 AS 不是 RA 的一种特殊类型，两者有许多不同点可资鉴别。RA 女性多见，通常先侵犯手足小关节，且呈双侧对称性，骶髂关节一般不受累，如侵犯脊柱，多只侵犯颈椎，且无椎旁韧带钙化，有类风湿皮下结节，血清 RF 常阳性，HLA-B27 抗原常阴性。

6. 肠病性关节病

溃疡性结肠炎、Crohn 病或肠原性脂肪代谢障碍 (Whipple) 都可发生脊柱炎，且肠病性关节病受累关节和 X 线改变与 AS 相似而不易区别，因此需要寻找肠道症状和体征，以资鉴别。溃疡性结肠炎有结肠黏膜溃疡、水肿及血性腹泻。Crohn 病有腹痛、营养障碍及瘘管形成。Whipple 病有脂肪泻，急剧消瘦等。这些都有助于原发性疾病的诊断。肠病性关节病 HLA-B27 阳性率低，Crohn 病患者肠灌注液 IgG 增高，而 AS 患者肠灌液中 IgG 基本正常。

7.Reiter 综合征和银屑病关节炎

两病均可发生脊柱炎和骶髂关节炎，但脊柱炎一般发生较晚，较轻，椎旁组织钙化少，韧带骨赘以非边缘型为主 (纤维环外纤维组织钙化)，在相邻两椎体间形成部分性骨桥与 AS 的竹节样脊柱不同。骶髂关节炎一般为单侧性或双侧非对称损害，银屑病关节炎则有皮肤银屑病损害等可资鉴别。

8. 肿瘤

肿瘤亦可引起进行性疼痛，需作全面检查，明确诊断，以免误诊。

9. 急性风湿热

部分患者初期临床表现颇似急性风湿热，或出现大关节肿痛，或伴有长期低热、体重减轻，以高热和外周关节急性炎症为首发症状的也不少见，此类患者多见于青少年，也容易被长期误诊。

10. 结核病

个别患者初期类似结核病，表现为低热、盗汗、虚弱、乏力、体重减轻、贫血，有时伴有单侧髋关节炎症，易被误诊为结核病。有关的结核检查可鉴别。

四、治疗

(一) 控制 AS 治疗的目的

在于控制炎症，减轻或缓解症状，维持正常姿势和最佳功能位置，防止畸形。要达到上述目的，关键在于早期诊断早期治疗，采取综合措施进行治疗，包括教育患者和家属、体疗、理疗、药物和外科治疗等。

1. 该病治疗从教育患者和家属着手，使其了解疾病的性质、大致病程、可能采用的措施以及将来的预后，以增强抗病的信心和耐心，取得他们的理解和密切配合。

2. 注意日常生活中要维持正常姿势和活动能力，如行走、坐位和站立时应挺胸收腹，睡觉时不用枕或用薄枕，睡硬木板床，取仰卧位或俯卧位，每天早晚各俯卧半小时。参与力所能及的劳动和体育活动。工作时注意姿势，防止脊柱弯曲畸形等。

3. 保持乐观情绪，消除紧张、焦虑、抑郁和恐惧的心理；戒烟酒；按时作息，参加医疗体育锻炼。

4. 了解药物作用和副作用，学会自行调整药物剂量及处理药物副作用，以利配合治疗，取得更好的效果。

（二）体疗

体育疗法对各种慢性疾病均有好处，对 AS 更为重要。可保持脊柱的生理弯曲，防止畸形。保持胸廓活动度，维持正常的呼吸功能。保持骨密度和强度，防止骨质疏松和肢体失用性肌肉萎缩等。患者可根据个人情况采取适当的运动方式和运动量。如新的疼痛持续 2 小时以上不能恢复，则表明运动过度，应适当减少运动量或调整运动方式。

（三）物理治疗

理疗一般可用热疗，如热水浴、水盆浴或淋浴、矿泉温泉浴等，以增加局部血液循环，使肌肉放松，减轻疼痛，有利于关节活动，保持正常功能，防止畸形。

（四）药物治疗

1. 非甾体类抗炎药

有消炎止痛、减轻僵硬和肌肉痉挛作用。副作用为胃肠反应、肾脏损害、延长出血时间等。妊娠及哺乳期妇女，更应特别注意。

2. 柳氮磺胺吡啶

SSZ 是 5- 氨基水杨酸 (5-ASA) 和磺胺吡啶 (SP) 的偶氮复合物，80 年代开始用于治疗AS。副作用主要为消化道症状、皮疹、血象及肝功改变等，但均少见。用药期间宜定期检查血象及肝肾功能。

3. 甲氨蝶呤

据报道疗效与 SSZ 相似。口服和静脉用药疗效相似。副作用有胃肠反应、骨髓抑制、口腔炎、脱发等，用药期固定期查肝功和血象，忌饮酒。

4. 肾上腺皮质激素

一般情况下不用肾上腺皮质激素治疗 AS，但在急性虹膜炎或外周关节炎用 NSAIDs 治疗无效时，可用 CS 局部注射或口服。

5. 雷公藤多甙

有消炎止痛作用，服用方便。副作用有胃肠反应、白细胞减少、月经紊乱及精子活力降低等，停药后可恢复。

6. 生物制剂

肿瘤坏死因子 (TNF-α) 拮抗剂等 (如益赛普、阿达木单抗等) 是目前治疗 AS 等脊柱关节疾病的最佳选择，有条件者应尽量选择。

（五）手术治疗

严重脊柱驼背、畸形，待病情稳定后可作矫正手术，腰椎畸形者可行脊椎截骨术矫正驼背。

对颈 7 胸 1 截骨术可矫正颈椎严重畸形。

第二节 骨关节炎

骨关节炎为一种退行性病变，系由于增龄、肥胖、劳损、创伤、关节先天性异常、关节畸形等诸多因素引起的关节软骨退化损伤、关节边缘和软骨下骨反应性增生，又称骨关节病、退行性关节炎、老年性关节炎、肥大性关节炎等。临床表现为缓慢发展的关节疼痛、压痛、僵硬、关节肿胀、活动受限和关节畸形等。

一、病因

骨关节炎的病因目前尚不清楚，可能与以下因素有关：

（一）年龄

在所有发病因素中，年龄增长是最重要的因素之一。①随着年龄的增长，软骨肥大增厚，但软骨中无血液供应和神经分布，其营养靠周围组织扩散而来，当软骨肥大时，营养供应不足，出现软骨变性、软骨细胞减少，随后软骨撕裂，强度大的 Ⅰ 型胶原取代 Ⅱ 型胶原；②为增加承受负荷的能力，透明软骨变成纤维软骨，但同时关节软骨的弹性和黏滞性下降；③随着年龄的增长，骨骼中无机物逐渐增多，骨骼的弹力与韧性减低；④由于衰老使肌肉无力，神经系统对外界的反应较慢，自我保护能力减弱。在以上不利因素的基础上，当机械力超过关节软骨承受能力时，关节软骨及软骨下骨易受到冲击力的损伤，造成软骨细胞损伤，降解酶释放，基质成分破坏，软骨丧失，软骨下骨出现微小骨折。以上损伤反复发生，导致日后关节软骨和骨进行性病变。

（二）遗传因素

遗传因素和骨关节炎关系密切，Heberden 结节和 Bouchard 结节及多关节型骨关节炎患者多有家族聚集的倾向。髋关节、腕掌关节骨关节炎在白种人多见，而在有色人种中少见。目前认为骨关节炎与负责编码软骨中 Ⅱ 型胶原的 Ⅱ 型前胶原基因 (COL2 AI) 有关，家系调查结果显示在骨关节炎家系所有发病的个体均出现 COL2 AI 位点的一个碱基突变，而未发病的个体中无碱基突变现象。对骨关节炎的双生子基因分析发现第二号染色体短臂上 23 ～ 35 区域基因突变与骨关节炎相关。另有发现，VitD 受体基因多态性和发病年龄较轻的骨关节炎有关。多关节型骨关节炎遗传倾向与 HLA-B8 单倍体相关，并与 α- 抗胰蛋白酶同分异构体相关。家族性焦磷酸钙沉着症伴发的骨关节炎与染色体 8 q 相关。另有一些和软骨发育不良有关的家族性骨关节炎是常染色体显性遗传。总之，遗传因素对骨关节炎的影响可能包括关节软骨结构异常或骨代谢异常，同时骨关节炎的危险因子如肥胖、骨密度改变等也受遗传因素的影响，提示骨关节炎可能是多基因遗传而不是单基因缺陷。

（三）肥胖

肥胖增加了负重关节的负荷，是使病情加重的重要因素。体重增加和膝骨关节炎的发病率成正比。国外报告肥胖患者骨关节炎发病率为 12% ～ 43%，明显高于非肥胖人群骨关节炎的发病率。另外，肥胖者骨关节炎的危险性是正常体重者的 1.5 倍。其中女性肥胖者骨关节炎的危险性是正常体重者的 2.1 倍。因体重负荷主要集中于膝关节内侧软骨，这正是大多数肥胖者发生骨关节炎的常见部位，提示肥胖可能是膝关节炎重要的危险因素。另外，肥胖者的脊柱和足部骨关节炎发生率也较高，这些部位发生骨关节炎的概率和严重程度与患者的体重和皮下脂肪厚度呈正相关。髋关节也为负重关节，但肥胖者髋关节骨性关节炎的发生率较低；手的远端指间关节并非负重关节，可手指骨性关节炎也随体重的增加而增加。因此，推测这些可能与肥胖并存的脂类、嘌呤和糖的代谢异常有关。我国骨关节炎患者中，肥胖患者占 53.7%。肥胖患者体重下降可以减轻疾病的严重程度。

（四）关节损伤和过度使用

任何原因引起关节形状异常，如关节脱位、髌骨或十字韧带切除术后、骨坏死及骨折复位不良都可改变关节负荷的传送及关节面的负荷分布，使关节面对合不全，关节软骨面局部负荷和磨损增加，造成骨关节炎。无准备的冲击负荷是关节软骨及软骨下骨损伤的重要因素。关节软骨对反复冲击负荷耐受性极差，极易出现关节损伤。如行走时膝关节承受的负荷是体重的 2～3 倍，而膝关节屈曲时，关节承受的负荷是体重的 7～8 倍。另外，骨关节炎还与关节磨损及反复长期使用某些关节有关，如纺织工人多发手骨关节炎，而田径运动员多发膝骨关节炎等。软骨下骨的可塑性较好，是重要的冲击吸收器，过度负荷可导致软骨下骨增厚、软骨下骨微骨折，随后骨痂形成及骨重建，骨折愈合，但逐渐发展至软骨下骨钙化，对冲击力的吸收能力减弱，而且在负重时关节面均匀受力能力降低，使得冲击力集中于关节软骨的某一部位，造成软骨的损伤。磁共振检查发现最易损伤的部位是韧带骨附着部位。一般而言，关节软骨损伤修复形成的软骨缺乏正常软骨的生物学特点，其耐磨性、弹性和抗冲击能力下降，保护能力下降。

（五）其他因素

1. 性激素应用

雌激素可缓解骨关节炎鼠的症状。50 岁以后的妇女比年龄相仿的男性发生骨关节炎的概率高。流行病学研究显示，服用雌激素的妇女比不服用者发生放射学骨关节炎少。最近的研究还发现人类和数种动物的关节软骨中有雌激素受体，雌激素可影响调节软骨分解和合成代谢的促炎细胞因子和生长因子的水平，提示雌激素可能在骨关节炎的发病中发挥作用。但也有一些研究得出相反的结论，如雌激素可使切除半月板的兔骨关节炎模型恶化；雌激素对症状性膝或髋骨关节炎没有作用或甚至使症状加重。

2. 骨密度

当软骨下骨小梁变薄变硬时，其承受压力的能力下降，易出现损伤，如软骨下骨小梁骨折等，间接影响关节软骨承受压力的能力，导致软骨破坏，因此骨质疏松者出现骨关节炎的概率较高。

3. 软骨基质改变

在血色病、褐黄病、Wilson 病、痛风性关节炎和二水焦磷酸钙体沉积病的患者，分别由于含铁血黄素、马尿酸聚合物、铜、尿酸盐晶体和二水焦磷酸钙晶体在软骨基质内沉着，直接或者通过增加基质硬度间接损伤软骨细胞。但异物沉积前是否存在基质成分的生物化学或物理化学方面的改变尚不清楚。

4. 骨内压升高

正常情况下，骨内和软组织内的血液循环系统之间保持着一种动平衡，当各种原因引起骨内静脉回流受阻，动脉血流入过多，或关节内压明显上升时，均可引起骨内压升高，进而影响骨组织血液供应，导致关节软骨发生退行性变。

总之，骨关节炎病因迄今尚未阐明，其发病可能为多因素作用的结果。

二、临床表现

主要症状为关节疼痛，常发生于晨间，活动后疼痛反而减轻，但如活动过多，疼痛又可加重。另一症状是关节僵硬，常出现在早晨起床时或白天关节长时间保持一定体位后。检查受累关节可见关节肿胀、压痛，活动时有摩擦感或"咔嗒"声，病情严重者可有肌肉萎缩及关节畸形。

（一）症状

关节疼痛为最主要的症状，早期关节活动时出现疼痛、酸胀、不适，休息可以减轻或消失。初期昼重夜轻，为轻度至中度，间歇性疼痛。随后疼痛逐渐加重，呈持续性，夜间可痛醒。受累关节作被动活动可诱发疼痛，由于软骨无神经支配，疼痛主要由其他关节结构受累引起。关节内疼痛的来源包括边缘骨增生导致软骨下骨压力升高，骨小梁的显微骨折，关节内韧带退行性变，关节囊性扩张以及滑膜绒毛的研磨。继发性的滑膜炎在骨关节炎关节疼痛中发挥重要作用。关节疼痛和僵硬的症状与天气变化密切相关。

另一种常见症状为缓慢发生的活动受限。早期常较轻微，即关节从静止到活动有一段不灵活的时间，如在晨起或久坐后感觉关节活动不灵便，站立行走，需站立片刻并缓慢活动一会儿才能迈步等，称为关节胶化现象。随着病情进展，症状逐渐加重，受累关节活动范围减小以至固定于某一姿势。活动受限通常与骨赘形成、软骨严重丧失导致关节表面不规整或关节周围肌肉痉挛及挛缩有关。另外，还可出现关节活动时的"绞锁现象"（可因关节内的游离体或漂浮的关节软骨碎片所致）。如出现关节活动度过大提示关节不稳定，可因关节周围肌无力和关节本体感觉异常引起，这会促进骨性关节炎的发展。

还可出现功能障碍，表现为骨关节炎关节不稳定，活动受限。膝关节或髋关节不稳定表现为行走时失平衡，下蹲、下楼无力，不能持重等，其原因往往是关节面不对称及不吻合。负重关节受累将导致关节在活动过程中突然打软。

晨僵时间较短，一般持续 5 ~ 15 分钟，不超过 30 分钟。

（二）体征

骨关节炎患者的体征较多，且与病情的严重程度、疾病所处的阶段和受累的关节有关。

在早期阶段，一般不易出现关节压痛，一旦出现，定位也较为分散。在以滑膜炎为主要表现时，关节压痛的范围更为广泛。在没有关节压痛存在的情况下，被动活动时关节疼痛是主要特征。

关节肥大或肿胀可由关节积液、滑囊增厚、软骨及骨边缘增生而致。后期呈骨性肥大，部分患者可扪及骨赘，偶伴半脱位。急性炎症发作时可表现局部关节肿、热、痛及压痛，一般持续 1 ~ 7 天，休息后消失。

在手、趾和膝关节可以触及无症状的骨凸出物。手远端指间关节背面的骨性突出物称为 Heberden 结节。手近端指间关节背面的骨性突出物称为 Bouchard 结节。手部多个结节及近端和远端指间关节水平样弯曲形成蛇样畸形。由于大鱼际肌萎缩，第一掌骨底部骨质增生隆起，第一掌腕关节半脱位而形成方形手。远端指间关节的屈曲和外偏也较为常见，应该注意到其他类型关节炎中指间关节外偏并不常见。在指间关节背侧经常出现小的明胶样囊肿，通常无症状，但是在某些患者这些囊肿可能会产生疼痛并伴有炎症。还有继发性膝内翻或外翻畸形、姆外翻畸形等。以上是典型骨关节炎的畸形。

关节活动时摩擦音既可能是患者的主诉，又可能在体检时触诊发现或者听到。摩擦音也称为摩擦感、骨响声，多见于大关节，关节活动时出现，一般是由关节表面粗糙不平引起。粗糙的摩擦音是关节软骨损伤，关节表面不平，骨表面裸露的表现。

可出现关节活动受限和固定畸形，致使持物、行走和下蹲困难。关节活动受限主要因为关节表面不平整、肌肉痉挛和挛缩、关节囊挛缩或者骨赘、游离体导致的活动阻滞所致。晚期骨关节炎由于软骨丢失、关节软骨下骨质塌陷、囊肿形成和骨的过度生长而出现关节畸形或者半脱位。疾病长期处于此状态时将导致肌肉萎缩。关节纤维性强直或者骨性强直导致的关节活动完全受限很少见。

极少数患者可发热，但体温多在 38℃ 以下。

(三) 好发部位

负重和易被磨损的关节较多受累，各部位骨关节炎表现如下：

1. 手

临床以远端指间关节、近端指间关节和第一腕掌关节的疼痛、压痛、骨性隆起或肥大，关节肿胀或积液、晨僵、功能障碍或畸形为特点。关节疼痛为最主要的症状，呈隐匿发作，缓慢进展。早期仅在初活动时疼痛，活动后疼痛可减轻，休息后疼痛可缓解；后期疼痛为持续性，病情严重者，即使在休息时亦痛，常伴有夜间痛。晨僵时间较短，一般持续 5～15 分钟，不超过 30 分钟。具有特征性的改变是 Heberden 结节和 Bouchard 结节。一般来说，Heberden 结节生长缓慢，需数月至数年的时间，可以很多年没有或者仅有轻度疼痛；也有生长迅速者，常伴有炎症改变，如局部红肿，疼痛和压痛。许多患者患者主诉感觉异常和灵巧性丧失。在指间关节背侧经常出现小的明胶样囊肿，通常无症状，但是在某些患者这些囊肿可能会产生疼痛并伴有炎症。手部的多个结节及近端及远端指间关节水平样弯曲形成蛇样畸形。

第一腕掌关节受累常常隐袭起病、缓慢进展，腕关节或者拇指基底疼痛，掌腕背侧肿胀和舟状骨压痛。第一掌骨底部骨质增生、隆起及肥大，使手部呈方形手外观。

2. 腰椎

腰椎是骨关节炎的好发部位，以第 3、4 腰椎最常受累，引起腰椎及腰部软组织酸痛、胀痛、僵硬与疲乏感，弯腰受限，严重者压迫坐骨神经，引起放射性下肢剧烈灼痛、麻痛、抽痛、活动受限，压迫马尾神经可引起括约肌功能障碍，压迫脊髓可引起截瘫。

关节症状与病理表现的严重程度与 X 线改变并无相关。尽管 90% 的 40 岁以下的患者的负重关节中具有退行性关节炎改变，但是在大多数患者中缺少相关的临床症状。晨僵与骨关节炎的 X 线表现缺乏关联，仅有 30% 具有骨关节炎 X 线表现的患者主诉关节疼痛。但是，仍有一些研究显示 X 线表现与临床症状相关。关节症状和影像学异常表现之间相互关系的研究结论的差异，应该归因于 X 线上对关节病变的定义存在不同所致。例如，骨赘和软骨结构性丢失是退行性关节疾病的典型表现。但是对髋膝关节的研究表明，骨赘的存在并不能提示以后该关节将出现骨关节炎的其他结构性改变，例如关节间隙变窄、软骨下骨囊肿和骨质象牙样改变。而且骨赘的临床症状与客观的影像学和病理学改变也不一致。

骨关节炎的临床表现，无论是外周关节还是脊柱关节，既可能是持续的，也可能是间断的，疾病的进展也并不完全一致，并非所有患者都表现逐渐恶化；部分患者可以有病情改善和关节间隙的恢复。

3. 膝关节

疼痛为最主要的症状。关节疼痛缓慢进展，早期仅在主动或者被动活动时诱发关节疼痛，休息时疼痛缓解；长距离行走、剧烈运动、受凉或阴雨天气时加重；长时间不活动后关节僵硬。膝关节不稳定表现为双膝发软、无力，易摔倒，下楼梯困难，不能持重，出现明显的关节胶化现象。关节活动时有骨响声及摩擦音。触诊可以感知不规则外形的硬性骨赘。后期疼痛呈持续性，为轻、中度钝痛。膝关节较其他关节更容易发生滑膜炎和关节肿胀，可有主动活动和被动活动受限。疾病晚期可见股四头肌萎缩。膝关节内侧或外侧间隙病变导致继发性膝内翻或外翻，侧韧带病变导致关节半脱位。关节生物力学的异常和失稳定常常由于内侧或者外侧副韧带的松弛而加重。

4. 足

以第一跖趾关节最常见，因穿紧鞋或高跟鞋而加重。局部关节外形不规则，有局部结节和压痛，随后第一趾外翻畸形，活动受限。部分可呈急性发作，关节红、肿、热、痛、压痛，类似痛风表现，但疼痛程度较痛风为轻。

5. 颈椎

常出现颈椎局部疼痛、压痛、活动受限，少数可引起头颈或肩部疼痛。当椎间盘、椎体及小关节骨质增生明显时，可压迫椎动脉引起椎基底动脉供血不足或脑梗死，导致眩晕、复视、视野缺失、梅尼埃病和共济失调。当椎间孔狭窄压迫神经时，可出现上肢麻木、浅感觉异常或疼痛、活动障碍。当椎体骨质增生导致椎管狭窄或颈椎脱位压迫脊椎时，可引起偏瘫、截瘫、呼吸及吞咽困难，甚至危及生命。

6. 髋

髋关节骨关节炎常常导致隐痛，随后发生跛行。真正的髋关节疼痛常常沿腹股沟分布或者位于大腿内侧。有时髋关节疼痛还会放射到臀部或者沿坐骨神经分布区域分布，或者沿闭孔神经分支放射到膝关节。一些患者的膝关节痛很明显，常常忽略了疼痛的真正来源 - 髋关节疾病的存在。常常出现关节僵硬，在早晨起床或者关节不活动后尤为明显，活动后稍有缓解。关节检查常常表现早期关节活动受限。典型者大腿处于屈曲、外旋、外展位，患者常常表现拖曳步态。患肢常表现明显的功能性短缩，髋关节活动受限导致坐下或者由坐位起立时困难。可一侧或双侧髋关节内旋和伸直活动受限，严重时髋部运动丧失，"4"字试验阳性，直腿抬高试验阳性。

(四)骨关节炎特殊类型

1. 原发性全身性骨关节炎

多见于中年女性，可累及全身多个关节，包括远端和近端指间关节、第一腕掌关节、膝、髋、跖趾关节和脊椎各个部位，在慢性病程中常有急性发作，血沉轻度增快，类风湿因子阴性。

X线改变常较临床表现明显。

2. 侵蚀性炎症性骨关节炎

主要累及手部关节，如远端和近端指间关节及腕掌关节，反复急性发作最终导致关节畸形和强直。X线表现为关节糜烂、骨性强直。滑膜检查显示增生性滑膜炎，而关节局部症状常较轻。

3. 特发性骨肥厚症

本病症状不重，可有腰背部僵硬、运动受限、疼痛、手指麻木、吞咽困难，多见于老年男性，常有家族史。X线表现为脊椎椎体前面、侧面出现骨化，附近骨赘可连接成骨桥，具有特征性，小关节及椎间盘不受累。

4. 后纵韧带钙化症

多见于中年男性，后纵韧带钙化可引起椎体移位及脊椎曲度改变，还可出现椎间盘病变及椎管狭窄等。

5. 髌骨软化症

以髌骨软化为特点，表现为髌骨周围疼痛，活动时加剧，下楼困难，双膝无力，屈膝可出现疼痛。

三、诊断及鉴别诊断

(一) 诊断

骨关节炎一般依据临床表现和X线检查，并排除其他炎症性关节疾病而诊断。但在X线呈现典型骨关节炎表现之前，关节软骨已出现肉眼可见的损伤和关节周边骨质增生，因此美国风湿病学会提出膝、髋、手骨关节炎的分类标准 (见表 5-1、表 5-2、表 5-3)，可根据临床表现或 X 线表现进行诊断。

骨关节炎诊断中重要的是寻找关节软骨变性、破坏及丧失和关节软骨及软骨下骨边缘骨赘形成的依据。分析骨关节炎分类标准，如膝骨关节炎的临床加放射学标准中第2条骨赘形成和第6条骨摩擦音均表示出现关节软骨变性、破坏及丧失和关节软骨及软骨下骨边缘骨赘形成。如果不具备以上条件，即缺乏关节软骨损伤和骨赘形成的依据，即使具备所有其他条件都不能诊断为骨关节炎。第1条一个月来大多数时间有膝痛和表5-1右列第3条关节液检查符合骨关节炎主要提示有关节炎症，第5条强调了骨关节炎特有的临床表现，可以与类风湿关节炎相鉴别。第4条体现年龄因素在骨关节炎中的作用，结合其他指标，对诊断很有帮助。总之，这6条标准是相辅相成的，必须结合应用。以此类推，在膝骨关节炎临床诊断标准中，第2条有骨摩擦音和第5条有骨性膨大十分重要，它们也提示有关节软骨变性、破坏及丧失和关节软骨及软骨下骨边缘骨赘形成，在骨关节炎的诊断中是必不可少的。对于髋骨关节炎和手骨关节炎的诊断标准来讲，反映软骨损伤和骨赘形成的指标也非常重要。例如在髋骨关节炎临床、实验室和放射学标准中的第2条X线片有骨赘形成和第4条X线片髋关节间隙狭窄均反映了骨赘形成以致关节活动受限的问题，而其他条目则主要表现关节炎症和骨关节炎的重要影响因素——年龄的情况。也就是说，只有在软骨损伤和骨赘形成的前提下，加上年龄及表现关节炎症的指标，才能成立骨关节炎的诊断。

表 5-1 膝骨关节炎诊断标准

1. 临床标准	2. 临床加放射学标准
(1) 一个月来大多数日子膝痛 (2) 关节活动时骨响声 (3) 晨僵＜ 30 分钟 (4) 年龄≥ 38 岁 (5) 膝检查示骨性肥大 注：具备以上 (1)、(2)、(3)、(4) 或 (1)、(2)、(5) 或 (1)、(4)、(5) 可诊断膝骨关节炎	(1) 一个月来大多数日子膝痛 (2) X 线片示关节边缘骨赘 (3) 关节液检查符合骨关节炎 (4) 年龄≥ 40 岁 (5) 晨僵≤ 30 分钟 (6) 关节活动时骨响声 注：具备以上 (1)、(2) 或 (1)、(3)、(5)、(6) 可诊断膝骨关节炎

表 5-2 髋骨关节炎诊断标准

1. 临床标准	2. 临床加放射学标准
(1) 一个月来大多数日子髋痛 (2) 髋关节内旋＜ 15° (3) 髋关节内旋＞ 15° (4) 血沉在 45 mm/h (5) 血沉未查，髋屈曲在 115° (6) 晨僵≤ 60 分钟 (7) 年龄＞ 50 岁 注：具备以上 (1)、(2)、(4) 或 (1)、(2)、(5) 或 (1)、(3)、(6)、(7) 可诊断髋骨关节炎	(1) 一个月来大多数日子髋痛 (2) 血沉≤ 20 mm/h (3) X 线示股骨头和 (或) 髋臼骨赘炎 (4) X 线示髋关节间隙狭窄 注：具备以上 (1)、(2)、(3) 或 (1)、(2)、(4) 或 (1)、(3)、(4) 可诊断髋骨关节炎

表 5-3 手骨关节炎诊断标准

1. 一个月来大多数日子手痛、发酸、晨僵
2. 双侧第 2、3 指远端和近端指间关节及第 1 腕掌关节这 10 个指定的指关节中 2 个或 2 个以上关节出现硬性组织肥大
3. 指关节肿胀不多于 2 个
4. 一个以上远端指间关节肿胀
5. 以上 10 个指定的指关节中 1 个或 1 个以上关节畸形

注：具备以上 1、2、3、4 或 1、2、3、5 可诊断手骨关节炎

(二) 鉴别诊断

典型的骨关节炎诊断比较简单，年龄偏大的患者出现关节疼痛，休息后缓解，短暂晨僵，特异性关节变粗，有摩擦音；X 线表现为关间间隙变窄，软骨下骨硬化和骨囊肿及骨赘形成；在排除其他关节疾病以后，可考虑为骨关节炎。但对于不典型骨关节炎需与类风湿关节炎、强直性脊柱炎、风湿性关节炎、痛风和感染性关节炎等鉴别。

1. 痛风

男性多见，表现为发作性关节红、肿、热、痛，多于夜间发作，往往于 24 小时内达高峰，受累关节以下肢为主，为单关节或寡关节炎，常见于第一跖趾关节，具有自限性，血尿酸水平增高，久病者 X 线检查受累关节可见穿凿样损害。血尿酸增高有助于痛风的诊断。

2. 感染性关节炎

多为单关节损害，受累关节红、肿、热、痛，常有关节积液，关节液白细胞总数大于 $100 \times 10^9/L$，以中性粒细胞居多，关节液培养有微生物生长，可伴有发热等全身症状。关节液培养阳性可确立诊断。

3. 类风湿关节炎

多见于生育期女性，多关节肿痛以掌指关节、腕关节和近端指间关节受累为主，极少累及远端指间关节，呈对称性，晨僵时间较长，多长于 1 小时，类风湿因子阳性，X 线提示软组织肿胀、近骨端骨质疏松、关节间隙狭窄、囊性变、半脱位和强直。以上表现有助于类风湿关节炎的诊断。而原发性骨关节炎经常累及手指的远端指间关节、手的第一腕掌关节、髋关节、膝节、第一跖趾关节、颈椎和腰椎。在原发性骨关节炎中，往往很少累及掌指关节、腕关节、肘关节和肩关节。

4. 强直性脊柱炎

多发于 15～30 岁男性青壮年。发病缓慢，间歇疼痛，多关节受累。脊柱活动受限，关节畸形，有晨僵。X 线检查骶髂关节间隙狭窄模糊，脊柱韧带钙化，呈竹节状改变。实验室检查血沉增快或正常，HLA-B27 为阳性。类风湿因子多属阴性。

四、治疗

骨关节炎治疗是综合性治疗，包括非药物治疗、药物治疗和外科治疗等。

(一) 药物治疗

目前，将治疗骨关节炎的药物分为两大类：非特异性药物和特异性药物。

治疗骨关节炎的非特异性药物包括：解热镇痛药、非甾体抗炎药、糖皮质激素和麻醉性镇痛药。治疗骨关节炎的特异性药物又称为治疗骨关节炎的慢作用药物，分为：①改善症状的药物：用药一段时间后，可改善骨关节症状，抑制疼痛和组织因子的释放阻断病程进展，包括硫酸氨基葡萄糖、双醋瑞因、硫酸软骨素和透明质酸；②改善结构的药物：可延缓或逆转关节软骨的损伤，恢复正常的软骨，用适当的影像学方法可观察到关节结构改变的药物。

1. 治疗骨关节炎的非特异性药物

此类药物能较快地镇痛和改善症状，但对骨关节炎的基本病变结构不产生影响。

(1) 麻醉性镇痛药物：麻醉性镇痛药物包括人工合成的曲马朵、右旋丙氧酚和可待因等，适用于有中重度疼痛及对非甾体抗炎药有禁忌证如肾功能不全或对以上口服药物无效的骨关节炎患者。曲马朵既有对中枢神经的鸦片样作用，也可轻度抑制去甲肾上腺素和 5- 羟色胺的重摄取，可经口、直肠或肠道外给药，推荐的平均有效剂量在 200～300 mg/d，分 4 次给药，单独使用或与右旋丙氧酚合用。作用特点是吸收快，镇痛作用较强，与布洛芬相同，呼吸抑制弱，但恶心、呕吐、眩晕、困倦和便秘发生率较高。为减少其不良反应，应以低剂量开始治疗，如 25 mg/d，以后逐渐增加剂量。

右旋丙氧吩和可待因为口服给药，因有一定成瘾性，一般不单独使用，常与非甾体抗炎药和（或）对乙酰氨基酚合用。有研究显示右旋丙氧吩 180 mg/d 与对乙酰氨基酚 2.0 g/d 合用疗效优于可待因 180 mg/d 和对乙酰氨基酚 3.0 g/d。对乙酰氨基酚与可待因联合治疗的患者中有 1/3 出现恶心、呕吐、腹泻或便秘而终止治疗。因此，除个别病情特别严重、症状难以控制者外，一般不主张使用可待因。

（2）解热镇痛药：研究表明有关节疼痛和无关节疼痛的骨关节炎患者软骨损伤和滑膜炎症的严重性有明显差别，提示滑膜炎并非是引起骨关节炎关节疼痛的唯一原因，其他因素如骨内压增加、软骨下微骨折、骨赘形成、肌肉痉挛和韧带牵拉等也可引起关节疼痛。甚至有人认为引起关节疼痛的大多数原因并非来自滑膜炎症，故目前认为短期使用无抗炎作用的止痛药物应作为骨关节炎的首选药物。临床上多项有关止痛剂和非甾体抗炎药的对比研究显示两者的止痛作用无显著差别，而止痛剂的胃肠道不良反应较少。

对乙酰氨基酚（扑热息痛）有良好的镇痛和解热作用。其作用机制尚不清楚，但最近的研究发现它可能是通过选择性抑制环氧化酶 -3 来发挥作用的。本品不影响前列腺素的合成，故避免了令人担忧的非甾体抗炎药对肾脏和胃肠道的副作用，尤其是在老年患者的不良反应，对儿童、妊娠和哺乳妇女也较安全。由于本品具有经济、有效和不良反应少的特点，因此，2000 年美国风湿病学会推荐它作为髋和膝骨关节炎的初始治疗药物。对于轻中度疼痛的骨关节炎患者，可应用对乙酰氨基酚 0.3～0.6 g，每日 2～3 次，每日剂量不应超过 4 g，不宜长期使用。如疗效不佳，可配合局部涂抹止痛药或改用及加用非甾体抗炎药。虽然对乙酰氨基酚是一种最安全的止痛药物，但临床上也会出现一些不良反应。最近的研究强调它能延长华法林的半衰期，故应监测凝血酶原时间，对肝病患者应慎用，同时应避免用于长期酗酒者，以减少肝损害的危险性。同时不要空腹服用，研究发现空腹服用对乙酰氨基酚 4 g/d 发生肝毒性的比例甚至比酗酒者更多。

（3）非甾体抗炎药：非甾体抗炎药是指一大类不含皮质激素，而具有抗炎、止痛和解热作用的药物。

非甾体抗炎药是骨关节炎的重要的症状性治疗药物，它对骨关节炎的炎性表现如关节疼痛、肿胀、积液及活动受限有较好的治疗作用。临床上适用于对乙酰氨基酚无效、有关节炎症的中重度骨关节炎。可选用选择性 COX-2 抑制剂或非选择性非甾体抗炎药 + 米索前列醇或质子泵抑制剂。

非甾体抗炎药的使用原则：①剂量个体化，应明确即使按体重给药，仍可因个体差异而使血中药物浓度各不相同。应结合临床对不同患者选择不同剂量。老年人宜用半衰期短的药物。②中、小剂量非甾体抗炎药有退热止痛作用，而大剂量才有抗炎作用。③通常选用一种非甾体抗炎药，在足量使用 2～3 周后无效，则更换另一种，待有效后再逐渐减量。④不推荐同时使用两种非甾体抗炎药，因为疗效不增加，而不良反应增加。⑤在选用一系列非甾体抗炎药后，如未出现有突出疗效，可选用便宜和安全的药物。⑥有 2～3 种胃肠道危险因素存在时，应加用预防溃疡病的药物。⑦具有一种肾脏危险因素时，选用合适的非甾体抗炎药（如舒林酸），有两种以上肾脏危险因素时，避免使用非甾体抗炎药。⑧用非甾体抗炎药时，注意与其他药物的相互作用，如β受体阻断药可降低非甾体抗炎药药效；应用抗凝剂时，避免同时服用阿司匹林；

与洋地黄合用时，应注意防止洋地黄中毒。

非甾体抗炎药的胃肠道不良反应及其防治：非甾类抗炎药物的胃肠道不良反应主要表现为胃、十二指肠溃疡引起的上消化道出血。据美国 FDA 统计，服用非甾体抗炎药 3 个月的患者，胃肠道溃疡、出血和穿孔的发生率为 1% ～ 2%，服用 1 年的患者则发生率在 2% ～ 5%。胃肠道不良反应的防治包括：①药物的使用：非甾体抗炎药的胃肠道不良反应与剂量呈线性关系，与用药持续时间成几何关系；②与抗溃疡药的并用：研究表明抗酸药，如水杨酸铋、组胺受体阻滞药、前列腺素类似物及硫糖铝等都对黏膜有保护作用；③非甾体抗炎药服用者并发溃疡的危险因素有年龄大于 60 岁，酗酒或吸烟，溃疡病史或幽门螺杆菌感染，合用皮质类固醇激素或合用抗凝药物，应用大剂量或多种非甾体抗炎药。具有两种以上因素的患者，溃疡发生率为普通人群的 2 ～ 3 倍。老年人中发生有生命危险的胃、十二指肠穿孔和出血者比例高。对同时有 2 ～ 3 种危险因素为高危者，在服用非甾体抗炎药时为防止出血、穿孔，要用预防药物，并严格掌握非甾体抗炎药的适应证。

非甾体抗炎药的肾脏不良反应及其防治：非甾体抗炎药对肾脏不良反应的机制在于肾脏灌注和肾小球滤过率的下降。前列腺素 E2、前列腺素 12 可以扩张血管，抑制肾小管对血管紧张素的反应，维持肾血流量。非甾体抗炎药抑制前列腺素合成，使得肾灌注不能得以维持，可发生轻微的水钠潴留、高血钾，甚至急性肾脏功能不全、间质性肾炎及肾坏死等。

有以下一些危险因素者易发生肾脏不良反应：①年龄大于 60 岁；②动脉硬化或同时服用利尿剂者；③血肌酐 > 177.8 μmol/L，肾功能下降者；④肾低灌注：如低钠、低血压、肝硬化、肾病综合征、充血性心力衰竭、使用利尿剂等。在没有明确的危险因素存在时，非甾体抗炎药对肾脏的不良反应很小。相对而言，舒林酸比其他非甾体抗炎药对肾脏的不良反应小一些，可用于肾功能轻度损害的患者。也有人认为当存在肾脏危险因素时，应避免使用所有非甾体抗炎药。

其他不良反应及其防治：非甾体抗炎药主要毒性反应除胃肠道和肾脏方面外，尚有中枢神经系统、血液系统、皮肤和肝脏等的不良反应，这些不良反应的发生常与剂量有关。少数患者发生过敏反应，如风疹、过敏性鼻炎、哮喘，这与剂量无关。常见的中枢神经症状有嗜睡、神志恍惚、精神忧郁等。对正在抗凝治疗的患者应避免使用非甾体抗炎药，因非甾体抗炎药与血浆蛋白结合可替代华法林与蛋白结合的位点，从而增加华法林的抗凝效应。手术前 2 周应停用阿司匹林，在必须使用非甾体抗炎药时，可选用布洛芬、托美丁等，因它们在 24 小时内完全排出，且对血小板的凝集作用很小。非甾体抗炎药对肝脏的毒性作用较小，15% 的患者服用非甾体抗炎药后可有血清转氨酶水平升高，胆红素增多，凝血活酶时间延长，但严重的肝功损害少见，停药后可恢复正常。其他可发生粒细胞缺乏、恶性贫血等。

(4) 辣椒辣素：辣椒辣素是从干辣胡椒中提取的局部止痛剂。与非甾体抗炎药抑制环氧化酶的机制不同，它能刺激外周神经中的 P 物质（一种能使血管扩张的神经肽）释放，使神经元 P 物质总量减少，以致从外周神经进入较深结构如关节的神经分支的 P 物质明显减少，从而发挥止痛作用。近期的试验研究还显示，辣椒辣素还有抗炎作用，它可明显抑制早期骨关节炎关节中炎性介质肿瘤坏死因子 -α 的产生。每天局部涂抹 3 ～ 4 次，2 ～ 3 天后有较好的疗效，最大疗效在第 3 ～ 4 周出现。本品不良反应少，使用部位可有短暂的烧灼、刺痛感或潮红，一

般治疗 10 天后自然消失。

(5) 糖皮质激素：糖皮质激素可抑制滑膜组织合成白细胞介素 -1β 和肿瘤坏死因子 -α，具有较强的抗炎作用，可降低滑膜的通透性而发挥止痛作用。此外，激素还可阻断基质金属蛋白酶的合成和激活，对软骨代谢有一定作用。糖皮质激素不是治疗骨关节炎的基本药物，骨关节炎患者不宜全身用药，只适用于骨关节炎患者对其他治疗无效时，关节有急性炎症表现及关节周围滑囊炎、肌腱炎等可给予关节腔内或病变部位局部注射。由于此类制剂掩盖疼痛而使关节使用过度，或因药物对软骨的直接损害作用而加重关节的破坏，故慎用于负重关节。注射本身也可损伤软骨，因此不宜反复使用。同一部位两次注射间隔时间至少在 1 个月以上，每个关节 1 年内注射不超过 3 次。病变部位局部注射者间隔时间可缩短。此类药物可单独使用，或与口服止痛药或非甾体抗炎药同时使用。

关节腔注射的药物有得宝松，是由高溶解性的倍他米松磷酸钠和低溶解性的二丙酸倍他米松混合而成的混悬液。对于不易控制的关节炎症，可考虑关节腔注射，一般大关节 0.5 ～ 1 ml，中小关节 0.25 ～ 0.5 ml，可缓解疼痛及僵硬的症状，疗效可持续 4 周左右。利美达松每支含地塞米松棕榈酸盐 4 mg，地塞米松棕榈酸酯在体内经脂酶缓慢水解生成活性代谢产物地塞米松，产生持久的抗炎作用。具有用量少、作用持久的优点。1 ml 相当于地塞米松 2.5 mg。关节腔注射，0.25 ～ 1 ml，此类型为缓释剂，注射 1 次疗效可持续 2 ～ 4 周左右。

2. 治疗骨关节炎的特异性药物

(1) 氨基葡萄糖：氨基葡萄糖是由硫酸角质素和透明质酸组成的氨基己糖成分。氨基葡萄糖是软骨基质及滑液的多种聚氨基葡萄糖的主要成分，在关节软骨及关节组织中具有多种药理学作用。外源性硫酸氨基葡萄糖可选择性地作用于关节软骨和骨，刺激软骨细胞产生有正常多聚体结构的蛋白多糖和透明质酸，补充软骨基质的丢失成分，反馈性促进软骨细胞功能，抑制胶原酶和磷脂酶 A2 对关节软骨的破坏，防止损伤细胞产生超氧化物自由基，并可抑制基质金属蛋白酶的表达，从而促进软骨的修复，防止非甾体抗炎药和糖皮质激素对软骨的损害，抑制炎症过程，延缓骨关节炎的发展，缓解疼痛，改善关节活动。

硫酸氨基葡萄糖是氨基单糖氨基葡萄糖的硫酸衍生物。该品的硫酸部分在蛋白聚糖的合成中起重要作用。多数临床试验结果显示硫酸氨基葡萄糖具有肯定的症状改善作用，能延缓骨关节炎的关节结构改变，硫酸氨基葡萄糖被认为是第一个改变骨关节炎结构的慢作用药物。本品口服易吸收，0.25 ～ 0.5 g，1 天 3 次，连服 4 ～ 12 周，治疗 2 周后症状改善，对硫酸氨基葡萄糖过敏者禁用。间隔半年左右可重复一个疗程。近几年，国外报道有连续使用本品达 3 年可使软骨早期病变得以修复的报道。因葡糖胶发挥疗效较慢，有人建议在开始服用的前 2 周内，同时服用一种非甾体抗炎药。

氨基葡萄糖的安全性较好，无明显不良反应。主要是轻度恶心、便秘和嗜睡。与其他药物如抗生素或抗抑郁药并用均无相互作用。

氨基葡萄糖还有盐酸盐和碘化氢等类型。

(2) 透明质酸：透明质酸是关节液的主要成分，也见于关节软骨，主要位于蛋白聚糖之联结处。关节中的透明质酸主要由滑膜细胞及单核吞噬细胞合成，分布于软骨和关节液中，具有保护、减震和润滑关节、限制炎症细胞和炎症介质扩散的作用，维持滑膜细胞和胶原纤维支架的稳定。滑液中的黏弹性在 20 岁以后逐渐降低，关节腔内注射透明质酸，具有抗缓激肽和抗蛋白酶活性的作用，恢复关节组织黏弹性，减轻滑膜炎症和改善关节功能的作用。本品适用于对非药物性治疗和止痛剂无效的骨关节炎，尤适用于对非甾体抗炎药有禁忌证、疗效不佳或有不良反应者。对晚期患者或关节腔大量积液及过度肥胖者疗效较差。有人认为透明质酸溶液的黏弹性及分子屏蔽作用的大小与透明质酸的分子量及浓度有关。当透明质酸的分子量下降时其黏弹性及分子屏蔽作用也下降。也有人认为尚未显示因透明质酸分子量的不同而临床疗效不一样。透明质酸的治疗作用主要表现为关节疼痛缓解、活动度增加及滑膜炎症消退。目前国内透明质酸产品有玻璃酸钠注射液，2 ml，关节腔注射，每周 1 次，共 5 次。进口产品有欣维可，2 ml，关节腔注射，每周 1 次，3 次为一疗程。负重关节注射后前两天宜控制活动，以免药物渗出关节囊，引起局部肿痛。作用一般出现于治疗后 1 周内，维持时间可长达 6 个月或更长时间。临床研究发现，注射一个疗程的透明质酸的疼痛缓解程度与口服非甾体抗炎药相似，优于关节内注射激素或与之相当。不良反应轻微，仅有短暂的注射部位轻中度疼痛，偶有一过性轻度或明显的关节疼痛和肿胀。

(3) 硫酸软骨素：有研究认为硫酸软骨素是软骨基质及滑液的多种聚氨基葡萄糖的主要成分，在关节软骨及关节组织中具有多种生理学作用。可刺激蛋白多糖的合成和软骨细胞的生长，抑制软骨中多种蛋白酶的活性，促进软骨细胞的生长。但也有研究认为其对骨关节炎无治疗作用。在美国作为食品应用，常规服用剂量是 1 200 mg，每日 1 次，长期服用。

(4) 双醋瑞因：双醋瑞因是一种新的白细胞介素 -1 抑制剂，属蒽醌类大黄属二乙酰衍生物，化学名为二乙酰二氢蒽羧酸。双醋瑞因及其代谢产物大黄酸可抑制白细胞介素 -1 家族中降解性细胞因子 (尤其是白细胞介素 -1 β) 和白细胞介素 -1 受体拮抗剂的合成与活性。还同时抑制白细胞介素 -6 和其他细胞因子如肿瘤坏死因子 -α、白三烯的作用，从炎症源头抑制炎症级联反应，抑制使软骨降解的基质金属蛋白酶及其他蛋白酶的合成，抑制诱导型一氧化氮合成酶的合成和表达，减低游离一氧化氮浓度，具有止痛、抗炎及退热作用，不抑制前列腺素合成，同时可刺激转化生长因子中的生成，刺激软骨基质物质的形成，促进软骨修复。本药主要用于治疗骨关节炎，是一种改变骨关节炎症状和病情的慢作用药物。

常规服用剂量是每次 50 mg，每日 2 次，饭后服用，每个疗程不少于 3 个月。该药起效慢，通常于治疗 2 ~ 4 周后开始显效，4 ~ 6 周表现明显，并维持于整个治疗期。大多数患者在经过 6 个月治疗后，其疗效至少可维持到停药后 2 个月。由于前 2 周可能引起轻度腹泻，因此建议在治疗前 4 周每日 50 mg，晚餐后口服，患者对药物适应后，剂量增加至每日 100 mg。由于该药于治疗后 2 ~ 4 周起效，建议在给药的前 2 ~ 4 周可与其他止痛药或非甾体抗炎药联合应用。

其不良反应较少，包括轻度腹泻、上腹疼痛、恶心或呕吐等。服用双醋瑞因偶尔会导致尿色变黄，是药物代谢产物通过尿液排出所致。目前认为该药具有良好疗效和安全性。

3. 治疗骨关节炎的其他药物

(1) 基质金属蛋白酶特异性组织抑制剂：基质金属蛋白酶是一组能降解细胞外基质成分的蛋白酶类。正常情况下与它们特异性组织抑制剂保持平衡，已有报道基质金属蛋白酶抑制剂能减轻骨关节炎动物模型软骨破坏程度，促进软骨修复。

四环素族药物可络合锌和钙，从而抑制软骨基质金属蛋白酶的活性，抑制胶原分解和骨的破坏，减少软骨溃疡的发生，在动物骨关节炎模型中有效。临床研究也发现多西环素 (doxycycline)100 mg 口服，每日 1 ~ 2 次，治疗 5 天，能显著抑制骨关节炎患者软骨抽提物中明胶酶和胶原酶的活性。多西环素 5 μmol 可在 mRNA 和蛋白质两个水平上下调滑膜细胞基质金属蛋白酶 -8 的表达，并可完全抑制基质金属蛋白酶 -8 对 II 型胶原的降解。

基质金属蛋白酶抑制物 BAY-12 ~ 9 566、巴马司他 (batimastat)、marimastat 等通过阻断蛋白激酶 C 的活化而抑制基质金属蛋白酶的合成，以减轻关节软骨破坏。33 例未用非甾体抗炎药并行膝关节置换术的骨关节炎患者口服 BAY-12-9 566 100 mg/d，3 周后，检查关节软骨中代表蛋白聚糖和胶原合成及退化的标志物和药物浓度，发现软骨中蛋白聚糖合成增加，完整胶原增多，变性胶原减少，药物浓度在能抑制软骨破坏的范围内。证实这种药物可有效地增加入骨关节炎关节软骨合成，减少软骨变性。

(2) 骨重吸收剂：双膦酸盐可抑制胶原酶和前列腺素活性，改善糖蛋白的聚集，使软骨层增厚，并抑制破骨细胞活性，减少骨吸收。目前用于临床的有新一代双膦酸盐药物有氯甲双膦酸二钠、帕米膦酸钠、阿仑膦酸钠和 tiludr-onate。上述药物比第一代双膦酸盐药物更缓和，较少产生影响骨矿化的不良反应。帕米膦酸钠一般是 30 ~ 90 mg 单剂量静脉注射，作用持续 1 年以上。阿仑膦酸钠是我国已大量上市的双膦酸盐药物，推荐剂量是 70 mg/w 共 6 个月。上述治疗中均需注意血钙、磷的变化。

(3) 有前景的骨关节炎治疗药物：皂化化的大豆鳄梨制剂 (ASUs) 属于症状改善药物，能抑制 IL-1，刺激培养关节软骨细胞合成胶原，防止白细胞介素 -1 对滑膜细胞和关节软骨的破坏。ASU 可增加牛关节软骨转化生长因子 -β 的表达，参加软骨修复，减少软骨细胞产生血清基质素、白细胞介素 -6、白细胞介素 -8 和前列腺素 E，抑制软骨基质分解，在兔动物模型中防止后续的骨关节炎损害，在人体研究中 ASU 具有迟发性缓解症状作用，可减少非甾体抗炎药摄入，并有良好的耐受性。共 6 个月的试验研究证实，与安慰剂比较，ASU300 mg/d 在 1 个月时即明显减少非甾体抗炎药的摄入量，改善 Lequesne's 指数，降低 VAS 疼痛强度，证实 ASU 是有效的骨关节炎症状缓解药物。ASU 的耐受性与安慰剂相同，显示了 ASU 的良好治疗前景。

动物实验表明，关节内注射促进软骨修复的细胞因子如白细胞介素 -1 受体拮抗剂、肿瘤坏死因子 -α 受体拮抗剂、胰岛素样生长因子 -1 或转化生长因子 -β 等，能延缓或阻断骨关节炎软骨的降解，促进软骨的修复。但尚未解决的问题是使它们在关节内能持久存在或表达，以长期缓解病情。

(4) 维生素：维生素 C、D 和 E 是强大的抗氧化剂。有研究显示，食用含维生素 C 低的饮食可明显地增加膝关节骨关节炎的放射线进展及疼痛，摄入较大剂量的维生素 C 可减缓膝骨关节炎的进展。每天服用 0.15 g 可使发生骨关节炎的危险性下降 3 倍。这可能与维生素 C 对合成 II 型胶原发挥作用有关。维生素 E 在体外可抑制花生四烯酸的形成及抑制脂加氧酶活性，回顾性研究提示它能改善骨关节炎患者的症状。

4. 外科治疗

在内科治疗无效，并出现严重关节功能障碍时，为提高患者生活质量，可考虑外科治疗。骨关节炎的外科治疗包括早期治疗、截骨矫形术、关节复位术；中期治疗包括关节清理术、软骨和软骨细胞移植术；晚期治疗有关节置换术、关节切除成形术和关节融合术。

（二）非药物治疗

很多症状较轻的骨关节炎患者可通过理疗、体育锻炼和自我调节等非药物性治疗法达到治疗目的。非药物治疗作为骨关节炎的基本治疗手段应早期开始，贯穿于治疗的始终。

1. 患者的教育

首先让患者保持乐观的情绪，以积极的态度与疾病做斗争。除少数病例外，绝大多数患者的预后良好。单纯有放射学骨质增生改变者，不一定出现临床症状。有人对单纯 X 线髋关节骨赘形成进行 10 年随访，结果发生关节间隙狭窄和其他骨关节炎表现者不足 1%。

此外，本病除与年龄增长有关外，外伤、肥胖、炎症、代谢、遗传、内分泌异常及不良的生物力学等因素都与本病的发生和发展有关。因此，需调整劳动强度、保护受累的关节、消除或避免不利因素。

患负重关节骨关节炎的超重者应重视减轻体重。10 年中体重减少 5 kg 可使症状性膝骨关节炎的发生率减低 50%。有膝骨关节炎者应避免穿高跟鞋，因穿高跟鞋可使髌骨关节及内侧胫股关节腔压力增加 20% 以上。另外，要避免机械性损伤，令髌骨关节受累者使用护膝、膝关节内翻或外翻畸形者使用楔形鞋垫等措施可纠正异常的生物力学，或使用其他辅助设施如利用把手、使用手杖等以减轻受累关节的负荷。适当的运动和肌肉锻炼可增加关节的稳定性，不会引起关节的进一步损害，有助于病情恢复和疾病控制。

用药需在医生指导下进行，绝不能滥用镇痛剂、非甾体抗炎药乃至肾上腺糖皮质激素，以防发生不应有的不良反应。

2. 物理治疗

理疗在骨关节炎的治疗中占重要地位，尤其对药物不能缓解症状或不能耐受者。理疗可与有氧代谢运动相结合，有助于增强患者的肌力、改善活动范围和使用其他治疗措施。急性期理疗以止痛、消肿和改善功能为主；慢性期理疗以增强局部血液循环、改善关节功能为主。

每次关节运动前 15 ～ 20 分钟进行热疗，有助于缓解疼痛和减轻发僵。在热前，需洗干净皮肤，并避免躺在热源上，以防灼伤和局部循环受压，对已做关节成形术和含有金属元件的关节禁用透热或超声疗法，以免引起深部灼热伤。

中医针灸、推拿等传统治疗可有一定效果。

3. 医疗体育锻炼

肌肉协调运动和肌力增强可减轻关节疼痛症状，改善关节运动。如股四头肌肌力的增强可使膝骨关节炎患者的症状得到明显改善。另外，肌力的增强还能缓冲外来的冲力，减少可能带来的损伤。为增强关节周围肌肉的力量和耐力，保持或增加关节的活动范围和提高日常活动能力，骨关节炎患者均应循序渐进地进行体育锻炼。

4. 关节运动

为维持关节活动度，患者应主动进行关节非负荷性屈伸和旋转等运动，每日锻炼 3 次左右。肌肉等长运动可增强肌力，每日锻炼 4 次左右。有氧代谢运动的特点是强度低、有节奏、不中断和持续时间较长。它们能增强耐力和日常活动能力，不仅有利于缓解骨关节炎的症状，还可预防心脑血管疾病及消除抑郁和焦虑等。包括散步、游泳、骑车和跳舞等。不同患者应着重不同的锻炼，如膝骨关节炎患者可选择游泳，也可进行适当的散步；颈椎和腰椎骨关节炎患者可进行轻柔的颈和腰部活动。但颈椎椎小关节骨关节炎患者不适合于游泳。需注意的是应从小运动量开始，循序渐进；如果锻炼后关节持续性疼痛，可降低锻炼强度和缩短锻炼时间，适应后再逐渐增加。

第三节 类风湿性关节炎

类风湿性关节炎又称类风湿 (Rheumatoid arthritis，RA)，是一种病因尚未明了的慢性全身性炎症性疾病，目前公认类风湿关节炎是一种自身免疫性疾病。可能与内分泌、代谢、营养、地理、职业、心理和社会环境的差异、细菌和病毒感染及遗传因素等方面有关系，以慢性、对称性、多滑膜关节炎和关节外病变为主要临床表现，属于自身免疫炎性疾病。

一、病因

本病的病因尚未明了。目前认为是一种与遗传相关的、由抗原驱动和 T 细胞介导的自身免疫性疾病。

（一）遗传因素

与本病的发生有关。研究显示具有 HLA-DR4 分子者发生 RA 的相对危险性是普通人群的 3～4 倍，提示 DR4 分子是本病易感的基础。单卵双生子同患 RA 的概率为 27%，而异卵双生子的概率为 13%，远高于普通人群。

（二）感染因素

某些病毒和细菌可通过其抗原性蛋白介导 RA 患者的自身免疫反应，77% 的 RA 患者滑膜中有细小病毒 B19 基因，与 RA 有关联的病毒还包括肝炎病毒、巨细胞病毒、慢病毒等。

（三）其他因素

性激素对 RA 的发病有一定的作用。围绝经期女性 RA 的发病率明显高于同龄男性及老年女性。研究证明雌激素或其代谢产物可通过各自的结合蛋白或受体对 RA 的发生和演变产生影响。此外，寒冷、潮湿、吸烟、疲劳和精神刺激等皆有可能诱发本病。

二、临床表现

（一）好发人群

女性好发，发病率为男性的 2～3 倍。可发生于任何年龄，高发年龄为 40～60 岁。

（二）症状体征

可伴有体重减轻、低热及疲乏感等全身症状。

1. 晨僵

早晨起床时关节活动不灵活的主观感觉，它是关节炎症的一种非特异表现，其持续时间与炎症的严重程度成正比。

2. 关节受累的表现、

(1) 多关节受累：呈对称性多关节炎 (常≥5 个关节)。易受累的关节有手、足、腕、踝及颞颌关节等，其他还可有肘、肩、颈椎、髋、膝关节等。

(2) 关节畸形：手的畸形有梭形肿胀、尺侧偏斜、天鹅颈样畸形、钮孔花样畸形等。足的畸形有距骨头向下半脱位引起的仰趾畸形、外翻畸形、跖趾关节半脱位、弯曲呈锤状趾及足外翻畸形。

(3) 其他：可有正中神经 / 胫后神经受压引起的腕管 / 跗管综合征，膝关节腔积液挤入关节后侧形成腘窝囊肿 (Baker 囊肿)，颈椎受累 (第 2、3 颈椎多见) 可有颈部疼痛、颈部无力及难以保持其正常位置，寰枢关节半脱位，相应有脊髓受压及椎基底动脉供血不足的表现。

3. 关节外表现

(1) 一般表现：可有发热、类风湿结节 (属于机化的肉芽肿，与高滴度 RF、严重的关节破坏及 RA 活动有关，好发于肘部、关节鹰嘴突、骶部等关节隆突部及经常受压处)、类风湿血管炎 (主要累及小动脉的坏死性小动脉炎，可表现为指、趾端坏死、皮肤溃疡、外周神经病变等) 及淋巴结肿大。

(2) 心脏受累：可有心包炎、心包积液、心外膜、心肌及瓣膜的结节、心肌炎、冠状动脉炎、主动脉炎、传导障碍，慢性心内膜炎及心瓣膜纤维化等表现。

(3) 呼吸系统受累：可有胸膜炎、胸腔积液、肺动脉炎、间质性肺疾病、结节性肺病等。

(4) 肾脏表现：主要有原发性肾小球及肾小管间质性肾炎、肾脏淀粉样变和继发于药物治疗 (金制剂、青霉胺及 NSAIDs) 的肾损害。

(5) 神经系统：除周围神经受压的症状外，还可诱发神经疾病、脊髓病、外周神经病、继发于血管炎的缺血性神经病、肌肥大及药物引起的神经系统病变。

(6) 贫血：是 RA 最常见的关节外表现，属于慢性疾病性贫血，常为轻至中度。

(7) 消化系统：可因 RA 血管炎、并发症或药物治疗所致。

(8) 眼：幼年患者可有葡萄膜炎，成人可有巩膜炎，可能由血管炎所致。还可有干燥性结膜角膜炎、巩膜软化、巩膜软化穿孔、角膜溶解。

4.Felty 综合征

1% 的 RA 患者可有脾大、中性粒细胞减少 (及血小板减少、红细胞计数减少)，常有严重的关节病变、高滴度的 RF 及 ANA 阳性，属于一种严重型 RA。

5. 缓解性血清阴性、对称性滑膜炎

伴凹陷性水肿综合征 (RS3 PE) 男性多见，常于 55 岁以后发病，呈急性发病，有对称性腕关节、屈肌腱鞘及手小关节的炎症，手背可有凹陷性水肿。晨僵时间长 (0.5～1 天)，但 RF 阴性，X 线多没有骨破坏。有 56% 的患者为 HLA-B7 阳性。治疗上对单用 NSAIDs 药物反应差，而小剂量糖皮质激素疗效显著。常于 1 年后自发缓解，预后好。

6. 成人 Still 病 (AOSD)

以高热、关节炎、皮疹等的急性发作与缓解交替出现的一种少见的 RA 类型。因临床表现类似于全身起病型幼年类风湿关节炎 (Still 病) 而得名。部分患者经过数次发作转变为典型的 RA。

7. 老年发病的 RA

常 > 65 岁起病，性别差异小，多呈急性发病，发展较快 (部分以 OA 为最初表现，几年后出现典型的 RA 表现)。以手足水肿、腕管和跗管综合征及多肌痛为突出表现，晨僵明显，

60%～70%RF 阳性，但滴度多较低。X 线以骨质疏松为主，很少侵袭性改变。患者常因心血管、感染及肾功能受损等并发症而死亡。选用 NSAIDs 要慎重，可应用小剂量激素，对慢作用抗风湿药 (SAARD) 反应较好。

三、诊断及鉴别诊断

(一) 诊断标准

目前，具体诊断标准仍采用 1987 年美国风湿病学会 (ARA) 的诊断标准如下。

1. 晨僵至少维持 1 h。

2. 3 个或 3 个以上的关节肿痛。

3. 腕、掌或近端指间关节肿痛。

4. 对称性关节肿痛。

5. 皮下结节。

6. RF 阳性 (滴度大于 1 ∶ 32)。

7. 手 X 线改变至少有骨质疏松及关节间隙狭窄。

凡以上条件中符合 4 条或 4 条以上者可诊断为类风湿关节炎。

早期 RA 往往不能满足以上标准，因此必须结合 APF、AKA、抗 RA33 抗体、抗 CCP 抗体及 MRI 检查等以提高早期诊断水平。

(二) 鉴别诊断

1. 银屑病关节炎

银屑病关节炎的多关节炎型和类风湿关节炎很相似。但本病患者有特征性银屑疹或指甲病变，或伴有银屑病家族史。常累及远端指间关节，早期多为非对称性分布，血清类风湿因子等抗体为阴性。

2. 骨关节炎

多见于中、老年人，起病过程大多缓慢。手、膝、髋及脊柱关节易受累，而掌指、腕及其他关节较少受累。病情通常随活动而加重或因休息而减轻。晨僵时间多小于半小时。双手受累时查体可见 Heberden 和 Bouchard 结节，膝关节可触及摩擦感。不伴有皮下结节及血管炎等关节外表现。类风湿因子多为阴性，少数老年患者可有低滴度阳性。

3. 强直性脊柱炎

本病以青年男性多发，以中轴关节如骶髂及脊柱关节受累为主，虽有外周关节病变，但多表现为下肢大关节，为非对称性的肿胀和疼痛，并常伴有棘突、大转子、跟腱、脊肋关节等肌腱和韧带附着点疼痛。关节外表现多为虹膜睫状体炎、心脏传导阻滞障碍及主动脉瓣闭锁不全等。X 线片可见骶髂关节侵袭、破坏或融合，患者类风湿因子阴性，并且多为 HLA-B27 抗原阳性。本病有更为明显的家族发病倾向。

4. 系统性红斑狼疮

本病患者在病程早期可出现双手或腕关节的关节炎表现，但患者常伴有发热、疲乏、口腔溃疡、皮疹、血细胞减少、蛋白尿或抗核抗体阳性等狼疮特异性、多系统表现，而关节炎较类风湿关节炎患者程度轻，不出现关节畸形。实验室检查可发现多种自身抗体。

5. 反应性关节炎

本病起病急，发病前常有肠道或泌尿道感染史。以大关节 (尤其下肢关节) 非对称性受累为主，一般无对称性手指近端指间关节、腕关节等小关节受累。可伴有眼炎、尿道炎、龟头炎及发热等，HLA-B27 可呈阳性而类风湿因子阴性，患者可出现非对称性骶髂关节炎的 X 线改变。

四、治疗

(一) 治疗原则和方案

1. 治疗原则

尽早使用改善病情的抗风湿药；对病情严重者，应联合应用两种以上 DMARDs 乃至生物制剂，以使病情完全缓解；治疗方案应个体化，即应根据患者的病情特点、对药物的反应以及社会经济状况，选择个体化的治疗方案；在药物治疗的同时，应注意关节的功能活动。

2. 治疗方案

(1) 基本治疗：改善病情药＋非甾体抗炎药。

(2) 特殊治疗：激素、生物制剂，或加用中药、理疗。

一般病例适用于方案 (1)；病情严重者适于 (1)+(2)。

(二) 治疗方法

1. 一般措施

急性期关节肿痛明显者应注意休息，减少关节活动，使关节处于功能位；在肿痛缓解后应注意关节的功能锻炼，防止肌肉萎缩和关节强直，保持关节功能。可结合理疗和外用药物。

2. 药物治疗

(1) 非甾体抗炎药 (NSAIDs)：主要通过抑制炎症介质的释放、抑制炎症反应而起到抗炎、止痛、退热、消肿作用。该类药物能缓解症状，但不能阻止病情的发展，必须与改善病情药同时使用；一般不应同时使用两种以上 NSAIDs；其主要不良反应是消化道反应，对于老年人则应注意其肾毒性。常用的 NSAIDs 有：布洛芬 0.3 ～ 0.6 g，3 ～ 4/d；双氯芬酸 75 mg，1 ～ 2/d；萘丁美酮 1 g，1/d；美洛昔康 7.5 ～ 22.5 mg，1/d；塞来昔布 0.2 ～ 0.4 g，1/d。

(2) 改善病情抗风湿药 (DMARDs) 及免疫抑制药：该类药物能影响免疫过程，阻止或延缓病情进展及关节的侵蚀和破坏。但一般起效缓慢，对疼痛的缓解作用较差。同时大多有较大的不良反应，必须定期监测血常规、肝功能。常用药物有：甲氨蝶呤 7.5 ～ 20 mg，每周 1 次。常见不良反应有口炎、肝酶升高及血液学异常等，用药期间必须定期监测。可同时使用小剂量叶酸，能减少其不良反应而不影响疗效；羟氯喹 0.2 g，1 ～ 2/d；柳氮磺吡啶 0.25 ～ 1 g，3/d；来氟米特 10 ～ 20 mg，1/d，应定期检查肝功能和血常规。

(3) 糖皮质激素：一般不作为首选，多在正规抗风湿药治疗无效时使用，或用于重症类风湿关节炎患者，以及关节腔内注射以缓解关节的炎症。类风湿血管炎，包括多发性神经炎、类风湿肺以及浆膜炎等，必须使用激素。常用泼尼松 5 ～ 15 mg，1/d。

(4) 植物药：帕夫林 0.3 ～ 0.6 g，3/d；雷公藤多苷，10 ～ 20 mg，3/d；正清风痛宁，60 mg，2/d。

(5) 生物制剂：包括白介素受体拮抗药和肿瘤坏死因子拮抗药。该类药物能较好地减轻 RA 的症状和体征，阻止关节结构破坏，改善关节功能。但由于价格昂贵，多在如前所述药物治疗无效时使用；用药前必须排除结核、感染和恶性肿瘤；多与 DMARDs 如 MTX 联合使用，取效后继续使用 DMARDs。目前国内多用益赛普，25 mg，每周 2 次，皮下注射，可连用 3 个月。

第六章 骨关节结核

第一节 脊柱结核

脊柱结核占全身骨关节结核的首位，多见于青少年，绝大多数为椎体结核，椎弓结核仅占1%。病变常单个椎体，仅10%侵犯二个以上椎体，偶有跳跃型病变者。椎体结核分两型：中心型，以儿童为主，椎体常呈楔形而椎间隙正常；边缘型，以成人为多，常累及邻近椎体，使椎间隙变窄或消失。脊椎结核中以腰椎最多见，胸椎次之，颈及骶椎少见，可能与负重、劳损、血供差有关。椎旁脓肿多见于胸、腰段，骶、颈椎次之。截瘫是脊柱结核的严重并发症。

一、病因

脊柱结核为继发病，原发病为肺结核、消化道结核或淋巴结核等，经血循环途径造成骨与关节结核。

二、临床表现

（一）病史

发病缓慢，病程长，多有全身症状，小儿常有夜啼，易哭闹。局部主要为疼痛、神经根放射性痛，如放射性颈肩痛、肋间神经或坐骨神经放射痛。有姿势异常、脊柱后凸畸形、运动障碍，胸椎结核可有胸部束带感，亦可出现截瘫。

（二）体征

棘突局部压痛、叩击痛，脊柱后凸畸形，活动受限，拾物试验阳性，儿童脊柱过伸试验阳性。寒性脓肿于颈椎一般在两侧，咽后壁脓肿常致呼吸困难；胸椎脓肿多在前外侧；腰椎常在腰大肌、腰三角区、腹股沟部、臀部、大腿下外侧，甚至可到达跟部；骶椎脓肿多在腰大肌或骶前。脓肿破溃即形成窦道。出现截瘫时，可有下肢或四肢运动、感觉及括约肌反射、自主神经系统、脑脊液动力试验改变，PPD 实验阳性。

X 线：生理前凸常消失，后凸增加，偶见侧凸。椎体破坏呈楔形变，可融合或消失，边缘模糊不整齐，密度不均匀，中央可有死骨或空洞。椎间隙模糊、变窄或消失。有脓肿者可见颈椎前方、胸椎旁或腰大肌出现软组织阴影增大，偶见钙化、死骨影。

本症应与慢性腰背肌劳损、陈旧性脊椎骨折、椎体骨骺无菌性坏死、扁平椎、脊柱侧凸症、腰椎间盘突出症、化脓性及其他细菌性脊椎炎、强直性或肥大性脊椎炎、神经性关节病、椎体畸形、肿瘤、梅毒、放线菌病等鉴别。并截瘫者应与癔症、脊髓肿瘤、炎症、硬膜外感染、蛛网膜炎及高位椎间盘脱出鉴别。

三、诊断

根据病史、临床表现、体征、X 线片、CT、MRI 及实验室检查，临床确定诊断不难。

（一）X 线检查

1.骨关节改变

X 线片上以骨质破坏和椎间隙狭窄为主。一般在发病后 2 个月内没有阳性 X 线征象。因此，对可疑病例需重复摄片或采用其他检查。中心型的骨质破坏集中在椎体中央，在侧位片比较清楚。很快出现椎体压缩成楔形，前窄后宽。也可以侵犯至椎间盘，累及邻近椎体。边缘型的骨质破坏集中在椎体的上缘或下缘，很快侵犯至椎间盘，表现为椎体终板的破坏和进行性椎间隙狭窄，并累及邻近两个椎体。边缘型的骨质破坏与楔形压缩不及中心型明显，故脊柱后凸不重。

2. 寒性脓肿表现

在颈椎侧位片上表现为椎前软组织影增宽、气管前移；胸椎正位片上可见椎旁增宽软组织影，可为球状、梭状或筒状，一般并不对称。在腰椎正位片上腰大肌脓肿的表现为一侧腰大肌阴影模糊，或腰大肌阴影增宽、饱满或局限性隆起，脓肿甚至可流注至臀部及股三角区。在慢性病例可见多量钙化阴影。

(二)CT 检查

可以清晰地显示病灶的部位，可见有空洞和死骨形成。即使是小型的椎旁脓肿，在 CT 检查时也可发现。CT 检查对发现腰大肌脓肿有独特的价值。

(三)MRI(磁共振) 检查

具有早期诊断价值，在炎性浸润阶段即可显示异常信号，还可用以观察脊髓有无受压和变性。

四、治疗

(一) 全身治疗

全身治疗：休息，加强营养、改善体质、高蛋白、高热量、高维生素，禁烟禁酒。

化疗：目前常用抗结核药有异烟肼、利福平、吡嗪酰胺、氧氟沙星等。

需早期足量、规律应用。

初期 1 ～ 3 月需 3 ～ 4 联抗结核治疗，截瘫者可用鼠神经生长因子。

晚期需 2 联抗结核治疗。疗程一般 9 ～ 18 个月。截瘫者可用鼠神经生长因子。应用维生素 B 族、细胞色素 C 及激素。

(二) 局部治疗

1. 非手术治疗

休息，局部制动，可卧硬板床或带固定支架、石膏背心、围腰、围领等，一般应用 6 ～ 12 个月，颈椎可行四头带牵引。截瘫者待瘫痪表现大部分消失后，可在支架保护下起床活动。

2. 手术治疗

以植骨融合、病灶清除和 (或) 脊髓减压术为常用。

(1) 脊柱后路植骨融合术

适应证：结核病变静止但脊柱不稳定，前路植骨不够坚固甚至失败者，及儿童病灶清除术后脊柱不稳定者。

麻醉和体位：局麻或全麻，侧卧位。

手术方法：先取髂骨并制成长条状，备植骨用。取脊柱后侧入路，将需融合之全部棘突两侧及椎板用圆凿凿成鱼鳞样骨粗糙面，将植骨条堆放于其上 (改良 Hibbs 法)。

病灶清除术：凡脊髓受压、寒性脓肿、明显死骨或空洞者均适于施行本手术。而合并其他

部位活动性结核 (多发结核)，一般情况差，有严重心、肝、肾疾病，高血压，后凸严重影响心肺功能者，年龄 60 岁以上或小于 3 岁者列为禁忌。

(2) 寰枢椎结核经口腔入路病灶清除术

适应证：寰枢椎结核并咽后壁寒性脓肿，经非手术治疗无效者。

麻醉和体位：仰卧，气管切开插管，全麻。

手术方法：用开口器将口张大，于咽后壁正中、脓肿隆起处纵行切开约 4 cm，吸出脓液，清除死骨、肉芽及干酪样坏死组织，放入抗结核药物后分两层缝合。

(3) 颈 2 ～ 7 椎体结核病灶清除术

适应证：颈 2 ～ 7 椎体结核并寒性脓肿，经非手术治疗无效者。

麻醉和体位：局麻或经鼻腔括管全麻。仰卧。肩下垫高，面转向对侧。有牵引者仍维持。

手术方法：①取颈外侧入路，以病灶为中心，沿胸锁乳突肌前缘作斜切口，或沿颈部皮纹作横切口，切开颈阔肌，结扎颈外静脉及其分支。②将胸锁乳突肌牵向外，分离腮腺并牵向前，分离颈鞘将其与咽缩肌、喉头及椎前肌肉一并牵向中线，显露前斜角肌、颈长肌及咽后壁脓肿，必要时可触试或穿刺确定。③于中线切开脓肿，吸出脓液，清除死骨、肉芽及干酪样坏死组织。用力挤压对侧颈部，如有脓液流出，即经瘘孔搔刮，必要时于对侧作小切口处理病灶。④冲洗伤口放入抗结核药物逐层缝合。

(4) 胸椎结核肋骨横突切除术

适应证：胸椎结核。

麻醉和体位：气管插管全麻或局麻 (但作清醒插管准备)。侧卧，脓肿较大、椎体破坏较重侧在上。

手术方法：以病椎为中心，作胸椎椎体侧前方入路，如脓肿大，则切除肋横突时即可见脓液流出，沿窦道进入病灶，清除死骨、肉芽及干酪样坏死组织，必要时进入椎体对侧清除病灶，伤口冲洗后放入抗结核药物，逐层缝合。

(5) 胸椎结核经胸腔病灶清除术

适应证：胸 3 ～ 1 椎体结核，尤其脓肿溃入胸腔或肺内者。

麻醉和体位：插管全麻或针麻。侧卧，术侧在上，可从左或右侧进入。

手术方法：①病椎水平作后外侧切口，切除第 5 ～ 9 肋骨中之一肋，沿该肋走行方向，从腋前线至骶棘肌外缘，切开皮肤、皮下组织及筋膜。②切开背阔肌，高位者尚切开部分斜方肌及菱形肌；再切开前锯肌、腹外斜肌及骶棘肌外缘，低位者尚需切开后下锯肌。切除肋骨备用。③切开胸膜进入胸腔，喷洒 1% 利多卡因 20 ml，以减少胸膜反应。保护肺，触试或穿刺以确定脓肿，于其前外侧切开壁层胸膜及脓肿壁，清除脓液、死骨、肉芽及干酪样坏死组织，并结扎肋间血管。脓液溃入肺脏者，可作搔刮、楔形切除，肺段切除或肺叶切除。④冲洗后作前路植骨，伤口及胸腔内放抗结核药物，缝合脓肿壁及胸膜。⑤于第 9 ～ 10 肋间腋后线作闭式引流后关胸。

(6) 胸腰椎结核病灶清除术

适应证：胸腰椎交界处结核伴寒性脓肿。

麻醉和体位：气管插管全麻。侧卧，术侧 (椎板破坏多、脓肿大侧) 在上。

手术方法：取胸腰段椎体侧前方入路，暴露病灶，清除脓液、死骨、肉芽及干酪样坏死组织，尽量清除对侧病变，冲洗伤口放入抗结核药物。逐层缝合。可同时行前路植骨，可利用切除正常肋骨或取髂骨移植。

(7) 腰椎结核病灶清除术

适应证：腰 3 ～ 5 椎体结核并寒性脓肿。

麻醉和体位：仰卧、全麻。

手术方法：取腰骶段椎体经腹膜外前侧入路。显露脓肿，切开脓肿后清除脓液、死骨、肉芽及干酪样坏死组织，伤口冲洗后放入抗结核药物，必要时行髂骨前路植骨。

(8) 腰骶椎结核病灶清除术

适应证：腰 3 ～ 5 椎体及骶椎结核。

麻醉和体位：仰卧位，全麻。

手术方法：取腰骶段椎体经腹膜前外侧入路，一般由右侧进入，必要时于左侧作小切口，腰大肌脓肿处理同前，骶前脓肿可触试或穿刺确定，切开脓肿壁后，彻底清除脓液、死骨、肉芽、干酪样坏死组织，伤口冲洗后放入抗结核药物，逐层缝合。

(9) 脊柱结核并截瘫椎板切除减压术

适用证：椎弓结核并截瘫，椎体结核不能行前或侧方减压，已行前外侧减压效果不佳者。

麻醉和体位：气管插管全麻或局麻，侧卧，术侧 (瘫痪较重、椎板破坏多、脓肿大侧) 在上。

手术方法：①以病椎为中心，取脊柱后侧入路，上下多超过二个正常椎体。②先显露正常椎板，再显露病灶，切除病椎棘突及其上下各一个正常棘突，由下而上咬除椎板。③分离粘连后观察硬膜颜色、厚度及搏动情况，清除病灶后用硬膜剥离器探查上下椎管是否通畅、脊髓前方受压情况，必要时减压，并切开硬膜探查脊髓。④缝合硬脊膜，冲洗后放入抗结核药物，逐层缝合。

(10) 脊柱结核并截瘫前外侧减压术

适应证：胸椎或胸腰椎结核截瘫较严重或需凿除椎管前方骨质者。

麻醉和体位：气管插管全麻或局麻 (但作清醒插管准备)，侧卧，术侧在上。

手术方法：①取胸腰段椎体侧前方入路，以病椎为中心，上下各超过病椎二个椎体。②显露椎体侧前方，逐步咬除病椎及其上下各一个正常椎体的术侧椎板、关节突和椎弓根，显露脊髓侧面。③切开脓肿后彻底清除脓液、死骨、肉芽及干酪样坏死组织，观察硬膜搏动情况，通入导尿管以检查阻塞，并检查脊髓前侧有无骨嵴压迫。或同时作前路植骨。④伤口冲洗后放入抗结核药物，逐层缝合。

第二节 肩关节结核

骨与关节结核是结核杆菌主要经血行引起的继发性感染性疾病。95% 继发于肺结核，80% 以上发生在 30 岁以下的青少年患者，好发于脊柱、髋、膝、肘等关节。骨与关节结核如未早期诊断和早期治疗，常导致脊柱和肢体畸形、关节功能障碍或残废。

一、病因

(一) 结核分枝杆菌感染

原发于骨骺干骺端，发生骨质溶解坏死，形成干酪样物质，伴有结核性肉芽组织。干酪样物质溶解液化成结核脓汁，出现骨质破坏性空洞，脓汁进入关节腔，出现滑膜改变，发生全关节结核。

(二) 关节滑膜异常

发展缓慢，可数月或数年后出现骨破坏，发病之初，滑膜结核性炎症，充血、增生、肥厚、结核肉芽结节，产生浆液性渗出，关节积液，纤维素沉着成为纤维素块，结核性脓汁形成，侵犯关节边缘骨质，骨质破坏，导致全关节结核。关节积脓可穿破关节，形成结核窦道或瘘管，进而继发性感染。

二、临床表现

肩关节结核如无并发症通常全身症状较轻，仅有肩部不适、乏力、不愿活动，同时结核中毒症状亦不甚明显。随着病变的进展局部症状渐次明显，主要表现在疼痛、功能障碍、肌萎缩及脓肿、瘘管等方面。

(一) 疼痛

是出现最早的症状，开始仅表现为劳累及活动时的酸痛，休息则消失。单纯型骨结核的痛点常局限在骨病灶处，而滑膜型结核和全关节结核则为关节周围弥散性疼痛，往往没有局限性痛点。单纯骨结核初时疼痛多在肩关节前内侧或关节周围，以后渐渐固定在结节间沟、肱骨大结节及肱骨上干骺端。疼痛反复发作并伴明显局限性叩压痛，有时疼痛可沿臂丛神经向肘部、手和肩胛部及腋部放散。肩关节结核通常疼痛不甚严重，但当脓肿、瘘管形成，有急性感染时，可出现剧烈疼痛、高热、局部红肿等症状。

(二) 功能障碍

患肢无力是早期功能障碍的主要表现之一。这种患肢无力是反射性的，因为当肌肉收缩引起关节活动时，对病变关节产生压力引起疼痛，使肌肉反射性地放弃用力，造成患肢无力的感觉。随病变进展出现关节外展、外旋障碍，如梳头及背部瘙痒等的不便，以后逐渐出现后伸及前屈受限，穿衣、脱衣不便。随着病变进一步进展疼痛增强，肌肉反应性痉挛使关节处于强迫体位，如上臂紧贴胸壁，手不能上举摸贴面部。

(三) 肌萎缩

肩关节外形上最早的改变即是肩部肌肉的萎缩，首先三角肌的中央束萎缩特别明显。开始肌肉萎缩时是失用性的 (关节因疼痛不敢活动所致)，以后病变向关节周围波及，则进而成为病理性改变，肌纤维变性萎缩，肌萎缩由三角肌开始逐渐波及关节周围诸肌，如肩胛肌等。

(四) 脓肿及瘘管形成

肩关节结核晚期病变由关节蔓延至关节周围软组织，关节周围肿胀并形成脓肿和瘘管，局部皮肤变得苍白发亮并伴有明显的静脉曲张。因此有人也把肩关节结核称为"白肿"。肩关节结核脓肿常出现在三角肌止点处和肱二头肌间沟水平，有时脓液还可沿肩胛下肌扩散达腋窝后壁，少数情况下脓肿还可向冈上、下窝及肘部流注。脓肿和瘘管初始多为单发，随着病程延长和混合感染时急性炎症的扩散，才在肩关节周围形成多个瘘管。随着瘘管的形成脓性分泌物排出，全部炎症体征逐渐减轻消退，病变逐渐静止。

三、诊断及鉴别诊断

（一）诊断

1. 诊断依据

(1) 病史：长期肩部酸痛史，夜间或劳动后加重，病情逐渐进展，局部可有肿痛、运动障碍。

(2) 体征：肩关节活动受限，尤以外展外旋为主，常呈内收挛缩畸形，肱骨头周围压痛，晚期肩关节强直或半脱位，极少形成寒性脓肿及窦道。三角肌萎缩常见。

2. 实验室及其他检查

X 线：单纯滑膜结核见关节囊肿胀、骨质疏松。单纯骨结核于肱骨头、肩关节盂，大结节处可见骨质破坏区，常有死骨形成。全关节结核可见间隙变窄，边缘不整齐，甚至间隙消失，偶见病理性脱位。PPD 强阳性。

（二）鉴别诊断

本症主要与肩周炎、化脓性关节炎、类风湿性关节炎、小儿麻痹后遗症、神经性关节病、布氏杆菌性肩关节炎等鉴别。

四、治疗

全身抗结核药物治疗，单纯滑膜结核，可自关节前方经喙突外、下方进针注入抗结核药物，若不好应作滑膜切除，经前方途径进入关节，术中仅切除滑膜组织，保留关节囊的纤维层，冲洗干净，按层缝合，应缝合纤维层。术后患肢用三角巾悬吊 3 周后开始功能锻炼。单纯骨结核的手术可按病变部位，采取不同手术途径，常用前内侧途径。晚期全关节结核做病灶清除，肩关节融合在外展 40°、前屈 30° 和外旋 25° 功能位。术后用肩人字石膏或外展架固定 4～6个月。

第三节 肘关节结核

肘关节结核发病居上肢大关节结核之首位，多见于青壮年，常为全关节结核，多来自骨骼（尺骨鹰嘴和肱骨外踝），约 1/3 有混合感染。

一、病因

其致病菌均为结核分枝杆菌，结核分枝杆菌只有人型和牛型结核菌，是人类结核病的主要致病菌。关节结核是一种继发性结核病，多继发于肺或肠结核，因外伤，营养不良，过劳等诱因，使机体内原有结核病灶内的结核杆菌活跃经血液播散侵入关节或骨骼，当机体抵抗力降低时，可繁殖形成病灶，并出现临床症状。

二、临床表现

初起时症状轻，主要表现为疼痛和活动受限。体征有局部肿胀、压痛、关节功能受限、脓肿和窦道形成。单纯骨结核的肿胀与压痛只限于病变部位，如鹰嘴结核的肿胀和压痛只限于鹰嘴，其他部位骨结核也一样。鹰嘴结核寒性脓肿见于其附近。外踝结核脓肿可延伸肌间隙向前臂流注。上述脓肿可形成窦道。单纯滑膜结核在关节周围出现肿胀，轻度肿胀受限出现肘三头肌腱内外侧，肱骨内、外踝和尺骨鹰嘴间凹陷处变为饱满。肘关节周围压痛广泛。病变发展为全关节结核，肿胀和压痛加重，患者常呈梭形肿胀，多由脓肿窦道形成。关节活动能更加受限，当肘关节病变治愈时，关节多强直于非功能位。

三、诊断及鉴别诊断

(一) 诊断

1. 诊断依据

(1) 病史：起病缓慢，病程长，早期症状轻微。主要为胀痛、肿、功能障碍，可破溃、窦道经久不愈。

(2) 体征：肘部肿胀、压痛、活动受限，可有脓肿、窦道形成、畸形、纤维性或骨性强直。

2. 实验室检查

X 线可见单纯滑膜结核仅有关节囊肿胀与骨质疏松。单纯骨结核见尺骨鹰嘴、肱骨外踝有骨质破坏、空洞形成及死骨。全关节结核关节面破坏，间隙变窄。

(二) 鉴别诊断

本症主要与类风湿性关节炎、肱骨外上髁炎、化脓性关节炎、创伤性关节炎、骨髓炎、增生性关节炎、神经性关节病及剥脱性骨软骨炎等鉴别。

四、治疗

(一) 肘关节单纯滑膜结核治疗

经肘关节后侧途径在肘关节后方"S"切口或直切口。肱三头肌妥作舌状向下翻转在肘关节水平向肱骨内、外上踝切开，将伸、屈肌总妥分别自肱骨内、外上踝行骨膜下剥开，显露肘关节内、外侧副韧带，桡骨环形韧带，桡骨环形韧带及关节囊。屈曲肘关节于 90°，切断肘关节内、外侧副韧带，环形韧带、关节囊和滑膜，进入肘关节。将肱尺、肱桡和上尺桡关节后方的增厚和水肿的滑膜切除，并刮除软骨边缘的肉芽组织。进一步屈曲肘关节至 120° 左右，切除肘关节前方的滑膜及坏死组织。冲洗局部，将切断的侧副韧带、环状韧带关节囊和三头肌腱缝合。石膏托固定 3 周后开始关节功能锻炼。

(二) 单纯骨结核的治疗

无明显死骨，中心型或边缘型骨结核未累及肘关节者，先行非手术治疗，如疗效不好可根据骨病灶的部位，采取不同的手术切口。

(三) 肘关节叉状切除术

适于晚期全关节结核的 12 岁以上患者。采用肘关节后侧途径。肱骨下端和尺桡骨上端总切除范围 2～4 cm，如过少关节活动不好，切除过多影响伸、屈肌总腱的附着点，而致术后关节松弛而不稳定。桡骨头全部切除，但应保留肱三头肌附着点的桡骨粗隆，尺骨上端应保留喙突和部分鹰嘴，作为肱前肌和肱三头肌的着点。骨端切除后再将软组织病变清除，冲洗创口，由鹰嘴向肱骨下端不同方向钻入克氏两根，以保持骨端间 1～1.5 cm 的间隙，针尾留在皮外，以便术后拔除。

第四节 腕关节结核

在上肢大关节结核发病居第 2 位，青壮年多见，多为全关节结核，主要来自单纯骨结核。好发于桡骨远端、头状骨及钩骨。常有窦道形成或引起屈指肌腱鞘结核。

一、病因

腕关节结构复杂它连接前臂和手腕关节，近端为桡、尺骨下端和三角软骨中间为 8 块腕骨、远端为掌骨基底。8 块腕骨分成两排近排有舟骨、月骨、三角骨和豆骨；远排有大多角骨小多角骨、头骨和钩骨。除豆骨外地人其他腕骨都具有一个以上关节面，头状骨与其近邻 7 块骨骼间都有关节面存在，因而称之为腕关节的钥匙一旦头状骨结核很容易相邻近关节扩展而形成全关节结核。X 线表现滑膜型早期可见腕骨小梁模糊，皮质密度变淡，轮廓不完整。晚期由于骨皮质消失及皮质下侵蚀，腕骨可变小。骨型病灶首先开始于桡骨远端，其次为腕骨 (如舟骨、大多角骨、头状骨及三角骨)，很少继发于尺骨。病灶常为多发，呈类圆形或不规则形骨缺损，很少有死骨。晚期关节间隙均变窄，病变严重者可侵及第 2、3 掌骨基底部，甚至可达骨干，可伴有轻度骨质增。生及骨膜反应。病灶往往呈膨胀改变。腕骨结核常合并腱鞘结核，有时可见斑点状钙化。儿童的腕关节结核，患侧化骨核出现较早。

二、临床表现

腕关节结核的临床症状，初期可显患部肿胀，进而可导致骨质改变及关节积液。在病变晚期还可能合并窦道形成，由于病理性脱位或半脱位而导致畸形。腕关节由尺桡、桡腕、腕间和腕掌等四个关节腔组成。早期结核疼痛和肿胀从某一个点或某一关节腔开始；而类风温主要侵犯滑膜，普遍性肿胀是其特点。腕部诸骨中，头状骨的化骨核首先出现，结核初染血播时它首当其冲而受累，故头状骨结核发病率最高，次为钩骨和大多角骨等。病变易蔓延至腕骨间小关节累及掌骨和腕的伸肌腱鞘，造成广泛破坏，在手背形成脓肿与窦道。胸关节滑膜少，故单纯滑膜结核少见。早期腕关节背侧肿胀，随之发生疼痛和活动功能障碍。腕关节严重破坏后，可发生骨下垂和尺偏畸形。腕骨的骨化中心出现较晚，出生后 5 年内，大致每年出现一个，为此 10 岁以下儿童腕关节结核较为少见。天津 103 例中，10 岁以下儿童仅 7 例。腕骨的活动有背伸、掌屈、桡偏、尺偏和旋转运动。多并有其他部位的结核病灶。关节结核的临床症状，初期可显患部肿胀，进而可导致骨质改变及关节积液。在病变晚期还可能合并窦道形成，由于病理性脱位或半脱位而导致畸形。X 线摄片，早期单纯滑膜结核，可见骨质疏松和软组织肿胀。尺桡骨下端结核可有死骨中心型和溶骨性破坏的边缘型。晚期可见多个腕骨尺，桡下端和掌骨关节面广泛破坏。腕关节出现畸形。

三、诊断及鉴别诊断

(一) 诊断

1. 诊断依据

(1) 病史：发病缓慢，病程长，早期症状轻微，主要为局部肿痛，活动障碍，晚期破溃流脓及畸形。

(2) 体征：局部肿胀、压痛，活动受限，可有脓肿、窦道形成，或呈前臂旋前、腕下垂、手尺偏或桡偏畸形。

2. 实验室及其他检查

X 线可见单纯滑膜结核仅软组织肿胀与骨质疏松。单纯骨结核见桡、尺骨下端骨质破坏，可有死骨及空洞形成。全关节结核腕骨轮廓不清、骨质致密、骨小梁排列紊乱。

（二）鉴别诊断

本症主要与类风湿性关节炎，腕舟、月骨无菌坏死，慢性骨脓肿，骨肿瘤，腕骨囊性变、痛风等鉴别。

四、治疗

对于没有明显死骨的单纯骨结核、滑膜结核或不适合手术治疗的老弱者都可采用非手术疗法。非手术疗法的内容和疗程都和肘关节结核相同。但非手术疗法对破坏严重的全关节结核疗效较慢，常须一年以上时间。

此期间内可用短石膏托将腕关节固定于背伸 30°位，使腕关节在功能位强直，非手术疗法无效时，可考虑手术治疗。由于腕关节的解剖特点，以背侧入路为佳。

（一）单纯滑膜结核

先采用非手术疗法 1～2 个疗程，无效者可作腕关节滑膜切除术。背侧肿胀明显的可按背侧入路的手术方法将背侧滑膜切除。掌侧肿胀明显的可另在掌侧作纵切口切除滑膜。术后用石膏托固定腕关节 3～4 周，拆除石膏后，锻炼腕关节功能。

（二）单纯骨结核

无明显死骨的可采用非手术疗法进行治疗。若非手术疗法无效，或有明显死骨的都应及时手术清除病灶。按病变部位采用不同的切口显露。对尺桡骨下端病变，可作纵切口；对掌骨基底和腕骨结核，可作腕背侧横切口。病灶清除后用石膏托将腕关节固定 3～4 周，以后去托进行功能锻炼。

（三）早期全关节结核

早期全关节结核用腕背侧入路显露腕关节，将滑膜及死骨加以清除，术后处理同上。

（四）晚期全关节结核

除对年老体弱者采用非手术疗法外，应采用背侧途径作病灶清除术。腕骨有严重破坏者，可切除一排或两排腕骨，必要时可同时切除桡尺骨下端和掌骨基底。对于腕骨切除后所造成的缺损有两种处理方法。如无混合感染，且病灶清除彻底，可用髂骨块充填骨缺损，并用两根克氏针通过桡尺骨下端，植骨块及掌骨基底加以固定；也可不用任何充填骨块，仅用短石膏托固定患腕于功能位，待局部纤维粘连形成，骨端互相接近后再去石膏练习活动。在这两种处理方法中，以后者简便易行，而且效果较好；而前者虽可保留长度，但手术操作费事，术后又须长时间外固定，功能效果不佳。

如病变已稳定，关节发生骨性或纤维性强直，但有明显的垂腕畸形，或前臂有明显的旋转受限，应作桡骨下端截骨术，纠正垂腕畸形。为了恢复前臂的旋转功能，可切除尺骨小头，术后用石膏托固定 3～4 周，然后去托练习功能。

第五节 髋关节结核

髋关节结核较常见，占全身骨关节结核发病的第3位，仅次于脊柱和膝关节，居六大关节的第2位，多见于10岁以下的儿童及青少年，男性较多，少数累及双侧，多为全关节结核。主要来自单纯骨结核。

一、病因

结核杆菌可污染空气，造成呼吸道感染。胃肠道感染较少见。饮食物经低温灭菌法处理，可防止胃肠道感染。结核菌不能通过健康皮肤，当有破裂方可招致感染。

二、临床表现

(一) 全身中毒症状

患者常有食欲减退、消瘦、全身无力、脾气变坏以及低热、盗汗等症。小儿常出现某种激动状态，易哭、睡眠不良，以至行为变得不太活泼，容易疲劳。

(二) 疼痛和压痛

一般发病隐渐，最早出现的髋部疼痛比较轻微，活动加重，休息后减轻，往往伴有患侧下肢的无力或沉重感。偶有少数患者发病急骤，髋部疼痛比较剧烈。儿童对疼痛的定位能力较差，往往陈诉疼痛在膝关节，较少在髋关节。有时夜间啼哭不绝，甚至不敢平卧睡觉。

(三) 跛行

轻微跛行多与疼痛同时发生，或者是其家长仔细观察而发现。早期患病小儿有曳足而行，常常绊倒。疲劳之后即开始跛行，尤其在傍晚。经过短时间的休息之后或在第二天晨起后可以消失。这时往往被误认为"扭伤"而不大引起重视。在成人，最早的症状大多是感到下肢酸困无力。

(四) 肌肉萎缩

患侧肢体肌肉萎缩是髋关节结核的另一特征。由于肌肉营养不良和失用性萎缩，使髋关节周围及该侧肢体肌肉的张力减低，逐渐转为肌肉的体积缩小。早期通过测量可以发现，较晚的病例肉眼也能看出整个肢体消瘦，尤其是股四头肌。这时臀肌的萎缩也较明显，患侧臀部消瘦，臀沟展平和下垂。患肢皮下组织增厚，皮肤皱纹增厚的症状，也具有一定的意义。髋关节结核后期，下肢各部位大腿、小腿及踝均发生显著的肌萎缩和营养障碍。

(五) 肿胀、脓肿或窦道形成早期

患者有关节之肿胀，但由于髋部肌肉肥厚不易被察觉。如果髋部出现了较为明显的肿胀时，则证明结核性炎症的变化显著增剧。

(六) 髋关节活动受限

最早表现为某种活动稍受限，因此在检查时要与健侧比较。常见的是外展和过伸活动受限，这只有在临床检查时被发现。

(七) 畸形

患病早期无畸形出现，仅在儿童往往见到患肢略微增长，这是由于炎症变化（血液供给增

多) 刺激了骨生长的结果。

三、诊断及鉴别诊断

(一) 诊断

1. 病史

发病缓慢，病程长，有结核接触史或其他结核病史，多有全身症状如低热、盗汗、食欲不振等，小儿可有夜啼、易哭闹，局部肿痛，跛行、活动障碍，亦可出现膝痛。

2. 体征

腹股沟部肿胀，腹股沟韧带中点下方压痛，早期患肢外旋外展，晚期则内收内旋，可有跛行，不能负重，髋关节活动受限、肌肉萎缩，甚至强直、病理性脱位，可有寒性脓肿、窦道形成。儿童晚期累及骨骺，出现肢体短缩和畸形。跟部叩击试验阳性，托马斯征阳性，脱位后出现粗隆移位征、艾斯利阳性。

3.X 线检查

常作两侧对比。单纯滑膜结核见骨质疏松，关节囊肿胀，间隙宽窄不定，患侧闭孔变小。单纯骨结核可见髋臼、股骨头或颈部骨质破坏、死骨、空洞等。全关节结核关节骨质破坏，正常轮廓模糊消失，间隙变窄，可有骨性强直、脱位、股骨头颈部消失、畸形、硬化性骨髓炎等。

(二) 鉴别诊断

本症主要与急性化脓性髋关节炎、股骨头无菌性坏死、类风湿或风湿性关节炎、髋部肿瘤、先天性髋关节脱位、髋内翻、髋关节炎等鉴别，还应与寒性脓肿、大粗隆结核鉴别。

四、治疗

诊断一经确定后，应根据患者年龄、病理类型和不同发展阶段采取不同的治疗措施。治疗开始愈早，其效果愈好；而且这种治疗必须是综合性的，否则是不会达到预期效果的。住院患者的疗效，远远超过了门诊的治疗效果，这与住院后所采取的综合性治疗措施是分不开的。总之，早期治疗和综合疗法是治疗髋关节结核的总的原则。

(一) 非手术疗法

1. 休息、制动和营养

全身情况的好坏与病灶的好转与恶化有着密切的关系。休息和营养作为改善全身情况的一个重要步骤，是治疗髋关节结核所不可缺少的。

2. 抗结核药物的应用

在增强机体抵抗力的基础上，选择适当的药物来治疗各类结核病，对于髋关节结核的治疗也不例外。

(二) 手术疗法

1. 病灶清除术

是采用外科手术法。直接进入病灶，清除脓肿、干酪样物质、死骨，切除肥厚的滑膜组织，凿除硬化的骨空洞壁等。

2. 矫正畸形和功能重建术

局部病灶已治愈，关节仍能活动或已强直，但处于非功能位时可采取截骨术矫正畸形。有的患者髋关节已强直，但周围肌肉尚好，患者要求做活动关节时，可做关节成形术或重建术等。

关于这方面的内容在下一节详述。

（三）不同类型和不同阶段髋关节结核的具体治疗措施

1. 单纯滑膜结核的治疗

(1) 非手术疗法：未曾用过抗结核治疗的患者，可先采用休息、营养、抗结核药等非手术疗法。在抗结核药方面应首选异烟肼和链霉素。

(2) 滑膜切除术：单纯滑膜结核经非手术治疗无效时，应及时手术，以抢救关节。

2. 单纯骨结核的治疗

在单纯骨结核中，髋臼和股骨头病变最容易侵犯关节，因此应尽早采取手术治疗。股骨颈基底病变侵入关节的机会较少，如病变范围较少，且无明显死骨，可先采用非手术疗法，不见好转的再施行手术。

3. 早期全关节结核的治疗

单纯滑膜结核或单纯骨结核，如果未经治疗或者已经积极治疗（非手术治疗和手术治疗）仍不能及时消除病灶病变，绝大多数情况下，疾病将发展到全关节结核阶段。为了抢救关节功能，对于病变尚属活动的早期全关节结核，如无手术禁忌，在适当准备后应及时手术清除病灶，以免病变继续发展为晚期全关节结核，而使关节功能全部丧失。

4. 晚期全关节结核

髋关节仍有活动性病变，或有经久不愈的窦道者。断股骨头的错误发生，要在凿取以前充分摇摆患髋，准确辨认关节间隙极为重要。

5. 合并继发感染的全关节结核

合并继发感染的全关节结核多属于病程长、骨质破坏严重、外加化脓性关节炎或骨髓炎的病例。具体处理原则依年龄大小而异。

第六节 膝关节结核

膝关节为结核好发部位，国内统计仅次于脊柱，在六大关节中居首位。多见于10岁以下儿童，易累及骨骺，对生长发育影响较大，一般为单关节病变。病变由滑膜开始者占80%以上，髌骨结核很少见。

一、病因

膝关节是全身最大的屈戍关节，它的关节面是由半球形和平台组成，不相适应，也不稳定，容易损伤。膝关节位于下肢负重的中点，关节所受的杠杆作用力很大，因此膝关节容易发生劳损和扭伤，从而造成关节血肿滑膜损伤。另外，膝关节是全身滑膜最多的关节，有着丰富的末梢血管网，血流较缓慢，结核菌易在此沉积生长。

人类结核病是由人型和牛型结核杆菌引起，它一般不直接侵犯骨与关节，而是由肺部病变后经血运转移至骨关节发病。结核菌生长缓慢，它随血行到达骨与关节组织后，在没有适宜的生长环境时，可长期潜伏。一旦机体的抵抗力和免疫力下降，结核菌大量繁殖，其数量和毒力大大增加，从而导致发病。

二、临床表现

膝关节结核患者多为儿童及青壮年。多以单侧关节发病，双关节或多关节发病者极少见。患者一般有结核病史或结核病接触史。少数患者可同时患有其他骨结核或骨外结核病。

通常膝关节患者全身症状较轻，如若合并有全身其他活动性结核时则症状可加重。全身症状可表现为低热、盗汗、贫血、消瘦、易疲劳、食欲不振和血沉加速等。儿童患者可因夜间自身暂时失去对患病关节的保护后，突然引发的活动疼痛而产生夜啼、易哭闹等特有表现。

（一）疼痛与压痛

单纯滑膜结核一般疼痛较轻，以隐痛为特点；劳累加重，休息则轻。检查时压痛较普通而不局限。

单纯骨结核也表现为膝痛较轻，但局部压痛明显而局限，这一点与单纯滑膜结核不同。全关节结核是在单纯滑膜结核和单纯骨结核的脓肿破溃进入关节腔后发生，此时因大量结核性物质倾泻入关节腔内，可引发滑膜的急性充血、肿胀。故可疼痛加重，有时可剧烈疼痛。特别是活动时痛重，膝部广泛压痛，儿童夜啼。

（二）肿胀

单纯滑膜结核可见关节呈普遍肿胀，但因是结核性肿胀，则反应的红、热炎症表现没有，故有"白肿"之称。当关节内渗液多时可查出浮髌试验为阳性，但后期的滑膜结核以肥厚增生为主，这时检查膝关节时手下可有揉面之感觉，浮髌试验可呈假阳性。这就是临床上常讲的膝关节结核的"揉面"感。单纯骨结核的肿胀常常局限在一侧，即在相应病变的一侧。在单纯骨结核时一般关节渗液较少，肿胀不如滑膜结核明显，浮髌试验常阴性。全关节结核肿胀明显并且广泛，检查关节时肿胀呈硬皮球样感觉，当渗液少而滑膜增生、水肿、肥厚时，也可触及如揉面感或橡胶感。

（三）肌肉萎缩

单纯膝关节滑膜结核时因功能有一定程度受限，故以股四头肌萎缩为主，由于膝关节上下的肌肉萎缩而关节本身肿胀，则形成梭形关节。单纯骨结核一般在早期膝关节功能受限较少，故其肌肉萎缩亦较轻 全关节结核因膝关节功能明显障碍，肌肉萎缩明显，加之膝部肿胀，故呈典型的梭形畸形。

（四）功能障碍跛行

单纯滑膜结核患者可有轻度的跛行，膝关节伸直受限，其功能障碍程度与病变严重程度有关。 单纯骨结核主要为劳累后酸痛不适，而功能受限不明显。故跛行多不明显。 全关节结核患者膝关节功能明显受限，常常不能行走，需扶双拐活动或卧床不起。膝关节骨质破坏及肌肉萎缩和保护性痉挛等，常造成膝关节病理性半脱位，故病情治愈后也遗留跛行和畸形。

（五）脓肿及窦道单纯膝关节滑膜结核

如发生脓肿为冷脓肿，此时可能是一局限性隆起，多见于腘窝部，膝关节两侧及小腿周围。其脓肿破溃后常形成窦道长期不愈合，亦可形成混合感染，脓汁恶臭。

单纯骨结核在其骨病变部位破溃形成窦道的病例相对少见，如形成冷脓肿破溃，则窦道长期不愈，可有死骨碎片经窦道口排出，骨质硬化，亦可引发混合感染。全关节结核于腘窝部是膝关节周围均可触及有波动感的冷脓肿，破溃后形成慢性窦道，长年不愈，可经窦道排出米汤样、干酪样物质及死骨，窦道口周围皮肤瘢痕硬化，皮肤色素沉着。

（六）畸形

单纯滑膜结核和单纯骨结核引起的膝关节畸形常不明显，主要是轻度的屈曲畸形，膝关节过伸受限，一般关节功能受限不甚严重，随着病变的治愈其引发的功能性畸形是可纠正的。全关节结核患者因关节骨质的破坏严重，加之肌肉萎缩、肌肉痉挛及韧带的松弛，可产生膝关节的内外翻畸形和半脱位。当严重时关节畸形位强直，造成患肢髋关节亦不能伸直和跟腱挛缩，患肢呈现屈髋屈膝足下垂畸形，只能用足尖着地。

（七）淋巴结

由膝关节引发的股三角区淋巴结结核的很少见。如有股三角区淋巴结肿大，则有助于膝关节结核的诊断。淋巴结结核可形成脓肿破溃。

三、诊断及鉴别诊断

（一）诊断

1. 症状

发病缓慢，病程长。早期主要为局部肿痛、功能障碍，以后出现肌肉萎缩、脓肿窦道，甚至畸形与发育障碍。全身症状较轻，合并其他部位结核时症状较重，儿童可有夜啼、易哭闹。

2. 体征

局部肿胀、压痛、活动受限，晚期膝关节呈梭形，可有脓肿、窦道形成、畸形等。浮髌试验阳性，皮肤皱褶试验阳性。

3.X 线检查

(1) 单纯滑膜结核见骨质疏松，关节囊肿胀，髌上、下和膝后滑膜囊呈一致性增厚，积液时侧位片示髌上囊扩大，骨髌可增大、提前出现或过早融合，关节间隙宽窄不定。

(2) 单纯骨结核多见于股骨下端，胫骨上端较少，中心型早期呈磨砂玻璃状，以后可有死骨、空洞形成，边缘型见骨质边缘有单纯溶骨性缺损，多无死骨。

(3) 全关节结核具有单纯滑膜或骨结核的特点，尚可见关节面破坏、关节间隙变窄、消失、骨性强直、内或外翻屈曲畸形、骨骼发育障碍。混合感染者骨质增生硬化。

（二）鉴别诊断

本症主要与类风湿性关节炎、创伤性滑膜炎、化脓性关节炎、增生性关节炎并腘窝囊肿、色素沉着绒毛结节性滑膜炎、血友病性关节病、神经性关节病、骨脓肿、亚急性骨骺骨髓炎、滑膜肉瘤及膝关节附近的肿瘤等鉴别。必要时行 PPD 试验或活检。

四、治疗

膝关节结核的治疗主要为两部分，全身治疗和局部治疗。局部治疗又分非手术治疗和手术治疗。全身和局部治疗的密切配合；非手术和手术治疗的正确选择可使膝关节结核的治愈率大大提高。

（一）全身治疗

1. 支持疗法：为增强患者全身抵抗力，改善营养不良，可增加高蛋白，高维生素饮食，少量多次输新鲜血以纠正贫血。另外要注意全身的休息及局部的酌情制动。

2. 全身抗结核药物的应用：由于结核耐药菌株的增加，单一用抗结核药物并长期应用更易致耐药菌株产生，因此在用药过程中应密切观察疗效选择合理用药。一般用药原则应做到早期、联合、适量、有规律和全程用药。合理的联合用药，可使较小的剂量既达到有效的血浓度，并且毒性低不良反应少。一般常用的抗结核药物如下：

(1) 异烟肼：成人分次或顿服，一般用药时应不少于 6 个月，最长可达 2 年。此药为抗结核首选药，效果好，毒性低。主要不良反应为肝损害。常可加用维生素 B_6 以减少毒性反应。

(2) 链霉素：成人肌内注射，最长连续使用 6 周，可间隔 2 周后再重复使用。主要不良反应是第 8 脑神经损害，特别是儿童要注意用药期间的听力变化。此药为抗结核首选用药。

(3) 对氨基水杨酸钠：成人口服，3 个月一个疗程，可连续使用 1～3 疗程。此药抑菌作用较强，与其他药联合应用能使结核菌耐药性延缓发生，但胃肠道反应大，有被利福平和乙胺丁醇取代趋势。

(4) 利福平：成人每天顿服，一般有消化道不适和短暂的肝功能损害。因此服药时常加保肝药同服。

(5) 乙胺丁醇：成人每天顿服，8 周后改维持量。可有胃肠道不适和引起球后视神经炎。

(6) 吡嗪酰胺：成人口服。大量服用亦可引起肝损害。

上述抗结核药物中，异烟肼、链霉素和对氨基水杨酸钠同为首选一线抗结核药物。二线药物为利福平、乙胺丁醇和吡嗪酰胺。另外卡那霉素可作为代替链霉素来应用。膝关节结核病程较长，结核病变的早期控制可以得到良好的疗效。因此在同时应用 2～3 种药甚至 2～4 种药联用的同时，还要有足量的疗程。一般全身抗结核药的使用时间为 1～2 年。

(二) 局部治疗

1. 局部制动：膝关节结核通过牵引或石膏制动可达到休息和防止畸形的发生。此法主要适用于早期的单纯滑膜结核和早期的骨结核。而后期的滑膜结核、骨结核及全关节结核，则主张在抗结核药的支持下行手术治疗。

2. 关节穿刺：在髌上囊内或外侧，也可在髌骨关节间隙处穿刺，抽出结核性渗液，注入无菌生理盐水，反复几次，待抽出的生理盐水清亮后，再注入异烟肼 (儿童用量减半)，每周 1～2 次，3 个月为一疗程。链霉素也可行关节内注射，每周 1～2 次，3 个月为一疗程。但因此药对关节刺激性大，一般少用。如若用时，可加入 1% 普鲁卡因 4 ml 共同注入关节腔内。异烟肼和链霉可合用，每周 1～2 次。

(三) 手术治疗

目的是清除病灶，矫正畸形，尽量保存关节功能。术前均应进行不少于 2 周的抗结核治疗。术后还应进行抗结核治疗。

1. 膝关节滑膜次全切除术：此手术过去是滑膜全切除术，但因术中滑膜切除干净彻底则需切断侧副韧带及前后交叉韧带，因而术后韧带重新吻合，关节功能出现明显障碍，关节粘连，关节不稳定等。目前，通过临床实践，仅行滑膜次全切除，而髁间窝后关节囊区的滑膜则通过刮匙搔刮来最大限度地清除，同时术后行关节腔内药物灌注，再配合关节伸屈功能的锻炼，获得了良好的效果。

2. 关节融合术：当膝关节结核的骨或关节的病变严重，用其他方法不能止痛和稳定关节时，则需行膝关节加压融合术。此手术为目前临床上治疗晚期全膝关节结核的最常用最有效的方法。

第七节 踝关节结核

在下肢三大关节中最少见，多见于青壮年及 10 岁以下儿童，男性稍多于女性，单纯滑膜结核较多，常发展为全关节结核。

一、病因

结核菌由肺部经血液扩散停留在踝关节以至感染。结核病的致病菌是结核分枝杆菌，它一般不能直接侵犯骨与关节，因此，绝大多数骨关节病变都是继发的。

二、临床表现

踝关节结核常见于青壮年，男性略多于女性。发病比较缓慢，常有扭伤史。主要表现为踝部肿胀，疼痛和跛行。单纯骨结核初起疼痛不明显，休息则轻，劳累则重，转变为全关节结核时疼痛剧烈，本病晚期，关节呈纤维性或骨性强直时，疼痛会减轻或消失。检查时单纯骨结核肿胀常限于骨病灶附近，滑膜结核和全关节结核肿胀可见于踝关节周围。踝关节功能受限，主要表现在背伸跖屈方面。如累及距跟关节，则内、外翻运动减少或消失。跛行与疼痛、畸形程度成正比。疼痛和畸形严重、跛行就显著；有时须扶拐行走。

三、诊断及鉴别诊断

（一）诊断

1. 病史

发病缓慢，病程长，常有扭伤史，主要症状为局部肿痛和跛行。小儿可有夜啼。

2. 体征

局部肿胀、压痛，踝伸屈或内外翻受限，晚期可有脓肿、窦道、足下垂畸形。

3. X 线检查

单纯滑膜结核见关节囊肿胀及局限性骨质疏松。单纯骨结核见骨质破坏、死骨及空洞。全关节结核见关节面破坏，间隙变窄，混合感染后有骨质硬化。

（二）鉴别诊断

本症主要与类风湿性关节炎、踝部扭伤、色素沉着绒毛结节性滑膜炎、化脓性关节炎、局限性骨脓肿及大骨节病等鉴别。

四、治疗

（一）单纯滑膜结核

除总的治疗原则外，可自关节前方胫前肌和趾长伸肌腱之间做局部注射抗结核药物。滑膜切除术也是常用的方法。术后用小腿石膏托固定 3 周后进行功能锻炼。

（二）单纯骨结核

根据病变的不同部位选用合适的手术切口，显露病灶并清除。病灶清除后，如骨洞过大，可取自体髂骨植入。

（三）早期全关节结核

及时做病灶清除，保留关节的功能，显露关节后，先切除水肿肥厚的滑膜，再刮除所有隐匿的骨病灶。应彻底刮除软骨关节面边缘的肉芽和被破坏的软骨面。术后处理同滑膜切除术。

（四）晚期全关节结核

多需做病灶清除，对15岁以上的患者同时做踝关节融合，将踝关节融合于90°～95°位。手术方法包括腓骨固定法、胫骨片滑动植骨法、加压融合法等。

第七章 颈、腰椎退行性疾病

第一节 颈椎病

颈椎病又称颈椎综合征，是颈椎骨关节炎、增生性颈椎炎、颈神经根综合征、颈椎间盘脱出症的总称，是一种以退行性病理改变为基础的疾患。主要由于颈椎长期劳损、骨质增生，或椎间盘脱出、韧带增厚，致使颈椎脊髓、神经根或椎动脉受压，出现一系列功能障碍的临床综合征。表现为颈椎间盘蜕变本身及其继发性的一系列病理改变，如椎节失稳、松动；髓核突出或脱出；骨刺形成；韧带肥厚和继发的椎管狭窄等，刺激或压迫了邻近的神经根、脊髓、椎动脉及颈部交感神经等组织，引起一系列症状和体征。

颈椎病可分为：颈型颈椎病、神经根型颈椎病、脊髓型颈椎病、椎动脉型颈椎病、交感神经型颈椎病、食管压迫型颈椎病。

一、病因

引起颈椎病的原因是多方面的，其中主要因素有：退变、创伤、劳损、颈椎发育性椎管狭窄、炎症及先天性畸形等。

（一）颈椎的退行性变

颈椎间盘退行性变是颈椎病的最初病理变化，主要表现为髓核的含水量减少；纤维环纤维增粗，玻璃样变性，甚至出现断裂，失去弹性，使椎间盘厚度减少。继而颈椎间盘受到压迫、变性纤维环向四周膨出，使附于椎体缘的骨膜及韧带掀起，出血，机化，逐渐形成椎体缘骨刺而造成一系列症状。

（二）慢性劳损

所谓慢性劳损是指超过正常生理活动范围的最大限度的活动。包括有：

1. 睡眠的不良体位

因其持续时间长，会造成椎旁肌肉、韧带及关节的失调，而波及椎管内组织，加速退变过程。

2. 工作的姿势不当

处于坐位，尤其是低头工作，虽工作量不大，强度不高，但颈椎病发病率特高。如文秘、计算机员、会计、公务员，电子行业员工、教师、大中专学生等。

3. 不适当的体育锻炼

超过颈部耐量的活动或运动，可加重颈椎负荷，尤其在缺乏正确指导下进行，一旦失手造成外伤，则后果更加严重。

（三）头颈部外伤

颈椎病患者中有半数病例与外伤有直接关系。

1. 交通意外

除造成骨折脱位外，突然刹车而致的颈椎损伤。

2.运动性损伤

运动员在竞技前未做好充分的准备活动。

3.工作与生活中的意外

突然使颈部过度前屈、后伸及侧弯。

4.其他意外

不得法的推拿、牵引等。

（四）发育性椎管狭窄与先天畸形

颈椎椎管内径与颈椎病发生有直接关系，椎管狭小者，当受外伤甚至轻伤时也易发病。先天畸形因结构异常、应力改变导致颈椎退变加剧。

（五）咽喉部炎症

当咽部及颈部有急慢性感染时，易诱发颈椎病症状出现或使原有病情加重。

二、临床表现

颈椎病的临床症状较为复杂、主要有颈背疼痛、上肢无力、手指发麻、下肢乏力、行走困难、头晕、恶心、呕吐，甚至视物模糊、心动过速及吞咽困难等。颈椎病的临床症状与病变部位、组织受累程度及个体差异有一定关系。

（一）神经根型颈椎病

1.具有较典型的根性症状（麻木、疼痛），且范围与颈脊神经所支配的区域相一致。

2.压头试验或臂丛牵拉试验阳性。

3.影像学所见与临床表现相符合。

4.痛点封闭无显效。

5.除外颈椎外病变如胸廓出口综合征、腕管综合征、肘管综合征、肩周炎等所致以上肢疼痛为主的疾患。

（二）脊髓型颈椎病

1.临床上出现颈脊髓损害的表现。

2.X线片上显示椎体后缘骨质增生、椎管狭窄。影像学证实存在脊髓压迫。

3.除外肌萎缩性侧索硬化症、脊髓肿瘤、脊髓损伤、多发性末梢神经炎等。

（三）椎动脉型颈椎病

1.曾有猝倒发作。并伴有颈性眩晕。

2.旋颈试验阳性。

3.X线片显示节段性不稳定或枢椎关节骨质增生。

4.多伴有交感神经症状。

5.除外眼源性、耳源性眩晕。

6.除外椎动脉1段（进入颈6横突孔以前的椎动脉段）和椎动脉Ⅱ段（出颈椎进入颅内以前的椎动脉段）受压所引起的基底动脉供血不全。

7.手术前需行椎动脉造影或数字减影椎动脉造影(DSA)。

（四）交感神经型颈椎病

临床表现为头晕、眼花、耳鸣、手麻、心动过速、心前区疼痛等一系列交感神经症状，X

线片颈椎有失稳或退变。椎动脉造影阴性。

（五）食管压迫型颈椎病

颈椎椎体前鸟嘴样增生压迫食管引起吞咽困难（经食管钡剂检查证实）等。

（六）颈型颈椎病

颈型颈椎病也称局部型颈椎病，是指具有头、肩、颈、臂的疼痛及相应的压痛点，X线片上没有椎间隙狭窄等明显的退行性改变，但可以有颈椎生理曲线的改变，椎体间不稳定及轻度骨质增生等变化。

三、诊断及鉴别诊断

（一）神经根型

1. 诊断要点

(1) 有典型的根型症状，且范围与受累节段一致，颈肩、颈后部疼痛并向神经根分布区放射至上臂、前臂和手指，麻木或感觉减退，或感觉过敏，抚摸有触电感。

(2) 神经根牵拉试验多为 (+)，痛点封闭对上肢放射痛无显效。

(3) X线椎片上显示钩椎关节增生，侧位片生理前凸变浅或消失，椎间隙狭窄，骨刺、动力侧位片颈椎不稳。

2. 鉴别诊断

(1) 肩周炎：有肩关节活动障碍，由于肩关节周围粘连其被动活动也障碍，不能外展上举，而颈椎病肩关节活动障碍不明显，绝无被动活动障碍，除非合并肩周炎。肩周炎的疼痛部位一般在肩关节，可累及上臂、上肢，但无神经节段分布规律，一般无麻木等感觉障碍。

(2) 项背肌筋膜炎：也可引起项背痛或上肢麻木感，但无放射症状及感觉障碍，也无腱反射改变，项背部两侧有广泛压痛点，局封显效。

(3) 胸廓出口综合征：因臂丛神经、锁骨上动、静脉在胸廓出口处胸小肌喙突止点区受压，而出现上肢麻木、疼痛、肿胀，但其症状区域不呈神经根节段分布；锁骨上窝前斜角肌附着点有压痛并放射至手，Adson 试验 (+)；X线检查可发现颈肋或第 7 颈椎横突过大。

（二）脊髓型

1. 诊断要点

(1) 颈部有或无疼痛不适，但手动作笨拙，精细动作不灵活，协调性差，胸腹部可有刺痛感。

(2) 步态不稳，易跌倒，难以跨越障碍物。

(3) 肌张力增高，腱反射亢进（肱二、三头肌及膝反射等），Hoffmann 征 (+)，踝阵挛，髌阵挛，感觉障碍区呈片状或条状。

(4) X线示病变椎间隙狭窄，椎体后缘骨赘。

(5) MRI 示脊髓呈波浪样压迹或呈念珠状，严重者脊髓变细或脊髓变性的信号改变。

2. 鉴别诊断

(1) 颈髓肿瘤：症状可相似，呈进行性加重，非手术治疗无缓解，MRI 脊髓造影可鉴别，脑脊液蛋白 (+)。

(2) 肌萎缩性侧廓硬化症：以上肢为主的四肢瘫为特征。平均发病年龄早于颈椎病 10 年，少有感觉障碍，发展快，肌萎缩波及范围广（可至肩以上），预后差。

(3) 脊髓空洞症：感觉分离性障碍，肌萎缩明显尤其是手部，多无下肢锥体束征，MRI 及 CT 检查见中央管扩大。

（三）椎动脉型

1. 诊断要点

(1) 颈椎性眩晕，椎 - 基底动脉缺血征 (头旋转时) 或摔倒史，但应排除外眼性眩晕及耳源性眩晕。

(2) 少数患者出现自主神经症状 (恶心呕吐、出汗等)。

(3) 旋颈诱发试验 (+)。

(4)X 片示椎节不稳及钩椎关节增生。

(5)DSA 可定位出压迫节段。

2. 鉴别诊断

(1) 耳源性眩晕：即 Meniere 症，内耳淋巴回流受阻引起，本病有三大特点：发作性眩晕，耳鸣，感应性、进行性耳聋。而颈性眩晕与头旋转有关，耳鸣轻。

(2) 眼源性眩晕：可有明显屈光不正，闭眼可缓解。

(3) 神经官能症：头痛头晕，记忆力下降，检查无异常，受情绪影响波动。

（四）交感神经型

此型临床表现较复杂，常与神经根型或椎动脉型混合出现。有交感神经症状，如眼睑无力，视物模糊，瞳孔扩大，眼窝胀痛，流泪；头痛头晕，枕颈部疼痛；心跳加速或缓慢；血压变化；肢体出汗异常，疼痛或感觉过敏；也可有耳鸣、耳聋、眼球震颤等，影像学显示椎节不稳、钩椎关节增生。但这些症状很难确定是哪一部位的交感神经受压或刺激引起，诊断时应排除其他内科疾患如前庭功能障碍、围绝经期综合征、心理因素、心脏病、高血压、脑血管病，但其鉴别往往相当困难。

（五）食管压迫型

出现吞咽困难等食管受压症状，影像学显示锥体前方较大的骨质增生压迫食管，过食管吞钡、食管镜检查排除食管本身疾患，如肿瘤等。

四、治疗

（一）药物治疗

可选择性应用止痛药、镇静药、维生素 (如维生素 B_1、维生素 B_{12})，对症状的缓解有一定的效果。

（二）运动疗法

各型颈椎病症状基本缓解或呈慢性状态时，可开始医疗体操以促进症状的进一步消除及巩固疗效。症状急性发作期宜局部休息，不宜增加运动刺激。有较明显或进行性脊髓受压症状时禁忌运动，特别是颈椎后仰运动应禁忌。椎动脉型颈椎病时颈部旋转运动宜轻柔缓慢，幅度要适当控制。

（三）牵引治疗

"牵引"在过去是治疗颈椎病的首选方法之一，但近年来发现，许多颈椎病患者在使用"牵引"之后，特别是那种长时间使用"牵引"的患者，颈椎病不但没有减轻，反而加重。

牵引不但不能促进颈椎生理曲度的恢复，相反牵引拉直了颈椎，反而弱化颈椎生理曲度，故颈椎病应慎用牵引疗法。

（四）手法按摩推拿疗法

本法是颈椎病较为有效的治疗措施。它的治疗作用是能缓解颈肩肌群的紧张及痉挛，恢复颈椎活动，松解神经根及软组织粘连来缓解症状，脊髓型颈椎病一般禁止重力按摩和复位，否则极易加重症状，甚至可导致截瘫，即使早期症状不明显，一般也推荐手术治疗。

（五）理疗

在颈椎病的治疗中，理疗可起到多种作用。一般认为，急性期可行离子透入、超声波，紫外线或间动电流等；疼痛减轻后用超声波、碘离子透入，感应电或其他热疗。

（六）温热敷

此种治疗可改善血循环，缓解肌肉痉挛，消除肿胀以减轻症状，有助于手法治疗后使患椎稳定。本法可用热毛巾和热水袋局部外敷，急性期患者疼痛症状较重时不宜作温热敷治疗。

（七）手术治疗

严重有神经根或脊髓压迫者，必要时可手术治疗。

第二节 腰椎间盘突出症

腰椎间盘突出症又称腰椎间盘脱出症、腰椎髓核脱出症等，简称腰突症或腰脱症。主要是损伤所引起的脊柱内外平衡失调而造成纤维环的破裂，髓核突出压迫马尾或神经根部，产生的腰痛和坐骨神经痛。本病的发病率约占急性腰腿痛病例的60%以上，是临床常见多发病，其中90%又发生在下腰部。

一、病因

本病好发于青壮年，特别是重体力劳动者，因劳动强度大，体位需要经常变化，使椎间盘受到挤压、牵拉与扭伤的机会较多，或者长期在弯腰姿势下工作，腰背肌经常处于紧张状态，加上温度和湿度的变化，引起腰背肌的劳损和痉挛，这样椎间盘本身所承受的压力也就增加，天长日久使椎间盘出现脱水、弹性减低等退行性改变，椎体间隙变窄。周围韧带松弛等成为椎间盘突出的基础和内因。而外伤、劳损引起纤维环的破裂，风寒湿引起肌肉张力增高又进而加重了椎间盘内压升高而成为腰椎间盘突出的外因。因为下腰活动最多，负重最大。所以 U.hUS 椎间盘突出的机会也最多。

早期的椎间盘突出，其后部纤维环部分断裂，髓核向后移位，顶起纤维环外层和后纵韧带，突出物呈半球形(幼稚型)，这种突出物易于还纳。晚期或严重者，纤维环后部大部分或完全断裂，髓核与破裂的纤维环完全突出到椎管内，突出物形状不规则（成熟型）或呈游离块（死骨型），压迫马尾神经，并可与神经根粘连，这种突出物一般多不能还纳。

临床上根据椎间盘突出的位置大致可分为二型：①中央型：突出椎间盘在中线上，体积较大，压迫马尾；②侧偏型：突出的椎间盘在中线的一侧，即后纵韧带的外侧方和椎间小关节部，压迫同侧的神经根。临床上此型最为多见。突出物若较大，有时可压迫两个神经根，而两个椎间盘亦可同时突出。突出椎间盘可压迫硬脊膜和神经根，引起充血、水肿、粘连以致神经变性。椎间盘突出后，椎体间关节位置多有变化，久之则加重椎骨退变。椎间盘突出后椎体间发生旋转移位，导致棘突偏歪，椎间小关节错缝并造成紊乱。

二、临床表现

(一) 临床症状

1. 腰痛

是大多数患者最先出现的症状，发生率约91%。由于纤维环外层及后纵韧带受到髓核刺激，经窦椎神经而产生下腰部感应痛，有时可伴有臀部疼痛。

2. 下肢放射痛

虽然高位腰椎间盘突出 (腰 2 ~ 3、腰 3 ~ 4) 可以引起股神经痛，但临床少见，不足 5%。绝大多数患者是腰 4 ~ 5、腰 5 ~ 骶 1 间隙突出，表现为坐骨神经痛。典型坐骨神经痛是从下腰部向臀部、大腿后方、小腿外侧直到足部的放射痛，在喷嚏和咳嗽等腹压增高的情况下疼痛会加剧。放射痛的肢体多为一侧，仅极少数中央型或中央旁型髓核突出者表现为双下肢症状。坐骨神经痛的原因有三：①破裂的椎间盘产生化学物质的刺激及自身免疫反应使神经根发生化学性炎症；②突出的髓核压迫或牵张已有炎症的神经根，使其静脉回流受阻，进一步加重水肿，使得对疼痛的敏感性增高；③受压的神经根缺血。上述三种因素相互关联，互为加重因素。

3. 马尾神经症状

向正后方突出的髓核或脱垂、游离椎间盘组织压迫马尾神经，其主要表现为大、小便障碍，会阴和肛周感觉异常。严重者可出现大小便失控及双下肢不完全性瘫痪等症状，临床上少见。

(二) 腰椎间盘突出症的体征

1. 一般体征

(1) 腰椎侧凸 是一种为减轻疼痛的姿势性代偿畸形。视髓核突出的部位与神经根之间的关系不同而表现为脊柱弯向健侧或弯向患侧。如髓核突出的部位位于脊神经根内侧，因脊柱向患侧弯曲可使脊神经根的张力减低，所以腰椎弯向患侧；反之，如突出物位于脊神经根外侧，则腰椎多向健侧弯曲。

(2) 腰部活动受限 大部分患者都有不同程度的腰部活动受限，急性期尤为明显，其中以前屈受限最明显，因为前屈位时可进一步促使髓核向后移位，并增加对受压神经根的牵拉。

(3) 压痛、叩痛及骶棘肌痉挛 压痛及叩痛的部位基本上与病变的椎间隙相一致，80% ~ 90% 的病例呈阳性。叩痛以棘突处为明显，系叩击振动病变部所致。压痛点主要位于椎旁 1 cm 处，可出现沿坐骨神经放射痛。约 1/3 患者有腰部骶棘肌痉挛。

2. 特殊体征

(1) 直腿抬高试验及加强试验：患者仰卧，伸膝，被动抬高患肢。正常人神经根有 4 mm 滑动度，下肢抬高到 60° ~ 70° 始感腘窝不适。腰椎间盘突出症患者神经根受压或粘连使滑动度减少或消失，抬高在 60° 以内即可出现坐骨神经痛，称为直腿抬高试验阳性。在阳性患者中，缓慢降低患肢高度，待放射痛消失，这时再被动屈曲患侧踝关节，再次诱发放射痛称为加强试验阳性。有时因髓核较大，抬高健侧下肢也可牵拉硬脊膜诱发患侧坐骨神经产生放射痛。

(2) 股神经牵拉试验：患者取俯卧位，患肢膝关节完全伸直。检查者将伸直的下肢高抬，使髋关节处于过伸位，当过伸到一定程度出现大腿前方股神经分布区域疼痛时，则为阳性。此项试验主要用于检查腰 2～3 和腰 3～4 椎间盘突出的患者。

3. 神经系统表现

(1) 感觉障碍：视受累脊神经根的部位不同而出现该神经支配区感觉异常。阳性率达 80% 以上。早期多表现为皮肤感觉过敏，渐而出现麻木、刺痛及感觉减退。因受累神经根以单节单侧为多，故感觉障碍范围较小；但如果马尾神经受累 (中央型及中央旁型者)，则感觉障碍范围较广泛。

(2) 肌力下降：70%～75% 患者出现肌力下降，腰 5 神经根受累时，踝及趾背伸力下降，骶 1 神经根受累时，趾及足跖屈力下降。

(3) 反射改变：亦为本病易发生的典型体征之一。腰 4 神经根受累时，可出现膝跳反射障碍，早期表现为活跃，之后迅速变为反射减退，腰 5 神经根受损时对反射多无影响。骶 1 神经根受累时则跟腱反射障碍。反射改变对受累神经的定位意义较大。

三、诊断与鉴别诊断

(一) 诊断要点

1. 症状

腰痛和放射性下肢痛。

2. 体征

有坐骨神经受压的体征。

3. 影像学检查

有明显的腰椎间盘突出，且突出的节段、位置与上述症状体征相符。

(二) 鉴别诊断

1. 急性腰扭伤

有明确的腰部受伤史，以腰痛及活动困难为主，部分患者可伴有臀部及大腿后部疼痛。临床检查可见腰部肌肉紧张，多处压痛，腰部活动受限以屈伸及旋转活动受限为主。直腿抬高试验多正常，没有下肢的定位感觉障碍及肌力下降。X 线检查可见到生理前凸减小、轻度侧弯等，CT、MRI 检查多无明显阳性发现。休息或保守治疗后疼痛缓解。

2. 腰椎管狭窄症

多为中老年患者，病程较长，其临床特点可概括为：间歇性跛行、症状重体征轻、弯腰不痛伸腰痛。X 线检查可见到骨质退变增生，椎间关节增生硬化，椎体边缘骨质增生。骨性椎管狭窄多见于发育性椎管狭窄患者，椎管矢状径小于 11 mm，大多数为退变性狭窄，骨性椎管大小可能正常。CT 及 MRI 检查可见腰椎管狭窄。

3. 梨状肌综合征

因梨状肌的损伤、炎症或挛缩变性，致坐骨神经在梨状肌处受压。主要表现为臀部及腿痛，多单侧发病，查体腰部正常，压痛点局限在臀部"环跳穴"附近，梨状肌紧张试验阳性，直腿抬高试验及加强试验多阴性。

四、治疗

(一) 非手术疗法

腰椎间盘突出症大多数患者可以经非手术治疗缓解或治愈。其治疗原理并非将蜕变突出的椎间盘组织回复原位，而是改变椎间盘组织与受压神经根的相对位置或部分回纳，减轻对神经根的压迫，松解神经根的粘连，消除神经根的炎症，从而缓解症状。非手术治疗主要适用于：①年轻、初次发作或病程较短者；②症状较轻，休息后症状可自行缓解者；③影像学检查无明显椎管狭窄。

1. 绝对卧床休息

初次发作时，应严格卧床休息，强调大、小便均不应下床或坐起，这样才能有比较好的效果。卧床休息 3 周后可以佩戴腰围保护下起床活动，3 个月内不做弯腰持物动作。此方法简单有效，但较难坚持。缓解后，应加强腰背肌锻炼，以减少复发的概率。

2. 牵引治疗

采用骨盆牵引，可以增加椎间隙宽度，减少椎间盘内压，椎间盘突出部分回纳，减轻对神经根的刺激和压迫，需要专业医生指导下进行。

3. 理疗和推拿、按摩

可缓解肌肉痉挛，减轻椎间盘内压力，但注意暴力推拿按摩可以导致病情加重，应慎重。

4. 皮质激素硬膜外注射

皮质激素是一种长效抗炎剂，可以减轻神经根周围炎症和粘连。一般采用长效皮质类固醇制剂 +2% 利多卡因行硬膜外注射，每周一次，3 次为一个疗程，2～4 周后可再用一个疗程。

5. 髓核化学溶解法

利用胶原酶或木瓜蛋白酶，注入椎间盘内或硬脊膜与突出的髓核之间，选择性溶解髓核和纤维环，而不损害神经根，以降低椎间盘内压力或使突出的髓核变小从而缓解症状。但该方法有产生过敏反应的风险。

（二）经皮髓核切吸术 / 髓核激光气化术

通过特殊器械在 X 线监视下进入椎间隙，将部分髓核绞碎吸出或激光气化，从而减轻椎间盘内压力达到缓解症状目的，适合于膨出或轻度突出的患者，不适合于合并侧隐窝狭窄或者已有明显突出的患者及髓核已脱入椎管内者。

（三）手术治疗

1. 手术适应证

①病史超过三个月，严格保守治疗无效或保守治疗有效，但经常复发且疼痛较重者；②首次发作，但疼痛剧烈，尤以下肢症状明显，患者难以行动和入眠，处于强迫体位者；③合并马尾神经受压表现；④出现单根神经根麻痹，伴有肌肉萎缩、肌力下降；⑤合并椎管狭窄者。

2. 手术方法

经后路腰背部切口，部分椎板和关节突切除，或经椎板间隙行椎间盘切除。中央型椎间盘突出，行椎板切除后，经硬脊膜外或硬脊膜内椎间盘切除。合并腰椎不稳、腰椎管狭窄者，需要同时行脊柱融合术。

近年来，显微椎间盘摘除、显微内镜下椎间盘摘除、经皮椎间孔镜下椎间盘摘除等微创外科技术使手术损伤减小，取得了良好的效果。

第八章 手腕部损伤

第一节 腕舟骨骨折

腕舟骨骨折在腕骨骨折中最常见,约占腕骨骨折的71.2%。本病多见于青壮年,儿童罕见。

一、病因

腕舟骨骨折多由使腕关节背伸、桡偏及旋前的暴力作用所致。舟骨在此体位受其生物力学影响同样处于背伸位,由于桡骨远端及桡舟头韧带限制,其近极的可移动幅度极小,而远极由于大小多角骨、头骨的影响向背侧移位,两者作用的结果导致舟骨掌侧发生分离和断裂;随着暴力的进一步加大,造成舟骨的完全断裂,此时舟骨远端骨折端掌屈,导致骨折背侧分离。损伤时桡偏程度越大,骨折越靠近舟骨的近极,而结节部骨折则常与腕关节尺偏和直接暴力作用有关。

二、临床表现

伤后腕关节桡侧疼痛,关节活动受限,拇指纵向挤压试验可诱发骨折部位的疼痛。鼻烟窝压痛明显,鼻烟窝肿胀变浅或消失。

按骨折所在部位及血供情况,可分为以下4种类型:

(一)结节骨折

舟骨结节部为关节囊和韧带的附着处,多为撕脱骨折,该处血供丰富,4周左右可愈合。

(二)远1/3骨折

舟骨远段血液供应较好,易愈合但需较长的时间。

(三)腰部骨折

为最多见的一种。由于进入舟骨的血管部位有变异,部分舟骨腰部血供较差,且骨折断端受剪力较大。愈合时间较长,约有30%的骨折不愈合。

(四)近1/3骨折

骨折处紧靠月骨,表面多为软骨关节面,无血管进入,血供断绝,骨折极易不愈合或发生坏死。

三、诊断

(一)有明显受伤史。

(二)伤后腕桡侧疼痛,腕部活动受限。

(三)鼻烟窝处肿胀,有明显压痛,纵向叩击第2~3掌骨头骨折处疼痛剧烈。

(四)X线检查,摄腕部正位、手尺偏斜位及侧位X线片有助于诊断。部分无明显移位的骨折,早期X线片常为阴性;1~2周后,折端骨质吸收,骨折线方显示清晰。凡临床检查可疑骨折时,应按骨折处理,并于1~2周后摄X线片复查。陈旧性舟骨骨折应注意与先天性双舟骨相鉴别。

四、治疗

(一) 非手术治疗

新鲜的无移位骨折、侧方移位幅度小于 1 mm 或结节部的稳定骨折以管型石膏或塑形硬纸壳固定，只要固定得当和及时，通常可获得良好的愈合。陈旧稳定骨折如骨折断端硬化和骨吸收不明显，可用外固定，数月后仍不愈合，可考虑手术。侧方移位幅度超过 1 mm，舟月交角 > 60° 的不稳定骨折及陈旧性骨折以切开复位外固定为宜。对于新鲜的不稳定骨折可首选折闭合复位，但一般手法复位到解剖位置较为困难。

1. 手法复位

患者坐或卧位，肩关节外展，屈肘 90°，近、远端助手分别握住患肢上臂和手指行适度牵引，并使前臂处于中立位或轻度旋前位，术者两拇指置于骨折远端的背、桡侧，余指托住患肢腕关节掌侧和尺侧。令远端助手先将腕关节背伸并轻度桡偏，然后再做的手法整复方法掌屈、尺偏，术者两拇指将骨折远端向掌侧、尺侧按压，使之复位。

2. 固定方法

(1) 短臂管型：石膏固定范围以不妨碍握拳及各指的屈伸活动为宜，其上端至前臂中上 1/3，下端至拇指掌指关节及其他 4 个掌骨的近 2/3 部。

固定体位应根据骨折部位的差异而有不同：结节部骨折，应使腕关节轻度桡偏及背伸 20° ～ 30° 位；近端骨折，应使腕关节轻度尺偏及背伸，拇指在对掌位制动。固定时间：无移位的骨折一般固定 8 ～ 12 周；移位的骨折固定 12 ～ 16 周。此外，骨折线的类型及走行对骨折的固定体位亦有重要影响：横断骨折，中立位固定即可；斜形骨折，如固定方法不当，骨折近端易被桡骨茎突顶压而移位。故应根据骨折线方向决定固定的体位，骨折线从桡侧近端斜向尺侧远端者，应固定于尺偏位 (约 10°)；骨折线从桡侧远端斜向尺侧近端，应固定于桡偏位。

(2) 塑形硬纸壳固定法：此法经济实用且有利于手指功能锻炼。取 1.0 ～ 1.5 mm 厚的硬草纸板片，长度为第 1 指端至前臂下 1/2 处，略宽于患掌。将患掌置于硬纸壳上用笔画下手掌背侧和腕部轮廓并剪下，逐步修整并浸水使之软化。然后将纸板顶端凸圆部分放在桡侧与第 1 掌指关节平齐。纸片较宽部用于环包掌、腕、臂部，掌侧平掌横纹，背侧平第 2 ～ 4 掌骨末端，上端至前臂下 1/2 部。腕鼻烟窝处放一小固定垫，胶布固定于皮肤上，以挤压断端，利于骨折端接触和稳定。最后将前臂置于中立位，腕功能位塑形湿纸壳用绷带包扎固定，待干燥后，纸壳即可恢复原有硬度，达到固定效果。固定体位及时间同前。

腕舟骨骨折不能采用夹板或石膏托固定，因固定达不到制动要求，未完全限制舟骨活动，而影响骨折愈合。此外，石膏管型使用时固定范围不够或松紧度掌握不当，亦会造成舟骨不愈合，或肢体远端缺血坏死。

(二) 手术治疗

手术指征一般限于骨折不愈合及有并发症者，如骨折块缺血性坏死和有创伤性关节炎改变者。手术的基本作用是促进骨折愈合、消除骨折部的剪力和减轻疼痛。应根据患者的具体病情，采取相应的手术方法。对青壮年患者，骨折端有轻度硬化，舟骨腰部骨折，时间已超过 3 个月，仍无愈合征象，但未并发创伤性关节炎者可考虑行自体骨植骨术；腕舟骨腰部骨折，近侧骨折端发生缺血坏死，已有创伤性关节炎形成，腕桡偏时，因桡骨茎突阻挡而发生剧烈疼痛者，可行单纯桡骨茎突切除；腕舟骨近端骨折块发生缺血坏死，腕关节疼痛，但无创伤性关节炎发生时，可行近端骨折块切除术；腕舟骨骨折不愈合，关节活动受限，腕关节疼痛，且有严重创伤性关节炎者，可行腕关节融合术。

第二节 手掌骨基底部骨折

手掌骨为小管状骨，分为掌骨底、掌骨体及掌骨头，以第一掌骨基底部骨折较为多见。

一、病因

（一）第一掌骨底骨折

多由间接暴力所致。如跌倒时，拇指触地，或外力作用于第一掌骨头部所致。暴力由掌骨干向底部传递，使其与大多角骨相撞，导致骨折。按病理变化，可分为两类：

1. 单纯第一掌骨底骨折

骨折多为横形或斜形，发生在第一掌骨底 1 cm 处。骨折远端由于拇长屈肌、拇短屈肌及拇收肌的牵拉向掌、尺侧移位；骨折近端受拇长展肌的牵扯向背、桡侧移位。并形成折端向背、桡侧的成角畸形。此型折线一般不波及关节面，属关节外骨折。

2. 第一掌骨底骨折脱位

又称本奈特骨折脱位，骨折线由掌骨底内上方斜向外下并通过关节面，在内侧形成一个三角形的碎骨片，其因有掌侧韧带相连而留在原位；远折端由于拇长展肌牵拉，连同拇指脱向桡、背侧，并由于拇收肌在远端的牵拉杠杆作用，使第一掌骨底进一步突向桡、背侧。

（二）第 2～5 掌骨底骨折

临床上较多见，多为横断型，移位不严重。

二、诊断要点

（一）有明显外伤史。

（二）局部肿胀、疼痛，可见有向桡、背侧的隆突畸形。拇指内收、外展和对掌功能受限。

（三）局部压痛锐利，或摸到移位的骨端。

（四）X 线检查，可明确诊断。

三、治疗

（一）非手术治疗

1. 第一掌骨底骨折

整复容易，稳定困难，如处理不当，可造成远端内收，折端向桡、背侧成角畸形，虎口变窄，拇指外展、背伸功能受限，力量减弱。

(1) 手法整复固定：臂丛神经阻滞麻醉下，助手握持腕部，术者一手捏住第一掌骨头顺势牵引，另一手拇指由桡、背侧向掌、尺侧按压突出的掌骨底，以矫正成角及脱位。

复位后在维持牵引及骨位下，于骨折部桡背侧及掌骨头掌侧各放置一小平垫，胶布固定，然后用一块 30°弧形外展板放于前臂下段至第一掌骨头桡背侧，弧形部对准掌骨底，将第一掌骨固定于外展、背伸,拇指屈曲对掌位。术后注意观察固定松紧及定期复查骨位情况,不宜过早做拇指内收活动。4～6周折除固定进行功能锻炼,切忌在弧形外展板下骨折处放置小平垫,容易出现压迫性溃疡。

(2) 牵引:外展板固定不稳定时,可于复位后采用短臂石膏管固定,第一掌骨皮牵引或拇指远节指骨骨牵引,以防止再移位。

2. 第2～5掌骨底骨折

一般不需整复,局部外敷中药,掌骨夹板固定3～4周,早期功能锻炼,预后良好。

(二) 手术治疗

以上方法均不能维持骨位时,可在X线透视下闭合克氏针内固定,或手术切开内固定。陈旧性骨折畸形愈合而严重影响功能时,可做楔形截骨,钢针内固定予以矫正。

第三节 掌骨干骨折

掌骨干较细小,微弯曲,掌面略凹,背面平,由于手掌的屈肌力量较大,骨折后掌骨常向背侧成角及旋转。

一、病因

掌骨干骨折多为直接暴力所致,以横形和粉碎性骨折多见;而因传达暴力及扭转暴力引起时,则为斜形或螺旋形骨折。

掌骨干骨折发生在第一掌骨时,可因外力的方向及拇长屈肌、拇短屈肌及拇收肌的牵拉发生侧方移位及旋转移位,骨折部向背侧成角。

掌骨干骨折发生在第2～5掌骨时,由于骨间肌、蚓状肌的牵拉,一般多向背侧成角移位。

二、诊断要点

(一) 有明显的外伤史。

(二)骨折后局部明显肿胀、疼痛,功能障碍,有重叠移位和成角旋转移位时,可见手指畸形。

(三) 局部有明显压痛,可扪及骨擦感。纵压或叩击掌骨头则疼痛加剧。

(四)X线检查,摄手的X线正、斜位片可明确诊断。

三、治疗

(一) 非手术治疗

1. 第一掌骨干骨折整复及固定

在臂丛神经阻滞麻醉下,助手握持腕部,术者一手握住拇指,根据远折端旋转的方向做逆向旋转,以矫正旋转移位;接着做顺势牵引外展。在牵引下,用捏或推挤手法矫正侧方移位;用按压手法矫正向背侧成角。复位后在掌骨头掌侧和折端背侧各放置一小平垫,然后用弧形外展板固定第一掌骨外展、背伸,拇指屈曲,对掌位4～5周。弧形中点对准骨折端成角部。

不稳定的第一掌骨干骨折,可采用拇指远节指骨骨牵引,克氏针或微型钢板内固定。

2. 第 2 ～ 5 掌骨干骨折整复及固定

在麻醉下助手握持腕部，术者一手捏持患指做对向牵拉，矫正旋转移位，一手按压成角部矫正畸形。然后，用推挤法矫正掌、背侧移位，用夹挤分骨法矫正侧方移位，切忌放置分骨垫。复位后，在维持牵引下，然用掌骨夹板固定，三角巾悬吊胸前 3 ～ 4 周。

无移位的掌骨干骨折，可用掌骨夹板固定或外敷中药，托板固定掌侧即可。值得注意的是，掌骨干骨折后，唯一常见的并发症是手指因过度的固定而引起手指僵硬。因此，早期功能锻炼十分重要。

药物治疗依照骨折分期辨证用药，参见桡尺骨干双骨折。

（二）手术治疗

对于不稳定性骨折，很可能有畸形出现者，可选择钢针或螺钉内固定手术治疗。

第四节　掌骨骨折

以第五掌骨颈多见。

一、病因病理

直接暴力和间接暴力均可造成掌骨骨折。临床上第 1 掌骨与 2 ～ 5 掌骨骨折的机理和移位特点有显著差异，不仅如此，同一掌骨因骨折部位不同，其机理及移位特点亦有较大的区别。

（一）第 1 掌骨基底部骨折脱位（Bennet's 骨折）

通常由沿拇指纵轴传导的暴力引起，骨折线呈斜行，由掌骨基底内上方斜向外下方进入腕掌关节内，掌骨基底内侧形成三角形的骨块。此骨块因与掌侧韧带相连，仍留在原位，而骨折远端从大多角骨关节面上滑向外侧和背侧，加之拇长展肌和拇短屈肌的牵拉，造成腕掌关节脱位。

（二）掌骨颈骨折

间接暴力和直接暴力均可引起，但以握拳时掌骨头受到冲击的传达暴力致伤者为多见，又名"拳击者骨折"。以第 5 掌骨颈骨折为多见，第 2、3 掌骨次之。骨折后断端因受骨间肌及蚓状肌的牵拉，向背侧突起成角。

（三）掌骨干骨折

大多由直接暴力造成，可为单根或多根骨折，多为横断形或粉碎性。由扭转或传达暴力引起者，多为螺旋形或斜形骨折。单根掌骨干骨折移位较少，由多根掌骨干骨折后受骨间肌及蚓状肌的牵拉作用，骨折移位较多，断端多向背侧成角及侧方移位。

二、临床表现

伤后局部肿胀、疼痛，患指、掌活动不利。第 1 掌骨基底部骨折时，虎口不能张开。检查时可触及明显的压痛或骨擦感。有重叠移位者，掌骨短缩，掌骨头凹陷；掌骨颈骨折者，由于近节指骨向背侧脱位，可形成掌指关节过伸的畸形；有时可见成角畸形，如第 1 掌骨基底骨折断端向背、桡侧成角。X 线检查第 1 掌骨应拍摄正、侧位片，第 2 ～ 5 掌骨应拍摄正、斜位片。

三、诊断

(一) 明显的外伤史。

(二) 伤后局部肿胀、疼痛和显著的畸形。

(三) 局部压痛并可扪及骨擦感。

(四) X 线检查,可明确诊断。

四、治疗

(一) 非手术治疗

掌骨骨折的治疗要求根据不同部位骨折的特点,采用相应的复位和固定方法。复位要求相对较高,不能允许有成角、重叠、旋转等移位的存在,否则将影响手的功能。

1. 手法复位

(1) 第 1 掌骨基底部骨折脱位:患者取坐位,术者一手握住患腕,拇指置于第 1 掌骨基底部骨折成角处,另一手握住患者伤手拇指,先顺畸形对抗牵引,继之将患指外展 45° 左右,并向桡侧牵引,然后将第 1 掌骨头向桡侧与背侧板拉,同时握腕手拇指用力向掌侧和尺侧推压骨折成角处,以矫正骨折向桡侧与背侧的成角畸形,使骨折复位。

应注意的是整复第 1 掌骨基底部骨折脱位应使第 1 掌骨外展,并用拇指按压骨折端向尺、掌侧,使之复位。

(2) 掌骨颈骨折:患者体位同前,助手握持前臂下段,术者一手握住手掌,用手指捏持骨折近端,另一手拇、食两指捏住患指,将掌指关节屈曲 90°,可使掌指关节侧副韧带紧张,近节指骨基底部上顶并托住掌骨头,而将其推向背侧,与此同时用拇指将掌骨干向掌侧按压,即可纠正畸形,骨折和脱位亦可随之复位。整复时要避免将掌指关节背伸或处于伸直位进行牵引,否则会使掌骨头向掌侧旋转 (以侧副韧带在掌骨头上的止点处为轴心旋转),如此即加重掌骨头的屈曲畸形,使整复更加困难。

(3) 掌骨干骨折:患者体位同前,助手握持前臂下段,术者一手牵引患指,另一手拇指向背侧、掌侧按压骨折处,以矫正背侧成角畸形;然后用两手拇指及食、中指分别置于骨折处两边间隙的掌、背侧,用力行夹挤分骨,以矫正侧方移位,使骨折复位。

2. 牵引复位

一般多用于不稳定的第 1 掌骨基底部骨折脱位,但亦可用于其他指骨骨折。拇指指骨牵引的具体操作方法是:在局麻下,自指横纹末端沿远节指骨纵轴向上至指端划一纵线,再从指甲根部划一横形环线,两线相交于拇指侧方,其交叉点为穿针部位,常规消毒后穿针。然后将拇指置于外展对掌位包一管型石膏,下缘至掌横纹,上缘在前臂部。将中号铁丝弯成舌状,铁丝两端放在拇指石膏管两侧,用石膏绷带加以固定,在骨牵引针上套上指牵引弓,用橡皮条适当,紧张度捆扎于舌状架上。皮肤牵引的方法与骨牵引的方法大致相同,其区别在于以拇指两侧各粘 1 条 2 cm×10 cm 的胶布取代骨牵引的钢针和牵引弓。

3. 固定方法

(1) 第 1 掌骨骨折:第 1 掌骨基底部骨折或骨折脱位复位后,首先于基底部骨折远端桡、背侧及掌骨头的掌侧各放置一小块平垫,用胶布粘贴于皮肤。其中桡、背侧垫起防止骨折成角和关节脱位的作用;掌侧垫防止骨折端因屈肌收缩而向掌侧屈曲。然后用一塑成约 30° 的弧形夹板置于第 1 掌骨及前臂的背桡侧，使弧形夹板的成角处对准腕关节，用宽胶布或绷带将夹板固定于患肢前臂和腕部，最后用 1 条窄胶布将置于掌骨头的平垫固定在弧形夹板的远侧，维持第 1 掌骨在外展 30°、轻度背伸及拇指屈曲对掌位。由于弧形夹板的弹堆而具有维持骨折对位的作用，故可允许掌指关节和指间关节有一定的活动度。若骨折复位后稳定性较差，容易再次引起重叠移位，可加用指骨骨牵引或皮肤牵引维持骨折对位固定时间以骨折临床愈合为准，一般为 4～6 周。

(2) 掌骨颈骨折：骨折整复后，用直角夹板将掌指关节和近侧指间关节固定于屈曲 90° 位。固定 3～4 周后，即可拆除外固定。

(3) 掌骨干骨折：骨折复位后，先于骨折部背侧的两侧骨间隙各放置 1 分骨垫，并以胶布固定之。如骨折端向掌侧成角，则在掌侧放 1 平垫。然后在掌侧与背侧各放 1 块厚约 2～3 mm，长度略短于掌骨干，宽度约为两指骨宽度的夹板，外用胶布固定和绷带缠绕包扎。固定时间一般为 3～4 周。对不稳定骨折可在夹板固定的基础上，加用"T"形铝板做末节指骨骨牵引或皮肤牵引，以维持骨折于功能位愈合。

骨折固定后，要注意夹板或石膏的松紧度，尤其是压垫不宜过厚过硬，绑扎不宜过紧，以免引起压迫性溃疡，甚至导致手指感觉减退。固定过程中要根据局部的肿胀情况及时调整外固定的松紧度。手指要维持在骨折稳定位或功能位，以免造成骨折脱位的再移位、骨折畸形愈合及关节僵硬。

(二) 手术治疗

多发性掌骨干骨折，骨折或合并脱位闭合整复失败，陈旧性骨折脱位畸形愈合，指骨骨折手法复位不成功者或斜形骨折不稳定者，开放性骨折 8 小时内，污染较重者或伴有皮肤缺损、肌腱损伤者，骨折畸形愈合需手术矫正者，考虑切开复位克氏针或微型钢板螺钉内固定。X 线透视下经皮克氏针固定，适用于手法整复后不易维持位置的横形或短斜形骨折。

第五节 指骨骨折

指骨共有 14 个，除拇指有 2 节指骨外，其他均有 3 个，远节指骨中最小的骨骼，远端粗壮膨大呈马蹄形，称甲粗隆；中间部分稍细，表面光滑，称指骨干；远端宽大，与中节指骨头成关节，称指骨基底。远节指骨的骨化是由一个初级骨化中心和一个次级骨化中心共同完成的，它们分别位于骨干中部和指骨基底，在女性成长到 14～15 岁，男性成长到 15～17 岁时，彼此愈合成一体。远节指骨基底掌侧有指深屈肌腱和掌板附着，背侧为伸指肌腱终腱止点，侧方有侧副韧带附着，骨折大多为撕脱性骨折。指骨干和甲粗隆背面为甲床和甲板覆盖，掌骨藉致密的纤维束与皮肤相连，彼此连接紧密，互为依托，可减少骨折移位的发生。

中节指骨远端较扁，呈滑车状，称为指骨头；头下稍细，为指骨颈；远端宽大，有两个 H 状关节面，为指骨基底；指骨干位于基底与颈之间，背侧稍隆掌侧呈凹状。指骨头两侧的小凹为侧副韧带、副侧副韧带的起点，骨干中部掌面的指浅屈肌腱附着处，基底的掌、背及侧面分别有掌板、指伸肌腱的中央腱和侧副韧带附着。中节指骨的初、次级骨化中心也位于骨干中部和指骨基底，女性成长到 14 ～ 16 岁，男性到 15 ～ 17 岁时相互愈合。

近节指骨的形状、骨化中心愈合的时间均与中节指骨相同，只是长度明显增加，基底关节面为一个卵圆形凹状面，参与掌指关节的构成。近节指骨的四周几乎均有肌腱存在，骨折之后容易出现肌腱粘连和运动障碍。

一、病因

各种形式的暴力均可造成指骨骨折，以直接暴力引起者为多，且常为开放性骨折。骨折多见于近节骨干，亦可发生于中节或末节指骨。其移位取决于损伤机理及肌肉牵拉作用。

（一）近节指骨骨折

骨折后近端受骨间肌的牵拉而呈屈曲位，远端受伸肌腱中央腱束在中节指骨止点的牵拉作用呈背伸位，使骨折向掌侧成角移位。

（二）中节指骨骨折

多为受直接暴力打击引起。骨折的移位受损伤的外力和手指肌腱牵拉两种力量影响。如骨折位于指浅屈肌腱的远侧，则受指浅屈肌牵拉而向掌侧成角；如骨折位于指浅屈肌的近侧，则骨折远端受指浅屈肌的牵拉，骨折近端受中央腱束牵拉，而致骨折断端向背侧成角。

（三）末节指骨骨折

末节指骨骨折分为爪粗隆骨折、指骨干骨折、指骨基底骨折。多见于手指伸直时，指端受暴力撞击骤然弯曲而被戳伤，导致伸指肌腱将末节指骨基底背侧缘撕脱。若骨折块很小，只发生锤状指，远段骨折块多无脱位。若撕脱的骨块超过关节面 1/3 以上，则末节指骨基底多脱向掌侧。由直接暴力引起的末节指骨骨折多数由压砸伤所致，骨折线可为纵形、粉碎性及横形，骨折一般无移位。

二、临床表现

伤后局部疼痛、肿胀，手指伸屈功能受限。有明显移位时，近节指骨骨折，其近端受骨间肌牵拉，远端受伸肌腱牵拉而形成指背凹陷向掌侧成角畸形；中节指骨骨折，骨折位于屈指浅肌腱止点以上者，骨折向背侧成角畸形，骨折在屈指浅肌腱止点以下者，骨折向掌侧成角。末节指骨骨折，多无明显移位，手指末节肿胀、压痛、瘀斑。若为末节部撕脱骨折则远侧指间关节处压痛，手指末节屈曲呈锤状指，手指不能主动伸直。有多处骨折可扪及骨擦感，有异常活动。

三、诊断

（一）有明显的外伤史。

（二）局部疼痛、肿胀，手指伸屈功能受限。有明显移位时，近、中节指骨骨折可有成角畸形；远节指骨底部撕脱骨折有锤状指畸形，手指不能主动伸直。

（三）移位骨折可扪及压痛及骨擦感，可有异常活动。

（四）X 线检查，可明确骨折部位和骨折类型。

四、治疗

（一）非手术治疗

指骨骨折的治疗，需注意的问题有三：其一是要力争解剖复位，因屈伸肌腱紧贴指骨，如骨折有成角、错位、短缩等畸形存在，容易导致肌腱粘连，或张力失去平衡，造成手指不同程度的功能障碍；其二是注意防止旋转愈合，一旦有旋转愈合，屈指时，患指将与邻指交叉；其三是强调骨折应固定在功能位进行修复，并及早进行功能锻炼。

1. 手法复位

(1) 近节指骨骨折患者取坐位，助手握住患侧手掌，拇指和食指捏住骨折的近端固定患指；术者一手的食指和中指扣住患指中节，将患指关节置于屈曲位进行拔伸牵引，以纠正骨折的重叠移位；另一手的拇指和食指分别置于骨折处的尺侧和桡侧进行挤捏，以纠正侧方移位；最后按压骨折端将其推向背侧，纠正掌侧成角畸形。整复指骨颈骨折时，术者一手拇指顶压骨折近端的掌侧向背侧，另一手扣紧中节指骨将骨折远端顺畸形位牵引，并逐渐加大背伸角度直至90°位，两断端接触时，迅速屈曲手指，运用反折手法使之复位。

(2) 中节指骨骨折：整复时，术者以左手拇食二指固定患指，右手拇食二指捏住患指末节进行牵引，以纠正重叠移位；然后在维持牵引下，应用挤捏手法，纠正骨折的掌、背侧和尺、桡侧侧方移位。

(3) 末节指骨骨折：末节指骨骨折一般移位不著，进行挤捏即可复位。若为开放性骨折，软组织的修复及术后预防伤口感染应放在比治疗骨折更重要的位置。整复末节指骨基底背侧撕脱骨折时，将近节指间关节屈曲，远侧指间关节过伸，使撕脱的骨折块向骨折远端靠拢而复位。指骨骨折固定时间一般为 4～6 周。

2. 固定方法

指骨骨折整复后，原则上应将患指固定于功能位，不可将手指固定在完全伸直位，否则日后将引起关节囊和侧副韧带挛进而造成关节僵硬。

(1) 近节指骨骨折：无移位骨折，用塑形夹板、塑料手指支托或铝板将患指固定于功能位 3～4 周即可。稳定性移位骨折整复后，可采用 4 块微型夹板固定，夹板长度与近节指骨等长，以不妨碍指间关节活动而又能稳定骨折为度。对于向掌侧成角趋势强的骨折，可将一绷带卷或缠裹棉垫的小木棒置于屈曲手指的掌侧，使手指屈曲后指尖指向舟状骨结节，然后用胶布固定和绷带包扎。

(2) 中节指骨骨折：骨折向掌侧成角者，固定方法与近节指骨骨折相同。向背侧成角者，如骨折稳定可考虑采用上述 4 块夹板固定法；不稳定者，则应将患指固定在伸直位 1～2 周后，改为功能位固定，否则伸直位固定日久，会造成侧副韧带挛缩而致关节僵硬。

(3) 末节指骨骨折：闭合性末节指骨干骨折多无移位，外敷中药即可，移位骨折整复后接近节指骨骨折的固定方法进行处理。末节指骨基底部背侧撕脱骨折整复后，应用塑形夹板、塑料手指支托或铝板将伤指近侧指间关节固定于屈曲位，远侧指间关节固定于过伸位，如此可使靠近止点处的伸指肌腱处于松弛状态，便于骨折愈合。

(二) 手术治疗

对末节指骨基底横形骨折伴甲床损伤者，如骨折错位明显，应将指甲拔除，复位骨折，并修复甲床。如甲床下血肿严重，疼痛显著者，可在指甲上穿孔减压止痛。对末节指骨基底部撕脱性骨折所引起的锤状指畸形，如复位失败或难以维持其位置者，可切开复位，用可抽出式不锈钢丝缝合法做内固定。关节内骨折如错位明显，手法复位失败者，应采用切开复位内固定，以便于早期活动，减少关节粘连机会。此外，不稳定性骨折如外固定不能维持其对位者，应做有效的内固定，如克氏针或钢板内固定。

第六节 腕掌关节脱位

组成腕掌关节各骨的关节面，失去正常对位关系，称为腕掌关节脱位。腕掌关节由远排腕骨与掌骨基底的关节面组成。其中第 1 掌骨与大多角骨构成的关节，为鞍状关节，可作屈伸、内收和外展运动，是活动范围较大而灵活的关节。第二掌骨与大多角骨、小多角骨及头状骨构成关节；第 3 掌骨与头状骨构成关节，第 4、5 掌骨与钩骨相接形成关节。第 2～5 腕掌关节囊的掌侧和背侧均有韧带加强，较为稳定，其关节腔较为狭窄，活动范围极少。单纯闭合性腕掌关节脱位很少见，往往不被重视，故容易漏诊。但有时可见到开放性腕掌关节脱位或脱位并发骨折。

一、病因

腕掌关节脱位并不多见，偶可见第一腕掌关节脱位。因拇指活动范围较大，当间接暴力作用在第一掌骨时偶能发生腕掌关节脱位。其他腕掌关节脱位是指第 2～5 掌骨与远排腕骨之间脱位，极少见。因为掌骨基底相互间以及与腕骨之间有坚强的韧带相连，活动范围极小。一旦发生脱位，常常是掌骨成排向背侧脱位。此外，第五掌骨偶能单独发生脱位。

二、临床表现

(一) 第 1 腕掌关节脱位

1. 手背部

肿胀、疼痛、拇指活动受限。

2. 腕背侧

压痛 (+)，第 1 掌骨头叩击痛。

3. 有松脱感，在腕背侧可触及骨端隆起畸形。

(二) 第 2～5 腕掌关节脱位

1. 手

背部肿胀，疼痛，2～5 指活动受限。

2. 腕背侧

压痛明显，沿纵轴叩击掌骨头时，有松脱感。

3. 掌骨基底部

在腕背明显隆起，腕骨相对显得塌陷。

三、诊断鉴别

掌骨基底部骨折，压痛点在掌骨基底部，在骨折部有向背侧桡侧成角畸形，除拇指末节稍能屈曲外，不能作内收、外展活动。而腕掌关节脱位则在腕背侧压痛明显，沿纵轴叩击掌骨头时，有松脱感，掌骨基底部在腕部明显隆起，拍手正斜位 X 片可以鉴别。

四、治疗

(一) 第一腕掌关节脱位

1. 非手术疗法

(1) 复位手法：患者取坐位，局麻下，助手握其前臂，术者一手握拇指在外展位与助手对抗牵引，另一手拇指置于第 1 掌骨基底部，由背侧向掌侧推压，以恢复与大多角骨关节面的正常关系。

(2) 固定方法：复位成功后，用塑形夹板或铝板或石膏条将拇指腕掌关节固定在轻度前屈，外展对掌位。

2. 手术疗法

(1) 适应证

1) 手法复位失败者。

2) 陈旧性脱位。

(2) 手术方式：

1) 切开复位。

2) 腕掌关节功能位融合术。

(二) 第 2 ~ 5 腕掌关节脱位

1. 非手术疗法

(1) 复位手法：患者仰卧位，在臂丛麻醉下，前臂旋前位，助手握第 2 ~ 5 指及拇指作腕掌关节牵引，术者双手环抱腕部，在与助手对抗牵引的同时向背侧端提，双拇指将掌骨基底部由背侧向掌侧用力按压，即可复位。

(2) 固定方法：用塑形夹板固定腕掌关节于功能位，并在掌骨基底部背侧加垫，增加固定力。

2. 手术疗法

(1) 适应证

1) 手法复位失败者。

2) 陈旧性脱位。

(2) 手术方法

1) 切开复位。

2) 腕掌关节功能位融合术。

第七节 月骨脱位

月骨脱位指月骨与周围腕骨及桡骨下端的关系发生改变。腕骨脱位古称"手腕骨脱"、"手腕出臼"，在腕骨脱位中以月骨脱位最为常见。

一、病因

脱位原因与月骨特殊的解剖学形态有关，月骨掌侧极高大，背侧极矮小，腕关节极度背伸时，头骨与桡骨远端背侧缘强力推挤导致月骨掌侧脱位。由于外力作用的大小不同，月骨向掌侧脱出的程度不一，其预后亦有区别：当损伤暴力较小，桡月背侧韧带断裂，或月骨后角撕脱骨折，月骨向前旋转＜90°，脱于桡骨下端的前部，其凸面朝后，凹面朝前，由于掌侧血供存在，月骨一般不发生缺血坏死。如暴力强大，月骨向前翻转移位超过90°甚至达270°，严重者可出现月骨凹面向后，凸面向前，此时桡月背侧韧带断裂，桡月掌侧韧带扭曲或断裂，月骨血液供应部分受阻甚至中断，则可发生月骨缺血性坏死。

二、临床表现

腕关节疼痛、肿胀、压痛、活动受限及握力下降。手指呈半屈曲状，被动伸展及主动屈曲手指均可引起剧烈疼痛。腕关节掌侧饱满，可触及骨性物体隆起，可同时伴有正中神经嵌压症状。陈旧性脱位有时可导致指屈肌腱磨损而出现断裂。

X线正位片可见月骨轮廓由梯形变为三角形，周围关节间隙宽窄不等。侧位片可见月骨相对桡骨向掌侧脱位或掌屈曲度加大，桡月关节背侧间隙明显变宽，头骨脱离月骨远侧的凹面与其背侧极相对；月骨也可脱出进入腕管内，完全失去与桡骨远端、头骨的正常解剖关系。

三、诊断要点

（一）有明显腕背伸手掌着地外伤史，腕部疼痛、肿胀、隆起，腕部活动受限。

（二）局部肿胀、压痛，腕前可触及骨性突起。腕关节各方向活动均受限，腕关节轻度背伸，手不能伸展，握拳时第三掌骨头塌陷。若脱位的月骨压迫正中神经，则拇、食、中指感觉障碍与屈伸受限。

（三）影像学检查，腕关节正位片显示月骨由正常的四方形变成三角形，侧位片月骨移位于腕关节掌侧，其凹形关节面与头状骨分离而转向掌侧。

四、治疗

（一）非手术治疗

1. 适应证

大多数新鲜脱位，少数手法复位不成功者，可用钢针橇拨复位。

2. 方法

(1) 手法复位：患者在臂丛麻醉下，取坐位，肘关节屈曲90°，腕部极度背伸，第一助手握前臂上段，第二助手握食指与中指，在拔伸牵引（注意不宜猛力牵引）下前臂逐渐旋后，术者两手四指握住腕部，向掌侧端提，用两拇指尖推压月骨凹面的远端，迫使月骨进入桡骨与头状骨间隙，同时嘱第二助手逐渐使腕关节掌屈，术者指下有滑动感，且患手中指可以伸直时，说明复位成功。

(2) 针拨复位法：手法复位不成功者，可采用此法。麻醉后，用细的骨圆针，在无菌及X线透视下，自腕掌侧把钢针刺入月骨凹面的远端，在腕背伸对抗牵引下，向背侧顶拨，使月骨凹形关节面与头状骨相对，同时嘱助手由腕背伸位牵向掌屈位，若中指可以伸直，表示复位成功。

(3) 骨牵引法：陈旧性月骨脱位因桡骨与头状骨间隙为肉芽组织或纤维组织填充，使手法复位不易成功，可试行骨牵引法，即在尺骨鹰嘴及第四掌骨颈各穿一钢针，对抗牵引2～3天后，再采用手法复位。

3. 固定

复位后，用塑形夹板或石膏托将腕关节固定于掌屈30°～40°。1周后改为中立位，继续固定2周。

4. 药物治疗

根据伤科三期辨证用药，详见骨折概论中药疗法。

5. 功能锻炼

固定期间鼓励患者做掌指关节及指间关节伸屈活动，解除固定后，开始做腕关节主动伸屈活动。月骨切除后，固定1周即可开始腕关节功能锻炼，一般日后对腕关节功能影响不大。

6. 调护及注意事项

复位固定后，早期功能锻炼应避免做过度腕背伸动作，应逐步加大活动度，以防月骨重新脱出。

（二）手术治疗

适用于手法复位失败者。如果桡月掌、背侧韧带均已断裂，日后可能发生缺血坏死，或合并创伤性关节炎者，可考虑月骨切除。

第八节 经舟骨骨折月骨周围脱位

舟骨骨折，则舟骨近端以及月骨与桡骨的关系正常，而远端伴随其他腕骨向背侧，桡侧移位，即表现为经舟骨月骨周围脱位。其病因、诊断要点、固定方法与月骨周围脱位相似。

一、病因

跌倒时手掌触地过度背伸，暴力向背侧作用造成腕骨向背侧或桡背脱位，因同时舟骨腰部也受到传导力骨折，所以仅舟骨远端伴随其他腕骨相对月骨脱位，而舟骨近端与月骨位置关系正常。

二、临床表现

患腕常有明确的背伸外伤史，如行走跌倒时以手掌撑地等。关节疼痛、肿胀及压痛范围大于单一的腕骨骨折，但晚期也可局限在较小的区域，运动幅度及握力明显下降。月骨掌侧脱位可增加指屈肌腱张力，手指呈半屈曲状，被动伸展或主动屈曲手指时疼痛加剧。腕关节掌侧饱满，触诊可感觉皮下有物体隆凸。月骨掌侧脱位可增加腕管内压，导致正中神经受压、桡侧3个半手指感觉异常。陈旧性脱位有时可致指屈肌腱自发性断裂。

月骨周围脱位多为背向脱位，而且常并发腕骨或桡、尺骨远端骨折，如舟骨骨折、头状骨骨折等。并发舟骨骨折者，称经舟骨月骨周围骨折脱位或经舟骨月骨周围脱位，以此来标明其损伤范围与单纯的月骨周围脱位有所不同。如果为多发骨折，可将受累骨名称依次排列，如并发舟骨和头状骨骨折的月骨周围脱位，称经舟骨经头骨月骨周围骨折-脱位。

三、诊断及鉴别诊断

（一）诊断

1. 有外伤史。

2. 腕部疼痛肿胀、功能障碍，多合并正中神经损伤症状。

3. 腕部前后径增加，局部肿胀明显，并有月骨及鼻咽窝处压痛。

4. 影像学检查，正位片示月骨由正常的四边形变成三角形底在近端，尖在远端，但桡月关系正常，侧位片示头状骨移向月骨的背侧，并接近桡骨远端的后缘，桡月的轴线不能通过头状骨。

（二）鉴别诊断

1. 桡骨远端骨折

虽然外部畸形有相似处，但其畸形在桡远部而非腕部，X线片可直接鉴别。

2. 下尺桡关节分离

尺骨头明显高突，下尺桡关节处压痛，前臂旋转功能受限。

3. 月骨脱位

其他腕骨与桡尺远端关系正常，而经舟骨月骨周围脱位时月骨与桡尺远端关系正常，其他腕骨脱位，X线侧位片可鉴别。

四、治疗

（一）非手术治疗

1. 手法整复

臂丛麻醉后，前臂旋前位，两助手握患者前臂和手掌对抗牵引，待脱位骨重叠纠正后，术者用两拇指用力向其掌侧尺侧挤压突起的腕骨，即可复位。

2. 固定

用钢托将腕关节固定于略掌屈位，3周后改成中立位或轻度背伸位，5周后解除固定。

3. 药物治疗

根据伤科三期辨证用药，详见骨折概论中药疗法。

4. 功能锻炼

早期可做适量握拳动作。解除固定后，做腕伸屈活动及旋转活动，并配合揉、揉捏、捏、摇晃、抖动等手法按摩。

5. 调护及注意事项

早期不主张过多活动，因活动目的以减轻局部粘连为主，舟骨的愈合情况可决定固定时间的长短。

（二）手术治疗

1. 适应证

闭合复位失败、有骨折移位和舟月骨分离者、陈旧性脱位。

2. 手术方法

切开复位、韧带修复及克氏针内固定。

3. 固定

以长臂石膏托将腕关节固定于屈曲或中立位，6～8周后拔针开始功能锻炼。

4. 陈旧性脱位

切开即可复位的较少，大部分因韧带趋于愈合或者已经愈合、周围软组织挛缩而无法复位，或软骨损伤严重不宜复位。此时可做腕中关节融合术、近排腕骨切除术或全腕关节融合术。

第九节 掌指关节脱位

手指扭伤、戳伤、手指极度背伸时发生，拇指，示指最多，脱位后指骨向背侧移位，掌骨头突向掌侧，形成关节过伸位畸形。示指尚有尺偏及指间关节半屈曲畸形。关节脱位后，手法复位往往失败。因为拇指脱位时，掌骨头穿破掌侧关节囊，颈部被卡在纵行撕裂的关节囊间，有时籽骨或拇长屈肌腱也嵌入两关节面之间，使复位困难。示指脱位时，掌骨头从掌板近端穿破关节囊，掌板嵌在两关节面之间，掌骨颈两侧夹在屈指肌腱及蚓状肌之间，造成复位困难。

一、病因

多由掌指关节过度背伸暴力引起，掌骨头穿破掌侧关节囊而脱出，故掌指关节脱位，多为背侧脱位。掌指关节脱位后，掌骨头向掌侧移位，近节指骨基底部向背侧移位，屈肌肌腱被推向掌骨头尺侧，蚓状肌脱向桡侧，掌侧关节囊纤维板移至掌骨头背面，掌骨头掌侧被掌浅横韧带卡住，呈纽扣样"交锁"，难以复位。

二、临床表现

本病较多发生在拇指、示指，脱位后指骨向背侧移位，掌骨头突向掌侧，形成关节过伸位畸形。示指尚有尺偏及指间关节半屈曲畸形。表现为局部肿胀、疼痛、功能障碍。

手指扭伤、手指强力背屈等可引起掌指关节脱位，多见于拇指和示指。脱位后指骨向背侧移位，掌骨头突向掌侧，形成关节过伸位畸形。

示指脱位后常偏向尺侧，指间关节半屈曲。关节脱位手法复位往往失败，此因拇指脱位时，掌骨头穿破掌侧关节囊，颈部被卡在纵行撕裂的关节囊间，掌板嵌入两关节面之间，有时籽骨或拇长屈肌腱也嵌入其中，使复位困难。示指脱位时，掌骨头从掌板近端穿破关节囊，掌板嵌于两关节面之间，掌骨颈两侧夹在屈指肌腱和蚓状肌之间，造成复位困难。

三、诊断要点

（一）有外伤史。

（二）患指疼痛、肿胀、活动障碍。

（三）脱位之关节梭形肿胀、压痛，背伸畸形，呈弹性固定，自动伸屈活动障碍，掌指关节功能丧失，在掌横纹皮下处可触及高突的掌骨头。

（四）影像学检查，X 线片检查可确诊。

四、治疗

（一）非手术治疗

1. 手法复位

患者取坐位，助手固定患侧手腕部。术者一手握持伤指，并用拇、食指捏住近节指骨，向后下牵拉；同时用另一手握住手掌，用拇指向掌侧推按脱位的掌骨头。两手配合逐渐屈曲伤指的掌指关节，使其复位。

2. 固定

复位后保持掌指关节屈曲位固定，固定患指于轻度对掌位 1 ～ 2 周，用绷带卷置于手掌心。

3. 药物治疗

根据伤科三期辨证用药，详见骨折概论中药疗法。去除固定后，应重用舒筋活络类中药熏洗患手。并可配合轻手法按摩，以理顺筋络。

4. 功能锻炼

早期应重视患指以外手指的功能锻炼。去除固定后，可做患指的掌指关节和指间关节的主动伸屈活动，活动范围由小到大，逐渐进行。

5. 调护及注意事项

掌指关节脱位整复固定后，应做未固定关节部的功能锻炼，但切忌触摸、捏揉、摇晃该关节，以免发生增生及粘连，致肿胀长期不消并遗留功能障碍。

(二) 手术治疗

若合并骨折，骨折片明显分离移位，旋转或嵌入关节间隙，导致手法复位失败，或复位后不能维持对位者，需要切开复位、细钢针内固定。若合并侧副韧带断裂者，则需手术修补侧副韧带。

第十节 指间关节脱位

指间关节脱位临床颇为多见，各手指的近侧和远侧指间关节均可发生。

一、病因

指间关节为屈戌关节，关节囊的两侧有副韧带加强，脱位的方向多为远节指骨向背侧移位，或内、外侧移位，前方脱位少见。在关节极度过伸、扭转或侧方挤压外力作用时可造成指间关节脱位，有时伴由侧副韧带损伤，严重时侧副韧带断裂，或伴有撕脱骨折。

二、临床表现

伤后关节局部疼痛、活动障碍。检查时可见伤指肿胀畸形、压痛明显，被动活动时疼痛加剧，且可有明显的弹性固定感。伴有侧副韧带断裂或有指骨基底撕脱性骨折者，则可出现明显侧方异常活动。

三、诊断

(一) 有外伤史。

(二) 脱位之关节梭形肿胀、压痛，呈弹性固定，自动伸屈活动障碍。若伴侧副韧带断裂，则有异常侧方活动，即分离试验为阳性。

(三) 影像学检查，X 线片检查可确诊。

四、治疗

（一）非手术治疗

1. 手法整复

术者一手握持近节伤指，另一手握持远端，做适当用力后伸拔伸牵引，再轻度用力屈曲复位，有侧向脱位，先推挤复位，同时整复背侧脱位。

2. 固定

近侧指间关节脱位合并侧副韧带损伤或撕脱骨折者，应将关节固定于伸直位3周，以防韧带挛缩。

3. 药物治疗

根据伤科三期辨证用药，详见骨折概论中药疗法。

4. 功能锻炼

早期应重视患指以外手指的功能锻炼。去除固定后，可做患指的掌指关节和指间关节的主动伸屈活动，活动范围由小到大，循序渐进。

5. 调护及注意事项

指间关节脱位复位容易，往往伤后患者自行牵拉复位，未能给予及时的固定，或按一般筋伤处理给予手法按摩，过早活动可使脱位的关节产生增粗、僵硬、屈伸活动受限等后遗症，故应早期明确诊断，及时处理，防止关节不稳、粘连或并发创伤性关节炎。

（二）手术治疗

若合并骨折，骨折片明显分离移位，旋转或嵌入关节间隙，导致手法复位失败，或复位后不能维持对位者，需要切开复位、细钢针内固定。若合并侧副韧带断裂者，则需手术修补侧副韧带。陈旧性指间关节脱位可行关节融合术。术后用背侧石膏托或支具控制掌指关节，防止过伸即可，不需绝对制动，患指关节固定于功能位。

第九章 上肢损伤

第一节 肩锁关节脱位

肩锁关节脱位并非少见，可有局部疼痛、肿胀及压痛，伤肢外展或上举均较困难，前屈和后伸运动亦受限，局部疼痛加剧，检查时肩锁关节处可摸到一个凹陷，可摸到肩锁关节松动。手法复位后制动较为困难，因而手术率较高。

一、病因

肩锁关节脱位通常由暴力自上而下作用于肩峰所致。坠落物直接砸在肩顶部后，锁骨下移，由于第 1 肋骨阻止了锁骨的进一步下移，如果锁骨未骨折，则肩锁、喙锁韧带断裂，同时可伴有三角肌和斜方肌锁骨附着点的撕裂，肩峰、锁骨和喙突的骨折，肩锁纤维软骨盘的断裂和肩锁关节的关节软骨骨折。锁骨的移位程度取决于肩锁和喙锁韧带、肩锁关节囊以及斜方肌和三角肌的损伤程度。

二、临床表现

查体有局部疼痛、肿胀及肩锁关节不稳定伴锁骨远端移位，X 线平片可以帮助评价损伤的程度。患者直立，摄双侧肩锁关节的前后位平片，然后进行两侧比较。必要时可在患者腕部悬挂 4.5 ～ 6.8 kg 的重物，可以观察到肩锁关节的不稳定，重物最好系在患者腕部，避免让患者用手握，以使上肢肌肉能够完全放松。

三、诊断

根据外伤史，局部疼痛，肿胀及压痛；肩前屈、后伸活动受限。X 线检查可确诊。

X 线检查，可明显显示锁骨外端向上移位，肩锁关节半脱位，其向上移位轻及肿胀不明显，诊断较困难，有时需同时向下牵引两上肢摄两侧肩锁关节 X 线片，或使患者站位两手提重物拍摄两肩锁关节正位 X 线片对比检查，方可明确诊断。

四、治疗

(一) 非手术治疗

Ⅰ 型损伤通常采用吊带制动，配合局部冰敷、止痛药物治疗。Ⅱ 型损伤的治疗方法与 Ⅰ 型相似，如果锁骨远端移位的距离不超过锁骨厚度的 1/2. 可应用绑扎、夹板或吊带制动 2 ～ 3 周，但必须在 6 周以后才能恢复举重物或参加体育运动。

(二) 手术治疗

对于 Ⅲ、Ⅳ、Ⅴ、Ⅵ 型损伤应行手术治疗，手术方法有许多种，可以分为五个主要类型：①肩锁关节复位和固定；②肩锁关节复位、喙锁韧带修复和喙锁关节固定；③前两种类型的联合应用；④锁骨远端切除；⑤肌肉转移。常用的手术方法如下所述：

1. 喙锁韧带缝合、肩锁关节克氏针内固定术 (改良 Phemister 法)

通过肩部前内侧的 Thompson 和 Henry 入路，显露肩锁关节、锁骨外侧端及喙突。探查肩锁关节，去除关节盘或其他妨碍复位的结构，然后褥式缝合肩锁韧带，暂不要打结，接着逆行穿出克氏针，整复脱位的肩锁关节后顺行穿入，使其进入锁骨 2.5～4 cm。通过前后位和侧位(腋部)X 线平片检查克氏针的位置和复位的情况。如二者均满意，于肩峰外侧边缘将克氏针折弯 90°并剪断，保留 0.6 cm 的钩状末端以防止其向内侧移位，旋转克氏针，将末端埋于肩峰下软组织内，修复肩锁关节囊和韧带，并将预先缝合喙锁韧带的线收紧打结，修复斜方肌和三角肌止点的损伤。术后处理用肩胸悬吊绷带保护，术后 2 周去除绷带并拆线，开始主动活动，8 周在局麻下拔除克氏针。克氏针的折断和移位是常见的并发症。

2. 喙锁关节的缝线固定术

作一个弧形切口显露肩锁关节、锁骨的远端和喙突，显露肩锁关节，彻底清除关节盘或其他碎屑，褥式缝合断裂的喙锁韧带，暂不打结。用直径约为 0.7 cm 的钻头在喙突上方的锁骨上前后位钻两个孔，在喙突基底的下方穿过 1 根不吸收缝线，并向上穿过锁骨的两个孔，复位肩锁关节，打紧缝线，这样缝线就可不绕住整个锁骨，以避免缝线割断锁骨。如果仍有前后向不稳定，可按 Phemister 法用 1 枚克氏针固定肩锁关节，最后收紧打结喙锁韧带的缝线，修复肩锁关节囊，缝合撕裂的三角肌和斜方肌。术后处理同改良 Phemister 法。

3. 喙锁关节螺钉内固定及喙锁韧带缝合术 (改良 Bosworth 法)

通过前内侧弧形切口显露肩锁关节和锁骨末端，向远外侧牵开三角肌以暴露喙突尖和喙锁韧带。同 Phemister 法一样，检查肩锁关节，去除关节盘或其他妨碍复位的结构，缝合喙锁韧带，暂不要打结，用直径为 4.8 mm 的钻头在锁骨上垂直钻一个孔，此孔在锁骨复位后应同喙突基底在同一直线上。复位锁骨，用另外一个直径为 3.6 mm 的钻头通过先前在锁骨上钻好的孔在喙突上再钻一个孔，选择一个合适长度的 Bosworth 螺钉穿过两孔，拧紧螺钉使锁骨上表面与肩峰上表面平齐，收紧打结喙锁韧带缝线，修复撕裂的斜方肌和三角肌止点。术后用悬吊带制动，1 周后去除悬吊，开始轻微的主动功能锻炼，2 周拆线，术后 6～8 周取出螺钉，10 周内避免超过 90°的外展运动和举重物。

4. 锁骨远端切除术 (Stewart 法)

通过前方弧形切口显露肩锁关节、锁骨外侧端及喙突，沿锁骨长轴切开关节囊和肩锁上韧带，骨膜下剥离显露锁骨，然后修复关节囊和韧带，用咬骨剪或摆动锯在骨膜下自下外方斜向内上方截除 1 cm 长的锁骨外侧端，挫平上缘残端。褥式缝合损伤的喙锁韧带，暂不打结，交叉穿入 2 枚克氏针，将锁骨外侧端维持在正常位置。术后悬吊制动 1 周，进行轻微的主动环绕运动，2 周拆线，增加活动量，4 周内避免抬举重物，8 周内避免体育活动。

5. 喙肩韧带移位加强肩锁关节术 (Neviaser 法)

通过前内侧弧形切口显露肩锁关节、锁骨外侧端及喙突，切断喙肩韧带在喙突前外侧缘的起点，向下推压锁骨外侧段，复位肩锁关节，用克氏针 1～2 枚，贯穿固定肩锁关节，将喙肩韧带向前上翻转，固定缝合于锁骨外侧端前方，修复肩锁韧带和喙锁韧带。术后处理同 Stewart 法。

6. 喙肩韧带移位重建喙锁韧带术 (Weaver 法)

同 Neviaser 法显露肩锁关节、锁骨外侧端及喙突，切断喙肩韧带在肩峰前内侧缘的起点。在锁骨外侧端相当于喙突尖的上方行锁骨切骨术，切骨线由内下向外上倾斜，切除锁骨外侧端约 2 cm。在切骨端近侧 1 cm 处，于锁骨前壁钻两个骨孔，以细钢丝或粗丝线在喙肩韧带的肩峰端作褥式缝合，两线端分别经髓腔，从锁骨的骨孔引出。下压锁骨，恢复正常喙锁间距，抽紧缝线，结扎固定，使喙肩韧带移入锁骨断端的髓腔内。

术后用 Ve[peau 绷带固定患肩 4 周，之后改用三角巾悬吊 4 周，术后 8 周去除悬吊，进行康复训练。

7.Dewar 手术

显露肩峰、肩锁关节及锁骨外侧端，自肩峰和锁骨外侧端前方切断三角肌附着点，行骨膜下剥离，显露肩锁关节。切除破碎的肩锁关节囊，软骨盘，显露锁骨外侧端并切除 1.0 cm。切开喙突上方的锁骨前方骨膜，将锁骨前面 1.5 ～ 2.0 cm 的皮质骨制成粗糙面，于骨粗糙面中央由前向后钻孔备用。切开胸肌筋膜，显露喙突及其下方的肱二头肌短头、喙肱肌和胸小肌。在肱二头肌短头、喙肱肌和胸小肌之间作由下而上的逆行分离，至喙突前、中 1/3 交界处，环形切开骨膜，在喙突角部由前向后钻备用。以骨刀在喙突前、中 1/3 处截骨，使喙突骨块连同肱二头肌短头腱和喙肱肌一起向下翻转，以 1 枚适当长度的加压螺钉贯穿固定喙突骨块于锁骨前方原钻孔部位。将三角肌前部重新缝合。

术后三角巾悬吊患臂 3 周，3 周后练习上举及外展活动，6 ～ 8 周后即可负重功能训练。

8.锁骨钩钢板内固定、喙锁韧带缝合术

近年我们采用锁骨钩钢板内固定，喙锁、肩锁韧带缝合治疗肩锁关节脱位取得满意疗效。该方法固定牢靠，并可早期行肩关节功能锻炼，又无克氏针内固定断裂后游走的危险。

第二节　肩关节脱位

肩关节脱位最常见，其发生率在大关节脱位中居首位，约占全身关节脱位的 50%，这与肩关节的解剖和生理特点有关，如肱骨头大、关节盂浅而小、关节囊松弛、其前下方组织薄弱、关节活动范围大、遭受外力多等。肩关节脱位多发生于青壮年，男性较多。

一、病因

肩关节由肩胛骨的关节盂和肱骨头组成，关节盂浅而小，肱骨头的面积是关节盂的 3 ～ 4 倍，呈半球状。关节囊薄弱、宽大并松弛，肩关节周围肌肉力量较弱而活动范围最大。这些都是肩关节不稳定的因素，在直接或间接暴力的作用下易发生脱位。

（一）直接暴力

外力直接作用于肩关节而引起，但极少见。在复合外力下，可造成肩关节后脱位。

（二）间接暴力

可分为传导暴力和杠杆作用力两种，临床多见。

1.传导暴力

侧向跌倒，上肢外展外旋，手掌撑地，暴力由掌面沿肱骨纵轴传导至肱骨头，冲破关节囊前壁，向前滑出至喙突下间隙，形成喙突下脱位，较多见。若暴力强大继续作用，肱骨头可被推至锁骨下成为锁骨下脱位，较少见。极个别暴力特别强大者，肱骨头可冲进胸腔，形成胸腔内脱位。

2. 杠杆作用力

当上肢过度高举、外展、外旋向下跌倒，肱骨颈或大结节抵触于肩峰处，构成杠杆支点，使肱骨头向前下部滑脱形成盂下脱位，继续滑至肩胛骨前部成为喙突下脱位。因肱骨颈构成杠杆支点，故常伴肱骨颈或大结节撕脱性骨折。

二、临床表现

伤后患肩疼痛、肿胀(合并骨折者，肿胀明显且可出现瘀斑)，肩关节活动受限，不能做内收、内旋动作，仅能轻微外展、外旋。患者常以健手扶持患肘的前臂，头倾向患侧以减轻肩部疼痛。由于肱骨头内移脱位，三角肌下空虚，肩峰突出，肩部失去正常圆钝平滑的曲线轮廓，故检查时可见患肩呈"方肩"畸形；患肢弹性固定；触诊时可感觉肩峰下明显空虚；搭肩试验(Dugas征)阳性。X线检查摄正位、穿胸位或腋窝位片即可明确诊断及脱位的类型。

三、诊断

(一)有外伤史，肩部疼痛、肿胀、功能障碍。

(二)患者姿势，患肢轻度外展，一健手托住患肢前臂，头和身体向患侧倾斜。少数患者伤肢上举、手扶头部体位。

(三)肱骨头移位，三角肌塌陷，呈"方肩畸形"。在喙突下、锁骨下腋窝或肩后可摸到脱出的肱骨头，原关节盂处空虚。

(四)杜加征阳性，患侧肘部紧贴胸壁时，其手掌不能搭到健侧肩部；或手掌搭到健侧肩部时，肘部不能紧贴胸壁。

(五)X线检查，肩部正位和穿胸侧位摄片可确定诊断及类型，并可明确是否合并骨折。

(六)合并损伤

1. 肩袖损伤

前脱位时多见，随年龄增长发生率有增加趋势。肩袖损伤时肩外展、外旋活动受限，活动时疼痛。MRI、超声波、关节造影及关节镜检查有助于诊断。

2. 肱二头肌长头腱滑脱

常无明显症状，只有在整复脱位时，有软组织嵌插于关节盂和肱骨头之间而妨碍复位。

3. 血管损伤

常见于老年人、血管硬化者，多见于腋动、静脉或腋动脉分支的损伤。损伤时肩部明显肿胀，腋窝部尤甚。患肢皮肤苍白或发绀，皮温低，动脉搏动消失，腋部有时可听到动脉搏动性杂音。严重者可出现休克。

4. 神经损伤

常见腋神经的损伤，多为牵拉伤，致三角肌瘫痪，肩部前外、后侧皮肤感觉减退或消失。大多数在4个月内可恢复，亦可迟至伤后一年，若伤后10周仍无恢复迹象，则预后不良。腋神经的损伤一旦确诊，需密切观察，积极进行理疗。

5. 骨折

(1) 大结节撕脱骨折最为常见，肩关节脱位病例中15%～35%合并有肱骨大结节骨折。

当脱位复位后绝大部分大结节骨块也随之复位。

(2) 外科颈骨折是少见的严重损伤，多需手术治疗。

四、治疗

(一) 非手术治疗

绝大部分肩关节脱位都可以在麻醉后行手法闭合复位治疗。

1. 整复方法

(1) 外展外旋上举推挤法：①病员仰卧，第一助手立于患者健侧，双手分别固定患者伤侧肩部、胸部，并向健侧下方牵引；第二助手一手握伤肢上臂下段，另一手握前臂远段做轻缓的牵引，并逐渐外展外旋上举患臂于 120°～140° 位置，再做持续用力地牵引，同时将牵引的上肢做轻缓的回旋 (以外旋为主) 活动；术者立于伤侧，可用双手握住肱骨上段做向前外上方的助力牵引，或一手抱住肩峰上部助力向健侧下方牵引，另一手置于肩前下方，向外上方推送肱骨头回位。此法为逆受伤机制的复位法，是我院张世明教授独创。

(2) 牵引推拿法：病员仰卧，自伤侧腋下经胸前及背后绕套一布单，向健侧牵引对抗，一助手握住患肢腕部及肘部，沿上臂弹性固定的轴线方向牵引并外旋，术者用手自腋部将肱骨头向外后推挤。此法操作简单，危险性小，疗效可靠。

(3) 手牵脚蹬法：病员仰卧，术者立于患侧床旁，将脚跟抵于病员腋窝紧贴胸壁并向外推挤肱骨头，同时双手握住患肢腕部做持续用力牵引，先外展外旋后内收内旋。对老年骨质疏松者，在牵引时若过早内收，由于杠杆力的作用，可能导致肱骨外科颈的骨折，需特别注意。

肩关节脱位的复位方法很多，这些传统复位手法绝大部分都是在牵引下利用杠杆原理进行整复的，这种模式的复位方法并不是在伤者真正脱位时的姿势下进行的拔伸牵引整复，而是伤者在脱位后伤肢因重力或体位改变而变成肢体下垂、轻度外旋体位下的整复方法。由于利用杠杆原理复位，若操作不当或肱骨头与关节囊、关节盂交锁嵌顿，可致组织损伤加重甚至骨折。而外展外旋上举推挤法复位，易使肱骨从破裂的关节囊、韧带或肱二头肌长头腱滑脱交锁的情况下"解锁"，符合复位时"以子求母"的原理，脱位的肱骨头因拔伸牵引推挤力和肩关节前下方紧张的软组织作用力而沿脱位途径回复其位，因此复位容易，操作简单，不加大损伤，一般可不在麻醉下复位，患者无明显痛苦。

2. 固定方法

一般采用搭肩贴胸位固定。复位后轻微做患肩的屈伸展收活动，再将患肢屈肘 60°～90° 并内收内旋附于胸前，手搭于健侧肩部，然后用吊带将患肢贴胸固定 2～3 周。一般原则是年龄越小，固定制动时间越长。

3. 药物治疗

(1) 早期：宜活血化瘀、消肿止痛。内服七味三七口服液、创伤消肿片或桃红四物汤等。

(2) 中期：宜活血祛瘀、舒筋活络。内服和营止痛汤。

(3) 后期：宜补益气血、强筋健骨。内服六味地黄丸、强筋丸等。

4. 功能锻炼

在固定期间，除伤肩以外的各关节都要积极进行活动，每隔 1～2 天将外固定解开一次，对伤肩进行适当按摩，并被动适当活动肩关节，但活动时不能重复受伤动作。逐步增加肩关节的活动范围与幅度，在功能锻炼过程中，应坚持以主动活动为主，禁做强力被动活动。

（二）手术治疗

1. 适应证

闭合复位失败者；合并肱二头肌长头腱滑脱、肱骨近端骨折复位不成功或复位后骨折仍有明显移位、复位后不稳定者；合并神经、血管损伤，症状明显者；陈旧性脱位6个月以内的青壮年患者，或陈旧性脱位时间虽短，但合并肱骨近端骨折、神经损伤闭合复位不成功者；习惯性脱位影响工作生活者。

2. 手术方式

切开复位术、盂唇关节囊复合体固定术、肱骨头切除术、人工肱骨头置换术等。

第三节 肩袖损伤

肩袖是覆盖于肩关节前、上、后方之肩胛下肌、冈上肌、冈下肌、小圆肌等肌腱组织的总称。位于肩峰和三角肌下方，与关节囊紧密相连。肩袖的功能是上臂外展过程中使肱骨头向关节盂方向拉近，维持肱骨头与关节盂的正常支点关节。肩袖损伤将减弱甚至丧失这一功能，严重影响上肢外展功能。本病常发生在需要肩关节极度外展的反复运动中（如棒球，自由泳、仰泳和蝶泳，举重，球拍运动）。

一、病因

（一）创伤

创伤是年轻人肩袖损伤的主要原因，当跌倒时手外展着地或手持重物，肩关节突然外展上举或扭伤而引起。

（二）血供不足

引起肩袖组织退行性变。当肱骨内旋或外旋中立位时，肩袖的这个危险区最易受到肱骨头的压迫、挤压血管而使该区相对缺血，使肌腱发生退行性变。临床上肩袖完全断裂大多发生在这一区域。

（三）肩部慢性撞击损伤

中老年患者其肩袖组织因长期遭受肩峰下撞击、磨损而发生退变。本病常发生在需要肩关节极度外展的反复运动中（如棒球、仰泳和蝶泳，举重，球拍运动）。当上肢前伸时，肱骨头向前撞击肩峰与喙肩韧带，引起冈上肌肌腱损伤。慢性刺激可以引起肩峰下滑囊炎、无菌性炎症和肌腱侵袭。急性的暴力损伤可以导致旋转带断裂。

二、临床表现

（一）慢性损伤

较为多见。肩痛不明显，当上臂外展至某一特定部位时突然疼痛而停止活动。平时能全程参加训练，但成绩进步不快，有肩部不舒适的感觉。

（二）亚急性损伤

此型最多见。系反复慢性挫伤积累而形成。检查肩外展试验：伤员伸肘旋后位，做肩部外展运动至 80°～110° 时出现肩部疼痛，外展动作突然中止或卡住，这可能是肩袖与喙肩韧带或肩峰摩擦挤压造成。一些病例训练前做好准备活动后外展时无疼痛。多数病例按压肩外侧肱骨大结节部位有压痛，肩关节外展和上臂抗阻内外旋有疼痛。如已迁延时日未经正规治疗可出现三角肌萎缩现象。

（三）急性损伤

此型少见。大多为一次急性损伤所致。肩部疼痛、活动受限均较显著。检查臂下落试验：将患肩被动外展 90° 位去除扶持，患肢不能维持外展，伤臂迅速下落，说明肩袖明显损伤。

四、诊断及鉴别诊断

（一）诊断

X 线照片检查，显示肱骨头与肩峰的距离变小，肩关节造影可显示关节腔与三角肌下滑囊阴影相通，示为肩袖完全破裂。MRI 为无创性检查，现已经可明确提供确切诊断，应为首选检查，同时可以发现并发的损伤。

（二）鉴别诊断

1.冻结肩

冻结肩又称肩周炎、粘连性肩关节炎、五十肩等，是由于肩关节周围软组织病变而引起肩关节疼痛和活动功能障碍。好发于 40 岁以上患者，女多于男 (3∶1)。其特征是肩部疼痛和肩关节活动障碍逐渐加剧，主动和被动活动均受限。

2.肩峰下滑囊炎

主要表现为肩峰下疼痛、压痛，并可放射至三角肌，严重者有微肿。病程久时可引起局部肌肉萎缩，肩关节不能做外展、外旋等动作。

3.肱二头肌长头肌肌腱炎

起病缓慢，逐渐加重，疼痛、压痛以肱骨结节间沟为主，肱二头肌抗阻力屈肘部局部疼痛加重。久则亦有功能障碍及肌肉萎缩。

五、治疗

（一）非手术治疗

1.由急性炎症或急性损伤所形成的肩部剧烈疼痛，应暂停训练。可将上臂外展 30° 位支架外固定，卧床休息 3 d 后可适当活动。

2.慢性或亚急性损伤，可用 1% 普鲁卡因溶液 10～20 ml 加入泼尼松龙 1 ml 局部封闭，疗效非常理想。

3.物理治疗

人工太阳灯，紫外线 (4～5 生物剂量) 及直流电碘离子透入对肩袖损伤的康复有明显的辅助作用。

4.运动训练

适当改变，慢性挫伤可继续一般训练，对于引起疼痛的外展动作可适当减少或避免，要加强三角肌力量训练。

（二）手术治疗

肩袖肌腱断裂如面积较大，断端分离较多，残端缺血或经非手术治疗4～6周后症状未见改善，可选择手术治疗。术中可将断端褥式缝合，如不能对合，取阔筋膜修补缝合。也可在肱骨大结节上钻孔缝合肩袖，术后以外展支架将患肢固定于外展、前屈及外旋位，6周后拆除外固定积极进行功能锻炼活动。

第四节 锁骨骨折

锁骨是上肢与躯干的连接和支撑装置，呈"S"形。近端与胸骨柄形成胸锁关节，远端与肩峰形成肩锁关节，外侧有喙锁韧带固定锁骨。

一、病因

锁骨骨折好发于青少年，多为间接暴力引起。常见的受伤机制是侧方摔倒时肩部先着地，力传导至锁骨发生斜形骨折。也可因手或肘部着地，上臂外展，暴力经肩部传导至锁骨，发生斜形或横形骨折。直接暴力常由胸上方撞击锁骨，导致粉碎性骨折，但较少见。若移位明显，可引起臂丛神经及锁骨下血管损伤。

据暴力作用的大小、方向等，骨折多发生在锁骨中段。锁骨中段骨折后，由于胸锁乳突肌的牵拉，近骨折端可向上后移位，远骨折端则由于上肢的重力作用及胸大肌上部肌束的牵拉，使骨折远端向前下移位，并有重叠移位。锁骨外端骨折常因肩部的重力作用，使骨折远端向下移位，近折端则向上移位，移位程度较大者，会有喙锁韧带损伤。

锁骨外侧骨折可以分为3型：Ⅰ型，常因直接暴力引起，多为移位不明显的骨折，常规前后位X线片有时不能发现骨折；Ⅱ型，骨折近端因胸锁乳突肌牵拉而向上移位，常合并喙锁韧带损伤；Ⅲ型，主要表现为锁骨远端粉碎性骨折，可合并有肩锁关节脱位，喙锁韧带完整。

儿童锁骨骨折多为青枝骨折，成人多为斜形、粉碎性骨折。锁骨发生开放性骨折的机会很小。

二、临床表现

（一）症状

锁骨位置表浅，外伤后局部肿胀、皮下瘀血、伤侧肢体功能受限，肩部下垂，身体向前内倾斜，上臂贴胸不敢活动，并用健手托扶患肘，身体向患侧倾斜，以减轻上肢重量牵拉引起疼痛。

（二）体征

局部肿胀、皮下瘀血、压痛或有畸形，畸形处可触到移位的骨折断端，如骨折移位并有重叠，肩峰与胸骨柄间距离变短。幼儿青枝骨折畸形多不明显，且常不能自诉疼痛部位，只有啼哭表现，但其头多向患侧偏斜、颌部转向健侧，此特点有助于临床诊断。有时直接暴力引起的骨折，可刺破胸膜发生气胸，或损伤锁骨下血管和神经，出现相应症状和体征。

（三）分型

锁骨骨折按部位分为三类。

1. 第一类

为锁骨中 1/3 骨折，占锁骨骨折的 80%。锁骨在此处由管状变为扁平，且该处骨质相对薄弱，易发生骨折。97% 此型骨折中度移位可以保守治疗。3% 患者有完全移位和短缩，需手术治疗。

2. 第二类

为锁骨外 1/3 骨折，占锁骨骨折 12% ~ 21%。根据骨折和喙锁韧带的不同损伤将其分为 5 个亚型。

(1) Ⅰ 型发生于喙锁韧带外侧，多无移位。

(2) Ⅱ 型发生于喙锁韧带内侧，近折段上移，远折段下移。

(3) Ⅲ 型为外侧端包括肩锁关节面的骨折。

(4) Ⅳ 型见于儿童喙锁韧带与骨膜相连而骨折近段移位。

(5) Ⅴ 型为粉碎骨折，喙锁韧带附着骨折与远近骨折端分离。

3. 第三类

为锁骨内侧 1/3 骨折，多无错位，占 3% ~ 6%。

(四) 辅助检查

本病的辅助检查方法主要是影像学检查，锁骨骨折常发生在中段。多为横断或斜行骨折，内侧断端因受胸锁乳突肌的牵拉常向上后移位，外侧端受上肢的重力作用向内、下移位，形成凸面向上的成角、错位缩短畸形。

1.X 线检查

疑有锁骨骨折时需摄 X 线像确定诊断。一般中 1/3 锁骨骨折拍摄前后位及向头倾斜 45° 斜位像。拍摄范围应包括锁骨全长，肱骨上 1/3、肩胛带及上肺野，必要时需另拍摄胸片。前后位像可显示锁骨骨折的上下移位，45° 斜位像可观察骨折的前后移位。

婴幼儿的锁骨无移位骨折或青枝骨折有时在原始 X 线像上难以明确诊断，可于伤后 5 ~ 10 d 再复查拍片，常可呈现有骨痂形成。

外 1/3 锁骨骨折中，一般可由前后位及向头倾斜 40° 位 X 线像做出诊断。锁骨外端关节面骨折，常规 X 线像有时难以做出诊断，常需摄断层 X 线像或行 CT 检查。

锁骨内 1/3 前后位 X 线像与纵隔及椎体相重叠，不易显示出骨折。拍摄向头倾斜 40° ~ 45° X 线像，有助于发现骨折线。在检查时，不能满足于 X 线正位片未见骨折而诊断为软组织损伤，需仔细检查是否有锁骨内端或对局部骨折征象，以便给予正确的诊断。

2.CT 检查

CT 检查多用于复杂的桡骨骨折，如波及关节面及肩峰的骨折。尤其对关节面的骨折优于 X 线检查。

三、诊断

上肢外展跌倒或局部被暴力直接打击等外伤史，伤后肩部出现疼痛，上肢不敢活动。局部肿胀、皮下瘀血、压痛或有畸形，畸形处可触到移位的骨折断端。X 线片可确诊，并显示骨折移位及粉碎情况。

四、治疗

儿童的青枝骨折及成人的无移位骨折可不作特殊治疗，仅用三角巾悬吊患肢 3 ~ 6 周即可开始活动。有移位的中段骨折，采用手法复位后横形"8"字绷带固定。

（一）手法复位

1. 复位方法

患者坐位。骨折部局部麻醉。术者在患者背后，用膝顶住患者背部，两手握住患者上臂使肩向后、上、外牵拉，患者挺胸即可达到复位。也可在前方，同时由另一术者用拇指和示指捏住骨折的近、远端进行复位。

2. 固定方法

复位成功后，术者维持复位姿势，另一助手将棉垫分别放在两侧腋窝，在骨折处放一薄垫，经肩一背一肩，用无弹力绷带作横"8"字固定，然后用胶布条作横"8"字加强固定。

固定后应严密观察双上肢血液循环及感觉运动功能变化，若出现肢体肿胀、麻木，表示固定过紧，应及时放松固定。术后1周左右，由于骨折处肿胀消退，或绷带张力降低，常使固定的绷带松弛而导致再移位，因此复位2周内应经常检查固定是否可靠，及时调整固定的松紧度。由于锁骨的功能主要是支撑上肢，若复位不良，只要骨折愈合，多不影响功能。

（二）手术切开复位

有以下情况时可考虑行切开复位内固定。

1. 患者不能忍受"8"字绷带固定的痛苦。

2. 复位后再移位，影响外观。

3. 合并神经、血管损伤。

4. 陈旧骨折不愈合。

5. 开放性骨折。

6. 锁骨外端骨折，合并喙锁韧带断裂。

切开复位时，应根据骨折部位、骨折类型及移位情况选择钢板、螺丝钉或克氏针固定。由于骨折部位与臂丛和锁骨下血管十分贴近，因此推荐使用震荡性钻头以避免损伤这些重要结构。采用刀砍形切口以达到美观的皮肤愈合，操作时分别显露骨折的远近端。只有在开放性骨折或处理锁骨下动静脉和臂丛时，为迁就开放创口而采用平行于锁骨长轴的切口。根据骨折的形态以及楔形骨折块的位置，将钢板置于锁骨的前方或上方。将钢板置于前方可避免损伤锁骨下血管结构的风险而可使用较长的螺钉，但可能对臂丛神经造成一定的损伤风险。螺旋形骨折或短斜形骨折较易复位并可用巾钳临时固定。可使用7孔或8孔的3.5 mm钢板固定骨折。若可能，应使用单独的拉力螺钉固定楔形骨折块。尽管固定较困难，更粉碎的骨折应使用较长的钢板。对于复杂的粉碎性骨折来讲，钢板应作为桥接使用，而不宜对每个骨折块进行过度的剥离。只有存在骨缺损或死骨时才进行植骨。合并喙锁韧带损伤时，在骨折切开复位的同时，应修复喙锁韧带。

第五节 肩胛骨骨折

肩胛骨前后为肌肉包绕，一般情况下骨折较为少见，常为全身多发性损伤的一部分，多发于肩胛骨体部和颈部，喙突、肩胛冈、肩峰等处很少发生。

一、病因

多为强大的直接暴力或火器伤引起。肩胛体部骨折主要为直接暴力引起，如重物或火器伤直接损伤肩胛骨体部，多为粉碎性骨折，有时亦有横行或斜行骨折，因肩胛骨前后均有肌肉保护，多无明显骨折移位，但须注意有无肋骨骨折或胸腔脏器伤。

二、临床表现及诊断

肩胛骨骨折根据外伤史、症状、体征及X线检查，可明确诊断。

（一）病史

1. 体部骨折

常为直接暴力引起，受伤局部常有明显肿胀，皮肤常有擦伤或挫伤，压痛也很明显，由于血肿的刺激可引起肩袖肌肉的痉挛，使肩部运动障碍，表现为假性肩袖损伤的体征。但当血肿吸收后，肌肉痉挛消除，肩部主动外展功能即恢复。喙突骨折或肩胛体骨折时，当深吸气时，由于胸小肌和前锯肌带动骨折部位活动可使疼痛加剧。

2. 肩胛盂和肩胛颈骨折

多由间接暴力引起，即跌倒时肩部外侧着地，或手掌撑地，暴力经肱骨传导冲击肩胛盂或颈造成骨折。多无明显畸形，易于漏诊。但肩部及腋窝部肿胀、压痛，活动肩关节时疼痛加重，骨折严重移位者可有肩部塌陷，肩峰相对隆起呈方肩畸形，犹如肩关节脱位的外形，但伤肢无外展、内收、弹性固定情况。

3. 肩峰骨折

肩峰突出于肩部，多为自上而下的直接暴力打击，或由肱骨突然强烈的杠杆作用引起，多为横断面或短斜面骨折。肩峰远端骨折，骨折块较小，移位不大；肩峰基底部骨折，远侧骨折块受上肢重量的作用及三角肌的牵拉，向前下方移位，影响肩关节的外展活动。

三、诊断

（一）X线检查

多发损伤患者或怀疑有肩胛骨骨折时，应常规拍摄肩胛骨X线平片，常用的有肩胛骨正位、侧位、腋窝位和穿胸位X线平片。注意肩胛骨在普通胸部正位片上显示不清，因为肩胛骨与胸廓冠状面相互重叠。此外，还可根据需要加拍一些特殊体位平片，如向头侧倾斜45°的前后位平片可显示喙突骨折。CT检查能帮助辨认和确定关节内骨折的程度和移位，以及肱骨头的移位程度。因为胸部合并损伤的发生率高，胸片应作为基本检查方法的一部分。

（二）合并损伤

诊断骨折的同时，应注意检查肋骨、脊柱以及胸部脏器的损伤。肩胛骨周围有肌肉和胸壁保护，所以只有高能量创伤才会引起骨折。由于肩胛骨骨折多由高能量直接外力引起，因此合并损伤发生率高达35%～98%。合并损伤常很严重，甚至危及生命。然而，在初诊时却常常漏诊。最常见的合并损伤是同侧肋骨骨折并发血气胸，其次是锁骨骨折、颅脑闭合性损伤、头面部损伤、臂丛损伤。肩胛骨合并第1肋骨骨折时，因可伤及肺和神经血管，故特别严重。

四、治疗

绝大多数肩胛骨骨折可采用非手术方法治疗，只有少数患者需行手术治疗。由于肩胛骨周围肌肉覆盖多，血液循环丰富，骨折愈合快，骨折不愈合很少见。

（一）肩胛体和肩胛冈骨折

肩胛体和肩胛冈骨折一般采用非手术治疗，可用三角巾或吊带悬吊制动患肢，早期局部辅以冷敷，以减轻出血及肿胀。伤后 1 周内，争取早日开始肩关节钟摆样功能锻炼，以防止关节粘连。随着骨折愈合，疼痛减轻，应逐步锻炼关节的活动范围和肌肉力量。

（二）肩峰骨折

如肩峰骨折移位不大，或位于肩锁关节以外，用三角巾或吊带悬吊患肢，避免作三角肌的抗阻力功能训练。如骨折块移位明显，或移位到肩峰下间隙，影响肩关节运动功能，则应早期手术切开复位内固定。手术取常规肩部切口，内固定可采用克氏针张力带钢丝，骨块较大时也可选用拉力螺钉内固定。如合并深层肩袖损伤，应同时行相应治疗。

（三）喙突骨折

对不稳定的Ⅰ型骨折应行手术治疗。对单纯喙突骨折可以保守治疗，因为喙突是否解剖复位对骨折愈合及局部功能没有影响。但如合并有肩锁分离、严重的骨折移位、臂丛受压、肩胛上神经麻痹等情况，则需考虑手术复位，松质骨螺钉固定治疗。

（四）肩胛颈骨折

对无移位或轻度移位的肩胛颈骨折，可采用非手术方法治疗。用三角巾制动患肢 2～3 周，4 周后开始肩关节功能锻炼。

肩胛颈骨折在冠状面和横截面成角超过 40° 或移位超过 1 cm 时，需要手术治疗。根据骨折片的大小和骨折的类型，内固定物是在单纯的拉力螺钉和支撑接骨板之间选择。使用后入路，单个螺钉可从后方拧入盂下结节。骨折片很大时，应在后方使用 1/3 管状接骨板支撑固定，使带有关节面的骨片紧贴于肩胛骨近端的外缘。接骨板与直径为 3.5 mm 的皮质骨拉力螺钉的结合使用，增加了固定的稳定程度。合并同侧锁骨骨折的肩胛颈骨折，即"漂浮肩"损伤，由于肩胛骨很不稳定，移位明显，应采用手术治疗。通常先复位固定锁骨，锁骨骨折复位固定后，肩胛颈骨折常常也可得到大致的复位，如肩胛骨稳定就不需切开内固定肩胛颈骨折；如锁骨复位固定后肩胛颈骨折仍不能有效复位，或仍不稳定，就需进一步手术治疗肩胛颈骨折。

（五）肩胛盂骨折

肩胛盂骨折只占肩胛骨骨折的 10%，而其中有明显骨折移位者占肩盂骨折的 10%。对大多数轻度移位的骨折可用三角巾或吊带保护，早期开始肩关节活动范围的练习。一般制动 6 周，去除吊带后，继续进行关节活动范围及逐步开始肌肉力量的锻炼。

1. Ⅰ型盂缘骨折

如骨折块面积占肩盂面积的 25%(前方) 或 33%(后方)，或移位大于 10 mm 将会影响肱骨头的稳定并引起半脱位现象，应考虑手术切开解剖复位和内固定。目的在于重建骨性稳定，以防止慢性肩关节不稳。以松质骨螺钉或以皮质骨螺钉采用骨块间加压固定。如肩盂骨块粉碎，则应切除骨碎片，取髂骨植骨固定于缺损处。小片的撕脱骨折，一般是肱骨头脱位时由关节囊、唇撕脱所致。前脱位时发生在盂前缘，后脱位时见于盂后缘。肱骨头复位后，采用三角巾或吊带保护 3～4 周。

2. Ⅱ型骨折

如果出现台阶移位 5 mm 时，或骨块向下移位伴有肱骨头向下半脱位，应行手术复位固定。可采用后方入路，复位盂下缘骨折块，以拉力螺钉向肩胛颈上方固定。也可采用易调整外形的重建钢板，置于颈的后方或肩胛体的外缘固定。

3. Ⅲ～Ⅴ型骨折的手术指征

骨折块较大合并肱骨头半脱位，采用肩后方入路，复位盂下缘骨折块，以拉力螺钉向肩胛颈上方固定。也可采用易调整外形的重建钢板，置于肩胛颈的后方或肩胛体的外缘固定；关节面台阶大于或等于 5 mm，上方骨块向侧方移位或合并喙突、喙锁韧带、锁骨、肩锁关节、肩峰等所谓肩上部悬吊复合体 (SSSC) 损伤时，可采用后上方入路复位骨折块，采用拉力螺钉，将上方骨折块固定于肩胛颈下方主骨上。手术目的是防止肩关节的创伤性骨关节炎、慢性肩关节不稳定和骨不愈合。

4. Ⅵ型骨折

较少见，也缺乏大宗病例或对照研究结果指导治疗。由于盂窝严重粉碎，不论骨块移位与否或有无肱骨头半脱位的表现，一般都不行切开复位。可采用三角巾悬吊制动，或用外展支架制动，也可采用尺骨鹰嘴牵引，早期活动锻炼肩关节。如果肩上方悬吊复合体有严重损伤，可行手术复位、固定，如此可间接改善盂窝关节面的解剖关系。

(六) 上肩部悬吊复合体损伤

上肩部悬吊复合体 (SSSC) 是在锁骨中段和肩胛体的外侧缘间组成的一个骨和软组织环，由肩盂、喙突、喙锁韧带、锁骨远端、肩锁关节和肩峰组成。SSSC 的单处损伤，不会影响其完整性，骨折移位较小，只需保守治疗；两处损伤则会影响其完整性，可能会引起一处或两处明显移位，对骨折愈合不利，影响其功能。对这种骨折，只要有一处或两处存在不能接受的移位，就应行切开复位内固定。即使只固定一处，也有利于其他部位骨折的间接复位和稳定。

第六节 肱骨近端骨折

肱骨近端骨折是指包括肱骨外科颈在内及以上部位的骨折，临床上较为多见。肱骨近端骨折约占全身骨折的 4%～5%，占肩部骨折的 26%，占老年人全身骨折的 1/3。年轻患者中男性比例高，多与严重创伤有关，老年患者中女性为多 (可能与绝经后骨质疏松有关)。总体来讲，肱骨近端骨折的男女比例为 4∶1 或 3∶1，而在 45 岁以上，特别是女性患者，年龄增长与骨折发生率几乎呈正相关关系。许多人认为肱骨近端骨折与股骨近端骨折有很大的相似性，老年患者、骨质疏松是肱骨近端骨折发生率较高的主要原因。

一、病因

由于致伤暴力因素、解剖因素和年龄差异的影响，肱骨近端骨折具有一定的特异性。

(一) 暴力因素

肱骨近端骨折多系间接暴力 (传导暴力) 的结果，少数为直接暴力所致。

1. 间接暴力

常见上肢外展、前臂屈曲旋前位跌倒，传导暴力使肩峰卡在肱骨上端大结节和肱骨头基底之间，并以该部为支点，肱骨干成为暴力的杠杆长臂，作用力使前臂被迫外展，损伤暴力作用于肱骨上段的最脆弱部而导致肱骨外科颈骨折。

传导暴力的损伤机制常受以下因素影响：

(1) 暴力的大小及其在肱骨上的着力点；

(2) 倒地时身躯的重量和速度；

(3) 跌扑暴力在被完全消耗之前，上臂直接撞击于地面时所造成的骨折，应根据当时上臂所处的位置而分为外展型和内收型骨折。若上臂外展位扑地，常导致肱骨外科颈外展型骨拆；若上臂内收扑地，常导致内收型骨折和粉碎性骨折。外展型骨折以儿童为多见，内收型骨折则多见于成年人。

2. 直接暴力

由直接暴力造成肱骨近端骨折者占少数，系暴力直接作用于肩部的外侧或外后侧，引起肱骨外科颈骨折或大结节撕脱性骨折，也可以引起肱骨头前脱位或合并肱骨大结节撕脱骨折。

除外力因素作用外，肌肉收缩的牵引力对这类骨折的分离有显著影响，肱骨近端为两层肌肉所覆盖，外层为三角肌和胸大肌，内层为肩旋转袖。例如在肱骨大小结节骨折时，冈上肌、冈下肌和小圆肌将骨折块向上、向后和向外牵拉移位，而肩胛下肌牵拉肱骨小结节向内移位，上下折块往往出现显著移位。在肱骨外科颈骨折时，胸大肌将肱骨干拉向腋窝，而旋转袖肌群拉近侧骨折片形成外展移位。因此，在骨折复位过程中和复位后，始终不能忽视肌肉牵拉对骨折移位的作用。

(二) 解剖因素

肱骨上端膨大，解剖颈较粗短，骨质致密而坚韧，甚少发生骨折，偶因特殊方向暴力，肩峰剪切解剖颈引起肩旋转袖损伤，肱骨解剖颈骨折相继发生。在肱骨大小结节间沟有肱二头肌长头腱通过，在肩关节后脱位时，常引起肱骨大结节嵴撕脱骨折合并肱二头肌长头腱脱位。肱骨外科颈部松质骨较多，易致骨折，无肌肉附着，是肱骨干和肱骨上端的衔接部，在直接暴力或间接暴力作用下，易致骨折，是全身骨折的好发部位之一。同时由于肩部肌群——旋转袖的张力和协调，在肩部骨折时能使骨片分离减少，特别是累及肱骨近端骨折时，这种稳定功能显得尤为重要。

(三) 年龄因素

肱骨近端骨折以年长者居多，且常为不重的外伤引起。由于青少年在整个肱骨近端受到骨骺和骺板生长因素影响，多数新生骨在肱骨上端极为丰富，同样的外伤并不会引起骨折，或较少发生骨折。年长者，骨髓新生变缓，网状骨质渐趋相对增加，骨质疏松逐渐明显，肱骨近端的机械支持性受到显著影响。Hall 和 Rosser 研究证明引起该部骨折的主要诱因是骨质疏松症。研究还发现肱骨近端有赖以维持肱骨完整性和坚韧性的两个骨小梁系统：一条通过肱骨头下部的中束，另一条通过肱骨大结节垂直下行和通过肱骨头上外侧的骨小梁系统。这两条骨小梁系统都与肱骨的静止负载能力有关，通过肱骨外科颈部的这两条骨小梁系统的削弱是引起骨折的常见原因。在同样的机械作用下，年龄对骨折的部位和类型有决定性的影响。儿童肱骨近端的薄弱区是骺板，骨骺分离是儿童肱骨上端最多见的骨折之一。但对骺板已经愈合的青年，该部恰是骨骼本身和骨骼与肌筋膜间联结最紧密的部位，即使青年人发生骨折，也往往在骺板以下的外科颈或颈下部。而老年人，由于骨骼的支持结构减少，肱骨近端横断骨折乃至粉碎骨折的发生率增高。

二、临床表现

肱骨近端骨折最主要的临床表现是患处剧烈疼痛、局部肿胀、明显触痛，肩部主动与被动活动均受限。因肩部软组织厚，骨折后畸形往往不明显。活动上肢时有骨擦感。患肢紧贴胸壁，需用健手托住患侧肘部或前臂，且怕别人触碰伤处。

患者来就诊时，要仔细询问受伤的暴力大小，受伤时患肢的姿势，往往是受伤倒地时，肘关节伸直，腕关节背伸着地，暴力向上传导：由于肱骨近端颈干角及后倾角的存在，容易引起应力集中导致肱骨近端骨折。

老年人因骨质疏松的存在，造成肱骨近端骨折的暴力一般较小，往往平地滑倒即可引起骨折，诊断时还需注意有无病理性骨折的存在。

肱骨近端骨折可能合并肩关节脱位，此时症状很明显，可出现肩关节脱位的临床表现。肩部损伤后，由于关节内积血和积液，压力增高，可能会造成肱盂关节半脱位，待消肿后半脱位能自行恢复。单纯肱骨近端，折合并神经血管损伤的机会较小，如合并肩关节脱位，在检查时应注意有无合并神经血管损伤，要注意患肢末端的血运、感觉及运动情况。

三、诊断要点

（一）有外伤史。

（二）肩部肿、痛，功能障碍，如有骨折脱位，则可发生"方肩畸形"。

（三）肩关节 X 线片，可显示骨折移位状态。CT 可明确诊断。

（四）少数骨折脱位患者可并发臂丛神经损伤。

四、治疗

肱骨近端骨折的治疗效果直接影响肩关节的功能，治疗原则是争取骨折早期解剖复位，保留肱骨头血运，合理可靠的骨折固定，早期功能锻炼，减少关节僵硬和肱骨头坏死的发生。肩关节是全身活动最大的关节，关节一定程度的僵硬或畸形愈合，由于代偿的功能，一般不会造成明显的关节功能障碍。骨折方法的选择需综合考虑骨折类型、骨质量条件、患者年龄、功能要求和自身的医疗条件。肱骨近端骨折中有 80% ~ 85% 为轻度移位骨折，Neer 分型中为一部分骨折，常采取保守治疗；二部分骨折中，部分外科颈骨折可以保守治疗，大结节骨折明显移位者尽可能行手术复位，以免骨折愈合后，引起肩峰下撞击和影响肩袖功能。而三、四部分骨折中只要情况允许，应尽可能行手术治疗。对于肩关节脱位的患者，有学者主张无论有无骨折，都进行关节镜清理，将撕脱盂唇缝合修复，以免引起肩关节的再脱位；肱骨头劈裂多需要手术探查或固定或切除。

（一）一部分骨折

肱骨近端虽有骨折线，但骨折块的移位和成角均不明显。骨折的软组织合页均有保留，肱骨头的血运也保持良好。骨折相对比较稳定，一般不需再闭合复位或切开复位，尽可能采取非手术治疗。通过制动维持骨折稳定，减少局部疼痛和骨折再移位的可能，早期功能锻炼，一般可以取得较为满意的治疗效果。

常用颈腕吊带或三角巾悬吊，可把患肢固定于胸前，肘关节90°屈曲位，腋窝垫一棉垫，保护皮肤，如上肢未与胸壁固定，患者仰卧休息时避免肘部支撑。固定3周左右即可开始做上臂摆动和小角度的上举锻炼，定期照X线片观察是否有继发性移位，4周后可以练习爬墙。3个月后可以部分持重。

功能锻炼的范围和强度应由小到大，循序渐进，初期主要为被动活动，增加活动范围。3～4周后变为主动锻炼，6周左右开始行抗阻力锻炼。一般每日可练习3～4次，每次持续20～30 min，锻炼最好在康复科医生的帮助和指导下进行。

（二）二部分骨折

1. 外科颈骨折

原则上首选闭合复位，克氏针固定或用外固定治疗。闭合复位需在麻醉下进行。全麻效果好，间沟麻醉不完全。肌肉松弛有利于操作，复位操作手法应轻柔，复位前认真阅片和分析暴力机制，根据受伤机制及骨折移位方向，按一定的手法程序复位，切忌粗暴盲目地反复复位。这样不但难以成功，反而增加损伤，复位时尽可能以X线透视辅助。骨折断端间成角＞45°时，不论有无嵌插均应矫正，外科颈骨折侧位片上多有向前成角畸形，正位有内收畸形。整复时，先行牵引以松开断端间的嵌插，然后前屈和轻度外展骨干，以矫正成角畸形，整复时牵引力不要过大，避免骨折端间的嵌插完全解脱，以免影响骨折的稳定。复位后三角巾悬吊固定或石膏托固定。

骨折端间完全移位的骨折，近端骨折块因大、小结节完整，旋转肌力平衡，因此肱骨头没有旋转移位。远端骨折块因胸大肌的牵拉向前，故有内侧移位，整复时上臂向远侧牵引，当骨折近端达到同一水平时，轻度内收上臂以中和胸大肌牵拉的力量，同时逐渐屈曲上臂，以使骨折复位，正位片呈轻度外展关系。整复时助手需在腋部行反牵引，并以手指固定近端骨折块，同时帮助推挤骨折远端配合术者进行复位，复位后适当活动肩关节，可以感觉到骨折的稳定性，如果稳定，可用三角巾悬吊或石膏固定。如果骨折复位后不稳定，可行经皮克氏针固定。克氏针固定一般需3根克氏针。自三角肌止点处向肱骨头打入两枚克氏针，再从大结节向内下干骺端打入第3枚克氏针。克氏针需在透视下打入，注意不要损伤内侧的旋肱血管。旋转上臂观察克氏针位置满意、固定牢固，再处理克氏针尾端，可以埋于皮下，也可留在皮外，三角巾悬吊，早期锻炼，6周左右拔除克氏针。

如骨折端有软组织嵌入，影响骨折的复位，二头肌长头腱卡于骨折块之间是常见的原因。此时需采取切开复位内固定治疗。手术操作应减少软组织的剥离，可以依据具体情况选择松质骨螺钉、克氏针、细线缝合固定或以接骨板螺钉固定。

总之，外科颈骨折时，不管移位及粉碎程度如何，断端间血运比较丰富，只要复位比较满意，内、外固定适当，骨折基本能按时愈合。

2. 大结节骨折

移位＞1 cm的结节骨折，由于肩袖的牵拉，骨块常向上方移位，此时会产生肩峰下撞击和卡压，影响肩关节上举活动，且肩袖肌肉松弛、肌力减弱，往往需切开复位内固定。

肩关节前脱位合并大结节撕脱骨折。一般先行复位肱骨头，然后观察大结节的复位情况，如无明显移位可用三角巾悬吊，如有移位＞ 1 cm，则手术切开内固定为宜。现有学者主张肱骨头脱位时，应当修复损伤的盂唇和关节囊，以免关节脱位复发。

3. 解剖颈骨折

单纯解剖颈骨折少见。由于骨折时肱骨头血运遭到破坏，因此肱骨头易发生缺血性坏死，对于年轻患者，如有肱骨头移位建议早期行切开复位内固定。术中操作应力求减少软组织的剥离，减少进一步损伤肱骨头的血运。尤其是肱骨头的边缘如有干骺端骨质相连或软组织连接时，肱骨头有可能由后内侧动脉得到部分供血而免于坏死，内固定方式可用简单的克氏针张力带固定，也可用螺钉或可吸收钉固定。老年患者，解剖颈骨折时，应首选一期肱骨头置换术。

4. 小结节骨折

单独小结节骨折极少见，常合并肩关节后脱位。骨块较小不影响肩关节内旋时，可行悬吊保守治疗。如骨块较大，且有明显移位时，会影响肩关节的内旋，则应切开复位螺丝钉内固定术。

（三）三部分骨折

三部分骨折中常见类型是外科颈骨折合并大结节骨折，由于损伤严重，骨折块数量较多，手法复位常难以成功，原则上需手术切开复位；三部分同时骨折时由于肱骨头血运常受到破坏，肱骨头坏死有一定的发生率，有报告为 3% ～ 25% 不等。手术治疗的目的是将移位骨折复位，重新建立血供系统，尽量减少软组织剥离，可用钢丝克氏针张力带固定，临床也常用解剖型接骨板螺钉内固定，这样可以早期功能锻炼。对有骨质疏松的老年患者，临床使用 AO 的 LCP 系统锁定型接骨板取得了较好的效果，对骨缺损患者可以同时植骨，但对骨质疏松非常严重，估计内固定可能失败的患者，可一期行人工肱骨头置换术。

（四）四部分骨折

四部分骨折常发生于老年人，骨质疏松患者。比三部分骨折有更高的肱骨头坏死发生率，有的报告高达 13% ～ 34%，目前，一般均行人工肱骨头置换术。对有些患者，由于各种原因，不能行人工肱骨头置换术，也可切开复位，克氏针张力带内固定术，基本能保证骨折愈合，但关节功能较差，肩关节评分不高。但这些患者，对无痛的肩关节也很满足。但年轻患者的四部分骨折，一般主张切开复位内固定术。

人工肢骨头置换术首先由 Neer 在 1953 年报告，在此之前，肱骨近端的严重粉碎骨折只能采用肱骨头切除术或肩关节融合术治疗。人工关节的应用为肢骨近端骨折的治疗提供了更多的选择，对某些特殊骨折患者有着内固定无法达到的效果。1973 年 Neer 重新设计出新型人工肱骨头（NeerII 型），经过几十年的应用和改进，目前人工肱骨头置换术治疗肱骨近端骨折已达到 83% 以上的优良效果。

（五）骨折合并脱位

1. 二部分骨折脱位

以大结节骨折最常见，此时应先急诊复位，复位后大结节骨折往往达到同时复位，如大结节仍有明显移位，则应切开复位内固定。

肱骨头脱位合并解剖颈骨折时，肱骨头血管破坏严重，宜考虑行人工肱骨头置换术。肱骨头脱位合并外科颈骨折时，可先试行闭合复位脱位的肱骨头，然后再行外科颈骨折复位。如闭合复位不能成功，则需手术切开复位，同时复位和固定骨折的外科颈。

2. 三部分骨折脱位

一般均需切开复位肱骨头及移位的骨折，选择克氏针、接骨板螺钉均可，尽可能减少软组织的剥离。

3. 四部分骨折脱位

由于肱骨头解剖颈骨折失去血循环，应首先考虑人工肱骨置换术。手术复位肱骨头时，应常规探查关节囊及盂唇，应缝合修补因脱位引起的盂唇撕裂，可用锚钉或直接用丝线缝合，防止肱骨头再次脱位。

(1) 肱骨头压缩骨折：肱骨头压缩骨折一般是关节脱位的合并损伤，肱骨头压缩面积 < 20% 的新鲜损伤，可进行保守治疗；后脱位常发生较大面积的骨折，如肱骨头压缩面积达 20% ~ 45% 时，可造成肩关节不稳定，引起复发性肩关节脱位，需将肩胛下肌及小结节移位于骨缺损处，以螺钉固定；压缩面积 > 40% 时，需行人工肱头置换术。

(2) 肱骨头劈裂骨折或粉碎骨折：临床不多见，此种骨折因肱骨头关节面破坏，血运破坏严重，加之关节面内固定困难，所以一般需行人工肱骨头置换术。年轻患者，首先尝试行切开复位内固定，尽量保留肱骨头。

第七节 肱骨干骨折

自胸大肌附着处上缘至肱骨髁上为肱骨骨干。近端肱骨干横断面呈圆周形，远端在前后径上呈狭窄状。内、外侧肌间隔将上臂分成前间隔和后间隔。前间隔包括肱二头肌、喙肱肌和肱肌。肱动、静脉及正中神经、肌皮神经及尺神经沿肱二头肌内侧走行。后间隔包含肱三头肌和桡神经。桡神经穿过肱三头肌在后方骨干中段走行于桡神经沟内，在臂中下 1/3 处穿过外侧肌间隔至臂前侧，骨折移位时易受到损伤。

一、病因

（一）直接暴力

是造成肱骨干骨折的常见原因，如打击伤、机械挤压伤、火器伤等，可呈横断骨折、粉碎骨性折或开放性骨折。

（二）间接暴力

如摔倒时手或肘部着地，由于身体多伴有旋转或因附着肌肉的不对称收缩，发生斜形或螺旋形骨折。

（三）旋转暴力

以军事或体育训练的投掷骨折，以及掰手腕所引起的骨折最为典型，多发生于肱骨干的中下 1/3 处。主要是由于肌肉突然收缩，引起肱骨轴向受力，从而导致螺旋形骨折。

由于肱骨干上的肌肉作用，骨折后常呈典型的畸形。当骨折线在胸大肌止点近端时，由于肩袖的作用，骨折近端呈外展和内旋畸形，远端由于胸大肌的作用向内侧移位；当骨折线位于胸大肌以远、三角肌止点以近时，骨折远端由于三角肌的牵拉向外侧移位，近端则由于胸大肌、背阔肌及大圆肌的牵拉作用向内侧移位；当骨折线位于三角肌止点以远时，骨折近端外展、屈曲，远端则向近端移位。

二、临床表现

同其他骨折一样，肱骨干骨折后可出现疼痛、肿胀、局部压疼、畸形、反常活动及骨擦音等，骨科医师不应为证实骨折的存在而刻意检查骨擦音，以免增加患者的痛苦和桡神经损伤。对于不完全或无移位的骨折，单凭临床体检很难判断，所以对可疑骨折的患者必须拍 X 线片。拍片范围包括：肱骨的两端、肩关节和肘关节。对于高度怀疑有骨折的患者，即使在急诊拍片时未能发现骨折也不要轻易下无骨折的结论，可用石膏托暂时固定两周后再拍片复查，若有不全的裂纹骨折此时会因骨折线的吸收而显现出来。若骨折合并桡神经损伤，可出现垂腕、手部掌指关节不能伸直、拇指不能伸展和手背虎口区感觉减退或消失。肱骨干骨折的患者应当常规检查患肢远端血运的情况，包括对比两侧桡动脉搏动、甲床充盈、皮肤温度等，必要时可行血管造影，以确定有无肱动脉损伤。

三、诊断及鉴别诊断

（一）诊断

1. 骨折

(1) 有明显的短缩或成角畸形，有骨擦音、异常活动等骨折体征。

(2)X 线摄片，上 1/3 骨折，近折段向内上移位，远折段向外上移位；中 1/3 骨折，近折段向外上移位，远折段向内上移位。

2. 桡神经损伤

(1) 手背第 1～2 掌骨间皮肤感觉减弱甚至丧失。

(2) 腕下垂畸形。

(3) 拇指背伸力丧失及伸掌指关节功能障碍。

3. 断端分离

(1) 骨传导音消失。

(2)X 线摄片可证实。

（二）鉴别诊断

本病的鉴别诊断主要有以下几种情况：

1. 病理性骨折

上臂部 X 线正侧位片可明确骨折的部位、类型和移位情况，注意有无骨质破坏，鉴别是否为转移癌、骨囊肿等所致的病理性骨折。

2. 上臂软组织损伤

有牵拉痛，压痛局限于损伤部位，但无纵向叩击痛及异常活动。X 线片可以除外骨折。

3. 桡神经损伤

若出现桡神经损伤，要鉴别清楚是术前损伤还是术中损伤，通过询问病史、发病时间和发病经过、临床表现则不难诊断。如果术前无桡神经损伤表现而术后立即出现者考虑为牵拉伤和粗暴操作所致，如果术后渐进性出现桡神经损伤表现应考虑为骨痂或瘢痕粘连所致。

四、治疗

近几十年来，骨折固定技术有了极大的提高，治疗手段远比过去丰富，在具体实施何种治疗方案时必须考虑如下诸多因素：骨折的类型和水平、骨折的移位程度、患者的年龄、全身健康情况、患者的配合能力、合并伤的情况，患者的职业及对治疗的要求等，此外经治医师还应考虑本身所具备的客观设备条件，掌握各种操作技术的水平、经验等。经过全面分析比较后再确定最佳治疗方案。根本原则是：有利于骨折尽早愈合，有利于患肢的功能恢复，尽可能减少并发症。

(一) 闭合治疗

近几十年来的骨科著作中，均强调绝大多数的肱骨干骨折可经非手术治疗而痊愈，国外的文献报道中其成功的比例甚至可高达94%以上。但在临床实际工作中能否达到如此高的比例仍值得商榷。此外，现代的就医人群已对骨科医师提出了更高的要求，即不仅要获得良好的最终治疗结果，而且希望治疗过程中尽量减少痛苦，在骨折愈合期间有相对高的生活质量，甚至仍能够从事一些工作。依现代的治疗观点，闭合治疗的适应证应结合患者的具体情况认真审视后而定。

1. 适应证可供参考的适应证有：

(1) 移位不明显的简单骨折 (AO 分类：A1、A2、A3)。

(2) 有移位的中、下 1/3 骨折 (AO 分类：A1、A2、A3 或 B1、B2) 经手法整复可以达到功能复位标准的。

2. 闭合治疗的复位标准

肱骨属非负重骨，轻度的畸形愈合可由肩胛骨代偿，其复位标准在四肢长骨中最低，其功能复位的标准为：2 cm 以内的短缩，1/3 以内的侧方移位、20° 以内的向前、30° 以内的外翻成角以及 15° 以内的旋转畸形。

3. 常用的闭合治疗方法

(1) 悬垂石膏：应用悬垂石膏法治疗肱骨干骨折已有半个多世纪的历史，目前在国内外仍有相当多的骨科医师在继续沿用。此法比较适合于有移位并伴有短缩的骨折或者是斜形、螺旋形的骨折。悬垂石膏应具有适当的重量，避免过重或过轻，其上缘至少应超过骨折断端2.5 cm以上，下缘可达腕部，屈肘90°，前臂中立位，在腕部有三个固定调整环。在石膏固定期间，前臂需始终维持下垂，以便提供一向下的牵引力。患者夜间不宜平卧，需采取坐位或半卧位。吊带需可靠地固定在腕部石膏固定环上，向内成角畸形可通过将吊带移至掌侧调整，反之向外成角则通过背侧的固定环调整。后成角和前成角，可利用吊带的长短来调整，后成角时加长吊带，而前成角则缩短吊带。使用悬垂石膏治疗应经常复查拍 X 线片，开始时为 1～2 周，以后可改为 2～3 周或更长的间隔时间。石膏固定期间应注意功能锻炼，如握拳、肩关节活动等，减少石膏固定引起的副作用。对肥胖或女性患者，可在内侧加一衬垫，以免由于过多的皮下组织或乳房造成的成角畸形。当骨折的短缩已经克服、骨折已达到纤维性连接时，可更换为 U 形石膏。

悬垂石膏曾成功地治愈过许多患者，但也不乏骨折不愈合或延迟愈合的例子。故治疗期间应注意密切观察，若固定超过 3 个月仍无骨折愈合迹象，已出现失用性骨质疏松时，应考虑改用其他方法，如切开复位内固定加自体植骨，不要一味地坚持下去，以避免最后因严重的失用性骨质疏松导致连内固定的条件都不具备，丧失有利的治疗时机，对中老年患者更应注意这点。

(2)U 形或 O 形石膏：多用于稳定的中下 1/3 骨折复位后，或用其他方法治疗肱骨干骨折后的继续固定手段。所谓 U 形即石膏绷带由腋窝处开始，向下绕过肘部，再向上至三头肌以上。若石膏绷带再延长一些，使两端在肩部重叠则成为 O 形石膏。U 形石膏有利于肩、腕和手部的关节功能锻炼，而 O 形石膏的固定稳定性更好一些。

(3) 小夹板固定：对内外成角不大者，可采用二点直接加压方法 (利用纸垫)；对侧方移位较多，成角显著者，常可用三点纸垫挤压原理，以使骨折达到复位。不同水平的骨折需用不同类型的小夹板，例如：上 1/3 骨折用超肩关节小夹板，中 1/3 骨折用单纯上臂小夹板，而下 1/3 骨折需用超肘关节小夹板固定。其中尤以中 1/3 骨折的固定效果最为理想。

利用小夹板治疗肱骨干骨折时，经治医师需密切随诊、观察病情的变化，根据肢体肿胀的程度随时调整夹板的松紧度，避免因固定不当而引发并发症，同时鼓励患者在固定期间积极锻炼患肢功能。

(4) 其他治疗方法：采用肩"人"字石膏、外展架加牵引或鹰嘴骨牵引等治疗肢骨干骨，但多数情况下已经较少使用。

(二) 手术治疗

如果能够正确掌握手术指征并配合以高质量手术操作，绝大多数的肱骨干骨折可以正常愈合。同时可以减少因长期石膏或小夹板等外固定带来的邻近关节僵硬、肌肉萎缩和失用性骨质疏松等不利影响，甚至可在在固定期间从事某些非负重性工作，其间的生活质量相对较高。缺点是所花费用较多，需二次手术取出内固定物，手术本身具有一定的风险等。

1. 手术治疗的适应证

(1) 绝对适应证：①保守治疗无法达到或维持功能复位的；②合并其他部位损伤，如：同侧前臂骨折、肘关节骨折、肩关节骨折，伤肢需早期活动的；③多段骨折或粉碎性骨折；④骨折不愈合；⑤合并有肱动脉、桡神经损伤需行探查手术的；⑥合并有其他系统特殊疾病而无法坚持保守治疗的，如严重的帕金森病；⑦经过 2 ～ 3 个月保守治疗已出现骨折延迟愈合现象、开始有失用性骨质疏松的；⑧病理性骨折。

(2) 相对适应证：①从事某些职业对肢体外形有特殊要求，不接受功能复位而需要解剖复位的；②因工作或学习需要，不能坚持较长时间的石膏、夹板或支具牵引固定的。

2. 手术治疗的方法

(1) 拉力螺丝钉固定：单纯的拉力螺钉固定只能够用于长螺旋形骨折，而且术后常需要外固定保护一段时间，优点是骨折段软组织剥离较少，骨折断端的血运影响小，正确使用可缩短骨折愈合时间。

(2) 接骨钢板固定：因为其操作简单、易于掌握，无需 C 形臂 X 线透视等较高档辅助设备。因此，尽管带锁髓内钉的使用趋于增多，但现阶段接骨钢板仍在较广的范围内继续应用。钢板应有足够长度，螺钉孔数目不得少于 6 孔，最好选用较宽的 4.5 mm 动力加压钢板 (DCP 或 LC-DCP)，远近骨折段至少各由 3 枚螺钉固定，以获得足够的固定强度。对于短斜形骨折尽量使用 1 枚跨越骨折线的拉力螺钉，而粉碎性骨折最好同时植入自体松质骨。AO 推荐的手术入路是后侧切口,将钢板置于肱骨干的后侧,而且在骨折愈合后不再取出。但国内多数骨科医师愿意采用上臂前外侧入路,将钢板放置在骨干的前外侧,在骨折愈合后取出内固定物也相对比较容易。

(3) 带锁髓内计固定:随着带锁髓内针的普及应用,以往的 Rush 针或 V 形针、矩形针已较少使用。使用带锁髓内针的优点是:软组织剥离少,术后可以适当负重,用于粉碎性骨折时其优点更为突出。由于是带锁髓内针,其尾端部分基本与肱骨大结节在同一平面,对肩关节功能影响不大。使用时采用顺行或逆行穿针方法,与股骨或胫骨不同的是,其近端锁钉一般不穿过对侧皮质,避免损伤腋神经,而远端锁钉为避免损伤桡神经最好采用前后方向。

(4) 外固定架固定:从严格意义上讲,外固定架固定是一种介于内固定和传统外固定之间的一种固定方式,利用固定针进入组织内穿过两侧皮质,必要时可切开直视下复位。优点是:创伤小,固定相对可靠,愈合周期比较短,不需二次手术取出内固定物,对邻近关节干扰小。缺点是:针道可能发生感染,尽管其固定物已经比其他外固定方式轻便了许多,但仍有不便,用于中上 1/3 骨折时可能影响肩关节活动。肱骨干骨折多用单边固定方式,有多种比较成熟的外固定架可供选择,治疗成功的关键在于熟悉和正确使用,而不在于外固定架本身。

(5)Ender 针固定:采用多根弧形具有一定弹性和硬度的髓内针固定,现国内少数医院的医师仍在应用。利用不同方向插针和三点固定原理,可较好地控制骨折端的旋转、成角。操作比较简单,既可顺行也可逆行打入。术前需要准备比较齐全的规格、型号,包括不同长度和直径的 Ender 针。切忌强行打入,否则可造成骨质劈裂和髓内针穿出髓腔。

第八节 肱骨远端骨折

肱骨远端较肱骨干部变得扁而宽,分叉为内外侧两柱、中间为滑车形成三角形的三边,肱骨远端骨折时只有三边均得到有效固定方可达到骨折内固定的稳定。肱骨小头虽为外侧柱的末端,但仅能从前方可见且只有前面由关节软骨覆盖,与桡骨头形成肱桡关节,未参与形成肘(肱尺)关节,应该视为独立于肱骨远端三角形,肱骨小头的缺失不影响该三角形的稳定性。

肱骨滑车与肱骨干有 94°～98° 的外翻角,与内外上髁连线有 3 d ～ 86 的外旋角。肱骨远端内侧柱与肱骨干约成 45°,止于肱骨滑车近端 1 cm。内侧柱近侧 2/3 为皮质骨,远侧 1/3 为松质骨形成内上髁。整个内侧柱后面及内上髁的下表面均可置放内固定物。肱骨远端外侧柱与肱骨干约成 20°,近侧半为皮质骨、远侧半为松质骨。在肱骨小头关节软骨面以近,外侧柱的后面和外侧面可以置放内固定物。肱骨远端三角形的三边包围形成后方的中间凹陷为尺骨鹰嘴窝,内容脂肪垫。在前方,肱骨滑车和肱骨小头的近端分别有冠状窝和桡窝,其间由纵行的骨嵴相隔。置内固定螺钉时严禁顶尖穿过骨皮质而进入这些窝内。

一、肱骨髁上骨折

肱骨髁上骨折是指发生在肱骨髁与肱骨干之间骨质相对薄弱部分的骨折。最常常见于 5～8 岁儿童,占全部肘部骨折的 50%～60%,属关节外骨折,虽及时治疗后功能恢复较好,但有相当一部分病例合并肘内翻畸形，成人移位骨折大多需要采取手术治疗。一般分为 2 种类型：伸展型和屈曲型，伸展型占绝大多数 (95%)。

(一) 伸展型

1. 病因

伸肘位肘部直接受到内收或外展的暴力可致此种骨折；跌倒时手掌撑地、同时肘部过伸及前臂旋前也是常见原因；肘部受到直接撞击也不少见。原始暴力和肱三头肌牵拉鹰嘴可使远折端向后、向近端移位；内、外上髁有前臂肌肉起点，肌肉牵拉可造成远折端呈屈曲状态，近折端尖部可移位至肘前窝，使肱动脉及正中神经受到挫伤或刺伤。

2. 临床表现

肘部肿胀，疼痛，远折端向后移位，可与肘后脱位相混淆，但肘后三角关系正常，据此可鉴别。伤后或复位后应注意是否有肱动脉急性损伤和前臂掌侧骨筋膜室综合征，是否出现 "4 P" 征，即：①疼痛 (pain)；②桡动脉搏动消失；②苍白 (pale)；④麻痹 (Paralysis)。

X 线所见取决于骨折移位程度，不论移位程度如何，正位片骨折线常呈横行，恰位于关节囊近端，中度移位者，远骨折端可位于肱骨干内侧或外侧；重度移位者，远骨折端在冠状面上可有轴向旋转或成角。侧位 X 线片上，骨折线自前下至后上呈斜行，若骨折无移位，仅可发现"脂肪垫征"阳性；轻度移位者，可见关节面与肱骨干纵轴的变角变小，明显移位者，可发现远折端向后、向近端明显移位。

3. 治疗

(1) 非手术治疗：无移位或轻度移位可用石膏后托制动 1 ~ 2 周然后开始轻柔的功能活动。6 周后骨折基本愈合，再彻底去除石膏或夹板固定。①闭合复位：儿童患者大多采用此方法，一般应在臂丛麻醉或全麻后进行。助手经上臂及前臂保持伸肘位进行牵引，前臂旋后并稍外翻，术者拇指于远折端后侧将其向前推起，同时用其余手指将近折端向后压下，以矫正前后移位尔后再矫正侧方移位和旋转畸形，最后屈肘以使后侧的骨膜及肱三头肌紧张，使骨折复位得到维持。在 X 线透视下证实复位满意后，用石膏后托或小夹板固定。骨折复位后将前臂制动于旋前还是旋后位，至今仍存争议。一般认为如远折端向内侧移位，则内侧骨膜保持完整，应将前臂固定在旋前位；若远折端向外移位，则外侧骨膜保持完整，应固定在旋后位；②复位后的处理：复位后应即刻拍摄 X 线，并在第 2、7、14 天复查，以防再移位，期间应仔细观察远折端关节面与肱骨干轴线的关系，并与健侧对照。

(2) 手术治疗：①经皮穿针固定：手术关键是要掌握骨性标志。可分别通过内、外上髁进入克氏针直进骨折近端，但有可能造成尺神经损伤。为避免此并发症，可将 2 枝固定针都在肘外侧进入：1 枚通过外上髁进入，另 1 枚在小头 - 滑车沟区域的鹰嘴外侧进入；②切开复位内固定：手术指征包括骨折不稳定，闭合复位后不能维持满意的复位，骨折合并血管损伤，合并同侧肱骨干或前臂骨折。对成人患者应尽量选择 ORIF。如合并血管损伤需进行修补，更应同时稳定骨折端，可通过前方的 Henry 入路完成。若不合并血管损伤，则可采取内、外侧联合切口或后正中切口。一般认为后正中切口较好。可用重建钢板或特制的 Y 形钢板固定，尽可能用拉力螺钉增加骨折端稳定。两块钢板呈 90°角分别固定内、外侧柱，其抗疲劳性能优于后方单用 1 块 Y 形钢板或双髁螺丝钉固定。粉碎骨折应一期植骨。

开放骨折应及时行清创术，污染严重者可考虑 M 期闭合伤口，彻底清创后可用内固定或外固定架稳定骨折端。

(二) 屈曲型

少见，占髁上骨折的 2% ～ 4%。损伤机制是跌倒时肘部处于屈曲位，肘后方受到直接应力所致。远折端相对于肘部向前移位，其后方骨膜破裂，前方骨膜则保持完整，仅与近折端前方骨面分离。

1. 临床表现

同伸展型髁上骨折。肘部处于被动屈曲位，肘后正常突起消失。

2. X 线检查

侧位 X 线片骨折线自前上至后下呈斜行，与伸展型相反。远折端位于肱骨前方，肘部屈曲；正位 X 线片骨折线呈横行。

3. 治疗

(1) 非手术治疗：常很难处理。屈肘位牵引前臂可能获得复位，若在伸肘位牵引前臂则会增加前臂肌肉对髁部的牵拉，使远折端更加屈曲，阻碍复位和损伤肘前结构。在维持牵引时，可用拇指向后推压远折端，并对抗牵引近折端。另一种复位方法是术者一手抓住肱骨髁，另一手维持前臂在屈肘旋后位，牵引肱骨髁以矫正骑跨和成角畸形，助手将石膏管形的衬垫铺好，术者再用手掌向后推压远折端使骨折复位，然后用长臂石膏管形将其固定 6 周。

(2) 手术治疗：采取保守治疗时，大多在极度伸肘位才能维持复位，故对儿童患者可采取经皮穿针固定，对成人患者则采取 ORIF。

二、肱骨髁间骨折

肢骨髁间骨折至今仍是比较常见的复杂骨折，其治疗具有很大的挑战性，是"很难处理的少数几个骨折之一"。

(一) 病因

尺骨滑车切迹撞击肱骨髁所致，屈肘和伸肘位都可发生，分为屈曲和伸直型 2 种损伤。

(二) 临床表现

局部肿胀，疼痛。因髁间移位、分离致肱骨髁变宽，尺骨向近端移位使前臂变短。可出现骨擦音，肘后三角关系改变。放射学检查正、侧位 X 线片可评估骨折移位和粉碎程度，骨折真实情况常比 X 线表现还要严重和粉碎，可行多方向拍片或 CT 检查，进一步判断骨折情况。

(三) 治疗

年轻患者应尽可能获得关节面的解剖复位；老年骨质疏松者，若骨折粉碎，内固定效果差，或不可能获得满意的固定，可行一期或二期全肘关节置换术。

1. 非手术治疗

(1) 石膏固定：主要适用于 I 型无移位骨折，屈肘 90° 以石膏前后托或管形固定，直至肿胀消退。2 ～ 3 周开始主动活动。有可能发生再移位，需密切随诊观察。

(2) 牵引：闭合复位后，用牵引来维持或进一步改善复位，目前已很少使用。

2. 手术治疗

肱骨髁间骨折为关节内骨折，多需手术切开复位内固定治疗。手术内固定时，2 个部位需要固定，一是髁间，二是髁上。重点放在髁间，但也应重视髁上。术中将髁间复位后，应根据骨块大小及对应关系选择适宜的内固定物。内固定物应位于滑车的中心，不能穿出关节面或进入鹰嘴窝。髁间有缺损或属严重粉碎骨折时，应用拉力螺钉固定时，应防止由于加压镌作引起滑车关节面变窄。X 线片显示的 I 型骨折在术中有可能转化为IV型粉碎骨折，需要进行植骨，故应常规将髂骨部位消毒备用。

完成髁间固定后，再用钢板将其与骨干进行固定。特制的后方 Y 形钢板的缺点是单平面固定，双钢板固定能够提供更为牢固的稳定。若髁间与髁上骨折连接处有较大间隙或有骨缺损，应予松质骨植骨，否则可发生钢板断裂失效，骨折不愈合；骨折较靠远端时，可将内侧钢板围绕内上髁进行塑形固定。注意恢复肱骨远端的正常前倾。全肘关节置换：对年龄大于 65 岁、患者原有严重骨性关节炎，又发生髁间严重粉碎骨折时，可一期或二期行全肘关节置换 (TEA)。

三、肱骨髁骨折

肱骨远端分为内、外踝，其分界线是小头 - 滑车间沟。每一髁都包括关节和非关节部位，上髁属非关节部位，外踝的关节面是肱骨小头，内髁的关节面是滑车。

侧副韧带的紧张可产生撕脱应力，伸肘位，由于前臂的杠杆作用，可使作用于侧副韧带的张力增加，前臂的内收或外展可使这些应力集中于肱骨远端的一侧。压应力亦可作用于关节面。也可因直接暴力所致，常直接作用于屈肘位时的肘后方。若外力在中心部位平均施加，可使肱骨髁楔形劈开，造成髁间骨折；若外力偏心施加，可导致单独一个髁的骨折。在临床上，应力很少以一种单纯的形式出现，常常是混合性的，造成各种类型的骨折。注意区分单纯髁骨折与髁骨折合并肘脱位：单纯髁骨折后，滑车侧方能够维持肘部稳定。

(一) 肱骨外踝骨折

1. 临床表现

(1) 症状和体征：局部可出现相对于肱骨干和内髁的异常活动。上肢悬垂在肢体一侧时，携带角消失。常出现骨擦音，前臂被动旋转可使骨擦音增强。

(2) 放射学表现：骨折线常呈斜行，由小头 - 滑车间沟或滑车外侧缘斜向髁上嵴。根据骨折类型不同，可出现尺骨相对于肱骨干的外侧移位。伸肌附着点的牵拉可使骨块发生移位。应与小头骨折相鉴别，外踝骨折包括关节面和非关节面 2 个部位，并常带有滑车的桡侧部分，而小头骨折只累及关节面及其支撑骨。

2. 治疗

(1) 保守治疗：无移位或轻微 (不超过 1 mm) 移位者可保守治疗，简单制动 2 ～ 4 周至骨折愈合。也可采取经皮穿针固定。

(2) 手术治疗：治疗目的有二，一是必须恢复肱骨髁的对位，以防发生旋转；二是在 II 型骨折中，滑车外侧壁不完整，应予重建。采取后侧或外侧入路均可，常用螺钉或克氏针固定。术中尽可能保持骨折块的软组织附着。若合并 MCL 断裂，可通过内侧切口对其进行修补。一般认为对年轻体力劳动者和竞技运动员应修补 MCL。

(二) 肱骨内髁骨折

单纯内髁骨折少见，主要原因是对肘内侧的直接打击常可导致突出的内上髁骨折，很少造成深部的内髁骨折。损伤机制是伸肘位摔伤并受到肘内翻的应力，或屈肘位摔伤，鹰嘴直接受力后撞击肱骨髁所致。前臂屈肌可使骨块向远端移位。骨折线一般由深部呈斜行攀升至髁上嵴的末端，若桡骨头边缘像楔子样对关节面施加应力，就可发生骨折线在小头 - 滑车间沟、呈斜行斜向内上的Ⅱ型损伤。

1. 临床表现

局部异常活动。如桡骨头与尺骨及内髁折块一起向内侧移位，则外踝和肱骨小头明显突出。伸肘使前臂屈肌张力增加，可造成骨块移位。有时可出现尺神经损伤症状。合并 LCL 损伤者可出现外侧触痛和肿胀。

2. 治疗

(1) 非手术治疗：无移位者可用石膏后托制动 2 ～ 4 周。屈肘、前臂旋前、腕关节掌屈可放松起自内上髁的肌肉张力。移位骨折闭合复位很难获得成功且不易维持。

(2) 手术治疗：尽管对某些移位骨折可采取闭合复位，但很难保证关节面不出现"台阶"。一般应采取 ORIF。暴露折块时，应首先显露尺神经并予保护，一旦骨折累及尺神经沟或尺神经受到损害，应将尺神经前移。

四、肱骨远端的关节面骨折

包括肱骨小头骨折、滑车骨折，或两者共存。骨折线位于冠状面，平行于肱骨前侧，骨折块没有或几乎没有软组织附着。压缩、劈裂或剪切应力均可造成关节面骨折。因缺少软组织附着，撕脱应力并不能造成这些骨折。骨折原始移位与造成骨折的外力有关。

关节面骨折往往包含有不同程度的软骨下骨骨折。尽管将其分为小头骨折和滑车骨折，并分开来讨论，但实际上两者常常合并在一起发生。

(一) 肱骨小头骨折

占全部肘部损伤的 0.5% ～ 1%。好发于青少年 (12 ～ 17 岁)，极易漏诊。肱骨小头骨折与外踝骨折的区别：外踝的一部分即关节内部分是小头骨折，不包括外上髁和干骺端；而外踝骨折除包括小头外，还包括非关节面部位，常累及外上髁。小头的前方和下方有关节软骨，后方无关节软骨。屈肘时桡骨头与小头前方关节面相接触；伸肘时桡骨头与小头下方关节面相接触。

1. 病因

常由桡骨头传导的应力所致，桡骨头就像内燃机上的"活塞"一样向上运动对小头进行剪切，也可以解释为什么有时合并桡骨头骨折。最为常见的致伤方式是跌到后手掌撑地，外力沿桡骨传导至肘部，撞击小头所致。

2. 临床表现

常有肘部活动受限。Ⅰ型骨折影响屈肘，Ⅱ型骨折则阻挡伸肘。前臂旋转不受限制是其特点。可有骨擦音。

X 线表现：因骨折块包含有较大的关节软骨，故 X 线片不能准确反映其真正大小。正位X 线片有助于判断合并的滑车骨折块大小，侧位则表现为"双弧征"。

普通平片上对骨折块大小、来源及移位程度进行准确判断比较困难时可行 CT 检查。

3. 治疗

(1) 非手术方法：对无移位骨折可行石膏托固定 3 周。

(2) 手术治疗：可取外侧入路，在肘肌前方进入。此切口稍偏前，可避开后方的外侧尺骨副韧带 (LUCL)，且不易损伤桡神经深支。可用微型螺丝钉自后向前旋入固定骨折端，亦可用 Herbert 螺丝钉治疗，自前方向后方旋入固定，钉尾埋入关节面下。

若骨折块严重粉碎，几乎不含有软骨下骨，可考虑行切除术。合并肘部其他部位的骨折或肘脱位时，应避免行切除术。

与股骨头不同，肱骨小头即使与它的血供完全分离，也很少发生塌陷和骨关节病。推测骨折块可从软骨下骨的爬行替代获得再血管化，而上肢的关节又不像下肢的完全负重关节一样，在恢复期间，通过肱桡关节的应力并不足以引起塌陷和关节畸形，故即使出现与软组织完全剥离的小头骨折块，也可进行 ORIF。

（二）肱骨滑车骨折

少见，大多认为它不是一种单独损伤。滑车的结构特点决定了它不易成为一个单独的骨折：肱骨小头易遭受来自于桡骨头的剪切或压缩应力，直接撞击也可导致小头骨折，而滑车位于肘关节深部，则可使它免遭直接撞击。

伤后关节内渗出，肿胀，活动受限及出现骨擦音。X 线可显示骨折块位于关节内侧并恰在内上髁远端时，应高度怀疑滑车骨折，骨折线可自滑车向内上髁延伸。

无移位骨折，可用石膏托固定 2～3 周；如骨折移位，则应手术治疗，复位后用螺钉或克氏针固定。

五、肱骨上髁骨折

每一个上髁都有自己的骨化中心，这在儿童肘部损伤中有其特殊的意义，因为相对于富有张力的侧副韧带，骨骺生长板本身是一个薄弱点。由于撕脱应力的作用，儿童内上髁骨折常是骨骺分离。在成人，原发的、单纯的上髁骨折少见，大多与其他损伤一起发生。

（一）肱骨外上髁骨折

少见，实际上，有很多学者怀疑它在成人是否是一个单独存在的骨折。外髁的骨化中心较小，在 12 岁左右出现。一旦骨化中心与主要部分的骨骼融合，撕脱骨折更为少见。外上髁与肱骨外髁平坦的外侧缘几乎在一水平，遭受直接暴力的机会很少。治疗原则类似于无移位的肱骨外髁的治疗，包括对肘部进行制动，直至疼痛消失，然后开始功能活动。

（二）肱骨内上髁骨折

比外上髁骨折多见。内上髁的骨化中心直到 20 岁才发生融合，是一个闭合比较晚的骨骺，也有人终生不发生融合，应与内上髁骨折相鉴别。

1. 病因

儿童或青少年发生肘脱位时，可合并内上髁撕脱骨折，骨折块可向关节内移位，并停留在关节内，影响肘脱位的复位。20 岁后再作为一个单独的骨折出现或合并肘脱位则比较少见。

2. 临床表现

前臂屈肌的牵拉可使骨折块向前、向远端移位。内上髁区域肿胀、甚至皮下瘀血，并有触痛和骨擦音。

对青少年患者，应将正常的骨化中心与内上髁骨折进行鉴别，拍摄健侧肘部 X 线片有助于诊断。骨折合并肘后脱位时，一定要除外关节内是否嵌夹有骨折块；在简单的撕脱骨折中，骨折块向远端移位，可达关节间隙水平；如果在关节间隙水平发现骨折块，则必须排除是否有关节内嵌顿的可能。

3. 治疗

对轻度移位骨折或骨折块嵌顿于关节间隙内的治疗已达成共识。若骨折无移位或轻度移位，可将患肢制动于屈肘、屈腕、前臂旋前位 7～10 天即可。如果骨折块嵌顿于关节内，则应尽早争取手法复位，可在伸肘、伸腕、伸指、前臂旋后位，使肘关节强力外翻，重复创伤机制，利用屈肌群的紧张将骨折块从关节间隙拉出，变为Ⅱ型损伤，然后用手指向后上方推挤内上髁完成复位，以 X 线证实骨折复位满意后，用石膏制动 2～3 周。

中度或重度移位骨折的治疗至今仍存争议，有 3 种方法可供选择：①手法复位，短期石膏制动；② ORIF；骨折块切除。支持非手术治疗者认为，所遗留的任何残疾与持续存在的移位骨折块之间没有明确关系；获得纤维愈合者没有出现肘部疼痛和残疾；内上髁骨块向远端移位并未导致肘部功能下降或前臂屈肌和旋前肌力弱；对患者来说获得纤维愈合与获得骨性愈合的最终结果是一样的。支持手术治疗者认为，移位的内上髁骨块可导致出现晚期尺神经症状及屈腕肌力弱和骨折不愈合，行外翻应力试验检查时会产生肘关节不稳定，并把上述并发症作为手术治疗的理由。一般认为采取保守治疗时，肘部不稳定并不是严重问题，应尽可能进行早期功能锻炼，否则将导致关节僵硬，而不是关节不稳定；功能恢复可能需要长达一年时间，无须过分注意骨折块移位或局部疼痛，即使出现尺神经症状，也可通过在后期进行骨折块切除或神经松解、前移来解决之。

六、髁上突骨折

髁上突是肱骨远端的先天性变异，发生率为 0.6%～2.7%。此骨性 (或软骨) 突出位于肱骨远端前内侧面，大约在内上髁近端 5 cm 处。其大小差别很大，小到一个小骨突，大致一个明显存在的"骨钩"。它起于肱骨远端前内侧面偏后，向前、向下走行，内面朝向内上髁。自髁上突尖部向下可形成一个纤维弓 (极少数病例此纤维弓可发生骨化)，称之为 Struthers 韧带，将髁上突与内上髁连接在一起。旋前圆肌的上部纤维和喙肱肌的下部纤维可起自髁上突或Stmthers 韧带。髁上突、Struthers 韧带以及内上髁组成了一个骨 - 纤维环，正中神经和肱动脉常由此环内通过。

虽然髁上突的发生率不高，但髁上突骨折在临床上仍具有重要意义。因纤维弓较长，且结构薄弱，有肌肉附着，故很易发生骨折。骨折后局部疼痛剧烈，由于与正中神经和肱动脉的关系密切，可导致神经血管受压的症状，尤其是正中神经功能明显受损者，应高度怀疑此种骨折的发生。推测其损伤机制是局部受到直接创伤造成了髁上突骨折。肘上方 5 cm 处肱骨远端前内侧面的骨突有压痛是最重要的诊断依据。前臂旋前或旋后位，主动伸肘可加剧疼痛，亦可出现正中神经麻痹及肱动脉受压的症状。由于骨突位于肱骨远端前内侧面，常规正、侧位 X 线片不能确定骨突的位置，可拍摄斜位 X 线片。

采取简单制动，可使多数骨折自行愈合，并且无症状，直至疼痛消失后去除外固定，开始主动活动及肌肉张力训练。对仍残留疼痛或存在正中神经功能障碍者，可选择骨突切除术，并把骨突处的骨膜和旋前圆肌起始部的纤维彻底切除，以防再次形成骨突。

第九节 肘关节脱位

肘关节脱位是肘部最常见的损伤，在全身各大关节脱位中占 1/2 左右，居第 1 位，多发生于青少年，儿童和老年人少见，多由间接暴力所致。按脱位的方向，可分为前脱位和后脱位 2 种。肘关节由肱桡关节、肱尺关节和上尺桡关节组成，这 3 个关节共包在一个关节囊内，有一个共同的关节腔。肘关节从整体上来说，以肱尺部为主，与肱桡部、上尺桡部协调运动，使肘关节作屈伸动作。构成肘关节的肱骨下端呈内外宽厚、前后扁薄状，其两侧的纤维层增厚而形成桡侧副韧带和尺侧副韧带，关节囊的前后壁薄弱而松弛。由于尺骨冠状突较鹰嘴突低，所以对抗尺骨向后移位的能力较对抗前移位的能力差，常易导致肘关节向后脱位。

肘关节脱位主要由间接暴力所造成，由于暴力的传导和杠杆的作用而产生不同的脱位形式。患者跌倒时，肘关节伸直前臂旋后位手掌触地，外力沿尺骨纵轴上传，使肘关节过度后伸，以致鹰嘴尖端急骤撞击肱骨下端的鹰嘴窝，在肱尺关节处形成杠杆作用，使止于喙突上的肱前肌及肘关节囊的前壁被撕裂，肱骨下端前移位，尺骨喙突和桡骨头同时滑向肘后方形成肘关节后脱位。由于环状韧带和骨间膜将尺桡骨牢靠地固定在一起，所以脱位时尺桡骨多同时向背侧移位。由于暴力作用不同，尺骨鹰嘴和桡骨头除向后移位外，有时还可以向桡侧或尺侧移位，形成肘关节侧方移位，向桡侧移位又可称为肘外侧脱位，向尺侧移位称为肘关节内侧脱位。

若屈肘位跌倒，肘尖触地，暴力由后向前，可将尺骨鹰嘴推移至肱骨的前方，成为肘关节前脱位，多并发鹰嘴骨折，偶尔可出现肘关节分离脱位。还可因肱骨下端脱位后插入尺桡骨中间使尺桡骨分离。脱位时肘窝部和肱三头肌腱被剥离，骨膜、韧带、关节囊被撕裂，以致在肘窝形成血肿，该血肿容易发生骨化，成为整复的最大障碍，或影响复位后肘关节的活动功能。另外，肘关节脱位可合并肱骨内上髁骨折，有时还夹入关节内而影响复位，若忽视将会造成不良的后果。移位严重的肘关节脱位，可能损伤血管与神经，应予以注意。

一、病因

肘关节脱位主要系由间接暴力所引起。肘部系前臂和上臂的连接结构，暴力的传导和杠杆作用是引起肘关节脱位的基本外力形式。

(一) 肘关节后脱位

这是最多见的一种脱位类型，以青少年为主要发生对象。当跌倒时手掌着地，肘关节完全伸展，前臂旋后位，由于人体重力和地面反作用力引起肘关节过伸，尺骨鹰嘴的顶端猛烈冲击肱骨下端的鹰嘴窝，即形成力的支点。外力继续加强，引起附着于喙突的肱前肌和肘关节囊的前侧部分撕裂，则造成尺骨鹰嘴向后移位，而肱骨下端向前移位的肘关节后脱位。由于构成肘关节的肱骨下端内外髁部宽而厚，前后又扁薄，侧方有副韧带加强其稳定，但如发生侧后方脱位，很容易发生内、外髁撕脱骨折。

(二) 肘关节前脱位

前脱位者少见，又常合并尺骨鹰嘴骨折。其损伤原因多系直接暴力，如肘后直接遭受外力打击或肘部在屈曲位撞击地面等，导致尺骨鹰嘴骨折和尺骨近端向前脱位。这种损伤肘部软组织损伤较严重，特别是血管、神经损伤常见。

（三）肘关节侧方脱位

以青少年为多见。当肘部遭受到传导暴力时，肘关节处于内翻或外翻位，致肘关节的侧副韧带和关节囊撕裂，肱骨的下端可向桡侧或尺侧（即关节囊破裂处）移位。因在强烈内、外翻作用下，由于前臂伸或屈肌群猛烈收缩引起肱骨内、外踝撕脱骨折，尤其是肱骨内上髁更易发生骨折。有时骨折片可嵌夹在关节间隙内。

（四）肘关节分裂脱位

这种类型脱位极少见。由于上、下传导暴力集中于肘关节时，前臂呈过度旋前位，环状韧带和尺桡骨近侧骨间膜被劈裂，引起桡骨小头向前方脱位，而尺骨近端向后脱位，肱骨下端便嵌插在两骨端之间。

二、临床表现

（一）肘关节后脱位

肘关节肿胀、疼痛、压痛。肘关节呈"靴样"畸形，尺骨鹰嘴向后突出，肘后关系失常，鹰嘴上方凹陷或有空虚感。肘窝处可触及扁圆形光滑的肱骨下端，肘关节后外侧可触及脱出的桡骨小头。肘关节呈屈曲位弹性固定，肘关节功能障碍。X线正位见尺桡骨近端与肱骨远端相重叠，侧位见尺桡骨近端脱出于肱骨远端后侧，有时可见喙突骨折。

（二）肘关节前脱位

肘关节肿胀，疼痛，肘后部空虚，肘后三点关系失常，前臂较健侧长，肘前可触及尺骨鹰嘴，前臂有不同程度的旋前或旋后。X线侧位可见尺骨鹰嘴突出于肘前方，还可合并尺骨鹰嘴骨折，尺桡骨上段向肘前方移位。

（三）肘关节侧方脱位

肘关节内侧或外侧副韧带、关节囊和软组织损伤严重，肘部内外径增宽。内侧脱位时肱骨外踝明显突出，尺骨鹰嘴和桡骨小头向内侧移位；外侧脱位时，前臂呈旋前位，肱骨内髁明显突出，尺骨鹰嘴位于外踝外方，桡骨头突出。肘部呈严重的内翻或外翻畸形。X线可见外侧脱位尺骨半月切迹与外踝相接触，桡骨头移向肱骨头外侧，桡骨纵轴移向前方，前臂处于旋前位。内侧脱位时，尺骨鹰嘴、桡骨小头位于肱骨内髁内侧。

三、诊断

根据外伤史、临床表现以及X线片检查，即可做出诊断。X线片可以确定肘关节脱位类型及是否合并骨折。但应与肱骨髁上骨折相鉴别。

四、治疗

（一）非手术治疗

新鲜肘关节脱位或合并骨折的脱位主要治疗方法为手法复位，对某些陈旧性骨折，为期较短者亦可先试行手法复位，单纯肘关节脱位。取坐位，局部或臂丛麻醉，如损伤时间短（30 min内）亦可不施麻醉。令助手双手紧握患肢上臂，术者双手紧握腕部，着力牵引将肘关节屈曲60°～90°，并可稍加旋前，常可听到复位响声或复位的振动感。复位后用上肢石膏将肘关节固定在功能位。3周后拆除石膏，做主动的功能锻炼，必要时辅以理疗，但不宜做强烈的被动活动。

1. 合并肱骨内上髁撕脱骨折的肘关节脱位

复位方法基本同单纯肘关节脱位，肘关节复位之时，肱骨内上髁通常可得以复位。如果骨折片嵌夹在关节腔内，则在上臂牵引时，将肘关节外展（外翻），使肘关节内侧间隙增大，内上髁撕脱骨片借助于前臂屈肌的牵拉作用而脱出关节并得以复位。若骨折片虽脱出关节，但仍有移位时加用手法复位，及在石膏固定时加压塑形。也有如纽扣样嵌顿无法复位者，要考虑手术切开。

2. 陈旧性肘关节脱位（早期）

超过 3 周者即定为陈旧性脱位。通常在 1 周后复位即感困难。关节内血肿机化及肉芽组织形成，关节囊粘连等。对肘关节陈旧性脱位的手法复位，在臂丛麻醉下，做肘部轻柔的伸屈活动，使其粘连逐渐松解。将肘部缓慢伸展，在牵引力作用下逐渐屈肘，术者用双手拇指按压鹰嘴，并将肱骨下端向后推按，即可使之复位。经 X 线拍片证实已经复位后，用上肢石膏将肘关节固定略小于 90° 位，于 3 周左右拆除石膏做功能锻炼。

（二）手术治疗

1. 手术适应证

(1) 闭合复位失败者，或不适于闭合复位者，这种情况少见，多合并肘部严重损伤，如尺骨鹰嘴骨折并有分离移位的；

(2) 肘关节脱位合并肱骨内上髁撕脱骨折，当肘关节脱位复位，而肱骨内上髁仍未能复位时，应施行手术将内上髁加以复位或内固定；

(3) 陈旧性肘关节脱位，不宜试行闭合复位者；

(4) 某些习惯性肘关节脱位。

2. 开放复位

臂丛麻醉。取肘后纵向切口，肱骨内上髁后侧暴露并保护尺神经。肱三头肌腱做舌状切开。暴露肘关节后，将周围软组织和瘢痕组织剥离，清除关节腔内的血肿、肉芽和瘢痕。辨别关节骨端关系加以复位。缝合关节周围组织。为防止再脱位可采用一枚克氏针自鹰嘴至肱骨下端固定，1 ~ 2 周后拔除。

（三）关节成形术

多用于肘关节陈旧脱位、软骨面已经破坏者，或肘部损伤后关节僵直者。臂丛麻醉。取肘后侧切口，切开肱三头肌腱。暴露肘关节各骨端，将肱骨下端切除，保留肱骨内、外踝一部分。切除尺骨鹰嘴突的顶端及部分背侧骨质，喙突尖端亦切小一些，保留关节软骨面，桡骨头若不影响关节活动可不切除，否则切除桡骨头。根据新组成的关节间隙，如狭窄可适当将肱骨下端中央部分切除 0.5 cm，呈分杈状。理想的间隙距离应在 1 ~ 1.5 cm。

关节间衬以阔筋膜的关节成形术，对于骨性强直的肘关节有良好作用。注意衬缝阔筋膜作关节面及关节囊时，要使阔筋膜的深面向关节腔一侧，将阔筋膜衬于关节面缝合后检查伤口，将肘关节对合，观察关节成形的情况，逐层缝合伤口。术后用上肢石膏托将肘关节固定于 90°，前臂固定于旋前旋后中间位。抬高伤肢，手指活动。几天后带上肢石膏托进行功能锻炼，3 周左右拆除固定，加强伤肢功能锻炼，并辅以理疗。

第十节 桡骨头半脱位

桡骨头半脱位也叫牵拉肘，是发生在小儿外伤中最为常见的损伤之一。常见发病年龄为1～4岁，其中2～3岁最为多见。也可偶见于学龄前儿童，甚至小学生。

一、病因

常由于大人牵着患儿走路，上台阶时在跌倒瞬间猛然拉住患儿手致伤；或从床上拉起患儿，拉胳膊伸袖穿衣；或抓住患儿双手转圈玩耍等原因，患儿肘关节处于伸直，前臂旋前位突然受到牵拉而致。

目前有关本病的发病机制仍未得到明确的统一认识，过去认为小儿桡骨头发育不完全，桡骨头的周径比桡骨颈部的周径小，环状韧带松弛，不能牢固保持桡骨头的位置，当受到牵拉时，桡骨头自环状韧带下滑脱，致使环状韧带嵌在肱桡关节间。但近年来有些学者通过尸检发现婴幼儿桡骨头的周径反而比桡骨颈的周径大，而且桡骨头也并非圆形而是椭圆形，矢状面直径比冠状面大，当伸肘、前臂旋前位牵拉肘关节时，环状韧带远侧缘附着在桡骨颈骨膜处发生横断撕裂，此时桡骨头直径短的部分转到前后位，所以桡骨头便自环状韧带的撕裂处脱出，致使环状韧带嵌在肱桡关节间。因环状韧带滑脱不超过桡骨头的一半，故一般很容易复位。总之，有关本病的发病机制尚需进一步探讨和研究。

二、临床表现

患者多为3岁以下幼儿，有明确的患肢牵拉史。患儿因疼痛而啼哭，并拒绝使用患肢和别人触动。患肢出现耸肩，肘关节轻度屈曲或呈伸直位，前臂旋前贴胸，不敢旋后，不能抬举，不能屈肘，取物时肘关节不能自由活动。被动牵拉前臂或屈肘可有疼痛。桡骨头处仅有压痛，而无明显肿胀或畸形。

三、诊断

(一) 桡骨小头半脱位的患儿有被牵拉的外伤史，不肯用患手拿物和活动肘部，患儿因痛而哭泣。桡骨小头全脱位的患儿也存在局部疼痛，不肯拿物和肘部活动障碍。

(二) 桡骨小头半脱位患儿肘关节呈半屈曲前臂旋前位，伤肢半旋前位，桡骨小头外侧压痛，伤肘肿胀不明显。桡骨小头全脱位患者桡骨小头处有肿胀和压痛，前臂旋转功能障碍，肘前外方可摸到脱位的桡骨小头。

(三) 影像学检查，桡骨小头半脱位 X 线片常无异常表现，有一定鉴别诊断作用。桡骨小头脱位 X 线片可见桡骨小头与肱骨小头之间位置异常，桡骨纵轴线不能通过肱骨小头中心。

四、治疗

(一) 非手术治疗

1. 桡骨小头半脱位

一般采用手法复位即可。家长抱患儿于坐位，术者面向患儿，一手四指托住患肢肘部，拇指捏压桡骨小头前外侧，另一手握患肢腕部，将前臂于半旋前位轻轻牵拉，逐步使前臂尽量旋后，并迅速屈肘，能听到或感觉到轻微声音或滑动感即复位成功。复位后无须固定或以三角巾悬吊制动 3 天。

2. 桡骨小头全脱位

(1) 手法整复：在麻醉下进行，助手固定其上臂，术者一手托住其肘部，拇指按压在脱位的桡骨小头处，另一手握住患者前臂先旋前、内收持续牵引，将前臂逐步旋后，并屈肘关节，即可复位。如推挤桡骨小头时其反复弹出，可采用旋转解脱法进行复位。

(2) 固定：复位后局部用棉条绷带包扎，将前臂旋前，肘关节过度屈曲，用托板固定，三角巾将前臂悬吊于胸前，一般固定 2～3 周。

3. 药物治疗及功能锻炼

桡骨小头半脱位患儿无须药物及功能锻炼，桡骨小头全脱位患者可根据肿胀情况早期行活血化瘀药物治疗，拆除固定后鼓励患者主动屈伸肘部及旋转前臂功能，必要时可以中药熏洗治疗。

4. 调护及注意事项

对复位后的桡骨小头半脱位患儿，应嘱家长禁忌再牵拉小儿前臂，以防再发生脱位。

(二) 手术治疗

软组织卡锁桡骨小头手法复位失败时，以及陈旧性桡骨小头脱位可考虑手术治疗。

第十一节 尺骨鹰嘴骨折

尺骨鹰嘴位于尺骨远端后方的皮下，是构成关节结构的主要组成部分，尺骨鹰嘴骨折多为波及半月切迹的关节内骨折，治疗的好坏直接影响着肘关节的功能活动。治疗骨折力求解剖复位，以保证关节面的光滑及减少创伤性关节炎发生的机会。

尺骨鹰嘴骨折是常见的肘部损伤之一，又称肘骨骨折、鹅鼻骨骨折。

一、病因

直接暴力作用于尺骨鹰嘴后方，跌落伤致上肢受伤间接作用于肘关节，均可发生鹰嘴骨折。肌肉肌腱的张力，包括静态和动态，所产生的应力决定了骨折出现的类型和移位程度。若肘关节遭受到了特别大的暴力或高能量损伤，强大的外力直接作用于前臂近端后侧，使尺桡骨同时向前移位，由于肱骨滑车对尺骨鹰嘴的阻挡，致使其在冠状突水平发生骨折，在骨折端和肱桡关节水平产生明显不稳定。表现为鹰嘴的近骨折端常常向后方明显移位，而尺骨的远骨折端则会和桡骨头一起向前方移位，称为"骨折脱位"或"经鹰嘴的肘关节前脱位"。由于常常是直接暴力创伤所致，故鹰嘴或尺骨近端的骨折大多呈粉碎状，而且多合并有冠状突骨折。这种损伤比单纯的鹰嘴骨折要严重得多。如果尺骨鹰嘴或尺骨近端骨折不能获得良好的解剖复位和稳定的内固定，则易出现持续性或复发性畸形。

二、临床表现

由于尺骨鹰嘴骨折属关节内骨折，所有的尺骨鹰嘴骨折都包含有某种程度的关节内损伤，故常常发生关节内出血和渗出，这将导致鹰嘴附近的肿胀和疼痛。骨折端可以触及凹陷，并伴有疼痛及活动受限。肘关节不能抗重力伸肘是可以引出的一个最重要体征。它表明肱三头肌的伸肘功能丧失，伸肌功能的连续性中断，并且这个体征的出现与否常常决定如何确定治疗方案。因为尺骨鹰嘴骨折有时合并有尺神经损伤，特别是在直接暴力导致严重、广泛、粉碎性骨折时，更易合并有尺神经损伤，故应在确定治疗方案之前仔细判断或评定神经系统的功能，以便及时进行处理。

三、诊断

在评估尺骨鹰嘴骨折时，最容易出现的一个错误是不能坚持获得一个真正的肘关节侧位X线片。在急诊室常常获得的是一个有轻度倾斜的侧位X线片，它不能充分判断骨折线的准确长度、骨折粉碎的程度、半月切迹处关节面撕裂的范围以及桡骨头的任何移位。因此，应尽可能获得一个真正的肘关节侧位X线片，以准确掌握骨折的特点。前后位X线平片也很重要，它可以呈现骨折线在矢状面上的走向。若桡骨头也同时发生了骨折，在侧位X线片上可以沿骨折线出现明显挛缩，并且没有成角或移位。

四、治疗

无移位骨折或老人粉碎骨折移位不显著者，不必手法整复，短期制动即可。有分离移位者，进行整复。尺骨鹰嘴骨折多数为关节内骨折，故骨折整复应力求达到解剖复位，使肘关节恢复正常的活动功能和伸屈力量，避免发生创伤性关节炎。其治疗目标为避免关节的不平整，回复肘的力量及关节稳定性，保持关节的活动度，避免治疗的并发症。

（一）非手术治疗

1.手法复位

关节内积血较多，肿胀较严重，难以摸清骨折近端者，整复前可先在无菌操作下抽出关节内积血，然后再进行手法复位。

方法一：患者仰卧或坐位，肘关节呈30°～45°微屈位。助手握持患肢前臂，术者站在患肢外侧，面向患肢远端。术者先用轻柔的手法按摩肱三头肌和上臂其他肌肉，然后再以两手拇指分别按压移位的尺骨鹰嘴上端的内、外侧，由近侧向远侧推挤，使骨折近端向远端靠拢，两手其余四指使肘关节徐徐伸直，两手拇指再将骨折端轻轻摇晃，使两骨折端紧密嵌合。此时，术者紧推骨折近端，令助手作缓慢轻度的屈伸患肘数次，使半月切迹的关节面平复如旧，再将患肢置于屈曲0°～20°位。

方法二：患者侧卧，患肢在上，肘关节伸直，术者站于患者背后，一手握持患肢前臂，另一手拇指、示指捏住骨折近端，由近侧向远侧推挤，同时将患肘作数次的伸屈活动，直至两骨折面紧密嵌合，粗糙的骨擦音消失为止。再将患肢置于屈肘0°～20°位，术者拇指、示指仍推按住已复位的骨折近端，待助手作夹板固定。

2.固定方法

无移位的裂缝骨折或移位不大的粉碎骨折，用上臂后侧超肘夹板固定于肘关节屈曲20°～60°位3周。有移位骨折手法整复后，在尺骨鹰嘴上端置一块有半圆形缺口朝下的抱骨垫，用以顶住尺骨鹰嘴的上端，不使骨折片再向上移位，并用前、后侧超肘夹板固定肘关节于屈曲0°～20°位3周，肘关节在伸直位或微屈位固定期不宜过长，以免妨碍肘关节屈曲功能的恢复，以后再逐渐改为固定在屈肘90°位1～2周。固定后需注意观察患肢血运情况，尤其在 5～7 d 内。随着肿胀消退，肌肉痉挛缓解，夹板松动时，骨折易发生再移位，所以应注意经常调节夹板的松紧度，定期拍摄 X 线片检查，及时发现和矫正骨折再移位。夹板固定约 3～4 周。

3. 功能锻炼

无移位或轻度移位骨折，通过主动的功能锻炼，常可获得迅速和良好的功能恢复。老年人应适当缩短夹板固定时间，尽早开始肘关节的屈伸功能锻炼。有移位骨折在 3 周以内只作手指、腕关节屈伸活动，禁止肘关节屈伸活动，第 4 周以后才逐步作肘关节主动屈伸锻炼，严禁暴力被动屈肘。粉碎骨折且关节面不平者，5 d 后可开始作小幅度 (小于 60° 以内) 的肘关节屈伸活动，拆除夹板固定后则加大肘关节活动幅度，使关节面模造塑形，保持光滑，避免后遗创伤性关节炎。此外，可配合进行肩关节功能锻炼。

(二) 手术治疗

1. 手术适应证

尺骨鹰嘴骨折若分离移位过大，且手法整复不成功者，可考虑切开复位，丝线或钢丝缝合固定，修补肱三头肌肌腱。有明显移位的粉碎骨折，但粉碎部分不超过半月切迹 1/3 者，可将骨碎片切除，行肱三头肌成形术，特别是用于高龄者。尺骨鹰嘴骨折合并肘关节前脱位者，可用切开复位，带钩钢板内固定，不需外固定，早期进行功能锻炼。

2. 手术方法

尺骨鹰嘴横断或斜形骨折而有分离移位者，非手术治疗多易致骨折对位不良、肱三头肌肌力减弱、创伤性关节炎 (TA)，或肘关节屈曲受限。临床多选用手术治疗，除非患者有手术禁忌证。可考虑用钢丝经皮压缩缝合法。患侧肘关节微屈位，在无菌操作下，用直针连带钢丝，由骨折远端尺侧穿入，横向穿过尺骨背部，于桡侧穿出皮肤。钢丝两端改用弯针连带，各由原针孔穿入，沿鹰嘴背侧皮下，呈交叉状分别在鹰嘴顶点两侧穿出皮肤。再将鹰嘴的内侧钢丝穿回皮下，沿鹰嘴顶点骨面，向外穿过肱三头肌肌腱，与鹰嘴外侧钢丝汇合，收紧结扎，形成 "8" 字形钢丝内固定。最后肘部屈曲 90° 位，使钢丝对抗肱三头肌肌腱牵拉张力，在两骨断端之间形成压缩力。截除多余钢丝，将残端埋入皮下，用上肢直角托板或石膏固定 4 周。在操作过程中，应注意防止损伤尺神经。还可选用螺钉、钩状钢板、克氏针钢丝张力带固定；非粉碎者，也可选用鹰嘴外固定器。

第十二节 桡骨小头骨折

桡骨小头骨折是常见的肘部损伤，占全身骨折的 0.8%，约有 1/3 患者合并关节其他部位损伤。桡骨小头骨折是关节内骨折，如果有移位，理应切开复位内固定，恢复解剖位置，早期活动，以恢复肘关节伸屈和前臂旋转功能。

一、病因

本病由直接外力引起的骨折很少见。常见的是肘关节伸直位摔倒，手掌着地，外力使桡骨头在外翻位与肱骨小头撞击而产生骨折。常合并肱骨小头损伤与内侧副韧带损伤。多见于成年人且容易漏诊。若不能得到早期治疗,有些患者前臂旋转功能受到限制,不得不将桡骨小头切除。

二、临床表现

伤后肘外侧局限性肿胀、疼痛,桡骨头周围有明显的压痛。前臂旋转活动受限,被动活动时疼痛,尤其是在旋后时明显。肘关节功能障碍,屈伸疼痛加重。根据 Mason 分类法可分为三种类型:

Ⅰ型:桡骨小头骨折但无移位。骨折线可以通过桡骨小头边缘或劈裂状,有时斜行通过关节面。

Ⅱ型:桡骨小头骨折并有分离移位。骨折块有大小,有时小骨折片嵌入关节间隙或游离于肱桡关节外侧缘。

Ⅲ型:桡骨小头粉碎性骨折。桡骨小头呈粉碎状,移位或无移位。有时骨折片呈爆裂状向周围分离移位,也有呈塌陷性骨折。 这种三型分类法能够代表损伤程度,并可提供选择治疗方法的依据。 检查 对桡骨小头骨折的患者主要是进行 X 线检查,包括肘关节脱位的复位前、后 X 线片,避免漏诊,并判断桡骨小头骨折的损伤程度,这对治疗方法及预后有直接影响。

三、诊断

本病根据患者的外伤病史,一般可以做出初步诊断。必要时进行 X 线检查。

四、治疗

短期内固定后,即可开始活动。一般移位不多者,在伸直位牵引,并在内收位旋转前臂,使骨折的桡骨头恢复其圆形或接近圆形,以免障碍前臂旋转活动。复位后用石膏托固定。2～3周后除去石膏托练习肘关节活动。粉碎型骨折有移位或复位不满意者,应考虑早期做桡骨头切除术,手术只限于成年患者。切除不能低于桡骨结节关节面。将断端修平,清除周围碎骨片后,将周围软组织覆盖在桡骨断端粗糙面上缝合。术后用三角巾悬吊肘关节于功能位,2 周后即可开始活动。

第十三节 桡骨、尺骨茎突骨折

本病很常见。多由摔倒时手掌着地而发生,冲击力经舟状骨作用于桡骨下端而引起桡骨茎突的横骨折。亦有被直接撞击,如工具手柄等反击而致伤者。另外,腕关节强力尺偏,桡侧副韧带强力牵拉,使桡骨茎突造成撕脱骨折。骨折块小,向远侧移位。尺骨茎突骨折常与韧带牵拉有关,往往与 Colles 骨折伴发,亦有单发骨折。

一、病因

本病主要是由于外伤性因素造成,当摔倒时手掌着地,冲击力经舟状骨作用于桡骨下端而引起桡骨茎突的横骨折。亦有被直接撞击,如工具手柄等直接打击而致伤者。另外腕关节强力尺偏,桡侧副韧带强力牵拉,使桡骨茎突造成撕脱骨折。

二、临床表现

本病主要表现为局部肿胀、疼痛、压痛明显并可触到骨擦音。皮下瘀血，重者腕关节内积血，腕关节活动受限。

三、诊断及鉴别诊断

(一) 诊断

本病的诊断主要根据其外伤病史、临床表现以及 X 线检查的结果。

(二) 鉴别诊断

本病主要表现为局部肿胀、疼痛、压痛明显和皮下瘀血等，许多关节损伤可有相类似的症状，故临床上需对这些疾病进行鉴别，一般主要使用 X 线检查的方法进行鉴别诊断，需鉴别的疾病主要有以下几种：

1. 桡骨骨干骨折。

2. 桡骨小头骨折。

3. 腕关节脱位等。

四、治疗

本病的治疗主要分为两种情况：

1. 有移位桡骨茎突骨折，牵引尺偏腕关节，向尺侧推挤移位的骨折块，可以得到满意的复位。可用短臂石膏固定 3～4 周。如复位后不稳定或再移位，可用克氏针或螺丝钉固定。

2. 尺骨茎突骨折，可用石膏托固定于前臂中立位、腕部尺偏位 4 周。因尺骨茎突多不易愈合，如疼痛加重者，可行切除术。

第十四节　尺桡骨干双骨折

尺桡骨干双骨折较为常见，多发生在青少年。尺桡骨双骨折，由于部位不同、肌肉的牵拉不同，可发生重叠、成角、旋转及侧方移位四种畸形。桡骨干单骨折较少见，因有尺骨支持，骨折端重叠，移位较少，主要发生旋转移位。尺骨干单骨折极少见，因有桡骨支持移位不明显，除非合并下尺桡关节脱位。

尺桡骨均为一千两端的管状骨，尺骨的上端粗而形态不规则，最高处为鹰嘴，其前下有一凹陷，为尺骨半月切迹，与肱骨滑车组成肱尺关节。半月切迹下方有一隆起，称为喙突(有叫冠状突)，是喙肱肌附着处，当肘关节发生脱位时，此处容易发生撕脱性骨折。尺骨干向内侧成弧形，其内侧有一条嵴，为骨间膜附着处，其后内侧有一条嵴，此两条嵴是手术切开复位内固定的标志。在喙突外侧有桡切迹，与桡骨小头组成近尺桡关节。尺骨远端外侧有环形关节面，与桡骨的尺骨切迹相关节，称为下尺桡关节，上、下尺桡关节在前臂旋转时发挥着重要作用。尺骨内下有一突起为尺骨茎突。尺骨全长可在皮下触及，尤其是尺骨后内侧缘，是诊断和治疗骨折的标志。

桡骨上端有关节凹，与肱骨小头相关节，称为肱桡关节，其下变细，为桡骨颈，此处有桡神经经过，当发生骨折时，可造成桡神经损伤，出现腕下垂。桡骨颈的内侧有一骨隆起，称为桡骨粗隆,是肱二头肌的附着部位。桡骨干的内侧有一根骨嵴,称为骨间缘,是骨间膜附着处。桡骨干向外呈弧形,有利于前臂旋转。桡骨的下端较粗大,其外有一骨突起称为桡骨茎突,其内有尺骨切迹,与尺骨环状关节面组成下尺桡关节,有利于前臂旋转。整个桡骨除上 1/3 在皮下触及不到外,其余均可在皮下触及,是诊断和治疗骨折的一个骨性标志。

一、病因

尺、桡骨干骨折可由直接暴力、间接暴力、扭转暴力引起,有时导致骨折的暴力因素复杂,难以分析其确切的暴力因素。

（一）直接暴力

多见外力的打击,如棍棒的打击或重物的砸伤;机器的轧伤;车祸的撞伤,车轮的碾伤等。骨折为横行或粉碎型,骨折线在同一平面。

（二）间接暴力

多有暴力的传递所致的骨折,如跌倒手掌触地,暴力向上传达桡骨中或上 1/3 骨折,残余暴力通过骨间膜转移到尺骨,造成尺骨骨折。所以骨折线位置低,且不位于同一平面。桡骨多为横行或锯齿状,尺骨为短斜型,骨折移位明显。

（三）扭转暴力

外力作用时,前臂同时扭转所造成的骨折。如跌倒时身体同一侧倾斜,前臂过度旋前或旋后,发生双骨螺旋性骨折,或旋转机器将手夹入等。骨折线多数由尺骨内上斜向桡骨外下,骨折线方向一致,尺骨干骨折线在上,桡骨骨折线在下。

二、临床表现

（一）症状

1 外伤后前臂肿胀,疼痛。

2.活动受限,外观可出现成角畸形。

（二）体征

1.前臂局部有压痛,骨折有移位时,可触及骨折端,内后的尺骨嵴不再连续。

2.感知骨擦音及假关节活动。

3.骨传导音减弱或消失。

4.儿童常为青枝骨折,表现成角畸形,两骨的畸形方向一致,且多发生在下 1/3。

5.当桡骨颈骨折损伤桡神经时,出现伸腕肌麻痹,表现为腕下垂,前臂外后部及手背的桡侧两个半指感觉障碍,以虎口处最为明显。

（三）辅助检查

1.X 线片必须包括腕关节及肘关节,避免遗漏上下尺桡关节的合并损伤。

2.须拍摄正侧位两个位置的 X 线片,以判断桡骨近折段的旋转位置,以利整复。

三、诊断

（一）前臂肿胀、瘀斑,剧烈疼痛,功能障碍障碍,外观畸形。直接外力造成者局部常有软组织损伤。

（二）完全骨折者有假关节活动及骨擦音。

（三）儿童常为青枝骨折,表现成角畸形,两骨的畸形方向一致,且多发生在下 1/3。

(四)X线片可发现骨折的准确部位、骨折类型及移位方向，以及是否合并有桡骨头脱位或尺骨小头脱位。

四、治疗

(一)治疗原则

前臂双骨折治疗的主要目的是保证前臂的旋转功能，因此，要求必须充分矫正成角、重叠、旋转和侧方移位。不应当作一般骨干骨折来处理，而应像对待关节内骨折一样来加以处理。重视前臂骨筋膜间室综合征、缺血性挛缩；防止交叉愈合，尽最大可能恢复前臂旋转功能。

国外有学者主张闭合复位外固定，以 Bohler 学派为主。也有学者主张先做闭合复位外固定，失败后才采用切开复位内固定，如 Sufe、Wiithrich 等。有的学者如 Smith 认为成人均应切开复位内固定。只有桡骨近侧 1/5 无移位骨折和双骨干中下 1/3 交界处横骨折可以例外。国内多采用中西医结合的方法，在闭合复位方法和外固定器材和技术方面做出了成绩，取得了显著疗效。但近年来切开复位有增加的趋势。

(二)治疗方案

1. 闭合复位外固定

手法复位小夹板或石膏外固定。复位标准：桡骨近端的旋后畸形不得大于 30°；尺骨远端的畸形不得大于 10°；尺桡骨的成角畸形不得大于 10°；桡骨的旋转弓应予恢复。正确的闭合复位应注意以下几点。

(1) 手法复位外固定整复前，根据受伤原理及 X 片显示骨折类型、部位和移位方向，确定整复步骤及复位手法。

(2) 选择良好的麻醉：临床上通常采用局麻或臂丛阻滞。

(3) 纠正旋转畸形：使患者仰卧，肩外展 90°，屈肘 90°。中段或下 1/3 骨折时，前臂中立位，即手掌、前臂和地面平行。上 1/3 骨折时稍旋后位，即手掌前臂和地面有 45° 倾斜。不同水平的骨折，因受旋转肌牵拉之故两骨折端所处的旋转方位不同，所以必须将前臂远折段置于与近骨折段相同的旋转位置上，再开始复位。为此必须首先判明桡骨近端处于何种旋转位置。

(4) 肘上和手掌两处对抗牵引，然后根据骨折移位情况可分别用提按、折顶、摇摆等手法使骨折断端复位。纠正短缩、重叠、成角畸形。

(5) 分骨方法，并纠正侧方移位。如有一骨折为横形稳定骨折，另一骨折为不稳定骨折，首先整复稳定骨折。若两骨折均为不稳定骨折，先整复结构上粗大的那根骨折，再整复细小的骨折。如两骨折均属稳定骨折，可先整复尺骨，再复位桡骨。

(6) 外固定：①石膏固定：用长臂石膏固定。固定期间注意松紧度合适，8 周后拆除外固定，加强功能锻炼。②小夹板固定：4 块小夹板，二个分骨及手纸压垫固定。

2. 切开复位内固定

Richards 和 Corley 等提出以下手术适应证：①所有成人的尺桡骨骨折；②所有移位的单一桡骨骨折；③单一尺骨骨折成角大于 10°；④ Monteggia 骨折；⑤ Galeazzi 骨折；⑥前臂开放骨折；⑦骨折并发骨筋膜间室综合征。

(1) 髓内针固定：用于尺、桡骨的髓内钉种类很多。髓内固定对于尺骨骨折是适宜的，但由于桡骨存在旋转弓之故，髓内固定绝不是桡骨骨折的首选内固定物。除了特制的预先弯曲成形的 Sage 针外，其他髓内钉都是直的。因此，一般主张钢板固定桡骨，髓内钉固定尺骨。

术前应测量尺骨髓腔最狭窄处的直径，选择长度及直径适宜的髓内钉 2～3 根备用。多采用闭合复位穿钉内固定。

(2) 钢板螺钉内固定：目前多采用动力加压钢板 (DCP) 或有限接触动力加压钢板 (LCDCP) 做桡骨干骨折内固定，对于尺骨骨折选用骨圆针或斯氏针内固定。多采用后侧入路途经将桡、尺骨分别显露。对桡骨远侧 1/2 骨折可采用 Henry 前侧手术入路。做骨膜下剥离，塑型钢板使之适应骨干走形。对多数前臂骨折，选用的钢板至少 6 孔，比较粉碎的或斜行的骨折需要较长的钢板。桡骨干近 1/2 骨折，钢板置于背侧，远 1/2 骨折，钢板置于掌侧。固定时将专用的中心导钻置于最接近骨折部的钢板孔内，通过中心导钻钻第一个螺丝孔，测骨孔的深度，用丝锥攻丝后，拧入第一枚螺钉，双侧皮质固定，但勿拧紧。接着在骨折的另一部分最接近第一枚螺丝钉处，用偏心导钻钻孔，同法固定，紧固螺钉。余螺钉同法固定。尺桡骨双骨折时先固定稳定性好的骨折。最后，将深筋膜松松缝合 1～2 针，放置引流。固定时可以结合拉力钉固定技术。尺骨干骨折多选用骨圆针或斯氏针做内固定，方法为逆行进针法。术后后侧石膏托固定，1～2 天拔引流，开始手指及腕部的伸屈握拳活动。1～2 周活动肩关节，3～4 周去石膏，进行肘关节屈伸活动。骨折基本愈合后方可进行前臂旋转活动。应定期复查 X 线片。

(3) 其他少用的治疗方法：①开放整复，不使用内固定；②钢丝内固定；③开放整复，螺钉内固定。

第十五节 尺骨干骨折

尺骨单骨折较为少见，多为暴力直接打击或挤压损伤。旋转暴力亦可致骨折，多发生下 1/3 骨折，因桡骨完整，有骨间膜相连，骨折移位较少，由于暴力作用方向和旋前方肌牵拉作用，远侧骨折端可向桡骨掌端移位。该骨折应注意有无桡骨头脱位；下 1/3 骨折伴有较严重的成角或重叠移位者，应注意有下尺桡关节脱位，所以拍摄 X 线照片检查应包括上下尺桡关节，以免漏诊。

一、病因

前臂背、尺侧遭受撞击、挤压、打击等暴力，可致尺骨横断或粉碎性骨折。骨折远端因旋前方肌的牵拉多向桡、掌侧移位，由于桡骨的支撑作用，骨折一般移位较轻。

二、临床表现

尺骨全长处于皮下，位置浅在，因而伤后易于发现骨折处的皮下血肿，该处有明显触痛，并可触及折端间的骨摩擦音。临床检查中要注意桡骨头的位置及肘部的肿胀、压痛，以免遗漏桡骨头脱位。裂纹骨折时常发生漏诊，因此类型骨折无畸形，无骨摩擦音，仅有局部的肿胀和压痛。

三、诊断

(一) 有明确的直接暴力受伤史。

（二）伤后局部肿胀、疼痛、皮下瘀斑。

（三）检查时，于前臂尺侧皮下，易摸到骨折端和骨擦感。

（四）X线检查，可了解骨折类型和移位情况，摄片时必须包括腕、肘关节。

四、治疗

（一）非手术治疗

1. 无明显移位的骨折

可用前臂小夹板及中立板固定4~6周。

2~3周后可进行前臂轻手法按摩治疗，继续维持小夹板固定。

2. 有明显移位的骨折

需手法整复。在臂丛神经阻滞麻醉下，患者仰卧或坐位，肩外展45°，肘屈曲90°。两助手分别握持上臂及腕部，中、上段骨折在前臂中立位牵引，下段骨折在前臂旋前位牵引，以矫正尺骨干重叠移位。术者根据骨折移位的方向，用捏挤分骨法矫正骨干的侧方移位及恢复正常骨间隙；用提按手法矫正前后移位；当下段骨折伴有桡尺远侧关节分离时，可用抱骨手法予以矫正。

3. 复位后

根据骨折移位的方向放置合适的压垫及分骨垫。骨折有成角时，可用"三点挤压"法，然后上前臂小夹板。中、上段骨折，前臂固定于中立位；下段骨折，固定于旋前位。

4. 功能锻炼、按摩及药物治疗

同前臂尺桡骨双骨折。

（二）手术治疗

对于整复失败者可选择切开复位钢板内固定或髓内针固定手术治疗。

第十六节 桡骨干骨折

桡骨干骨折亦称辅骨骨折、缠骨骨折、昆骨骨折、天骨骨折。单纯桡骨干骨折临床并不多见，约占前臂骨折总数12%。桡骨的功能主要是参与前臂的旋转活动和支持前臂。桡骨干上1/3骨质较坚固，且有较厚的肌肉包裹，不易发生骨折。桡骨中、下1/3段肌肉较少，较易发生骨折，特别是桡骨中、下1/3交界处，为桡骨生理弯曲度最大之处，是应力上的弱点，故骨折多发生于此处。桡骨干骨折后，因有尺骨支持，骨折端重叠移位不多，但因肌肉牵拉形成的旋转移位常见。因此，桡骨骨折旋转移位纠正的如何，为治疗成功与否的关键所在。桡骨单骨折多见于青少年。在幼儿常发生不全或青枝骨折。

一、病因

直接暴力与间接暴力均可造成桡骨干骨折，但多由间接暴力引起。直接暴力多为前臂桡侧遭受打击或重物压砸所致，以横断或粉碎骨折常见。间接暴力多为跌倒时手掌着地，暴力经桡腕关节传导于桡骨干发生骨折，以横断或短斜形骨折多见。

桡骨干骨折后，由于对侧有尺骨支撑，一般折端无重叠或重叠移位不多，但由于受骨间膜和肌肉的牵拉，折端易向尺侧成角或发生旋转移位。如桡骨上 1/3 骨折时，骨折线位于旋前圆肌止点近侧时，由于附着于桡骨结节的肱二头肌及附着于桡骨上端旋后肌的牵拉，骨折近段向后旋转移位，而附着于桡骨，中部及下部的旋前圆肌及旋前方肌，牵拉骨折远折段向前旋转移位。桡骨干中 1/3 或中下 1/3 骨折，骨折线位于旋前圆肌抵止部以下时，近折端因肱二头肌与旋后肌和旋前方肌的牵拉作用互相拮抗，基本上处于中立位，而远折端受旋前方肌牵拉而发生旋前移位。

二、临床表现

本病患者伤后前臂出现肿胀、疼痛，可无显著畸形。损伤处有明显压痛，前臂活动明显受限。对移位骨折而言，可感知异常活动和骨擦音，但不必特意检查，以免增加患者疼痛及加重损伤。

三、诊断要点

（一）有明确外伤史。

（二）伤后患肢多呈时屈曲，前臂旋前位。局部肿胀，前臂旋转功能丧失。

（三）局部压痛明显，被动旋转时疼痛加剧，并可扣及骨折端。

（四）X 线检查，摄包括桡尺近、远侧关节的正、侧位 X 线片可确诊，并可了解是否合并下尺桡骨关节脱位。

四、治疗

（一）非手术治疗

1. 无移位或轻度移位的桡骨干骨折

用前臂夹板、中立板固定 4～6 周。移位明显的桡骨干骨折，需手法整复。

2. 手法整复

移位骨折需要进行手法整复。

在臂丛神经阻滞麻醉下，患者仰卧或坐位，肩外展 50°、屈肘 90°，两助手分别握持上臂及手腕做牵引。旋前圆肌止点以上的骨折，助手在顺势牵引下逐渐将远端旋后，矫正重叠及远端的旋转。术者两手分别捏持两折端，推近折端向前、向内，同时压远折端向后、向外，助手配合在牵引下做前臂幅度的旋转，使断端吻合。旋前圆肌止点以下的骨折，助手在前臂中立位牵引矫正重叠，术者根据骨折远端旋转移位的方向进行反向旋转整复，用分骨手法矫正侧方移位，用提按手法矫正前后移位。

3. 固定

(1) 旋前圆肌止点以上的骨折，于近折端桡侧放置一平垫，防止近端桡倾，然后用前臂夹板固定，再用钢托将患肢固定于屈肘 90°、前臂旋后位。

(2) 旋前圆肌止点以下的骨折，根据骨折移位的方向放置压垫，用前臂夹板及中立板固定患肘屈曲 90°，前臂中立位。

4. 功能锻炼、按摩及药物治疗

参见前臂尺桡骨双骨折。

（二）手术治疗

对于手法无法整复者可选择钢板螺丝钉内固定手术治疗。因桡骨有弯曲的旋转，一般最好不选择髓内固定，除非是儿童患者。

第十七节 孟氏骨折

尺骨上 1/3 骨折合并桡骨小头脱位称孟氏骨折。孟氏骨折多发生于青壮年及小儿，直接或间接暴力皆可引起。1914 年意大利外科医生 Monteggia 最早报道此种类型骨折，故称孟氏骨折。

一、病因

多为间接暴力致伤。分为 3 型：

(一) 伸直型

比较常见，多发生儿童。肘关节伸直或过伸位跌倒，前臂旋后掌心触地。作用力顺肱骨传向下前方，先造成尺骨斜形骨折，残余暴力转移于桡骨上端，迫使桡骨头冲破并滑出环状韧带，向前外方脱位，骨折断端向掌侧及桡侧成角。成人直接暴力打击造成骨折，骨折为横断或粉碎型。

(二) 屈曲型

多见于成人。肘关节微屈曲，前臂旋前位掌心触地，作用力先造成尺骨较高平面横形或短斜形骨折，桡骨头向后外方脱位，骨折断端向背侧桡侧成角。

(三) 内收型

多发生于幼儿。肘关节伸直，前臂旋前位，上肢略内收位向前跌倒，暴力自肘内方推向外方，造成尺骨喙突处横断或纵行劈裂骨折，移位较少，而桡骨头向外侧脱位。

二、临床表现

外伤后肘部及前臂肿胀，移位明显者可见尺骨成角或凹陷畸形。肘关节前外或后外方可摸到脱出的桡骨头。前臂旋转受限。肿胀严重摸不清者局部压痛明显。

三、诊断

根据患者有明显外伤史，患肢疼痛，活动受限，局限性压痛。X 线片可确定骨折部位及移位情况。X 线摄片显示在尺骨 1/3 交界处，横形或短斜形骨折多无严重粉碎。如尺骨骨折移位明显，桡骨小头将完全脱位。在前后位 X 线摄片、尺侧位片可见桡骨头脱位。

四、治疗

由于此种损伤兼有骨折与脱位，治疗较为复杂。如果在具体措施上不能二者兼顾则预后多不佳，即便手术复位及内固定，其疗效亦往往难以十分满意。因此，治疗时务必加以重视。需根据患者年龄及骨折情况等不同特点酌情加以处理，具体方法及要求如下：

(一) 儿童孟氏骨折

绝大多数可用闭合复位治疗。麻醉后，将患肢置于上肢螺旋牵引架上，在牵引下术者一手拇指压住桡骨小头、另一手持住患儿腕部，在边牵引、边旋转前臂的同时，迫使桡骨小头返回原位。当闻及弹响声时表示已还纳，此时可将患肢肘关节屈曲至 70°～80°，如此可减少桡骨小头的滑出率。如桡骨小头向后脱出，则应取略伸位，并以上肢石膏托固定。数天后肿胀消退再更换上肢石膏 1～2 次。

(二) 成人孟氏骨折

治疗多较复杂。

1. 尺桡骨双骨折 + 桡骨小头脱位 原则上采取开放复位及内固定，其中包括对环状韧带的修补或重建。尺骨及桡骨骨折宜选用髓腔三角针或钢板螺钉内固定，并注意尺桡骨本身的生理弧度。

2. 其他类型者

仍先以手法复位及石膏固定。具体要求如下：①麻醉。②尽量利用骨科牵引床操作，尺骨鹰嘴以克氏针牵引。③先对桡骨头复位。复位后屈肘至 80°～90°（前脱位者），或 110°～120°（后脱位者），然后再对尺骨进行复位。④透视或拍片显示骨折端对位满意后，立即行上肢石膏固定留置绷带于石膏内层，备石膏剖开时用；注意石膏塑形。⑤再次拍片，至少应达到功能对位，否则需改为开放复位。⑥消肿应及时更换石膏，并定期拍片及复查以防再次发生移位。如手法失败，应尽早开放复位及内固定术。

第十八节 盖氏骨折

盖氏骨折为桡骨中下 1/3 骨折合并下尺桡关节脱位，是一种常见损伤。早在 1929 年称之为反孟氏骨折，其后被称为 Piedmont 骨折，Compbell 则称之为 fracture of necessity（必须骨折），因其确信此种损伤必须手术治疗。1934 年 Galeazzi 详细描述了此种损伤，并建议牵引拇指整复之。此后即习惯称此种损伤为盖氏骨折。盖氏骨折，其发生率较孟氏骨折多 6 倍。

一、病因
直接暴力和传导暴力均可致伤。

二、临床表现
与损伤的严重程度呈正相关，移位不明显的骨折仅有疼痛、肿胀和压痛；移位明显者，桡骨将出现短缩、成角畸形，下尺桡关节肿胀并有明显压痛，尺骨头膨出。神经、血管、损伤罕见。此种骨折一般分为以下 3 型：

（一）青枝型
发生于儿童，桡骨呈青枝骨折状，尺骨小头或骨骺分离，或下尺桡关节呈分离状，此型治疗较易，预后佳。

（二）单纯型
为桡骨远端骨折，伴有下尺桡关节脱位者。骨折多呈横形、斜形或螺旋形，一般均有明显移位。

（三）双骨折型
除桡骨远端骨折及尺桡下关节脱位外，尺骨干亦多伴有骨折，或由不完全性骨折所致尺骨外伤性弯曲者。后一情况多系机器伤所致，较严重，且常为开放性损伤，治疗较复杂。双骨折时其骨折断端的移位方向，主要取决于以下 3 组肌肉的作用：

1. 肱桡肌
引起骨折断端的短缩畸形。

2. 旋前方肌

使远端桡骨向内并拢。

3. 伸拇肌及外展拇肌

加强上述 2 组肌肉的作用。

三、诊断

外伤史，局部疼痛，肿胀和压痛，移位明显者可出现短缩，成角畸形，X 线检查，可确诊。

四、治疗

盖氏骨折，牵引下复位并不困难，但维持复位的位置实属不易。因有几种力量牵扯桡骨的远折段，使之再次移位。为了获得良好的前臂旋转功能，避免下尺桡关节的紊乱，桡骨骨折必须解剖复位。因此，切开复位内固定几乎是唯一的选择。手术采用 Henry 切口，使用足够长度和强度的钢板固定桡骨骨折，钢板置于桡骨掌面。术后应以短臂石膏前后托或"U"形石膏固定前臂及腕于中立位 3～4 周，以便下尺桡关节周围损伤的组织愈合，避免晚期下尺桡关节不稳定。石膏去除后，积极进行功能锻炼。

第十九节　复发性肩关节前脱位

肩关节是人体活动度最大的关节，活动范围大，容易损伤导致脱位，也就是我们常说的"脱臼"，"掉环了"。最常见的是急性肩关节前脱位。如果发生了两次以上的肩关节前脱位，我们就称之为复发性肩关节前脱位。严重者肩关节每次活动到容易脱位的位置就会发生脱位，由于肩关节不稳定，肩关节活动到一定位置有时不脱位也会感到不适、疼痛、恐惧，对生活带来极大痛苦和不便。

一、病因

复发性脱位的发生主要取决于第一次脱位时的损伤程度。初次脱位的创伤越大，复发性脱位的发生率就越高。初次脱位时的年龄越小越易复发脱位。初次脱位复位后未能将肩关节有效固定，也可能是一个原因。肩关节脱位复发的病理方面有以下几种原因：

（一）盂唇从关节盂腔的前缘上剥离，肩盂前方或前下方的盂唇一旦剥离，很难重新愈合，成为永恒缺陷，构成了肩关节前方不稳定因素。

（二）肩关节囊过度松弛，盂肱中韧带松弛或断裂，肩关节囊的前壁松弛及膨胀不易修复。随脱位次数增加，其松弛程度加重。

（三）肩关节前脱位时，肱骨头撞向关节盂缘，可导致肱骨头的后外侧面嵌插骨折。该部位的凹陷性骨缺损，使肱骨头外旋到达一定角度，加上后伸动作即可促使肱骨头的缺损部位自肩盂的边缘向前滑出，导致再次脱位。

二、临床表现

肩关节脱位可依据以下几方面来进行分型和决定治疗：不稳的方向、程度和病程，引起不稳的原发创伤，患者的年龄、心理状态及伴随疾病情况。

（一）肩关节脱位的分型

1. 按方向分型

分为前脱位、后脱位及上、下脱位。约97%的复发性脱位为前脱位，约3%为后脱位，上、下脱位极为罕见。

2. 按程度分型

分为半脱位或全脱位。

3. 按病程分型

分为急性、亚急性、慢性或复发性。如果肱骨头脱位超过6周，被称为慢性脱位。

4. 按与脱位有关的创伤分型

分为大创伤性脱位，即由一次单独的创伤即可造成的脱位；微创伤性脱位（获得性的），即肢体运动时反复的创伤造成了关节囊盂唇复合体的塑性变形。

5. 随意性脱位

即一些患有后方不稳定的患者能通过选择性地收缩肌肉，使其肩关节随意地脱位。对这些患者应以心理治疗为主。另对患有原发性神经肌肉疾病或综合征而伴发的复发性脱位，应首先进行药物治疗。

（二）患者的年龄

患者的年龄对于预后极为重要。依年龄常分为小于20岁、20～40岁和大于40岁。

三、诊断

复发性肩关节脱位，有经常脱位的病史，当上臂外展、外旋和后伸时，即可发生脱位。但肩关节复发性半脱位的患者，症状不典型，有的患者诉说有肩关节滑进与滑出的感觉，有的无任何不适，常被漏诊。检查时应双侧对比，进行双肩关节的全面检查。观察肩部是否有萎缩，有无压痛，压痛部位和程度。检查双肩的主动与被动活动范围，评价三角肌、肩袖与肩胛骨稳定肌肉的肌力。此外，还有一些特殊检查可帮助判断肩关节的稳定性。

（一）肱骨头推移试验

上臂0°外展位，检查者一手固定肩胛骨，另一只手握住肱骨头施加压力，观察肱骨头在关节盂中前后移位的程度。

（二）陷窝试验

分别在上臂0°和45°外展位，牵拉患侧上肢远端，观察肱骨头与肩峰间的陷窝，测量肱骨头与肩峰间距离，并分为三级，小于1 cm为1+，1～2 cm为2+，大于2 cm为3+，0°外展位时，半脱位更多地提示旋转间隙的松弛；而45°外展位时，半脱位则提示下盂肱韧带复合体的松弛。

（三）肩关节Lachman试验

患者仰卧位，在肩胛骨平面，将肢体在各个角度外展、外旋。检查患者的右肩时，检查者的左手握住肱骨近端，右手轻握住肘部。用左手在肱骨近端向前方施压，观测移位程度及脱位点。移位程度被分为0～3级。1级，移位超过对侧正常肢体；2级，肱骨头滑至关节盂缘的上方，但可自行复位；3级，脱位。检查左肩时相反。

（四）前恐惧试验

将肩关节外展 90°，屈肘 90°，肩部在向前的压力下，轻度外旋上肢。此时患肩关节前侧不稳定的患者一般可产生一种恐惧感。

（五）复位试验

用于检查击球运动员的不稳定，患者仰卧位，肩关节外展 90° 并外旋，检查者在肱骨的后部向前方施压，如果患者出现疼痛或脱位的恐惧感，对肱骨施以向后的压力，使肱骨头复位于关节内，疼痛或恐惧感消失，解除向后的压力，疼痛或恐惧感又出现，提示前不稳定。

（六）其他

存在后方不稳定时，要判断患者是否能将肩关节随意脱位。如果患者有掌指关节过伸超过 90°、肘膝关节过伸、双肩关节松弛、拇指能被动触及前臂等表现提示存在韧带普遍松弛。

通过病史及体格检查一般能诊断肩关节不稳，常规 X 线检查可进一步支持诊断。X 线检查包括肩关节的前后位与腋窝侧位平片。如仍不能得出结论，必要时可行 MRI 扫描或 CT 关节造影。

四、治疗

（一）复发性肩关节前脱位的治疗

虽然已有 100 多种手术及更多的改良方法来治疗创伤性复发性肩关节前方不稳定，但却没有一种最好的方法。要获取满意效果需依据不同的病理特点选择手术方法。复发性肩关节前脱位的手术方法可分为下列三类：①修复关节囊前壁，加强肩关节前方稳定性的手术，常用的有 Bankart 手术和 Putti-Platt 手术；②肌肉止点移位，加强肩关节前壁的手术，常用的有 Magnuson 手术；③骨阻挡术，采用骨块移植将肩盂前方的缺损填平或使之加高，以阻挡肱骨头向前滑脱，常用的有 Bristow 手术。

1.Bankart 手术

盂唇与关节囊在关节盂缘分离或关节囊较薄时，有行 Bankart 手术的指征。该手术的优点是可矫正盂唇缺损并将关节囊重叠加固；主要缺点是手术操作较困难。

(1) 患者体位：患者取仰卧位，患肩垫高，头端摇高 20°，整个肩部消毒并铺单。

(2) 切口及显露：从喙突部至腋皱襞作一直切口，于胸大肌、三角肌间沟进入，将头静脉及三角肌牵向外侧，显露喙突及附着其上的肱二头肌短头、喙肱肌与胸小肌联合腱，向内侧牵开联合腱。如果显露困难，可行喙突截骨，先自喙突的尖部沿其纵轴钻一骨孔，以利于喙突重新固定。

(3) 手术方法：骨刀截断喙突，将喙突尖与附着的联合腱一起向内下方牵开，注意勿损伤肌皮神经。外旋肩关节，显露整个肩胛下肌肌腱，如发现有裂口，在肱骨头上方修补该裂口，如果打算把肩胛下肌肌腱从关节囊上游离下来，则应在切断肩胛下肌肌腱后，切开关节囊前修补该裂口。如果打算水平切开肩胛下肌及其肌腱，则应在切开肩胛下肌前修补该裂口。切开肩胛下肌的方法有：①二头肌间沟的外侧约 1 cm 处，锐性垂直分离肩胛下肌腱；②仅切开肩胛下肌肌腱的上 3/4，下 1/4 保留于原位以保护腋神经及其下方的血管；③沿肩胛下肌肌纤维方向分开。外旋肩关节打开关节囊，如关节囊松弛或多余，那么在关节囊修补过程中，应收紧松弛部分。外旋肩关节，垂直切开关节囊，如发现有 Bankart 损伤，则通过盂缘的 3 个骨孔将关节囊重新固定于关节盂缘，打孔前，用刮匙刮净肩胛颈边缘及前关节盂缘。促进关节囊附着并与骨组织愈合。骨孔距关节盂缘 4～5 mm。然后将关节囊的外侧部与关节盂缝合。检查肩关节的活动，外旋应能达到 30°。缝合前关节囊的所有剩余开口，将肩胛下肌肌腱缝回原位，如截断喙突，则要用 1 枚螺纹钉重新固定。

(4) 术后处理：吊带固定肩关节，以防止外旋。第 3 日解除吊带，进行肩关节摆动锻炼。3 周后，开始肌肉等长收缩锻炼。3 个月后，进行抗阻力锻炼。6 个月时应恢复肩关节的全部功能。

2.Putti-platt 手术

该方法的优点是不论肱骨头外上方是否缺损，不论盂唇是否脱落，均可防止肱骨头再脱位；缺点是术后肩关节外旋受限。

(1) 手术方法：大部分与 Bankart 手术相似，主要不同在于重叠缝合关节囊和肩胛下肌肌瓣。用褥式缝合法将关节囊的外侧瓣缝在肩胛骨颈部软组织上，内旋上臂，并下压上臂近端，然后收紧结扎缝线。将关节囊的内侧瓣重叠缝于外侧瓣的浅层，然后将肩胛下肌向外侧移位，缝于肱骨头大结节处的肩袖肌腱上或肱二头肌沟处。缝合后肩胛下肌的张力应以肩关节仅能外旋 35°～45° 为宜。这样就形成一个抵御再脱位的结实的屏障。但当前关节囊组织结构较差或如果后肱骨头缺损较大需行手术以限制外旋时，这种重叠手术的作用极小。

(2) 术后处理：同 Bankart 手术。

3.Magnuson-Stack 手术

由 Magnuson 与 Stack 设计，该方法将肩胛下肌的止点由小结节移至大结节，由于这种手术的成功率较高，且简单可行，因而目前非常流行。其缺点是不能矫正盂唇及关节囊的缺损，且术后外旋受限。外旋恢复正常的患者会出现复发。

(1) 手术方法：手术入路同 Bankart 手术，显露肩胛下肌后，外旋上臂，沿肩胛下肌的上、下缘作一切口，游离肩胛下肌至小结节的附着部。在肱骨小结节处将肩胛下肌凿开，附着一薄骨片，但不要损伤肱二头肌腱沟，将肩胛下肌向内侧掀起，显露肩关节囊。内旋上臂，显露肱骨大结节，在大结节部位选择新的附着点，其标准是以能限制肩关节 50% 的外旋。选定新附着点后，在新的附着点骨皮质上凿楔形骨槽，骨槽外侧壁钻 3～4 个小孔，将肩胛下肌腱连同附着的骨片用粗丝线缝在骨槽内。将肩胛下肌上、下缘与邻近组织间断缝合，逐层缝合关闭切口。

(2) 术后处理：同 Bankart 手术。

4.Bristow 手术

手术指征为关节盂缘骨折、慢性破损或前关节囊肌肉等支持组织结构不良。喙突转位的位置是否正确是手术成败的关键。喙突转位后必须贴近关节盂前缘，而不是超越。手术的关键在于：①喙突转位点在关节盂中线以下，距关节盂内侧缘 5 mm 以内；②固定螺钉应不穿透关节面，并过关节盂后方皮质骨；③喙突与肩胛骨之间产生骨性融合。该手术的主要缺点是：①术后产生内旋挛缩；②不能矫正盂唇或关节囊的病理状况；③可能损伤肌皮神经；④肩胛下肌相对短缩，降低了内旋力量。

(1) 手术方法：取肩关节前切口，于胸大肌、三角肌间沟进入，显露喙突及其上附着的联合腱。切断喙突，将喙突尖及与其附着的腹股沟镰与喙肩韧带移向远端,注意保护肌皮神经。然后，找到肩胛下肌的上下界限,顺其肌纤维方向,约在该肌的中下 1/3,由外向内劈开肩胛下肌,显露前关节囊。同法劈开前关节囊。探查关节内的病理变化，摘除游离体。如果关节囊及盂唇从关节盂前缘剥离，用缝线将其缝合于新的骨床上。骨膜下剥离，显露肩胛颈前部。转位点位于关节盂中线以下，距关节盂内侧缘 5 mm。在这一位置，钻一个直径 3.2 mm 的骨孔，穿过肩胛颈的后部皮质，测深，在喙突尖钻一个同样直径的孔。去除肩胛颈的所有软组织并使其表面粗糙。间断缝合关节囊，将转位的喙突尖及其附着的肌肉穿过肩胛下肌的水平裂隙固定于肩胛颈，用 1 枚适当长度的松质骨螺钉将喙突尖固定于肩胛颈。检查肌皮神经不被牵拉，间断缝合肩胛下肌纵裂，逐层缝合切口。

(2) 术后处理：肩关节制动 1 周，然后悬吊制动 3 ～ 4 周，并进行肩关节摆动锻炼。6 周内不能伸肘关节，但可被动屈肘。6 周后，不负重增加活动范围。3 ～ 4 个月时进行非接触性运动。6 个月后进行接触性运动。定期摄片，以观察转位的喙突或螺纹钉位置的变化。螺钉松动，应及时去除。可能仅有 50% ～ 70% 的患者产生骨愈合，其余患者可产生牢固的纤维连接。

(二) 复发性肩关节后脱位的治疗

1. 保守治疗

肩关节后方不稳定的初期应采用非手术治疗。治疗包括以下内容：

(1) 教育指导患者避免特殊的、可引起后方半脱位的随意动作。

(2) 进行外旋肌与三角肌后部的肌力锻炼，锻炼恢复肩关节正常的活动范围。经过至少 4 ～ 6 个月恰当的康复治疗后仍不能好转，并且疼痛与不稳定影响日常生活和工作，在排除了习惯性脱位且患者的情绪稳定后，则应手术治疗。

2. 手术治疗

多年来已有多种类型的手术用于矫正肩关节后方不稳定，包括后关节囊肌腱紧缩术、关节囊后壁修复术，如反 Bankart 与反 putii-platt 手术，肌肉转位术，骨阻挡术以及关节盂截骨术。

(1) 后关节囊肌腱紧缩术：后关节囊肌腱紧缩术基本上是一种改良的反 putti-platt 手术，由 Hawkins 和 Janda 提出。可用于肩关节反复遭受向后的创伤或有一定程度内旋丧失的运动员或体力劳动者。

手术方法：患者取侧卧位，患肢消毒铺单，应使其可被自由搬动。从肩峰后外侧角的内侧 2 cm 处开始作纵向切口，延伸至腋后部。顺肌纤维方向钝性剥离分开下方的三角肌，显露冈下肌与小圆肌。将上肢置于旋转中立位，平行关节线，垂直切开冈下肌肌腱与关节囊，注意保护小圆肌或腋神经。切开关节囊后，缝定位线，将肱骨头半脱位，检查关节，外旋上肢，将关节囊外侧缘缝合于正常的后关节盂盂唇上。如果盂唇已被剥离，在关节盂上钻孔固定关节囊的边缘。将关节囊内侧部与冈下肌向外侧缝合于关节囊外侧缘的表面。上肢应能内旋约 20°。缝合三角肌筋膜，常规缝合切口。

术后处理：上肢用支具或肩"人"字石膏制动于外展 20° 并外旋 20° 位。非创伤性脱位的患者，制动 6 周。创伤性脱位的患者，制动 4 周。然后除去支具，开始康复训练，先被动锻炼，后主动锻炼，一般经 6 个月的积极锻炼，患者才能重新参加体育运动或重体力工作。

(2) 关节盂截骨术：①手术方法：患者取侧卧位。切口同后关节囊肌腱紧缩术，显露三角肌肌纤维。在肩峰后角内侧 2.5 cm 处，顺三角肌肌纤维方向向远端将三角肌劈开 10 cm，向内、外侧牵开三角肌，显露下方的冈下肌与小圆肌。然后，将小圆肌向下翻至关节囊水平。切断冈下肌肌腱并将其翻向内外侧，注意勿损伤肩胛上神经。垂直切开关节囊显露关节。于关节盂缘截骨，截骨部位不要超过关节盂面内侧 0.6 cm，以免损伤肩胛上神经。骨刀边推进，边撬开截骨部，使后关节盂产生向外侧的塑性变形。截骨不应穿出前方，恰好止于肩胛骨的前侧皮质部，以形成完整的前侧皮质、骨膜软组织链，使移植骨不用内固定即能固定于截骨处。然后从肩峰取约 8 mm×30 mm 的移植骨，用骨刀撬开植骨处，插入移植骨。维持上肢于旋转中立位。将内侧关节囊向外并向上牵拉缝在外侧关节囊的下面。将外侧关节囊向内并加上牵拉缝在内侧关节囊上。然后在上肢旋转中立位修复冈下肌肌腱。②术后处理：术后石膏或支具维持上肢于外展 10°～15°并旋转中立位。6～8 周拆除石膏，循序渐进开始康复锻炼。

第十章 髋部损伤

第一节 骨盆骨折

骨盆骨折是一种严重外伤，多由直接暴力骨盆挤压所致。多见于交通事故和塌方。战时则为火器伤，骨盆骨折创伤在，半数以上伴有并发症或多发伤。最严重的是创伤性失血性休克，及盆腔脏器合并伤，救治不当有很高的死亡率。

一、病因

骨盆骨折主要由直接暴力所致，作用于骨盆力量的方向、部位不同，可造成不同类型的骨折。分类方法较多，但均依据骨盆骨折的部位、暴力方向及骨盆的稳定性进行分类。

（一）按骨盆骨折的部位分类

1. 骨盆边缘撕脱性骨折

此型骨折骨盆环不受影响。这类骨折多因外力骤然作用，使肌肉猛烈收缩或直接暴力造成，骨折发生在骨盆边缘部位，骨盆环未遭破坏为稳定性骨折。

(1) 髂前上棘或坐骨结节撕脱骨折。前者因缝匠肌，后者因腘绳肌猛力收缩所致。

(2) 髂骨翼骨折。骨折多因直接暴力（如侧方挤压伤）所致，发生在骨盆边缘，未波及骨盆环。骨折可为粉碎性，一般移位不大。

(3) 骶骨骨折或尾骨骨折脱位。多为直接暴力所致，不累及骨盆环。

2. 骶尾骨骨折

(1) 骶骨骨折，分三区：Ⅰ区在骶骨翼部；Ⅱ区在骶孔处；Ⅲ区在正中骶骨区；Ⅱ、Ⅲ区损伤会引起骶神经根与马尾神经终端的损伤。

(2) 尾骨骨折。

3. 骨盆环单处骨折

单处骨折一般不会引起骨盆环变形，其中可分为：①髂骨骨折；②闭孔处骨折；③轻度耻骨联合分离；④轻度骶髂关节分离。

4. 骨盆环双处骨折

(1) 双侧耻骨上下支骨折。

(2) 一侧耻骨上下支骨折合并耻骨联合分离。

(3) 耻骨上下支骨折合并骶髂关节脱位。

(4) 耻骨上下支骨折合并髂骨骨折。

(5) 髂骨骨折合并骶髂关节脱位。

(6) 耻骨联合分离合并骶髂关节脱位。

（二）按骨盆环的稳定性分类（AO分类，表10-1）

表 10-1 骨盆骨折 AO 分类表

类别	对损伤的描述
A	稳定性
A1	骨盆环未破裂的骨折
A2	盆环单发伤
A3	移位很少的盆环损伤
B	旋转不稳定纵向稳定
B1	骶骨压缩性骨折
B2	单侧骶髂关节不完全损伤
B3	双侧骶髂复合体不完全损伤
C	旋转及纵向不稳定
C1	单侧骶髂复合体完全损伤
C2	一侧复合体完全损伤，另一侧不完全损伤
C3	双侧骶髂复合体完全损伤

二、临床表现

（一）局部表现

受伤部位疼痛，翻身及下肢活动困难。检查可见耻骨联合处肿胀、压痛，耻骨联合增宽，髂前上棘因骨折移位而左右不对称，髋关节活动受限，骨盆挤压、分离试验阳性，即两手置双侧髂前上棘处，用力向两侧分离，或向中间挤压，引起剧痛；亦可于侧卧位挤压。有腹膜后出血者，腹痛、腹胀，肠鸣音减弱或消失。膀胱或尿道损伤可出现尿痛、血尿或排尿困难。直肠损伤时，肛门出血，肛门指诊有血迹。神经损伤时，下肢相应部位神经麻痹。

（二）全身情况

表现神志淡漠、皮肤苍白、四肢厥冷、尿少、脉快、血压下降等失血性休克征象，多为伴有血管损伤内出血所致。

（三）骨盆骨折的分类

1. 依据骨盆骨折后形态分类

可分为压缩型、分离型和中间型。①压缩型 骨盆受到侧方砸击力，先使其前环薄弱处耻骨上下支发生骨折，应力的继续，使髂骨翼向内压（或内翻），在后环骶髂关节或其邻近发生骨折或脱位，侧方的应力使骨盆向对侧挤压并变形。耻骨联合常向对侧移位，髂骨翼向 内翻。骨盆为环状，伤侧骨盆向内压、内翻，使骨盆环发生向对侧扭转变形。②分离型 系骨盆受到前后方向的砸击或两髋分开的暴力，骨盆环的变形是伤侧髂骨翼向外翻或扭转，使与对侧半骨盆分开，故称分离型或开书型。由于髂骨外翻，使髋关节处于外旋位。③中间型 骨盆前后环发生骨折或脱位，但骨盆无扭转变形。

2. 依据骨盆环稳定性分类

前环骨折如耻骨支骨折，髂前上棘撕脱骨折等均不破坏骨盆的稳定性，后环骶髂关节及其两侧的骨折脱位和耻骨联合分离，都破坏了骨盆的稳定性，为不稳定骨折。

3.依据骨折部位分类

除前述稳定骨折的部位外，不稳定骨折的骨折部位和变形如下。①骶髂关节脱位 骶髂关节的上半部为韧带关节，无软骨关节面，在骶骨与髂骨之间有许多凸起与凹陷，互相嵌插借纤维组织相连，颇为坚固。骶髂关节的下半部有耳状软骨面、小量滑膜及前后关节囊韧带，是真正的关节，比较薄弱。②骶髂关节韧带损伤 施加于骨盆的暴力，使骨盆前环发生骨折，使骶髂关节的前侧韧带或后侧韧带损伤，该关节间隙张开，但由于一侧韧带尚存而未发生脱位，骨盆的旋转稳定性部分破坏，发生变形。③髂骨翼后部直线骨折 骨盆后环中骶髂关节保持完整，在该关节外侧髂骨翼后部发生与骶髂关节平行的直线骨折，骨折线外侧的半个骨盆受腰肌腹肌牵拉，向上移位。④骶孔直线骨折 骶髂关节完整，在其内侧 4 个骶骨前后孔发生纵骨折，各骨折线连起来使上 4 个骶骨侧翼与骶骨管分离，该侧半骨盆连骶骨侧翼被牵拉向上移位，由于骶 1 侧翼上方为第 5 腰椎横突，该侧骶骨翼上移的应力，可撞击第 5 腰椎横突发生骨折，此类型损伤，骨折线与身体纵轴平行，靠近体中线，向上牵拉的肌力强大，故很不稳定，该侧骨盆上移位较多。复位时需要强大的牵引力。⑤骶骨骨折 多为直接打击所致骶骨发生裂隙骨折，未发生变位者不影响骨盆的稳定性。由挤压砸击所致的骶骨骨折，严重者亦发生变位及前环骨折，就成为不稳定性骨盆骨折。由于骶骨管中有马尾神经存在，移位骨折可致马尾损伤。

4.Tile 分类

Tile 总结了各种骨盆骨折的分类后，提出了系统分类：① A 型（稳定型）骨盆环骨折，移位不大，未破坏骨盆环的稳定性。②B 型（旋转不稳定型）骨盆的旋转稳定性遭受破坏，但垂直方向并无移位，仅发生了旋转不稳定。③C 型（旋转与垂直不稳定）骨盆骨折即发生旋转移位，又发生垂直移位，C1 单侧骶髂关节脱位，C2 双侧骶髂关节脱位，C3 骶髂关节脱位并有髋臼骨折。

三、诊断

骨盆骨折的诊断，依据外伤史、症状及前述骨盆骨折体征，辅以 X 线检查，诊断不难做出。重要的是应及时对其并发症及腹腔脏器损伤做出诊断。

（一）X 线平片

绝大多数骨盆骨折都能被 X 线片发现，并可确定骨折部位、移位情况、损伤程度及骨折类型。

1. 骨盆前后位片

可显示骨盆全貌，应列为常规检查。为了清楚了解骨盆环联合骨折移位情况，有时须加摄骨盆入口位与出口位片。

2. 骨盆入口位片

能较好地显示骶骨、两侧髂骨的后部，骶髂关节的上方，耻骨联合、耻骨支的上缘部和髋臼的顶部。

3. 骨盆出口位片

可显示骶骨、髂骨翼、髋臼和髂耻隆突部位的骨折。

（二）CT

CT 显示骨盆骨折整体不及普通 X 线片好，但显示局部微小损伤又较 X 线照片可靠。此外，CT 能显示软组织阴影，这些对进一步判断骨盆损伤的稳定性都有帮助。

(三) 螺旋 CT

螺旋 CT 三维重建技术越来越多地应用于骨盆骨折的诊断，使骨盆完整、直观、立体地展现在医生面前，并且可以使图像任意轴向和角度旋转，选择暴露病变的最佳视角观察，对于判断骨盆骨折的类型和决定方案均有指导意义。

四、治疗

骨盆骨折往往伴有严重合并伤，其常较骨折本身更为严重，治疗原则是：应根据全身情况，首先救治危及生命的内脏损伤及出血性休克等并发症，其次才是骨盆骨折本身。以下分述骨盆骨折本身的治疗及合并伤并发症的治疗。

(一) 骨盆骨折的治疗

1. 骨盆边缘性骨折

无移位者不必特殊处理。髂前上、下棘撕脱骨折可于髋、膝屈曲位卧床休息 3～4 周；坐骨结节撕脱骨折则在卧床休息时采用大腿伸直，外旋位。只有极少数骨折片移位明显者才需手术处理。髂骨翼部骨折只需卧床休息 3～4 周，即可下床活动；但也有主张对移位者应用松质骨螺钉、动力加压钢板及重建钢板内固定。

2. 骨盆环单处骨折

此类骨折无明显移位，对骨盆稳定性的影响不大，卧床休息数周即可。也可用骨盆兜带悬吊牵引固定。骨盆兜带用厚帆布制成，其宽度上抵髂骨翼，下达股骨大转子，悬吊重量以将臀部抬离床面为宜。5～6 周后换用石膏短裤固定。

3. 耻骨联合分离

单纯性耻骨联合分离且较轻者，可用骨盆兜悬吊固定，但此法时间长，愈合差，目前大都主张手术治疗，在耻骨弓缘用重建钢板做内固定。

4. 骶尾骨骨折

采用非手术治疗。以卧床休息为主，骶部垫气圈或软垫。对不稳定性的骶骨骨折，可采用二枚骶骨棒进行内固定。有移位的尾骨骨折，可在局麻下，将手指插入肛门内，将骨折片向后推挤复位。

5. 骶髂关节脱位

对髂骨移位不明显者，可采用持续牵引复位，牵引重量应占体重的 1/7～1/5，一般无过牵，且 6 周之前不宜减重，以免又向上脱位，牵引时间不应少于 8 周。对脱位移位较大者，需行闭合复位，必要时可采用松质骨螺钉于骶髂关节后侧固定。

6. 骨盆环联合骨折

为不稳定性骨折，传统治疗方法是采用股骨髁上大重量持续牵引，但此方法难以整复和固定。近 20 年来，对此类严重骨折，多采用手术复位固定，以使骨折得到良好的复位，同时可缩短治疗时间，减少骨盆骨折后遗症的发生。

7. 骨盆外固定器的应用

对生命有威胁的骨盆骨折，早期用骨盆外固定器可使骨折端稳定，控制出血，迅速减轻疼痛，有利于抢救治疗。另外垂直剪力型骨折及难复位的骶髂关节脱位，可采用骨盆外固定器结合股骨髁上牵引治疗。

（二）骨盆骨折合并伤及并发症的治疗

1. 腹腔脏器损伤

骨盆骨折引起的腹腔脏器损伤多应急诊手术治疗，但有些实质性包膜下破裂，血压稳定，可采用保守治疗，但必须密切观察病情变化。

2. 腹膜后血肿的治疗

骨盆骨折引起的腹膜后血肿一般不主张手术探查止血，因盆壁静脉丛出血及中等动脉血管出血，常在剖腹后腹腔压力减低使出血加重，上述出血可以来自髂内动脉，也可来自于与髂内动脉无关的血管，且盆腔的侧支循环非常丰富，结扎双侧髂内动脉可减少盆腔出血量，但不一定能完全止血。因此，此种出血性休克，一般采用输血治疗，当快速输入一定数量血后，血压仍不能维持者，可先结扎髂内动脉，同时继续大量输血，仍不能稳住血压时，再找寻出血处止血，此种手术成功的机会不多。

3. 直肠、肛管及阴道损伤

直肠损伤应予修补并做结肠造瘘，低位直肠损伤不能满意缝合肠壁破损处，则强调局部引流，必要时持续负压吸引，同时合理使用抗生素等。阴道损伤应及时修补，避免阴道狭窄。

4. 大血管损伤

骨盆骨折偶可伤及髂外动脉或股动脉，此时应尽早手术修补损伤之血管，控制出血并挽救肢体、挽救生命。

5. 尿道及膀胱损伤

骨盆骨折引起的尿道损伤，应细心的插入较细的软导尿管，不可粗暴放入较硬的导尿管，以免增加尿道的损伤，保留导尿管 10 ～ 20 天，然后定期扩张尿道，防止狭窄。膀胱损伤均应手术治疗探查与缝合。

6. 神经损伤

骶 1、骶 2 神经损伤，坐骨神经痛者，可先保守治疗，无效者可手术探查，有足下垂者，应早手术探查减压，骶管区骨折伴大小便功能障碍者，手术椎板减压比保守治疗为好。

第二节 髋臼骨折

髋臼骨折可由骨盆骨折时耻骨、坐骨或髂骨骨折而波及髋臼，也可由髋关节中心性脱位所致。

一、病因

引起髋臼骨折的最常见机制见于人体自高处坠落时一侧股骨大粗隆撞击地面，此时股骨头撞击髋臼可造成髋臼无移位骨折或髋臼内壁骨折块向盆腔内移位。而当屈髋屈膝时沿股骨纵轴的暴力亦可造成髋臼的后缘骨折。如果下肢处于内收位时则除了导致髋臼骨折之外还容易发生髋关节的后脱位，而当下肢外展时则可造成髋臼顶部的粉碎骨折。此外，挤压伤亦可造成髋臼骨折。

二、临床表现

临床主要表现为髋关节局部疼痛及活动受限，如并发股骨头脱位则表现为相应的下肢畸形与弹性固定。当发生髋关节中心性脱位时，其疼痛及功能障碍程度均不如髋关节前、后脱位，体征也不明显，脱位严重者可表现为患肢缩短。髋臼骨折时可能并发有盆腔内大出血、尿道或神经损伤，以及骨盆环的断裂和同侧下肢骨折，应仔细检查，以防遗漏。

三、诊断

(一)X 线平片

X 线平片为诊断髋臼骨折的常规检查

1. 投照位置

Judet 等认为对怀疑有髋臼骨折的病例至少应摄骨盆前后位片、患侧髋关节的前后位片及斜位片。骨盆前后位片有助于诊断双侧髋臼骨折，而髋关节前后位片则可显示以下标志。①髂耻线：起于坐骨大切迹上缘，止于耻骨结节。为前柱内缘线，该线中断常提示前柱或前壁骨折；②髂坐线：由方形区的后 4/5 构成，该线中断提示后柱骨折；③泪滴：外侧缘为髋臼窝的前下缘，内侧缘为方形区的前部，正常情况下泪滴应与髂坐线相交或相切；④髋臼顶线：代表髋臼负重区，与泪滴外侧缘相连续；⑤髋臼前缘线：代表髋臼前壁；⑥髋臼后缘线：代表髋臼后壁。髋关节斜位片包括闭孔斜位片与髂骨斜位片。

2.X 线表现

①后壁骨折：正位片示髋臼后缘线中断，髋臼骨折块多有移位。由于后缘线的中断或移位，髋臼前缘线显得更为清晰；②后柱骨折：正位片示股骨头中央脱位并伴有髋臼大骨折块的内移，髂坐线中断并脱离泪滴内移，髋臼后缘线在上方中断，并可见髂骨、耻骨支骨折，髋臼顶无异常；③前壁骨折：正位片示髂耻线中断，股骨头前脱位，泪滴内移偏离髂坐线，但仍与移位的髂耻线保持正常关系；④前柱骨折：正位片示髂耻线中断，主要表现为髋臼前缘线中断和 (或) 泪滴内移偏离髂坐线，并可见髂嵴及坐、耻骨支的骨折线；⑤横形骨折：正位片可见髂坐线、髂耻线及髋臼前、后缘线等所有纵形及斜形标志线中断，骨折线下方坐、耻骨部分常随股骨头向内侧移位，但髂坐线与泪滴之间关系仍保持正常，髋臼顶多不受累，有时其内侧部分可有骨折但外侧部分始终与髂骨翼保持连续；⑥ T 形骨折：横形骨折线的表现与同横形骨折，而纵形骨折部分则在 OOV 上最为清晰。⑦后柱并发后壁骨折：后壁骨折及股骨头位置在正位片及 OOV 上显示最为理想，而后柱骨折在正位及斜位片上均表现为髂坐线中断及坐、耻骨支的骨折；⑧横形并发后壁骨折：正位片常见股骨头后脱位 (有时可见股骨头中心脱位)，髂坐线、髂耻线及髋臼前、后缘线等中断均提示横形骨折，但闭孔环仍保持完整。OOV 可清晰显示后壁骨折片的形状与大小，IOV 上则可发现髋骨后缘横形骨折线；⑨前壁或前柱并发后半横形骨折：正位片与 OOV 可显示骨折线前半部分，髂耻线中断并随股骨头移位，髂坐线及髋臼后缘线则因横形骨折而中断。IOV 显示横形骨折位于髋骨后缘；⑩两柱骨折：表现为围绕中心脱位股骨头的髋臼粉碎骨折。正位片髂坐骨折块及髋臼顶均有明显移位，但泪滴与髂坐线关系少有变化，髂坐线中断，髂骨翼骨折累及髂嵴前缘。OOV 可清楚显示分离移位的前柱骨折，移位的髋臼顶上方可见形如"骨刺"的髂骨翼骨折断端，此为两柱骨折的典型特征。IOV 主要显示后柱骨折的一系列征象。

3.髋臼顶受累程度

Matta 等认为髋臼顶负重区的受累程度在相当程度上决定了髋臼骨折后髋关节的稳定性，并提出顶弧的概念对髋臼顶受累程度进行定量。其具体方法如下。

在 X 线平片上作一通过髋臼几何中心 (注意并非股骨头中心) 垂线，在由髋臼顶骨折处作一与该几何中心连线，两条线夹角即为顶弧的角度。正位片测得角度为内顶弧角，OOV 和 IOV 测得角度分别为前顶弧角和后顶弧角。当任一顶弧角度小于 45° 时髋关节即处于不稳定状态，对于诊断后柱或前柱骨折、横形骨折、前柱并发后半横形骨折具有重要价值，但对两柱骨折及后壁骨折诊断价值不大。

(二)CT 扫描

X 线平片本身所具有的局限性使其有时无法显示髋臼骨折的全貌，根据 Pearoson 和 Hargadon 的统计，髋臼骨折在初次 X 线检查时有 1/3 显示不清，直至 3 个月后复查时才发现有骨折。CT 扫描对关节腔内游离骨折块以及隐匿的股骨头或后骨盆环骨折显示比较满意，而这些异常在 X 线平片上则常因显示不清而容易被遗漏。对于髋臼后缘骨折、髋臼顶骨折以及方形区骨折等，CT 扫描也具有较 X 线平片更好的敏感性，骨折块的位置、范围及粉碎程度均可被清楚显示。此外，对于泪滴、闭孔以及软组织损伤的显示，CT 扫描也有其优越性。Harley 等将 X 线平片与 CT 扫描对于髋臼骨折的诊断价值进行比较，认为尽管两者在诊断髂骨翼、前柱、后柱及耻骨支等部位骨折敏感性无差别，但 CT 扫描结果可信性更高。然而，多数意见认为，CT 扫描在诊断髋臼骨折方面尚不能代替 X 线平片，只有与 X 线平片相结合才能获得更为全面的信息。

近年来，CT 扫描图像的三维重建技术已被用于髋臼骨折的诊断，这对于 X 线平片和轴位 CT 扫描的发现无疑是一种补充，有助于对髋臼骨折进行全面评价。

四、治疗

关于髋臼骨折的治疗目前意见尚未统一，多数意见主张对骨折块无移位或移位较小者应行下肢骨牵引，骨折块移位较大或股骨头脱位者则先行闭合复位及下肢骨牵引，效果不满意者则应尽早行手术复位及内固定治疗，无法行早期手术治疗者可行非手术治疗，后期视病情行关节重建手术。髋臼骨折多为高能损伤，并发胸腔、腹腔脏器损伤以及其他部位骨折比例较高，并常因大出血而导致出血性休克。因此，髋臼骨折的治疗应特别强调优先处理那些对于生命威胁更大的损伤及并发症。

(一) 非手术治疗

1.适应证

一般认为，髋臼骨折无移位或移位程度较轻者应行非手术治疗，而如并发股骨头脱位时则应先行闭合复位。某些髋臼骨折虽有移位但估计对预后影响不大者也可考虑非手术治疗。一些作者提出，对于较为严重的两柱骨折，如髋臼与股骨头对合良好应行非手术治疗。需手术治疗的髋臼骨折如并发全身其他部位严重损伤或严重并发症威胁生命时，应先行非手术治疗；待病情允许时方考虑手术治疗。而局部发生感染或有软组织严重挤压伤者也不应行手术治疗。老年性骨质疏松患者一般应行非手术治疗。

2. 髋关节脱位的闭合复位

多数髋关节中心性脱位可经下肢骨牵引完成闭合复位。牵引方法多采用合力牵引，即沿股骨干纵轴牵引与经股骨上端向侧方的牵引，其合力与股骨颈纵轴一致。沿股骨干纵轴的牵引多采用股骨髁上骨牵引，牵引重量一般需 30 kg 左右；而经股骨上端的侧方牵引一般采用经股骨大粗隆穿钉的方法，牵引重量为 5 ～ 7 kg，也可采用宽布带牵引。Rowe 和 Lowell 主张在全身麻醉下行闭合复位，在下肢牵引基础上通过外展内旋或内收下肢使股骨头复位。有人认为，如果股骨头脱位程度较轻，仅行下肢骨牵引即可使其复位；但脱位程度较严重甚至整个股骨头已进入盆腔，只凭下肢骨牵引恐难使其复位，尚应辅以手法整复。如闭合复位失败或效果不满意则应尽早行手术治疗。

3. 下肢骨牵引治疗

对于髋臼骨折无移位者或经闭合复位效果满意者，一律应行下肢骨牵引。牵引方法同髋关节中心性脱位闭合复位，但牵引重量应相应减轻。牵引期间应尽早开始髋关节功能锻炼，并逐步减轻牵引重量，股骨上端侧方牵引一般 2 ～ 3 周后即可去除。2 ～ 3 个月后去除牵引持拐杖下地活动，但开始负重时间应推迟至复位后 3 ～ 6 个月。对于髋臼裂缝骨折或无移位骨折，下肢骨牵引时间可相应缩短，开始负重时间也可相应提前。

(二) 手术治疗

1. 适应证

髋臼骨折移位明显、骨折累及髋臼顶负重区或股骨头与髋臼对合不佳者，应行手术复位及内固定治疗。而在多发性骨折的病例为便于治疗和护理也可考虑行手术治疗。Stewart 和 Milford 曾将髋臼骨折的移位程度分为无移位、轻度移位和重度移位，但这一尺度较难掌握。目前多数意见系将 3 mm 作为标准：当骨折片移位超过 3 mm 时一般应行手术治疗，< 3 mm 时则可不考虑手术。如骨折线位于髋臼顶负重区，尽管髋臼骨折移位程度较轻，但髋关节稳定性可能较差，此时仍应考虑手术治疗。

股骨头与髋臼对合不佳是影响髋臼骨折远期疗效的重要因素之一。一般常用正位片上髋臼顶弧与股骨头的几何中心之间关系来表示股骨头与髋臼对合关系：正常情况下髋臼顶弧与股骨头的几何中心重合，当两中心不重合时提示股骨头与髋臼对合不佳。关节腔内游离骨块的存在常常是妨碍股骨头解剖复位，即股骨头与髋臼对合不佳的主要原因，而关节腔内游离骨块在 X 线平片上常显示不清，因此当股骨头与髋臼对合不佳时应考虑这一可能，必要时应行 CT 扫描或三维重建以明确诊断。

2. 手术前准备

除开放性损伤外，髋臼骨折一般不须立即手术。待完成急救处理、明确诊断及病情稳定后可考虑手术治疗。通常髋臼骨折的手术治疗应在伤后 3 ～ 10 d 内进行，超过这一时限将使手术难度增大并对疗效产生不利影响。

术前应对患者进行全面、细致的检查，对已有的影像学资料应反复阅读并进行分析，对急诊未能完成的特殊位置的 X 线检查应予补充，有条件者应行 CT 扫描。对于手术途径、步骤以及可能遇到的困难应心中有数，较为复杂的骨折应事先安排好复位与内固定的顺序。

麻醉一般采用全身麻醉或硬脊膜外麻醉。使用手术台应有利于肢体放置和牵引，手术过程中应保持膝关节屈曲 45°～60°，以防止坐骨神经受到牵拉。国外已开始对髋臼骨折手术实行术中监护。

3. 手术入路

Letoumel 认为，任何手术入路都无法满足暴露所有类型髋臼骨折的需要，但就一特定类型的髋臼骨折而言，总有一个最适合的手术入路。用于髋臼骨折手术治疗的主要入路有：① Kocher-Langenbeck 入路；②髂腹股沟入路；③延长的髂股入路。

Kocher-Langenbeck 入路：患者俯卧位，切口起自髂后上棘处 3 cm 经股骨大粗隆顶端转为沿大腿垂直向下 15～20 cm。依次切开皮肤、皮下组织及阔筋膜，顺切口将臀大肌分开，于股骨转子间窝处将外旋肌群的肌腱附着点切断。由此可显露后柱自坐骨切迹至坐骨上缘部分以及髋臼顶的后部，必要时可将一根斯氏钉打入坐骨结节作为牵引。需行关节内探查时还可切开关节囊。Kocher-Langenbeck 入路适用于：①后壁骨折；②后柱骨折；③后柱并发后壁骨折；④横形并发后壁骨折；⑤坐、耻骨向后移位明显的横形骨位，切口起自前 2/3 髂嵴，沿髂嵴向内下方至耻骨联合上方 2 横指处切开，自髂嵴内面牵开并剥离腹肌和髂肌的附着点，显露髂窝直至骶髂关节和真骨盆上缘。于髂前上棘处沿切口切开腹外斜肌腱膜及腹直肌鞘直至腹股沟外环上方 2 cm 处，打开腹股沟管并用橡皮条对精索或圆韧带加以牵引保护。确认腹内斜肌及腹直肌在腹股沟韧带的附着点，并用第 2 根橡皮条对髂腰肌、股神经和股外侧皮折；⑥后柱下方骨折块移位明显的 T 形骨折；⑦骨折线延伸至髂骨前缘的两柱骨折。手术中应注意避免坐骨神经及臀上神经的损伤。

髂腹股沟入路：患者仰卧神经等加以牵引保护，在股血管内侧切开腹内斜肌和腹横肌的联合腱，进入耻骨后间隙，用第 3 根橡皮条牵引保护血管和淋巴管。必要时可将腹直肌肌腱在耻骨的附着部分切断以扩大显露。由此可显露整个髂骨翼的内侧面、前柱和耻骨联合，并可有限地显露后柱。而通过对橡皮条作不同方向的牵引，可作不同部位的显露：最外侧（即髂腰肌外侧）可显露髂窝、前柱和桡骨外侧，而在髂腰肌和血管之间可于前壁水平显露前柱以及方形区、坐骨大切迹等，最内侧可在血管内侧显露耻骨上支甚至耻骨联合。手术后应在耻骨后间隙和髂窝分别置引流管。髂腹股沟入路适用于：①前壁骨折；②前柱骨折；③前壁或前柱并发后半横形骨折；④少数移位不明显的横大腿中段。切开臀筋膜并于髂骨翼外侧面剥离臀肌至髂前上棘，注意勿损伤股外侧皮神经，然后纵行劈开阔筋膜，显露髋关节囊及股骨大粗隆，自大粗隆外侧剥离臀小肌和臀中肌。最终将包括臀肌、阔筋膜张肌以及神经血管束等在内的皮瓣牵向后方，在切断髋外旋肌群后即可显露整个后柱直至坐骨结节。事实上，这一入路可显露除髂耻隆起以上、除前柱下部以外的整个髋骨的外侧面，并可在髂窝和髋关节前方剥离髂腰肌后有限地显露髋骨内板，如切开关节囊还可行关节内探查。

延长的髂股入路：患者侧卧位，切口起自髂后上棘，沿髂嵴向前至髂前上棘沿大腿前外侧向下（指向髌骨外缘），止于上棘之间，水平向前至股三角外侧。分开臀大肌并切断阔筋膜张肌。于股骨大粗隆部截骨，由此可显露髋臼后柱。如需显露前柱尚要于髂前下棘处剥离股直肌附着点，并将腰大肌牵向内侧。切开关节囊后即可显露髋臼关节面。这一入路适用于横形骨折、横形并发后壁骨折以及两柱骨折。还有人采用所谓放射入路，即以股骨大粗隆为中心作 Y 形切口，上至髂前上棘和髂后上棘，下沿股骨干走行，行股骨大粗隆截骨后即可同时显露前、后柱。但也有不少作者认为对于较为复杂的髋臼骨折可采用 Kocher-Langenbeck 与髂腹股沟联合入路或 Kocher-Langenbeck 与延长的髂股联合入路，而不必勉强在一条切口内完成难度较大的手术，尤其是陈旧性骨折。此外，尚有人于耻骨联合上方 2 cm 作横切口，于盆腔内行骨折复位及内固定，使骨折复位及内固定效果更为确实可靠，并使并发症发生率有所减低。

延长的髂股入路适用于：①前壁和前柱骨折；②前壁或前柱并发后半横形骨折；③两柱骨折，尤其是骨折线累及骶髂关节者；④部分经顶横形或 T 形骨折，骨折线斜向前下方；⑤受伤时间超过 10 d；⑥粉碎骨折。手术中应注意避免坐骨神经及臀上神经的损伤。

以上 3 个入路最为常用。其中延长的髂股入路可显露整个后柱和大部分前柱，对于同时累及前、后柱的髋臼骨折尤为适宜。

4. 手术中复位与内固定

髋臼骨折手术时最为常用的器械包括各种型号的复位钳和复位巾钳，用于控制骨折块的复位及在骨块上钻孔。手术野窄小所造成的器械及内固定物操作不便是术中经常遇到的问题，可用克氏针作临时固定以便利于操作。带有 T 型手柄的 Schanz 螺钉常被旋入坐骨棘以控制容易发生旋转的后柱或横形骨块。股骨牵开器的使用也比较常见，其作用是使股骨头与髋臼相互分开从而便于对关节腔进行探查，也可在处理受伤时间较久之骨折时帮助复位。

髋臼骨折复位时一般应先复位并固定单一的骨折块，然后再将其他骨折块与已固定的骨折块相固定。每一步复位步骤都应力争准确，其中关节外骨折块的复位质量将直接影响到关节面复位的质量，而根据关节外骨折块的复位情况也可间接判断关节面是否复位。当然，关节面复位质量的检查最好应在直视下进行。骶髂关节脱位或移位的骶骨骨折应先行复位与固定。经 Kocher-Langenbeck 入路手术时钢板通常置于髋臼后方，而在延长的髂股入路可将钢板固定在髋臼后方或髂骨翼上，髂腹股沟入路钢板放置位置则多在真骨盆缘以上。某些骨折块可仅用拉力螺钉固定。手术中应行 C 臂透视或摄 X 线平片以检查骨折复位及内固定情况。

5. 手术后处理

手术后伤口常规负压引流 24～72 h，尽早开始髋关节功能锻炼，有条件者应使用 CPM 器械进行锻炼。开始负重视骨折严重程度及内固定质量而定，但完全负重时间不应早于 2～3 个月。

第三节 髋关节脱位

髋关节是由股骨头与髋臼组成的杵臼关节，其解剖特点是：髋臼深，包含股骨头的 5/6，韧带坚强，有关节内韧带 (即股骨头韧带)，也有关节外韧带，肌肉肥厚，对外来的损伤缓冲力较强。因髋关节周围有坚韧的韧带及强壮的肌群，结构十分稳固，因此，髋关节较稳定，只有在强大的暴力作用下才能发生脱位，多发生于青壮年。

一、病因

根据股骨头脱位后的位置分为前、后脱位和中心脱位三种类型，以后脱位最常见。

（一）后脱位

是由于髋关节在屈曲、内收、内旋位时，受到来自股骨长轴方向的暴力，可使韧带撕裂，股骨头向后突破关节囊而造成后脱位，此种常见于乘坐汽车时，急刹车膝关节撞击前排车座所致的脱位。如果髋关节在屈曲和轻度内收位，同样外力可使髋臼顶部后缘骨折，股骨头向后脱位。

（二）中心性脱位

当髋关节在中位或轻度外展位，暴力可引起髋臼骨折，股骨头沿骨折处向盆腔方向移位，叫作中心性脱位，很少见。

（三）前脱位

当髋关节处于外展位，股骨大粗隆与髋臼上缘相顶撞，以此为支点继续外展，暴力沿股骨头长轴冲击，可发生前脱位。股骨头可停留在闭孔或耻骨嵴处。如在下蹲位，两腿外展，矿井倒塌或塌方时，也可发生前脱位。

（四）病理性脱位

多由髋关节结核、化脓性髋关节炎、肿瘤等导致髋臼和股骨头破坏，引起脱位。

（五）先天性脱位

二、临床表现

髋关节脱位因分类不同，临床表现各异。

（一）后脱位的临床表现

1. 外伤史

髋关节屈曲、内收、内旋位时的外伤史。

2. 症状

髋关节疼痛，肿胀，活动障碍等。

3. 脱位的特有体征

髋关节弹性固定于屈曲、内收、内旋位，足尖触及健侧足背，患肢外观变短。腹沟部关节空虚，髂骨后可摸到隆起的股骨头。大转子上移征阳性。包括以下三种。

(1) 高出髂坐线（髂前上棘与坐骨结节之连线，即 Nelatonline)。正常时，股骨大转子顶部位于此线以下，髋关节脱位时，高于此线。

(2) 髂转线：两侧大转子与髂前上棘的连线，在腹部交于一点 (Shoemake 线)，正常时，此点位于人体的前正中线上，如果发生髋关节脱位，此点偏离中线，位于健侧。

(3)Bryant 三角：沿髂前上棘画一条横线，再连接髂前上棘与大转子，从股骨干轴线向髂前上棘的横线画一条线，此三线组成一个三角形。正常人两侧相等，当发生脱位时，其底边缩短。

4. 并发症

有时并发坐骨神经损伤，髋臼后上缘骨折。晚期可并发股骨头坏死。

5.X 线检查

可确定脱位类型及骨折情况，并与股骨颈骨折鉴别。

（二）前脱位的临床表现

1. 外伤史

明确外伤史。

2.症状和体征

髋关节呈屈曲、外展、外旋畸形,腹股沟处肿胀、疼痛,可触及移位的股骨头。患肢很少短缩,可有延长,大粗隆亦突出,但不如后脱位时明显,可位于髂坐线之下,有时在闭孔前可摸到股骨头。可有股神经和闭孔神经损伤。

(三)中心性脱位的临床表现

1.外伤史

有暴力外伤史,如交通事故,高空坠落。

2.症状和体征

髋部肿胀及剧烈疼痛,关节活动障碍。大转子部瘀血,压痛。畸形不明显,脱位严重者可出现患肢缩短,下肢内旋内收,大转子隐而不显,髋关节活动障碍。临床上往往需经X线检查后,方能确定诊断。

3.并发症

常合并髋臼骨折,可有坐骨神经及盆腔内脏器损伤,晚期可并发创伤性关节炎。

三、诊断

根据临床病史、临床表现结合X线片检查,一般都能做出正确诊断,可明确股骨头移位及髋臼骨折。要显示髋臼骨折程度和类型,还需要做CT检查。

四、治疗

治疗原则:及早复位,有效牵引,防止股骨头坏死,减少创伤性关节炎,恢复负重和行走功能。

(一)新鲜脱位的治疗

1.后脱位的复位方法

早期手法复位,用硬膜外麻醉或全身麻醉,肌肉在松弛状态下进行复位,其方法有以下几种。

(1)提拉法(Allis):患者仰卧于地面或木板垫上,助手双手按压两侧髂前上棘固定骨盆,髋、膝屈曲至90°,使髂股韧带和膝屈肌松弛,术者一手握住患肢踝部向下压,另一前臂放在腘窝处向上牵引,再向上用力提拉、拔伸、持续牵引待肌肉松弛后缓慢外旋,当听到或感到有弹响时,表示股骨头滑入髋臼内,即复位成功,此法操作简单,安全可靠。

(2)旋转(Bigelow):体位与骨盆固定同提拉法,术者一手握住患侧踝部,另一手托住腘窝部,慢慢屈膝屈髋,在持续牵引下,将髋关节内收内旋,继而作外展外旋及伸直动作,其动作在左髋关节画一个正问号,在右髋关节为反问号,股骨头复位后有弹响,关节被动活动正常。

2.前脱位

手法复位,用硬膜外麻醉或全身麻醉,或术前用镇痛剂,患者仰卧位,术者握住患侧腘窝部位,屈髋并外展,沿股骨纵轴持续拔伸牵引,一助手双手按住髂嵴固定骨盆,另一助手以双手按压腿上1/3处内侧或腹股沟处,术者在牵引下做内收内旋动作,若听到弹响则表示复位成功。

3.髋关节中心脱位

(1)牵引治疗:对于股骨头轻度内移,髋臼仅为横行、斜行骨折,无明显凹陷骨折,可行短期皮牵引或股骨髁上骨牵引;对于股骨头明显移位者,股骨髁上牵引,同时需加用股骨头侧方牵引，一般骨牵引 4～6 周。

(2) 手术治疗，对于骨牵引复位不良，或股骨头突出盆腔，股骨头被嵌夹在髋臼骨折裂缝中，牵引复位困难者，应手术切开复位。

4. 手法复位后处理

患肢以外展伸直位作持续皮牵引或穿丁字鞋 4～5 周，或者行单髋人字石膏外固定 2 个月，3 个月内患肢不负重，3 个月后扶拐杖行走，半年后负重干活，牵引期间作股四头肌舒缩锻炼。

5. 手术复位的适应证

手法不能复位，应考虑及时手术复位。髋臼上缘大块骨折，须手术复位并作内固定。中心性脱位如晚期发生严重的创伤性关节炎，可考虑人工关节置换术或关节融合术。

(二) 髋关节陈旧性脱位治疗

陈旧性髋关节脱位，髋臼内充满纤维瘢痕组织，周围软组织挛缩、纤维化，手法复位不易成功。可根据脱位时间、局部病变和伤员情况，决定治疗方法。

1. 手法复位

当脱位未超过 3 个月者，或试行手法复位。复位前，先行骨牵引 1～2 周，将股骨头拉下至髋臼缘，再在麻醉下试行轻缓手法活动髋关节，以松解粘连，获得充分松动后再按新鲜脱位的手法进行整复。但切忌粗暴，以免发生骨折。

2. 手术复位

当手法复位不成功或脱位已超过 3 个月者应手术复位。对关节面破坏严重者，可根据患者职业决定做髋关节融合术或人工关节置换术。

第十一章　下肢损伤

第一节　股骨头骨折

股骨头骨折多因较强的间接暴力所致，可以单独发生，但更多的是合并于髋关节脱位。髋关节前脱位可合并股骨头上方的骨折；髋关节后脱位，可并发股骨头内下方的骨折或头上部的骨折，有时也可见到股骨头粉碎骨折。

一、病因
间接暴力所致。

二、临床表现
股骨头骨折患者患侧髋部肿胀、疼痛剧烈，患髋因疼痛功能严重受限。该骨折多有髋关节损伤，因此可出现髋关节后脱位的体征，下肢屈曲，内收，外旋畸形，弹性固定，肢体短缩或出现髋关节前脱位的体征。

三、诊断
外伤暴力大且伴典型的受伤姿势有助于诊断。对所有髋关节脱位的患者均应考虑到合并股骨头骨折的可能，髋关节正位片和 CT 及 CT 三维重建有助于明确诊断。

四、治疗
（一）非手术治疗

无错位型骨折的治疗：一般采用患肢牵引 4～6 周的传统疗法。因早期有错位的可能，因而近来趋于早期内固定疗法。

（二）手术治疗

人工股骨头置换术，主要适用于股骨头骨折不愈合或股骨头缺血性坏死者。其优点是可早期使用患肢，不存在骨折不愈合的问题；其缺点是并发症多，如感染、松动、下沉或穿入骨盆等。而且时间越长，并发症越多，一般不适于青壮年患者。

（三）髋关节脱位

往往和股骨头骨折同时存在，在治疗髋关节脱位时还要注意有无髋臼骨折，需要一并处理。

第二节　股骨转子间骨折

股骨转子间骨折多发生于老年人，女性发生率为男性的 3 倍。人类寿命的延长，使骨结构退化性病变与骨质疏松症的发病率增高，骨质疏松的主要并发症是骨折，此类骨折又被称为脆性骨折，与骨质疏松导致的骨皮质变薄、骨小梁结构的脆弱，力学强度下降密切相关。髋关节部位的骨折是老年骨质疏松性骨折中最常见的骨折。随着年龄增加，骨质疏松程度加速，骨强度明显降低，骨折发生率上升，老年人常不同程度地罹患内科疾病，脏器功能障碍，增加了治疗的复杂性。

一、病因

（一）骨折机理

1. 间接暴力

下肢突然扭转或下肢纵向冲击力作用于粗隆部，由于股骨干偏心负重，粗隆部承受内翻及向前成角的复合应力而发生粗隆区骨折。内翻畸形及以小粗隆为支点嵌压，形成小粗隆碟形骨块。亦有学者认为小粗隆骨折系髂腰肌剧烈牵拉造成。

2. 直接暴力

粗隆部乃松质骨构成，高龄老人骨质疏松，活动不灵活。平地滑倒后，暴力直接撞击粗隆部而导致骨折。

（二）分型及其特点

通常按骨折线走向进行分类，可分为顺粗隆间骨折和逆粗隆间骨折两大类。其中顺粗隆间骨折，按其骨折移位程度，又可分为4度。

股骨粗隆间骨折的稳定性，通常用股骨矩的完整程度衡量，若股骨矩完整或保持正常对位者，为稳定性骨折；若股骨矩断裂、分离或小粗隆撕脱，则为不稳定性骨折。此外，不能单纯以骨折类型判断骨折的稳定与否，而应以骨折的原始移位情况如何而定，凡骨折后即有髋内翻者，为不稳定性骨折。原始髋内翻越严重者，后遗髋内翻畸形的可能性越大；反之，原始移位无髋内翻者，后遗髋内翻畸形的可能性则较小。

股骨粗隆下骨折是发生在股骨上1/3，大、小粗隆以下的骨折。较股骨颈或股骨粗隆间骨折的发生年龄小。多由较大的直接外力引起。其临床表现及处理与股骨干上1/3骨折基本相同，故在此不作讨论。

二、临床表现

伤后局部疼痛、肿胀，手指伸屈功能受限。有明显移位时，近节指骨骨折，其近端受骨间肌牵拉，远端受伸肌腱牵拉而形成指背凹陷向掌侧成角畸形；中节指骨骨折，骨折位于屈指浅肌腱止点以上者，骨折向背侧成角畸形，骨折在屈指浅肌腱止点以下者，骨折向掌侧成角。末节指骨骨折，多无明显移位，手指末节肿胀、压痛、瘀斑。若为末节部撕脱骨折则远侧指间关节处压痛，手指末节屈曲呈锤状指，手指不能主动伸直。有多处骨折可扪及骨擦感，有异常活动。

三、诊断要点

（一）明显受伤史。

（二）多发于老年人。

（三）髋及大腿上段疼痛肿胀，股骨大粗隆部有青紫瘀斑，大粗隆部压痛，纵向叩击痛。

（四）患肢外旋短缩畸形，髋关节功能丧失。

（五）X线检查，可确诊并分辨骨折类型。

四、治疗

（一）非手术治疗

股骨粗隆间骨折非手术治疗的适应证没有明确的规定，确定手术与非手术治疗的关键是患者的内科情况及伤前的活动状况。几乎所有能复位的股骨粗隆间骨折都能采用非手术疗法，骨折不愈合及髋内翻发生率取决于骨折的稳定性、牵引时间的长短、患者的配合程度以及患者的进食情况。

非手术治疗的适应证：所有能获得较好复位的顺粗隆间骨折、无移位的反粗隆间骨折、高龄患者内科情况不稳定、严重骨质疏松患者。

1. 手法复位

(1) 顺粗隆间型前侧不稳定骨折：X 线片可见干颈角减小，侧位可见骨折向前成角。内收位顺势牵引，逐渐外展至中立位，缓慢屈曲髋关节至 90°，继续向上牵引，远折端前移者可在牵引下后拉骨折远端，内旋外展患肢，慢慢减少屈髋角度至 20°～30°，放置与托马架或梯形枕上。皮牵引或骨牵引固定。

(2) 顺粗隆间型后侧不稳定骨折：较少见，临床上时有出现，常规手法或牵引复位法很难成功。X 线片侧位显示骨折向后成角，前倾角变大，手术切开复位发现前侧骨膜及肌肉组织完整，后侧张口。手法要点是顺势牵引、中立位伸直牵引、极度外旋患肢、同时推顶骨折后部。屈曲 10°～20° 骨牵引固定。

2. 骨牵引逐渐复位法

如患者下肢肌肉丰厚，手法复位困难，可以在矫正旋转畸形后顺势大重量牵引，2 天后减重并外展 15°～20° 牵引。

3. 牵引治疗

(1) 皮牵引治疗：下肢细小、肌肉力量差的无移位股骨粗隆间骨折患者适用。采用泡沫带患肢屈髋 20°～30°、外展 10°～20° 牵引，重量 2～3 kg，时间 6～8 周，于第 1、3、6、8 周复查 X 线片，如发现干颈角减小，则改用骨牵引。

(2) 骨牵引治疗：手法复位后采用胫骨结节或股骨髁上牵引，屈髋 20°～30°、外展 10。～20°，先期重量为体重的 1/7，复位满意后减重为 4～6 kg，维持牵引时间应视骨折的移位程度以及骨折的稳定性而定，无移位骨折通常牵引 6 周，移位性骨折牵引 8～10 周，甚至 12 周。

4. 药物治疗

根据辨证分型与骨折三期用药相结合原则用药。

(1) 初期：伤后 15 天以内。对骨折肿痛明显、大便秘结者宜用攻下逐瘀药物，内服伤科一号方，或桃红四物汤加大黄及行气活血药物；或大承气汤加行气活血药物；外用新伤药。对轻度肿痛、气血虚弱的老年患者宜益气活血，内服股骨颈一号方，或七味三七口服液、玄胡伤痛宁片、创伤消肿片等。

(2) 中后期：伤后 15 天至骨折愈合。宜和营止痛、续筋接骨、补益肝肾，内服双龙接骨丸、正骨紫金丹；补益气血药物，选服补中益气汤、八珍汤、益尔力口服液；补肝肾强筋骨药物，如加味地黄丸、健步虎潜丸。

5. 功能锻炼

行股四头肌静力收缩、踝关节主动屈曲背伸活动，配合深呼吸、扩胸、上肢活动等，以预防坠积性肺炎、褥疮等并发症。

6. 护理

卧床期骶臀部垫气圈，并定时做轻手法的促进血液循环的骶臀部按摩。对高龄患者定时轻叩背部数次使痰液易于咳出。加强二便护理，保持垫缛干燥。注意保持患肢在轻度外展位，督促病员在早中期不侧卧、不翻身、不盘腿。

（二）手术治疗

对手法复位不成功或不能获得稳定复位的股骨粗隆间骨折、骨位不良的股骨粗隆间陈旧骨折宜采用手术治疗。

第三节 股骨颈骨折

股骨颈骨折是指由股骨头下至股骨颈基底部之间的骨折。多发生于老年人，此症临床治疗存在的主要问题是骨折不愈合及股骨头缺血性坏死。

一、病因

造成老年人发生骨折有两个基本因素，骨质疏松骨强度下降，加之股骨颈上区滋养血管孔密布，均可使股骨颈生物力学结构削弱，使股骨颈脆弱。另外，因老年人髋周肌群退变，反应迟钝，不能有效地抵消髋部有害应力，加之髋部受到应力较大（体重 2 ~ 6 倍），局部应力复杂多变，因此不需要多大的暴力，如平地滑倒、由床上跌下或下肢突然扭转，甚至在无明显外伤的情况下都可以发生骨折。而青壮年股骨颈骨折，往往由于严重损伤如车祸或高处跌落致伤。因过度过久负重劳动或行走，逐渐发生骨折者，称之为疲劳骨折。

二、临床表现

伤后患髋疼痛，多不能站立或行走，移位型股骨颈骨折症状明显，髋部疼痛，活动受限，患髋内收，轻度屈曲，下肢外旋、短缩。大转子上移并有叩击痛，股三角区压痛，患肢功能障碍，拒触、动；叩跟试验 (+)，骨传导音减弱。

嵌插型骨折和疲劳骨折，临床症状不明显，患肢无畸形，有时患者尚可步行或骑车，易被认为软组织损伤而漏诊，如仔细检查可发现髋关节活动范围减少。对老年人伤后主诉髋部疼痛或膝部疼痛时，应详细检查并拍摄髋关节正侧位片，以排除骨折。

三、诊断

最后确诊需要髋关节正侧位 X 线检查，尤其对线状骨折或嵌插骨折更为重要。

X 线检查作为骨折的分类和治疗上的参考。有些无移位的骨折在伤后立即拍摄的 X 线片上可以看不见骨折线，可行 CT、磁共振检查，或者等 2 ~ 3 周后，因骨折处部分骨质发生吸收现象，骨折线才清楚地显示出来。因此，凡在临床上怀疑股骨颈骨折的，虽 X 线片上暂时未见骨折线，仍应按嵌插骨折处理，2 ~ 3 周后再拍片复查。另一种易漏诊的情况是多发损伤，常发生于青年人，由于股骨干骨折等一些明显损伤掩盖了股骨颈骨折，因此对于这种患者一定要注意髋部检查。

四、治疗

(一) 保守治疗

对稳定性嵌插型股骨颈骨折可根据情况给予保守治疗。嵌插型骨折的骨折面挤压或嵌套在一起，可使股骨颈的骨小梁和皮质插入到股骨头较软的松质骨里。这种嵌插使骨折处具有较高的稳定性，可行保守治疗。尽管其稳定性较高，但使用多枚螺钉对此类骨折行内固定术将更为可靠、安全性更高，手术愈合率几乎可达 100%，而不行内固定，有 15% 或以上的骨折会发生移位。在无移位的股骨颈骨折 (Garden II 期) 中，由于无断端的嵌插，也没有内在稳定性。如果不行内固定，则几乎全部骨折都将会发生移位。对于无移位或嵌插型股骨颈骨折，除非患者有明显的手术禁忌证否则均应考虑手术治疗，以防止骨折发生再移位，并减少患者的卧床时间，减少发生骨折并发症。

(二) 复位内固定术

1. 治疗原则

(1) 手术治疗：新鲜股骨颈骨折如属不稳定性嵌插型及有移位者，均应尽早予以复位和内固定术。患者应在 6 ～ 12 小时内予以急诊手术。由于股骨颈骨折的患者多为老年人，尽快手术可以大大减少骨折并发症发生及原有疾病的恶化。另外，急诊手术能够尽快恢复骨折端的正常功能，有利于尽快纠正骨折后的血管扭曲、痉挛，尽可能保留股骨头的残存血供，缓解对股骨头颈血运的进一步损害，从而降低股骨颈骨折不愈合率和股骨头缺血性坏死率。

(2) 非手术治疗：因种种原因不能急诊手术的患者，应进行皮肤或骨骼牵引，牵引一定要保持肢体处于中立位或轻度内旋位，以避免肢体处于外旋位对于血运的继续损害。

2. 手术复位方法

骨折的解剖复位是股骨颈骨折治疗的关键。直接影响骨折愈合及股骨头缺血性坏死的发生。

(1)Whitman 法：患者仰卧于手术台，健肢绑扎于托足架上，患肢于外旋位绑扎于另一托足架上。先使患肢外旋，再外展约 20°，伸直位牵引，使患肢长度略长于健侧。手法将股骨大转子向前、向后推动数次，再使肢体内旋直至髌骨呈内旋 20° ～ 30° 位，再用手法将大转子向后推动数

次，略为放松牵引，使膝关节能屈曲 10° 左右即可。这一方法通常可获得成功。

(2)Leadbetter 法：患者仰卧于手术台，将患肢屈曲 90°，大腿轻度内旋，沿股骨干轴线牵引，然后再依次将肢体做外展、内旋的环行活动，最后将肢体在低于手术台平面伸直。此时可用跟掌试验来估计复位情况，将患肢足跟放在手掌中，若骨折复位完全，肢体将不再处于外旋位。将患肢固定在托足架上，外展 15° ～ 20°，内旋约 20°。

(3) 牵引复位法：为了尽可能保留和防止进一步破坏股骨头残存血供，骨折后宜立即于局麻下做股骨结节骨牵引术，采用缓慢持续的牵引使骨折在无创伤情况下达到复位。对 Garden III、IV 期骨折患者，应先在下肢中立位牵引，质量为 4 ～ 7 kg，2 ～ 3 日后摄 X 线平片。如已将缩短畸形纠正，即可将下肢置于外展内旋位，使骨折端相互对合，并维持对位直至内固

定时。逐渐复位可减少损伤，但此方法的缺点在于：①推迟手术时间，使骨折不愈合的可能性增加；②当股骨颈骨折后，由于出血使关节内压力增高，据测定，其压力有时超过经由关节囊进入股骨头内的动脉压，因而发生血液循环障碍，持续牵引使关节腔容积缩小，关节内压力进一步增高，增加了股骨头缺血性坏死的可能性；③在牵引过程中有可能发生各种并发症，如肺炎或褥疮等。

(4) 切开复位法：适用于闭合复位失败，或需要同时行植骨者。股骨颈骨折一般经上述方法闭合复位多无困难。只有在闭合复位失败才采用切开复位，一般采用 Watson-Jones 切口或 Smith Petersen 切口，切开关节囊，在直视下将骨折整复，手术时，宜将肢体在托足架上放松，使髋关节可以屈曲，以便于整复，要求达到解剖复位。如股骨颈后侧粉碎性骨折难以达到解剖复位者可经后进路直接获得解剖复位。但必须了解切开复位可进一步损伤关节囊支持带血管，加重股骨头缺血，故应尽可能避免切开复位法。

(5) 复位评价：影像增强器和透视是目前检查复位常用的方法。但也可以在多个体位摄 X 线平片。Garden 提出观察正、侧位 X 线平片骨小梁的排列方式，使用 Garden 指数来评价复位，在正位像上，股骨头内侧骨小梁系统的中轴线与股骨干内侧皮质形成的角度应不小于 160°，但不超过 180°。角度小于 160° 表明有不可接受的内翻，而大于 180° 表明存在严重的髋外翻，此时由于髋关节匹配不良，将导致缺血性坏死、关节退行性变的发生率增高。在侧位像上，正常情况下股骨颈内骨小梁排列为一直线，Garden 对线指数是 180°，复位后的 Garden 指数也要求与之相差不能超过 20°，如果股骨头前倾或后倾，角度小于 150°，说明为不稳定性的、非解剖性的复位，需要重行手法复位。任何达不到此严格要求的情况，均需重新手法复位或切开复位。

3. 内固定物

目前经常应用的股骨颈骨折内固定物可分为多针、螺钉、钩钉、滑动螺钉加侧方钢板等。

(1) 多针：种类很多。如 Knowels 钉、Hagle 针和螺纹斯氏针等，多针 (钉) 固定比其他任何形式内固定都坚固，且多针 (钉) 的占位面积又不大，对股骨头血运破坏轻。多针 (钉) 内固定操作简便，并发症少，可经皮穿针，减少损伤和感染机会，因此，目前已被临床广泛采用。多针固定方法的主要缺点是无加压作用；在老年骨质疏松的患者中，有在股骨大转子进针入点处造成骨折的报道；针有自行滑出和游走的可能，当骨折端骨吸收后可出现间隙影响愈合，多枚加压螺纹钉可使骨折端维持加压作用，促进愈合。

(2) 钩钉：Stromgqvist 及 Hansen 等人设计了一种钩钉治疗股骨颈骨折，该钉插入预先钻孔的孔道后在其顶端伸出一个小钩，可以有效地防止钉杆穿出股骨头及向外退出，手术操作简便，损伤小，Stromgqvist 认为可降低股骨头缺血性坏死率。

(3) 加压螺钉：多根加压螺钉固定股骨颈骨折是目前主要提倡的方法，其中常用的有 AO 中空加压螺钉、Asnis 钉等。加压螺钉可使骨折端获得良好的加压力；三枚螺钉固定具有很高的强度及抗扭转能力；手术操作简便，手术创伤小等。由于骨折端获得加压及坚强固定，提高了骨折愈合率。术后患者可以早期活动肢体，有效地防止骨折并发症发生。因此认为，空心加压螺钉基本解决了股骨颈骨折的愈合问题，应为内固定优先选择的方法之一。但对于严重粉碎性骨折，单纯螺钉固定的支持作用较差，有继发骨折移位及髋内翻发生的可能。

(4) 滑动螺钉加侧方钢板：股骨颈骨折治疗轴向加压十分重要，可促进愈合。滑动式内固定器主要有 AO 的 DHS 及 Richard 装置，由固定钉与带柄套筒两部分组成。固定钉可在套筒内滑动，对骨折端产生加压作用。当骨折面吸收时，通过滑动保持了骨折端的密切接触，术后负重亦可使骨折端间获得较大的轴向加压力，利于骨折愈合。其特点是对于股骨颈后外侧的粉碎、骨折端缺乏复位后骨性支撑者提供可靠的支持。但单独使用抗扭转能力较差，因此，建议在固定钉的上方再拧入一颗加压螺钉以防止旋转。

（三）人工关节置换术

人工关节置换术包括人工股骨头置换和全髋关节置换术。对于绝大多数新鲜股骨颈骨折，首先考虑解剖复位，坚强内固定。人工关节置换术应根据患者的具体情况，按照其适应证慎重选用。

1. 适应证

目前的趋势是对于新鲜股骨颈骨折，首先应争取内固定。对于人工关节置换术的应用，不是简单根据年龄及移位程度决定的，而是制定了明确的适应证标准。DavidG.LaVelle 在第 10 版坎氏手术学中，对于人工关节置换术应用于新鲜股骨颈骨折的治疗提出了相对适应证和绝对适应证。

(1) 相对适应证：①生理年龄较大，单纯这一点不能作为假体置换的真正适应证，尽管老年患者常有一些局部和全身的疾病，尤其是当其联合发生时，也是其适应证，人工假体置换术可能只能用于 70 岁或 70 岁以上，并且预计寿命不超过 10 ～ 15 年的患者；②老年患者的髋关节的骨折脱位，当骨折包括股骨头的上方负重面时 (Pipkin Ⅱ 型)，行假体置换术比非手术治疗或骨折块切开复位疗效要好，如果股骨头下部发生骨折 (Pipkin Ⅰ 型)、脱位应给予迅速复位，如果骨折块没有嵌入关节内，可行非手术治疗；必要时，可行髋关节切开复位，骨折块可切除，当股骨头的上负重面完整时，这种治疗仍能保留较好的髋关节功能。

(2) 绝对适应证：①骨折无法得到满意的复位或稳定的固定，特别是有后部粉碎性骨折者。②股骨颈骨折术后数周，内固定失效。③髋关节既往存在疾患，此类患者，既往已经明确可行关节置换术，因骨折使手术立刻得以决定。例如，既往已存在股骨头坏死 (不明原因，或因放射、既往脱位引起)、严重髋关节类风湿关节炎或骨关节炎的患者，行假体置换术后将可能获得一个比骨折前功能更好的髋关节。多数此类患者更适合行全髋关节成形术，而不仅仅行股骨头置换术。④恶性肿瘤是假体置换术的一个指征。患者的预期寿命较短，无论是病理性的或是原发于创伤的骨折，均适宜行假体置换术。如果是病理性骨折，假体置换术不仅是一个良好的治疗方法，而且也提供了一个切开活检并明确诊断的机会。在病理性骨折中，以骨水泥辅助固定通常可提供足够的稳定性。⑤伴神经疾患，如果患者患有不可控制的癫痫发作或患有严重的不可控制的帕金森病，最好行一期假体置换术。但这些疾病大部分情况下是能够得到较好治疗控制的，故此指征也非绝对。⑥陈旧性、既往未得到诊断的股骨颈骨折，股骨颈骨折偶尔发生数周后仍未被发现，有时虽已得到明确诊断，但因有多发性损伤的存在而被迫延迟治疗。不管什么原因，对于未治疗、未复位的非嵌插的股骨颈骨折，如果超过 3 周时间，应行一期假体置换术。⑦伴有股骨头完全脱位的股骨颈骨折，这种损伤较少见，最好行一期假体置换术。在这种情况下，股骨头的缺血性坏死不可避免。⑧不能耐受二次手术的患者，如果患者一般情况差、无法承受二次手术，行一期假体置换术是一种正确选择。⑨有精神或智力损害的患者，股骨颈骨折的老年患者常患有 Alzheimer 病，此类患者进行保护性负重活动可能不可靠。如果稍有不慎完全负重，可能会导致固定的丧失，尤其是严重的粉碎性骨折。在这种情况下选择一期假体置换术是合理的。

2. 假体的选择

随着双极假体的发展，股骨头非活动假体的应用日渐减少。尽管 Austin-Moore 假体已有非常好的效果，但此假体也有大腿部疼痛、年轻患者髋臼磨损等问题。当植入 Austin-Moore 假体后，再翻修为全髋关节成形术也很困难，其并发症发生率也相当高。但对行走能力极为有限且预期寿命很短的患者，可使用价格较低的股骨柄假体加组合式单极股骨头，这一装置允许翻修为全髋关节成形术，并且常不用翻修股骨侧假体。因提高稳定性和调整偏心距的需要，还可对假体的股骨颈长度进行一些调整。多采用骨水泥固定。研究表明，现代双极股骨头置换术髋臼磨穿的发生率明显降低。Bray 等比较了内固定术和双极股骨头置换术治疗老年股骨颈骨折患者的情况，发现骨水泥固定双极股骨头置换术疗效更佳。一期全髋关节成形术适用于既往有明显关节破坏的患者，病因可能为类风湿疾病、股骨头缺血性坏死或骨性关节炎等。

无论何种假体，均要求在术前依据 X 线平片，术中依据实际测量股骨头，选择大小合适的人工假体，太小易形成应力集中，加速髋臼磨损致假体内陷；太大易压迫髋臼缘致术后疼痛，且因剪力增大容易出现假体松动。一般认为人工股骨头直径较实际股骨头直径小 1 ～ 2 mm 为宜，亦有学者认为等大为合适。

3. 人工股骨头置换术的手术方法

(1) 手术切口：根据术者习惯不同可选用前入路 Smiih-Petersen 切口、后外入路 Moor 切口、Gibson 切口，外侧入路 Hardinge 切口、Watson-Jones 切口等，由于后入路并发症的发生率较高，特别是感染和假体脱位，所以建议采用更靠前的入路，由于前入路距会阴部较远，不切开结实的后部关节囊，因而感染、脱位发生概率较小。对有髋内收畸形，如帕金森病者有内收肌挛缩，术中宜做内收肌切断以防止术后脱位。

(2) 股骨矩保留的长度：术中切除多余的股骨颈残端，应注意保留小转子上方 1 ～ 1.5 cm 的股骨矩，太短负重后容易发生人工股骨头下沉，肢体短缩，出现异常步态；太长则术中将人工股骨头纳入髋臼时较困难，勉强纳入后，由于软组织紧张，肢体延长，造成人工股骨头对髋臼产生过大的压力，引起疼痛及功能障碍，终致过早地磨穿髋臼。

(3) 股骨上端的修整：股骨颈残端修整后应使假体颈基底能与残留的股骨矩紧密接触，因此修整截面宜与假体颈基底有一致的倾斜度及 15° 左右的前倾角。髓腔扩大器应逐号使用，逐步扩股骨上端髓腔至假体柄锤入时有适当阻力，使假体柄能紧密嵌入髓腔。对老年入骨质疏松或陈旧性骨折，应注意切忌用暴力，以免造成股骨劈裂。

(4) 骨水泥的应用：人工假体有骨水泥与非骨水泥之分。对患者年龄较轻，X 线平片显示股骨上端骨量较多，可选用非骨水泥型假体，达到生物学固定。但手术技术要求较高，假体髓腔初期匹配要好，且骨长入假体表面的各种微结构需数周至数月的时间，在此期间应限制患者活动，部分患者可在相当长一段时间内，行走时有大腿部疼痛的感觉，这是非骨水泥假体的不足之处。骨水泥假体可获得即时固定，假体应力传递均匀，尤其可用于较严重的骨质疏松皮质菲薄的老年患者，使假体获得较好稳定。骨水泥技术近年来发展较快，使用中应注意：髓腔远端放置髓腔栓，脉冲水流冲洗髓腔，并仔细拭干髓腔，真空搅拌骨水泥，使用骨水泥枪将骨水泥均匀分布在髓腔内，然后置入带有中位装置的股骨假体柄，维持至骨水泥硬化。术中应密切注意观察，以防止出现骨水泥反应导致的血压下降、心搏骤停等，另外，翻修术时难以将骨水泥取出是其一大缺点。

4. 术后并发症

(1) 疼痛：术后早期、晚期均可发生疼痛，主要原因有：假体过长使髋臼压力增大，股骨头直径过大压迫髋臼缘，头直径过小致应力集中，髋臼磨损，假体松动及感染等，疼痛可在行走时抬腿或着地时发生，亦可在行走多后出现。

(2) 感染假体为异物，手术感染发生率较高，应注意严格执行无菌操作，有条件者应使用层流手术室开展假体置换术；术前应用预防性抗生素可明显降低术后感染率；术后患者身体状况差，其他部位的感染灶等都可引起感染而导致手术失败。

(3) 脱位：多因假体大小不合适、安放位置不佳、患者过早进行不合适的关节活动所致。如经后路手术者，过早髋屈曲内收可导致脱位。

(4) 假体松动、下沉：多发生在后期，影响因素较多，是目前仍未解决的问题。

(5) 股骨干皮质萎缩、骨质疏松：金属假体的弹性模量远高于股骨干皮质骨，植入假体后，股骨上段失去了应有的应力刺激，逐步出现骨吸收，造成皮质萎缩、骨质疏松，使骨对假体握持力下降致假体松动、肢体断裂及股骨干骨折。

(四) 股骨颈骨不连的治疗

引起骨不连的原因有血供不足、复位不良和固定不牢。一般股骨颈骨不连在骨折1年内可以明确诊断，伤后6个月或更短时间也可准确的判断其预后。CT和MRI能帮助判断骨折是否愈合和股骨头的血运。正确的治疗取决于患者的年龄和体质状况、股骨头血运、股骨颈的吸收程度和骨不连的时间。大多数患者在60岁以上，可能不适合手术治疗，严重的骨质疏松降低了内固定的效果。长期骨不连可使肌肉挛缩、阻碍肌肉适当地延长，髋臼软骨也可能严重破坏。

1. 股骨颈骨不连的手术治疗分类

股骨颈骨不连的手术治疗分为六类：①接骨术；②截骨术；③股骨头假体置换术；④全髋关节置换术；⑤关节重建术；⑥关节融合术。在临床上常需要两种或几种方法联合应用，例如在截骨同时，又需用接骨术将有血运的股骨头固定在股骨颈上，虽然手术的主要特征是截骨术。

2. 一般治疗原则

(1) 小于60岁成年人骨不连，股骨头血运丰富时可行成角截骨。此手术提供了股骨头下更直接的负重力线。

(2) 儿童或21岁以下成人骨不连，股骨头已无血运，可行关节融合术。特殊情况下可行股骨头或全髋关节置换术。

(3)21～60岁成人，股骨头已无血运，可根据患者的情况和医生的经验，选择股骨头置换、全髋成形术或关节融合术。年轻人行双极关节成形术较好，而50岁以上或坐位工作患者则极少行关节融合术。

(4) 对60岁以上患者，不管股骨头血运是否丰富，通常行全髋成形术，偶尔可行股骨头置换术，但其髋臼软骨必须正常，手术才能成功。

3. 治疗方法

股骨颈骨不连有两种截骨术及其改良方法：在小转子上方的移位截骨；在小转子下方成角截骨。截骨术的力学效果就是将骨折面变得更水平位，负重线内移，骨不连处的剪力降低，成角截骨的这些优点更大于移位截骨者。但是，如有可能须避免将股骨头、颈置于极度外翻位，这是本式式的严重缺点。因其缩短了粗隆与股骨头之间的力臂，而大转子受外展肌的牵拉，后者则是支点。对于儿童和 60 岁以下成年人，当股骨头还有血运，股骨颈完好时，推荐行成角截骨术。截骨的效果与术前骨不连的力学生理状况有关：有血运的股骨头能够愈合时，术后功能接近正常，而骨结构越不正常结果越不理想。截骨术后 1 年功能优或良者，可在 3～5 年后因关节炎改变而引起功能降低。

（五）股骨颈骨折伴同侧股骨干骨折

股骨颈骨折合并股骨干骨折多因巨大暴力所致。大约 19% 的股骨颈骨折发现较晚或是在股骨干骨折的治疗过程中才被发现。股骨干骨折可以伴随有转子下骨折、转子间骨折、有或无移位的股骨颈骨折。股骨干骨折伴有移位的股骨颈骨折预后最差。

这类骨折的最佳治疗方法目前尚有争议：① Swiontkowski 等报道复位后，对股骨颈骨折行拉力螺钉内固定，对股骨干骨折行顺行髓内钉固定；②一些学者现在推荐使用螺钉固定股骨颈、股骨干骨折行髁间逆行髓内钉固定；③使用髋加压螺钉和长侧方钢板固定也有报道；④ Bucholz 和其他一些学者提倡用空心螺钉固定股骨头、结合传统的带锁髓内钉固定股骨干骨折；⑤ Russell-Taylor 重建钉是专为这类损伤设计的固定装置，通过股骨头内两个连接于顺行髓内针上的自动加压螺钉控制股骨颈的扭力，股骨颈骨折的稳定固定应优先于股骨干骨折的固定，应在植入内固定之前先对股骨颈骨折进行解剖复位；⑥ Lambotte 的复位、临时固定、最后确切固定的原则可成功地应用于这类损伤的治疗；⑦如果股骨颈骨折有移位，可首先采用Watson-Jones 入路对此进行开放复位，然后以克氏针临时固定，最后以带锁髓内钉固定。尽管应用闭合复位和重建钉固定取得了良好效果，但手术时需要仔细、连续地对股骨颈骨折部位透视，以保证在行髓内钉内固定时勿使骨折移位。股骨头固定时应打入 2 枚螺钉，螺纹部分必须完全进入股骨头内，以保证股骨颈充分稳定。

第四节 股骨干骨折

股骨干是人体最长的管状骨，重而致密向前外侧呈弓形。股骨后方有一股骨粗线，是一坚实隆起的嵴，为股骨坚强的支撑物，也是肌肉和筋膜的纵形附着线。

股骨近端的骨骺和骺板的发育是最复杂的。股骨头的骨化通常在出生后 4～6 个月内开始。股骨远端骨化中心在足月婴儿出生时即已出现，是人体生长最活跃的一个骨骺骺板单位，它的生长提供股骨长度的 7%，在女孩 14～16 岁干骺端闭合，男孩为 18～19 岁。

在股骨上 1/3 骨折，骨折近端因髂腰肌、臀肌牵拉而屈曲，臀中、小肌牵拉而外展，短外旋肌及臀大肌牵拉而外旋，骨折远端被腘绳肌、股四头肌牵拉向上，内收肌牵拉而内收，垂力作用向下。股骨中 1/3 骨折移位无一定规律，一般是近折端屈曲，远折端向前移位。股骨下 1/3 骨折，由于腓肠肌的牵拉，骨折的远折端向后倾斜，近折端内收向前移位。

一、病因

多为强大的直接暴力所致，亦有少量间接暴力所致者。

二、临床表现

股骨干骨折多因暴力所致，因此应注意全身情况及相邻部位的损伤。

（一）全身表现

股骨干骨折多由于严重的外伤引起，出血量可达 1 000 ～ 1 500 毫升。如系开放性或粉碎性骨折，出血量可能更大，患者可伴有血压下降、面色苍白等出血性休克的表现；如合并其他部位脏器的损伤，休克的表现可能更明显。因此，对于此类情况，应首先测量血压并严密动态观察，并注意末梢血液循环。

（二）局部表现

可具有骨折的共性症状，包括疼痛、局部肿胀、成角畸形、异常活动、肢体功能受限及纵向叩击痛或骨擦音。除此而外，应根据肢体的外部畸形情况初步判断骨折的部位，特别是下肢远端外旋位时，注意勿与粗隆间骨折等髋部损伤的表现相混淆，有时可能是两种损伤同时存在。如合并有神经、血管损伤，足背动脉可无搏动或搏动轻微，伤肢有循环异常的表现，可有浅感觉异常或远端被支配肌肉肌力异常。

（三）分型

瑞士内固定学会 (AO/ASIF) 制定的分类方法比较实用。股骨干骨折可分为 A、B、C 三类，各类又分为 1、2、3 三个亚型。

1. 根据骨折的形状分为 5 种类型

(1) 斜形骨折：大多数由间接暴力引起，骨折线为斜形。

(2) 螺旋形骨折：多由强大的旋转暴力引起，骨折线呈螺旋状。

(3) 横断骨折：大多数由直接暴力引起，骨折线为横形。

(4) 粉碎性骨折：骨折片在 3 块以上者，如砸压伤。

(5) 青枝骨折：断端没有完全断离，多见于儿童。

2. 根据骨折部位分为 3 种类型

(1) 股骨干上 1/3 骨折。

(2) 股骨干中 1/3 骨折。

(3) 股骨干下 1/3 骨折。

四、治疗

（一）非手术治疗

1. 小夹板固定

(1) 适应证：无移位或移位较少的新生儿产伤骨折。

(2) 操作方法：将患肢用小夹板固定 2 ～ 3 周。对移位较大或成角较大的骨折，可行牵引配合夹板固定。因新生儿骨折愈合快，自行矫正能力强，轻度移位或成角可自行矫正。

2. 悬吊皮牵引法

(1) 适应证：3 岁以下儿童。

(2) 操作方法：将患儿的两下肢用皮肤牵引，两腿同时垂直向上悬吊，其重量以患儿臀部稍稍离床为度。牵开后可采用对挤、叩合、端提捺正手法使骨折复位，然后行夹板外固定，一般牵引 4 周左右。

3. 水平皮牵引法

(1) 适应证：4 ～ 8 岁的患儿。

(2) 操作方法：用胶布贴于患肢骨折远端内、外两侧，用绷带缠绕患肢放于垫枕或托马架上，牵引重量 2 ～ 3 kg。上 1/3 骨折屈髋 50° ～ 60°，屈膝 45°，外展 30° 位牵引，必要时配合钢针撬压法进行复位固定；中 1/3 骨折轻度屈髋屈膝位牵引；下 1/3 骨折行屈髋屈膝各 45° 牵引，以使膝后关节囊、腓肠肌松弛，必要时行一针双向牵引，即在牵引针上再挂一牵引弓向前牵引复位，减少骨折远端向后移位的倾向。4 ～ 6 周 X 线复查视骨折愈合情况决定是否去除牵引。

4. 骨牵引法

(1) 适应证：8 ～ 12 岁的儿童及成年患者。

(2) 操作方法：中 1/3 骨折及远侧骨折端向后移位的下 1/3 骨折，用股骨髁上牵引；骨折位置很低且远端向后移位的下 1/3 骨折，用股骨髁间牵引；上 1/3 骨折及骨折远端向前移位的下 1/3 骨折，用胫骨结节牵引。儿童因骨骺未闭，可在髌骨上缘 2 ～ 3 横指或胫骨结节下 2 ～ 3 横指处的骨皮质上穿针牵引。儿童牵引重量约为 1/6 体重，时间约 3 周；成人牵引重量约为 1/7 体重，时间 8 ～ 10 周。上 1/3 骨折应置于屈髋外展位，中 1/3 骨折置于外展中立位，下 1/3 骨折远端向后移位时应置于屈髋屈膝中立位，同时用小夹板固定，第一周床边 X 线照片复查对位良好，即可将牵引重量逐渐减轻至维持重量 (一般成人用 5 kg，儿童用 3 kg)。若复位不良，应调整牵引的重量和方向，检查牵引装置和夹板松紧，保持牵引效能和良好固定，但要防止过度牵引。对于斜形、螺旋形、粉碎性及蝶形骨折，于牵引中自行复位，横断骨折的复位可待骨折重叠纠正后施行，须注意发生 "背对背" 错位者，应辅以手法复位。牵引期间应注意患肢功能锻炼。

(二) 手术治疗

1. 闭合髓内针内固定

(1) 适应证：股骨上及中 1/3 的横、短斜骨折，有蝶形骨折片或轻度粉碎性骨折及多发骨折。

(2) 操作方法：术前先行骨牵引，重量为体重的 1/6，以维持骨折的力线及长度，根据患者全身情况，在伤后 3 ～ 10 天手术。在大转子顶向上作短纵形切口，长 3 ～ 4 cm，显露大转子顶部。在大转子顶内侧凹陷的外缘，在 X 线电视监视下插入导针，进入骨髓腔达骨折线处，复位后，沿导针打入髓内针通过骨折线进入远折端。

2. 切开复位，加压钢板内固定

(1) 适应证：股骨干上、中、下 1/3 段横形、短斜形骨折。

(2) 操作方法：手术在平卧位进行，大腿外侧切口，在外侧肌间隔前显露股骨干外侧面，推开骨膜后，钢板置于股骨干外侧。

3. 角翼接骨板内固定

(1) 适应证：对髓内针不能牢固固定的股骨下 1/3 骨折。

(2) 操作方法：同切开复位加压钢板内固定，此接骨板有角翼，可同时在两个平面进行固定，此钢板应置于股骨干的外侧及前外侧。

4. 带锁髓内针内固定

(1) 适应证：适用于几乎所有类型的股骨干骨折，尤其适用于股骨中下 1/3 骨折及各段粉碎性骨折。

(2) 操作方法：术前实施骨牵引 1 周，患者平卧或侧卧位，在牵引及 G 形或 C 形臂 X 线机监视下进行，手法复位后从大转子内侧插入导针，经骨折部达骨髓腔远端。借助瞄准器于大转子下向小转子方向经髓内针近侧横孔穿入 1～2 枚螺丝钉，锁住髓内钉。在髁上横孔经髓内针穿入 1～2 枚螺丝钉锁住远端。术后即可在床上活动，4～5 天依据骨折类型可适当扶拐下地活动。

(三) 药物治疗

1. 中药治疗

(1) 内服药物：按"骨折三期"辨证用药，对出血过多或休克者，可按脱证给予大剂量补益气血之剂如独参汤、当归补血汤等。必要时配合液体支持疗法，输入成分血或全血。①初期：可视病情给予通下逐瘀，活血祛瘀，消肿止痛法治疗，方用活血舒肝汤、血肿解、活血灵。②中期：给予活血理气，调理脾胃，必要时则予补气血，益肝肾，壮筋骨治疗，方用三七接骨丸、橘术四物汤、四物汤合六味地黄汤加减。③后期：给予补气血，益肝肾，壮筋骨，活血通经，温经通络之法治疗，方用加味益气丸、养血止痛丸、补中益气汤、补肾壮筋汤、活血舒筋丸加减。

(2) 外用药物：整复后可外用活血止痛药物；后期功能锻炼时则重在按摩舒筋，配合海桐皮汤熏洗。

2. 西药治疗

对开放性骨折出血过多或休克者，应用敏感抗生素抗菌消炎及液体支持疗法，输入成分血或全血。择期手术治疗，术前半小时预防性应用抗生素，术后一般应用 3 天。合并其他内科疾病应给予对症药物治疗。

(四) 康复治疗

早期进行股四头肌舒缩锻炼及踝关节伸屈活动，2～3 周行牵引的患者则可撑臀、抬臀，逐渐大范围伸屈髋膝关节。行手术内固定者，视固定的可靠程度及折端愈合情况决定下床活动时间。去除牵引或外固定架后，可在小夹板保护下在床上锻炼 1～2 周，然后扶双拐下床逐渐负重活动。

第五节 膝关节脱位

膝关节由股骨远端关节面和胫骨近端关节面组成，为屈戌关节，关节周围及关节间有坚强的韧带和肌肉附着，并有关节囊包裹，关节比较稳定。损伤性膝关节脱位少见，以青壮年男性居多。膝关节脱位是指与胫骨相关节的股骨向前、向后、向内或向外脱位。膝关节脱位的移位方向发生频率依次是：前脱位、后脱位、外侧脱位、旋转脱位和内侧脱位；前脱位是后脱位的2倍，但后脱位更易伤及腘动脉，内侧脱位仅是前脱位的1/8。膝关节脱位在临床上少见，但一旦发生，即为一种紧急而严重的损伤，常伴有交叉韧带、侧副韧带、关节囊的损伤，有时还可并发腘动静脉及腓总神经损伤，肢体病残率高，需要紧急处理。

一、病因

膝关节脱位多由强大的直接暴力引起，如从高处跌下、车祸、塌方等直接撞击股骨下端或胫骨上端，造成不同方向的脱位。根据胫骨上端在股骨下端的脱位方向，分为膝关节前脱位、后脱位、内侧脱位、外侧脱位及旋转脱位5种类型。旋转脱位又分为前内、前外、后内和后外侧脱位。临床上膝关节前脱位最常见。

二、临床表现

伤后膝关节剧痛，压痛明显，严重肿胀，功能丧失。不全脱位者，由于胫骨平台与股骨髁之间不易交锁形成弹性固定，因而常能自行复位而无明显畸形。完全脱位时，弹性固定明显，且存在不同程度和类型的畸形：前脱位者，膝关节微屈，髌骨前侧凹陷，皮肤形成横行皱襞，腘窝部饱满，可触及突起于后方的股骨髁部，于髌腱两侧触及向前移位的胫骨平台前缘，外观呈台阶状变形；后脱位者，膝关节前后径增大，膝关节处于过伸位，胫骨K端下陷，并局部出现皱褶，腘窝处可触及胫骨平台后缘高突处，于髌腱两侧可触及向前突起的股骨髁部；侧方脱位者，则有明显的侧方异常活动，于膝关节侧方可触及突起的胫骨平台边缘；旋转脱位者，膝部出现明显畸形，患侧小腿呈内旋或外旋畸形，膝内侧关节间隙处出现皮肤凹陷及皱褶，腘窝部后外侧可触及骨性突起。

并发腘部血管损伤者，可引起血管栓塞，而使肢体远端缺血或坏疽；如出现腓总神经损伤时，可出现足背伸功能丧失和足背外侧镇痛等表现。

X线摄片检查可明确脱位的类型及并发骨折的情况。结合临床查体或行MRI检查则可明确并发韧带损伤的情况，如前脱位常合并后交叉韧带断裂，后脱位则多引起前交叉韧带断裂，或前、后交叉韧带同时断裂，或合并内侧副韧带断裂。

三、诊断

（一）有明显高能量外伤史。

（二）膝关节剧烈疼痛、肿胀、活动障碍。

（三）畸形、压痛、弹性固定，膝前后径增大，髌骨下陷或胫骨上端下陷，腘窝可触及后突的股骨髁或胫骨髁后缘；关节横径增大；胫骨上端与股骨下端关系异常；肢端感觉、血循环异常等。

（四）神经血管损伤，20%～35%的患者有腘动脉损伤，25%～35%的患者有神经损伤，以腓神经最为常见。临床查体中最关键的是评估神经血管状态，如腘窝区无脉搏、远端出现瘀斑、肢体发冷、青紫、感觉运动功能障碍则要高度怀疑神经血管损伤。

（五）影像学检查，正侧位X线片可明确诊断，CT、MRI检查可进一步显示脱位类型、软组织损伤情况。

四、治疗

（一）非手术治疗

膝关节脱位应立即复位。

1. 适应证

不伴严重血管神经及前后叉韧带、关节囊损伤，或年龄较大、全身情况较差不能承受手术者。

2. 手法复位

腰麻或持硬麻醉后，患者取仰卧或坐位，一助手用双手握其大腿下段，另一助手握其小腿，顺小腿轴线做顺势牵引。术者立于患侧，根据脱位的方向用力推压、提按，矫正前后及侧方移位，同时助手配合屈伸膝关节，多数脱位即可复位。

3. 固定

适当加压包扎，用长钢托或石膏托固定 5～6 周，将膝关节固定于屈曲 15° 位。

4. 药物治疗

早期外用清热凉血活血、行气止痛消肿中药如金黄散、二黄新伤止痛软膏等。内服中药根据伤科三期辨证用药，详见骨折概论中药疗法。

5. 按摩及功能锻炼

复位后即开始做股四头肌静力收缩练习，可做被动屈髋、屈伸踝关节活动，以利于消肿和预防静脉血栓。解除固定后，做直腿抬高。配合揉搓，拿捏手法。

6. 理疗

TDP 照射、中药离子透入、中频脉冲治疗、水疗、蜡疗可根据不同情况选用。

（二）手术治疗

1. 适应证

(1) 脱位合并血管损伤者应早期手术探查，行血管吻合或移植。

(2) 开放性脱位需要立即行冲洗和清创。

(3) 手法不能复位者应进行开放性复位，如后外侧旋转脱位、股骨内髁嵌顿于关节囊或股内侧肌的扣孔中不能解脱者。

(4) 大多数患者（小于 50 岁）应通过手术重建主要的韧带。

2. 手术方法

根据损伤情况制定不同方案，对侧副韧带、关节囊、前后交叉韧带行早期修复，如有血管损伤需先修复血管，2 周后再行韧带损伤修复。

第六节　髌骨脱位

髌骨古称"膝盖骨"，又称"镜面骨"。髌骨被股四头肌扩张腱膜包绕，膝关节有10°～15°的外翻角，股四头肌起止点又不在一条直线上，当收缩时，有自然向外脱位趋向。

故一旦脱位，多向外脱位，内侧支持带和关节囊被撕裂，髌骨旋转90°，其关节面与股骨外踝相接触。根据其脱位机理，可分为外伤性脱位和习惯性脱位。

一、外伤性髌骨脱位

（一）病因

本病好发于青少年，当膝关节屈曲外展跌倒时，由于膝内侧张力增大，内侧筋膜撕裂，而致髌骨内侧受到外力直接冲撞，也可造成髌骨向外侧翻转脱位。

（二）临床表现

膝关节疼痛、肿胀，呈半屈曲状，不能伸直，膝前平坦，髌骨倾斜，外翻于外侧。膝关节内侧压痛明显，不敢屈膝，若屈膝即可重新脱位。用手指推髌骨向外，不仅疼痛较重，而且活动度明显增大。

（三）诊断

依据外伤史、好发年龄、临床表现和局部触到的髌骨移位畸形，再结合X线检查（正位片及髌骨轴位片）即可确诊。

（四）治疗方法

1. 手法整复

术者站立患侧，一手持踝，一手持膝上，在向远端牵引的同时，将膝关节伸直，脱出的髌骨即可弹回而复位。若遇髌骨与股骨外踝相嵌顿而不易复位时，可令一助手固定腿部，一助手持踝关节，将膝关节屈曲，使筋肉松弛。术者双手由外侧持膝，两拇指推压脱位的髌骨内缘，使髌骨面向外翻，以松解嵌顿，此时牵踝的助手将膝关节伸直，同时术者推挤髌骨的外缘，即可复位。

2. 固定方法

复位后，用伸直夹板或石膏托，将患肢固定于膝关节稍屈曲的中立位2～3周。

3. 功能锻炼

复位固定后，抬高患肢，并积极做股四头肌收缩。解除外固定后，有计划地指导加强内侧肌锻炼，逐步锻炼膝关节屈伸。早期避免负重下蹲，以免发生脱位。

二、习惯性髌骨脱位

（一）病因

一般无明显外伤史，但有膝外翻畸形。因慢性损伤、股骨外踝发育欠佳、髌骨内侧筋膜薄弱，遇有轻微外伤，髌骨即向外翻转脱位，内侧筋膜撕裂，回缩而不愈合。当膝关节伸直时，即可自行复位。但膝关节屈曲时即翻转向外脱位，形成习惯性脱位。

（二）临床表现

膝关节肿痛，消肿后遗留此症。局部肿痛不显著，伸屈功能基本正常。有时膝关节感到不稳定，每当屈曲膝关节时，髌骨即脱向外侧；伸直时髌骨又自动复位。

（三）诊断

有习惯脱位病史或外伤史，依据典型的临床表现或X线检查即可确诊。

（四）治疗

习惯性髌骨脱位往往需要手术治疗。手术的种类有两类：一是通过对伸膝装置的平衡来达到治疗髌骨脱位的目的，二是切除髌骨同时调整伸膝装置。

1. 肌腱手术

肌腱手术是指松解膝关节外侧的挛缩软组织，加强内侧松弛的软组织，矫正伸膝装置力线的一类手术。有以下几种。

(1) 肌腱缝合术：将内侧的关节囊、肌膜、股四头肌扩张部分重叠缝合。适用于儿童。

(2) 肌腱移位术：将股骨内侧肌腱移位，以加强股四头肌力量。内外侧肌力不平衡的病例可用此法。但伸膝力线不正者，还应补充作力线矫正手术。此法对胫外旋的病例效果较差。

(3) 肌膜移位术：利用膝内侧带蒂肌膜移到外侧，以维持髌骨于矫正位。

(4) 髌韧带移位术：将髌韧带附着点连同一块骨块向内侧下移位，直至与股四头肌、髌骨在一条直线上，以矫正伸膝装置力线方向。或选用外半侧髌韧带向内侧移动，将外侧一半自止点处切断，穿过内侧半固定于缝匠肌止点。

2. 骨骼手术

股骨髁上截骨术可矫正膝外翻或股骨下端的内旋，也可垫高股骨外踝的低平。髌骨切除只适用于合并严重骨关节病的患者。因为髌骨对膝关节伸直最后角度起肯定作用，切除后应做软组织修补，以防止股四头肌脱位。截骨手术不适用于儿童。

3. 固定方法

肌腱部手术后用石膏固定 2 周，2 周后拆除石膏，做股四头肌收缩，有计划地指导加强内侧肌锻炼，逐步锻炼膝关节屈伸。早期避免过度运动，以免造成肌腱手术剥离；股骨髁上截骨术石膏固定 5 周且有骨痂形成后，拆除石膏。

4. 功能锻炼

术后抬高患肢，并积极做股四头肌收缩。解除石膏固定后，有计划地指导加强内侧肌锻炼，逐步锻炼膝关节屈伸。早期避免负重下蹲，以免发生脱位。

第七节 股骨髁间骨折

股骨髁间骨折是指股骨内、外踝或双髁遭受外力后引起的骨折，占全身骨折脱位的 0.4% ~ 0.5%，以青壮年男性居多，女性和老年人少见。因本病属关节内骨折，复位要求较高，且预后较股骨髁上骨折差。可合并腘血管及 / 或神经损伤。

一、病因

股骨髁部骨折主要为股骨轴向暴力合并内、外翻或旋转暴力所造成。近年来，随着交通事故的频繁发生，该类骨折的青壮年病例往往由于高速、高能量暴力引起。

(一) 髁间骨折

股骨髁间骨折大多由间接暴力造成，临床上可分为屈曲型和伸直型。

1. 屈曲型

患者自高处坠落受伤，屈膝位足或膝部直接着地，首先造成屈曲型股骨髁上骨折；暴力继续作用，骨折近端自髁间将股骨内外踝劈成两半甚至多块碎片，导致内外踝骨块向两侧分离（或旋转）移位，形成"T"或"Y"形骨折，受肌肉牵拉骨折远端向后上移位，近端向前下移位。

2.伸直型

如患者自高处坠下时，膝关节于过伸位受伤，造成髁间骨折后，骨折远端向前上移位，近端向后下移位。股骨内、外踝亦可向两侧分离移位。

（二）单髁骨折

临床少见，直接暴力或间接暴力均可引起单髁骨折，但以后者多见。患者膝伸直位自高处坠下，暴力向上传导，对股骨髁产生强大的冲击力，由于正常膝关节存在轻度外翻，故易形成膝外翻暴力而造成外踝骨折，分离的股骨髁被推向上移位，形成膝外翻畸形。少数患者可并发外侧副韧带及前侧交叉韧带撕裂。少数情况下，过度的膝内翻暴力，可导致内髁骨折，分离的股骨髁向上移位，从而形成膝内翻畸形。或可合并内侧副韧带及前侧交叉韧带撕裂。单髁骨折的骨折线多为纵向斜行近矢状面劈裂骨折，冠状面及粉碎骨折少见，骨折块多向后上移位。

二、临床表现

患者有明确的自高处坠落、局部碾压或车祸受伤等外伤史，伤后患膝肿胀（关节内积血明显）、疼痛严重，腘窝部有青紫及瘀斑，膝关节功能障碍。髁间骨折检查时可见患肢短缩，膝关节呈半屈曲位，膝部横径及前后径增大明显，股骨内外踝部压痛明显，并可触及骨擦音。单髁骨折则见膝关节外展或内收位畸形，内髁或外踝压痛明显，并可触及骨擦音及异常活动。X线检查可明确骨折的部位和类型。

AO骨折分类法。股骨髁上骨折即为AO股骨远端骨折（代码33）之B型（部分关节骨折）和C型（完全关节骨折），其亚分型如下：

1.B型（部分关节骨折）

(1)B1：股骨外踝，矢状面。①简单，穿经髁间窝。②简单，穿经负重面。③多折块。

(2)B2：股骨内髁，矢状面。①简单，穿经髁间窝。②简单，穿经负重面。③多折块。

(3)B3：冠状面部分骨折。①前及外片状骨折。②单髁后方骨折(Hoffa)。③双髁后方骨折。

2.C型（完全关节骨折）

C1：关节简单，干骺端简单

(1)T或Y形，轻度移位。

(2)T或Y形，显著移位。

(3)T形骨骺骨折。

C2：关节简单，干骺端多折块

(1)完整楔形。

(2)多折块楔形。

(3)复杂。

C3：多折块关节骨折

(1)干骺端简单。

(2)干骺端多折块。

(3)干骺端及骨干多折块。

三、诊断

（一）病史

有明显外伤史。

（二）症状和体征

1. 伤后患肢疼痛明显，移动肢体时显著加重。

2. 不能站立与行走，膝关节局部功能障碍。

3. 患侧大腿中下段及膝部高度肿胀，可见皮肤瘀斑。

4. 股骨髁部压痛剧烈。

5. 骨折局部有骨异常活动及骨擦感。

6. 伤膝可有内、外翻畸形，并可能有横径或前后径增宽，骨折局部可出现不同程度的成角、短缩及旋转畸形。

（三）辅助检查

1. X 线检查：常规应给予前后位与侧位 X 线摄片，可明确诊断骨折类型。

2. 怀疑有复杂关节软骨或韧带损伤者可给予 CT 或 MRI 检查。

四、治疗

（一）非手术治疗

1. 无移位的骨折

做膝关节穿刺，抽出积血后加压包扎，或外敷二黄新伤止痛软膏后加压包扎，并用超膝长托板或石膏托制动，4 周后逐渐做膝关节功能锻炼。

2. 轻度移位、关节面欠平整的单髁或双髁骨折

做胫骨结节骨牵引，手法复位。牵引时置膝关节于 40°屈曲位，以放松腓肠肌和关节囊对断端的牵拉。复位时用双手抱髁对向挤压，使移位的骨块复位。如一次复位后骨折块之间仍有间隙，可在伤后 10 天内，随着肿胀减退，每日行抱髁手法复位一次，使骨块逐渐靠拢对位。6 周左右取牵引，改用超膝关节夹板固定，并循序渐进行膝关节伸屈锻炼。

3. 药物治疗

在三期辨证施治基础上，要考虑到该种骨折局部出血多，关节内血肿严重的特点，宜在无菌下穿刺抽吸血肿，或手术者，应先予以清热解毒活血，内服五味消毒饮加减，连服 4 天后进行活血祛瘀、消肿，内服桃红四物汤加减。中后期服归香正骨丸、双龙接骨丸等。骨折基本愈合，解除外固定后用软坚散结洗药熏洗患膝，并外搽郑氏舒活酊按摩。

4. 功能锻炼

宜早期进行股四头肌的静力收缩练习和踝关节活动。骨折基本愈合后可进行膝关节屈伸功能锻炼，并对患膝上下筋肉做松解手法按摩，防止髌骨及股四头肌粘连。

5. 调护及注意事项

治疗中应注意观察足背动脉搏动和远端肢体血循情况。如果足背动脉搏动减弱，足趾血循差，多因移位折端刺激腘动脉引起血管痉挛所致，可先行牵引下手法复位，如好转则可继续观察，未好转则应立即手术探查。

（二）手术治疗

对于明显移位骨折或伴有神经血管损伤以及闭合复位失败者，应及时采用相关手术治疗。

（三）预后与康复

股骨髁间骨折的预后与康复与股骨髁上骨折类似，重点在于膝关节功能的恢复。股骨髁间骨折常伴随着膝关节滑膜囊、半月板的损伤，伤后关节腔粘连，更易遗留关节功能障碍。

动静结合原则应贯穿于整个治疗过程中，早期功能锻炼在股骨髁部骨折治疗中显得特别重要。它能起到对关节面的模造，矫正残余移位，防止关节囊粘连、肌肉韧带挛缩的作用。骨折复位固定后，即应做股四头肌的收缩及踝关节、跖趾及趾间关节的屈伸活动。1～2周后如骨折稳定，可行膝关节主动或辅助活动，活动时宜轻缓，切勿用暴力，活动应循序渐进，范围逐渐加大。4～6周内，可参照股骨下1/3骨折功能锻炼方法进行；6周后，可在超膝关节带轴夹板固定下，扶拐下地进行不负重行走锻炼；如X线片显示已骨性愈合，方可逐步负重下地行走。

股骨髁部骨折系波及关节面的骨折，因此除复位时尽量恢复关节面的平整外，在整个治疗过程中要严格贯彻动静结合的治疗原则，只要情况允许，就要争取早期进行功能锻炼。骨折愈合后配合外用药物熏洗做主动锻炼或被动屈伸锻炼，否则将导致膝关节活动障碍甚至僵硬。

第八节　股骨髁上骨折

股骨髁上骨折是指腓肠肌起点以上2～4cm范围内的骨折，多发生于青壮年。由于此处是股骨皮质骨与松质骨的移行部位，故在承受暴力时发生骨折。若膝关节强直、失用性骨质疏松，更容易因外力而发生股骨髁上骨折。股骨髁上骨折常容易损伤腘窝处神经及血管，且治疗不当容易引起膝关节粘连而影响膝关节屈伸功能。

一、病因

本病多因从高处坠落、足部或膝部着地的传导暴力引起，直接暴力的打击或扭转外伤亦能造成。另外，如膝关节僵直的患者，因失用性骨质疏松，以及膝部的杠杆作用增加，亦易发生股骨髁上骨折。

股骨髁上骨折可分为屈曲和伸直两型，屈曲型比较多见。所谓屈曲型股骨髁上骨折，即骨折远端向后侧移位，骨折呈横断或斜形。如为斜形骨折，其骨折线是从后上斜向前下，骨折远端因受腓肠肌的牵拉和关节囊的紧缩，向后（或屈侧）移位，其锋锐的骨折端有刺伤腘动脉的危险；同时，其骨折近端向前突出，可刺破髌上囊及其附近的皮肤。所谓伸直型股骨髁上骨折，即骨折远端向前（或背侧）移位，骨折呈横断或斜面。如为斜面骨折，其骨折线是从前上斜向后下，骨折远、近端前后重叠。

二、临床表现

股骨髁上骨折的临床表现与股骨下1/3骨折相似，伤后大腿下段及膝部严重肿胀，患肢短缩，压痛显著，功能丧失。屈曲型骨折者，在膝前外上方可扪及骨折近侧断端明显突起，而在膝后可摸到骨折远侧断端。伸直型骨折者因骨折端相互重叠，不易扪及骨折端，但患处前后径增大。检查时应防止膝关节过伸而造成腘窝部血管或神经损伤。膝关节正、侧位 X 线片，可确定骨折类型和移位情况。

三、诊断

(一)病史

本病有明显外伤史，多为高速损伤及由高处坠落所致。

(二)症状和体征

1. 伤后患肢疼痛明显，移动肢体时显著加重。

2. 不能站立与行走，膝关节功能障碍。

3. 患侧大腿中下段及膝部高度肿胀，可见皮肤瘀斑。

4. 大腿下段压痛剧烈。

5. 骨折局部有骨异常活动及骨擦感。

6. 骨折局部可出现不同程度的成角、短缩及旋转畸形。

(三)辅助检查

常规应给予前后位与侧位 X 线检查，可明确诊断及骨折类型。

四、治疗

(一)非手术治疗

股骨髁上骨折无论牵引或手法复位，均不必强求解剖复位。股骨前后方向或内外方向允许有 7°以内的成角，长度短缩则应＜2 cm。在此范围内的功能复位对患肢的功能影响较小。

1. 骨牵引复位

屈曲型骨折可采用股骨髁部冰钳或用骨圆针牵引，伸直型骨折则采用胫骨结节牵引，牵引重量一般为 7～10 kg，维持重量为 5 kg。骨牵引后配合手法整复即可复位。如骨折远端向后移位明显者，可应用股骨髁和胫骨结节双部位牵引进行复位。

行双部位骨牵引时，骨折远端后倾程度大者，则膝关节的屈曲角度亦应相应加大。与此对应，胫骨结节的牵引方向亦应加大向下的角度，并注意放置患肢附架的转折处应对准骨折远端。

2. 手法整复

以临床常见的屈曲型为例，说明手法复位方法。采用屈膝拔伸法整复骨折，患者仰卧，两膝屈曲至 90°～100°，悬垂于手术台一端，患膝下方垫一沙袋。用宽布带将患肢固定于手术台上，助手以两手抱住患肢踝部，顺势拔伸并向足端牵拉；术者双手抱住小腿上端近腘窝处将远折端向前提托，以纠正重叠及向后成角移位；然后两手相对挤压，纠正残余的前后及侧方移位，力求骨折功能复位。

整复时要保持膝关节屈曲位，注意保护腘窝神经血管，用力不宜过猛；复位困难者，可加大牵引重量后再整复。

3. 固定方法

(1)无移位骨折将膝关节内的积血抽吸干净后，采用超膝关节夹板或石膏托固定即可。其夹板规格为：前侧板下端至髌骨上缘，后侧板的下端至腘窝中部，两侧板以带轴活动夹板行超膝关节固定。小腿部的固定方法与小腿骨折相同，膝上和膝下均以 4 根布带绑扎固定。将患肢膝关节屈曲于 70°～90°位固定。

(2) 移位骨折经持续牵引而配合手法复位者，所用固定夹板，其两侧板的下端呈叉状，骑在冰钳或骨圆针上。6～8周后解除牵引，改用超膝关节夹板固定，直至骨折愈合。

（二）手术治疗

对移位严重，经牵引和手法整复不能复位者，或伴有血管、神经损伤者，应考虑行切开复位"L"形髁钢板内固定，并探查血管、神经。可选用切开复位 DCS 内固定，也可选用闭合复位逆行交锁髓内钉内固定，DCS 的优点是可解剖复位，坚强固定，缺点是暴露较多，创伤较大。交锁髓内钉的优点是闭合复位，血供破坏少，有利于骨折愈合，髓内固定，可将静力固定改为动力固定，促进骨折愈合，但要求设备复杂，操作技术要求高。

（三）预后与康复

股骨髁上骨折因靠近膝关节，故骨折愈合后常遗留膝关节主动或被动伸屈功能的部分障碍，故解除固定后应用中药熏洗并结合理筋按摩，加强膝关节功能康复。

对于因股四头肌粘连而出现的膝关节屈伸功能障碍，在骨折愈合稳定的前提下，及早进行膝关节屈伸锻炼，或行 CPM 辅助功能恢复。若后期膝关节屈伸仍明显障碍，则可考虑手术松解。

第九节　髌骨骨折

髌骨骨折占全部骨折损伤的 10%，大部分髌骨骨折由直接及间接暴力联合所致。髌骨骨折造成的重要影响为伸膝装置连续性丧失及潜在的髌骨关节失配。

一、病因

髌骨骨折为直接暴力和间接暴力所致。直接暴力多因外力直接打击在髌骨上，如撞伤、踢伤等，骨折多为粉碎性，其髌前腱膜及髌两侧腱膜和关节囊多保持完好，骨折移位较小，亦可为横断型骨折。间接暴力，多由于股四头肌猛力收缩所形成的牵拉性损伤，如突然滑倒时，膝关节半屈曲位，股四头肌骤然收缩，牵拉髌骨向上，髌韧带固定髌骨下部，而股骨髁部向前顶压髌骨形成支点，三种力量同时作用造成髌骨骨折。间接暴力多造成髌骨横行骨折，移位大，髌前筋膜及两侧扩张部撕裂严重。

二、临床表现

患者多有明显外伤史，伤后觉膝部疼痛、乏力，不能伸直膝关节站立。髌骨骨折系关节内骨折，故膝关节内有大量积血，肿胀严重，血肿迅速渗于皮下疏松结缔组织中，形成局部瘀斑。由于髌骨位置表浅，可触及骨折端，移位明显时，其上下骨折端间可触及一凹沟，有时可触及骨擦音。

X 线摄片检查，可显示骨折的类型和移位情况，如为纵裂或边缘骨折，需拍摄轴位片，自髌骨的纵轴方向投照才能显示骨折。故临床上怀疑有髌骨骨折的患者，一般常规拍摄侧位和轴位片。而正位片因与股骨髁重叠，不能显示骨折。

三、诊断

（一）症状

伤后膝部剧烈疼痛，迅速出现肿胀，膝关节不能主动伸直，不能站立，局部多出现皮下瘀斑。

（二）体征

髌前压痛明显，移位明显者髌骨前面可扪及凹陷的骨折裂隙。

（三）影像学检查

X 线片可明确诊断及移位程度，疑有纵形骨折或冠状面骨折需加摄轴位片，并注意与先天性二分髌骨鉴别。

四、治疗

髌骨骨折治疗的目的是：恢复伸膝装置的连续性，保存髌骨的功能，减少髌骨骨折的并发症。

（一）非手术治疗

非手术治疗的指征为：伸膝装置完整无移位骨折，如非移位性骨折、星状骨折、纵行髌骨骨折等。因为此种骨折伸肌扩张部保持完整，大多数作者都提倡非手术治疗。但是，对于有移位的髌骨骨折采用非手术治疗的标准却有不同的看法。Bostr6 m 等人认为骨折移位不超过 3 ～ 4 mm，关节面有 2 ～ 3 mm 的不平整是可以接受的标准。同时对他的一组 212 例非手术患者进行了随访，其中 84% 无疼痛，91% 功能正常或轻度受限。Edwards 等人认为，骨折移位超过 2 mm，关节面不平超过 1 mm，有 2/3 的患者有不适和股四头肌肌力减弱。早期肿胀严重时应在无菌条件下抽吸血肿，行上下石膏托或管形石膏固定。从腹股沟下方 2 cm 至踝关节，将膝关节固定在伸直位但不要过伸。固定后 1 ～ 2 天开始练习股四头肌收缩，2 周后练习直腿抬高。4 ～ 6 周去除石膏，逐步练习膝关节活动并持双拐练习负重。

（二）手术治疗

1. 手术治疗的指征

髌骨骨折关节面不连续、台阶大于 2 mm，或骨折块移位超过 3 mm，应建议手术治疗。手术治疗适应证还包括关节面破裂的粉碎性骨折、关节内移植物移位的骨软骨骨折，伴有粉碎性或移位的边缘骨折和纵行骨折。

2. 手术入路

传统的手术入路为髌前横切口，近年某些国外作者采用髌前纵切口或绕髌骨内侧弧形切口，以便使术野显露更广泛。

3. 手术时机

手术最佳时机为患者全身及局部皮肤条件许可时即可手术。如果就诊时髌前皮肤有擦伤，只要伤口清洁、受伤时间不超过 4 ～ 8 h 可即刻进行手术，因此时可能尚无细菌生长，伤口感染的危险性很小。此种情况如错过急症手术时机，待皮肤结痂需时 2 周左右，将影响以后的关节康复。如皮肤擦伤范围广、污染严重，必须等到皮肤愈合再施手术，以避免伤口感染的危险。对合并同侧胫骨、股骨等骨折时应同期处理髌骨骨折。

4. 手术方法

目前，髌骨骨折的手术方法基本为：切开复位坚强内固定、髌骨部分切除及骨碎片切除韧带修补、髌骨全切精密的伸膝装置修补、闭合复位抓髌器固定、Cable-pin 等。

(1) 切开复位内固定：切开复位环扎术是治疗髌骨骨折的传统方法，由 Berger 在 1892 年首先提出，一直沿用至今。近年来为 AO/ASIF 技术修改和完善，适用于横断骨折及部分粉碎骨折。力学研究已证实：当钢丝置于髌骨的张力侧时与传统的环扎术比较，固定的强度明显增加。

1) 单纯钢丝环扎术：适用于髌骨横断骨折，或骨折片不超过 2～3 片的粉碎骨折。髌骨的环扎术是由 Cameron 和 Lister 首先应用的。一般选择髌前横切口，用手锥分别于骨折远近段经骨钻孔，方向应平行骨折线。将钢丝引入孔内，骨折整复后巾钳临时固定。确认关节面平滑后，把钢丝拧紧剪除多余部分。X 线证实对位满意后，关闭切口。术后石膏托固定 4～6 周，开始膝关节功能练习。由于此种固定方法不十分牢靠，屈曲膝关节时髌骨前面易于张开，所以关节康复练习时间较晚，已很少单独使用。但对骨折粉碎不太严重、移位较轻时，应用荷包缝扎法，即用钢丝经髌骨周围软组织间断穿入，呈环行固定。穿过髌腱和股四头肌腱抵止时，应在肌腱的中层紧贴髌骨，复位的同时收紧环轧钢丝，在髌骨的外上方拧紧剪断钢丝。存在的问题也是固定不牢，术后常须固定 6～8 周方可练习膝关节活动。Magnuson 等人介绍的方法是通过髌骨的纵向钻孔，钢丝环行固定，以及 Lotke 等推荐的纵向钻孔，钢丝 8 字固定，都收到了比较满意的固定效果。Johnscm 提出的严重粉碎骨折"间接复位技术"即保留每个骨碎块上附着的软组织，尽量避免不必要的破坏血运，用双钢丝固定。收紧矢状面环形钢丝时，用手指轻轻复位，同时屈膝 10° 左右，以股骨髁关节面为解剖复位的模板。位置满意后，再放置 8 字前张力带钢丝周定。严密缝合扩张部和关节囊。术后不必应用外固定。

2) AO 改良张力带固定：骨折整复后，用两把巾钳维持对位。纵向钻入两根克氏针，两针之间应平行 (或用直径 4 mm 松质骨拉力钉)，钢针应位于髌骨前后位的中部或略偏向关节面侧。有时，准确地穿入钢针比较困难，可在屈膝位从骨折近段逆行穿针，然后复位，再将骨折固定。这两根钢针为张力带钢丝提供了稳固的落脚点，同时也抵消了骨折断端的扭转力。钢丝通过股四头肌腱和髌韧带及克氏针再牢固地固定到髌骨的表面。穿针时注意方向与髌骨下极针的长度，不要过长，否则易造成术后膝部疼痛，或影响伸直活动。膝关节伸直时，张力带钢丝可能造成关节面的微小分离，屈曲时，伸肌的拉力通过前张力带钢丝变为压力。这种动力学的力可以闭合残余的骨折间隙。粉碎的骨折可以去除小的碎片，将残留的主要骨块关节面对齐拉紧。固定的稳定性应在术中进行试验，将膝关节进行最大范围的活动，同时观察骨折端的稳定程度。如骨折断端没有活动，术后早期开始膝关节的主动康复。一般术后 3～6 天即可开始，必要时可用 CPM 辅助练习。

(2) 髌骨部分切除：适用于髌骨下肢粉碎骨折未波及软骨面，近折段大而完整。取髌前横切口，清除无法复位的碎骨块，保留与髌腱相连的骨块。钢丝通过近折断的横行钻孔 (钻孔应靠近髌骨软骨面，以防近折段骨折面向后反转) 远段通过髌腱与骨块交界处，收紧钢丝。修补撕裂的关节囊及伸膝扩张部。应注意：过多地切除髌骨下极都将造成伸膝装置的短缩，增加了髌骨关节的压力。术后石膏固定 4 周左右，逐步练习关节活动。

(3) 髌骨全部切除：严重粉碎性骨折且用任何办法都无法保留髌骨的病例方可选择此种手术。早年，Bmoke 等人认为髌骨不是一个功能器官，髌骨切除后可以改善膝关节的力量。后来，Kaufer 等人否定了这个观点，认为髌骨是伸膝装置中重要的功能结构。他们提倡在髌骨骨折的治疗中应力争保留髌骨。手术方法为仔细将髌骨碎快完全切除后，认真冲洗关节腔的碎屑，仔细缝合关节囊及伸肌扩张部，并将股四头肌腱与髌韧带直接缝合。不能缝合的，可将股四头肌倒 V 形翻转缝合，恢复伸膝装置的连续性。术后，石膏固定 4 周左右，开始练习活动。应注意预防股四头肌萎缩，否则易发生步行耐量减少，上下坡时感觉疲乏。

(4) 抓髌器固定：Malgaigne 最早用经皮夹子治疗髌骨骨折后，因感染和关节化脓而放弃，20 世纪 80 年代天津市天津医院金鸿宾研制出抓髌器并应用于临床。抓髌器是由两对不锈钢钩连接在螺旋加压盖上构成，其中一对钩间距较宽，用来抓髌骨上极，另一对钩间距较窄，用来抓髌骨下极。治疗适应证主要为髌骨横断骨折。手术在 C 形臂 X 线机监视下进行，股神经阻滞麻醉下，先抽吸关节内血肿，继用双手拇、示指挤按髌骨上下极向中心靠拢。将抓髌器钩尖刺入皮肤，分别抓在髌骨上下极的前侧缘上。X 线证实已抓牢后，双手稳住抓髌器，助手拧紧上面螺旋，使骨块靠拢复位至紧密嵌插。若是移位较大的粉碎骨折，还可用手按压髌骨前侧，同时轻轻屈伸患膝，以股骨髁前关节面为模板，更好地复位。术后用无菌敷料包扎，不需另加辅助固定。当日练习股四头肌收缩活动，次日下地活动，在无痛范围内进行少许屈伸活动。每隔数日更换敷料时适当调紧加压螺旋，以持续加压。第 3 周开始积极练习屈膝活动，至 5 ～ 6 周患膝如有 80° ～ 90°，X 线检查证实骨折愈合，可去除抓髌器，继续功能锻炼。经临床观察，总的疗效满意，但去除外固定后有再骨折的病例发生，可能为软组织嵌入骨折断端所致。

(5)Cable-pin 治疗髌骨骨折：张力带钢丝治疗髌骨骨折疗效确切，但也存在一些问题，例如克氏针退出、钢丝皮下刺激引起疼痛、钢丝滑脱或钢丝难以拧紧而不能产生骨折端加压等。近年使用的 Cable-pin 系统适用于髌骨横断骨折的治疗，它同时利用张力带和加压螺钉的固定原理对骨折进行牢固的加压固定，克服了张力带钢丝的缺点。Cable-pin 的钢缆具有特殊结构，使其具有良好的柔韧性，可以尽可能地收紧，帖服骨面而不会断裂，同时可以牢固地固定骨折。螺钉尾具有条形结构，利于取出。因此，与张力带钢丝比较，Cable-pin 具有明显的优点。它的缺点为：螺钉直径为 4.0 mm，无法用于严重粉碎性骨折。常规方法显露骨折，探查和清理骨折端，复位后，尽可能平行拧入两根钢缆的螺钉部分 (顺向或逆向)，使两个主要骨块之间获得加压，然后在髌骨近端 (或远端) 横行钻一隧道，用钢缆穿过隧道，在髌骨前方 8 字结扎。用专用器械收紧钢缆，以专用固定夹扣将钢缆固定。术后 2 周拆线，每月复查，6 ～ 8 周开始负重行走。

第十节 胫骨平台骨折

胫骨平台骨折是骨科领域的一个难题，1990 年以来随着新的内固定技术的发展，骨科医生已经能较好地治疗胫骨平台骨折，特别是合并有严重软组织损伤的复杂胫骨平台骨折。

按 Hohl 统计，胫骨近端骨折占骨折总数的 1%，老年人骨折的 8%。胫骨平台骨折中外踝骨折占 55% ～ 70%，单纯内髁骨折占 10% ～ 23%，双髁骨折占 10% ～ 30%。

一、病因

胫骨平台骨折多为严重暴力所致，膝关节受强大的内翻或外翻应力合并轴向载荷的联合作用而造成多种形态的骨折。当外翻应力作用时，股骨外髁对下面的胫骨外髁施加了剪切和压缩应力，造成胫骨平台的压缩和劈裂骨折，同样在内翻应力作用时致胫骨内髁骨折。由于暴力强弱不同、骨质情况各异和致伤时间不等，因此致骨折的粉碎和移位程度不同。以外翻应力致伤为多见。在内外翻应力作用时，内、外侧副韧带类似一铰链，致内外侧胫骨平台骨折的同时常常合并软组织损伤，譬如外侧平台骨折常合并内侧副韧带或前交叉韧带损伤，而内侧胫骨平台骨折常合并外侧副韧带或后交叉韧带损伤。同样的内外翻应力作用于不同位置的膝关节，由于膝关节处于不同运动方位时胫骨髁与股骨髁的接触区不同，因而将致不同类型的骨折。如膝关节屈曲位受到内外翻应力的作用，常致胫骨内外髁后部的骨折；如膝关节屈曲外旋位受到外翻应力时常造成胫骨外髁前部骨折。高处坠落伤者因合并轴向压应力可造成胫骨双髁压缩或劈裂乃至干骺端骨折。

二、临床表现

患者多有较明显的外伤史，伤后患膝肿胀、疼痛、活动受限。可有膝内翻或外翻畸形。查体时，可扪及骨擦音和异常活动，由于骨折后关节内积血，故一般可有浮髌试验阳性；若发生交叉韧带断裂，则可有抽屉试验阳性；若并发侧副韧带断裂，则侧向试验阳性。膝关节正、侧位 X 线片可显示骨折类型和移位情况。

三、诊断

（一）症状

膝部外伤后出现小腿上段至膝关节肿胀、疼痛、伤膝功能障碍或丧失。

（二）体征

胫骨髁部压痛明显，有时可扪及骨擦音，并有纵向叩击痛，移位明显者可有内翻或外翻畸形。对于粉碎骨折移位严重的患者，应警惕骨筋膜间室综合征的发生。

（三）影像学检查

X 线正侧位片可明确诊断并判断损伤程度，粉碎性骨折可做 CT 或 MRI 检查，以了解各骨折块之间关系和半月板、韧带的损伤情况。

四、治疗

（一）非手术治疗

胫骨髁骨折属关节内骨折，因此治疗的主要目的是恢复关节面的平整和良好的关节活动度。故治疗时应做到准确复位、坚强固定和适时的功能锻炼。

1. 治法选择

无移位外侧平台骨折，用超膝关节夹板或长腿石膏托固定；关节面压缩或移位 < 5 mm，宜筝法整复外固定；针拨复位法则适用于凹陷较严重，手法推挤难以复位者；切开复位内固定适用于移位严重的粉碎性骨折。

2. 手法整复

患者仰卧，患侧髋、膝关节伸直中立位，局麻下抽净关节内积血或积液。整复外侧平台骨折步骤为：两助手分别握住患肢大腿和踝上部做拔伸牵引，然后远端助手一手扼小腿中下段内侧，另一手握住膝内侧，同时用力使膝关节内翻；在膝关节外侧间隙增大后，术者用双手拇指推挤骨折片向内上方，使之复位。整复内侧平台骨折则与之相反，先使膝外翻，加大内侧间隙，然后推挤骨折片复位。如为双髁劈裂骨折，可在第一步基础上行胫骨下端或跟骨牵引；然后术者用抱髁法，双手掌按于内、外踝部向中心推挤复位。

3. 撬拨整复

对于严重塌陷骨折，可采用针拨复位法：常规消毒并局麻后，在 c 臂 X 线机引导下，术者持斯氏针插入塌陷骨块下部向上撬拨；同时令助手协助用双拇指向内上方顶推移位的外踝，使之复位。

4. 牵引功能疗法

对于严重粉碎性骨折，手法及手术难以复位及有效固定的病例，可用胫骨下端或跟骨牵引。然后在牵引下早期进行膝关节功能活动，以使股骨髁挤压胫骨平台。一般牵引时间为 6 周，3 个月后开始负重。

5. 固定方法

外固定用超膝关节小夹板、长腿石膏托或石膏前后夹。无移位或移位不严重者，将膝关节固定于轻屈位 4 ～ 6 周后，可下地扶拐不负重行走。移位严重者体位同前，固定 3 ～ 6 个月后方可负重行走。

（二）手术治疗

单髁或双髁骨折移位明显，关节面压缩或移位超过 10 mm，手法复位不满意的青壮年病例，或陈旧性骨折，应考虑切开复位，内固定物用螺丝钉、"L" 形钢板、"T" 形钢板、Golf 钢板、干骺端接骨板或骨圆针交叉固定。

（三）预后与康复

胫骨髁骨折系波及负重关节面的骨折，因此无论采用何种复位固定方法，均应力争解剖复位，保持关节面的平整和完整，否则易造成后期并发创伤性关节炎。功能康复应强调早活动、晚负重。早期即应进行股四头肌静力收缩及跖趾关节活动。解除外固定后，可在床上试行膝关节各方向运动，以模造关节面，减少创伤性关节炎的发生，或下地进行不负重步行练习。待 X 线检查显示骨性愈合后，逐步下地行负重功能锻炼，过早的负重锻炼有造成骨折再次塌陷的可能。

第十一节 膝关节半月板损伤

膝关节半月板主要是纤维软骨组织，位于股骨、胫骨之间的关节隙两侧，内外各一。内侧半月板外形呈 C 形，外侧半月板近似于 O 形。半月板的横切面呈三角形（楔形），外缘厚，中央（游离缘）薄。半月板前、后角附着于胫骨平台前、后部。

半月板损伤在欧美地区以内侧半月板损伤较多，而在亚洲则以外侧半月板损伤较多，原因是亚洲地区外侧盘状半月板的人较多。

一、病因

多由扭转外力引起。当一腿承重，小腿固定在半屈曲、外展位时，身体及股部猛然内旋，内侧半月板在股骨髁与胫骨之间受到旋转压力，而致半月板撕裂。如扭伤时膝关节屈曲程度愈大，撕裂部位愈靠后。外侧半月板损伤的机制相同，但作用力地方向相反。破裂的半月板如部分滑入关节之间，使关节活动发生机械障碍，妨碍关节伸屈活动，形成"交锁"。在严重创伤病例，半月板，十字韧带和侧副韧带可同时损伤。半月板损伤的部位可发生在半月板的前角、后角、中部或边缘部。损伤的形状可为横裂、纵裂、水平裂或不规则形，甚至破碎成关节内游离体。

二、临床表现

(一) 症状与体征

1. 疼痛

疼痛是因半月板损伤后牵扯周围滑膜引起的。半月板撕裂后，其张力失常，膝关节运动时半月板的异常活动牵拉滑膜以致疼痛。疼痛特点是：固定在损伤的一侧，随活动量增加疼痛加重，部分患者疼痛不明显。

2. 关节交锁

活动时突然关节"卡住"不能伸屈。一般急性期交锁不多见。多在慢性期出现。交锁后关节酸痛，不能伸屈。可自行或在医生帮助下"解锁"。"解锁"后往往会有滑膜反应肿胀，交锁特点固定于损伤侧。

3. 弹响声

膝关节活动时可听到或感到半月板损伤侧有弹响声。

4. 关节肿胀积液

急性损伤期，多有滑膜牵扯损伤或伴有其他结构损伤，往往关节积血积液。慢性期关节活动后肿胀，与活动量大小有关。关节液是黄色半透明的滑液。是慢性创伤性滑膜炎的结果。关节肿胀积液可用浮髌试验及膝关节积液诱发试验检查。

5. 股四头肌萎缩

半月板损伤有明显症状，长期未治疗，可致股四头肌萎缩，股内侧肌更明显。但股四头肌萎缩不是特异体征。

6. 关节隙压痛及突出

半月板损伤侧的关节隙压痛阳性，压痛点多与半月板损伤的部位相吻合 (如体部损伤，压痛在体部)。还可触到损伤的半月板在关节隙处呈鞭条状隆凸，往往也是压痛所在。半月板隆凸对诊断有意义，但应与囊肿相鉴别。

7. 半月板摇摆试验

方法是患者仰卧，膝伸直或半屈，医生一手托患膝，拇指缘放在内或外侧关节间隙，压住半月板缘，另一手握足部并内外摇摆小腿，使关节间隙开大缩小数次，如拇指感到有鞭条状物进出滑动于关节间隙或感到响声或疼痛，即表示该半月板损伤。

8. 麦氏征 (McMurray 征)

做法等于在重复损伤机制，对急性期患者由于疼痛多不能奏效，但对慢性期最常用，且有一定诊断价值。本法的准确率与检查者的经验有直接关系。传统认为麦氏征阳性必须由疼痛和膝关节内响声两者构成，但这种典型的阳性体征较难诱出，所以现在也有人认为，在麦氏征试验中，疼痛或响声两者其中之一出现，该试验即可为阳性。注意半月板损伤的响声与滑膜炎、膝关节骨关节病等细碎响声不同，为一种弹响声。具体方法是：医师一手握患者足部，另一手扶膝上，使小腿外展内旋，然后将膝由极度屈曲缓缓伸直，如关节间隙处有响声(听到或手感到)和(或)疼痛，即表明内侧半月板损伤。也可反方向进行，外侧痛响，即外侧半月板损伤。

9. 研磨试验

患者俯卧位，膝关节屈曲90°，助手将大腿固定，检查者双手握患侧足向下压并旋转小腿，使股骨与胫骨关节面之间发生摩擦，半月板撕裂者可引起疼痛。若外旋位产生疼痛，表示内侧半月板损伤。若内旋位产生疼痛，表示外侧半月板损伤。

10. 鸭步试验

患者全蹲位小腿分开，足外旋向前走，出现疼痛者为阳性。多说明半月板后角损伤。

11. 半月板前角挤压试验

膝全屈，一手拇指按压膝关节隙前缘(半月板前角处)，一手握小腿由屈至伸，出现疼痛为阳性。

半月板损伤常合并其他结构的断裂损伤，如内侧副韧带、交叉韧带断裂，关节软骨损伤，骨软骨骨折等。症状、体征往往复杂多样变化很大，尤其在损伤急性期，关节肿胀疼痛明显，须仔细检查明确诊断。

(二)辅助检查

半月板损伤依靠病史及临床检查多可做出较正确的诊断，但仍存在5%左右的误诊率，因此仍需要一些特殊检查来完善诊断，常见有如下辅助检查。

1. 常规 X 线检查

可排除骨关节本身的病变，关节内其他损伤和游离体。有人认为膝外侧间隙增宽、腓骨小头位置偏高对盘状软骨的诊断有一定价值。

2. 关节造影

根据我们的经验，用空气和碘水双重对比造影，结合临床表现对半月板撕裂的诊断符合率可达96%以上。

3. 磁共振成像(MR)

该技术作为一种非侵入性、无放射线、无并发症的技术，用于半月板损伤的诊断价值较大，能发现一些关节镜难以发现的后角撕裂及半月板变性。其诊断正确率文献报道相差甚大，为70%～97%。但费用昂贵，有一定的假阳性和假阴性，这方面的研究需进一步发展。

4. 膝关节镜

优点是既是诊断手段又是治疗手段，能直接看到关节内的病变及部位，损伤少，恢复快。诊断正确率可达95%以上。对半月板后角损伤和半月板水平裂诊断有一定难度。熟练掌握本法，需要专门的训练和知识，这方面直接关系到诊断正确率的高低。

5. 超声波检查

这是一种无损伤的检查方法，与操作人员的经验有直接关系。

三、诊断

大多数患者有明确膝扭伤史，受伤后，膝关节有剧痛，走路可伴有弹响声，不能自动伸直，关节肿胀。膝关节间隙处的压痛是半月板损伤的重要依据。

四、治疗

（一）保守治疗

1.急性期单纯半月板损伤

应抽去积液积血，局部冷敷，加压包扎，石膏托固定，制动 2～3 周。若有关节交锁，可用手法解锁后石膏托固定。解锁手法，患者侧卧，医师一手握住患足，一手固定患膝，先屈曲膝关节同时稍加牵引，扳开交锁膝关节间隙，然后来回旋转腿至正常范围，突然伸直膝关节，解除交锁，疼痛可立即解除，恢复原有伸屈活动。急性期中有时诊断不明，不必急于明确诊断，以免加重损伤，可按上法处理后，石膏托固定，待肿胀、疼痛消退后再检查。

2.未合并其他损伤的半月板损伤

先予保守治疗，优点在于小裂伤有时急性期过后可无症状，边缘裂伤有时会自愈。具体手法：患者仰卧，放松患肢，术者左手拇指按摩痛点，右手握踝部，徐徐屈曲膝关节并内外旋转小腿，然后伸直患膝，初期可在膝关节周围和大腿前部施以滚、揉等法以促进血液循环，加速血肿消散。

（二）手术治疗

1.急性期半月板损伤

伴关节积液者，若关节积液严重，怀疑有交叉韧带断裂或关节内骨软骨切线骨折时，应行急诊手术探查，切除损伤的半月板，修复关节内其他损伤。

2.慢性期半月板损伤

诊断明确，且有症状并影响运动者，应手术治疗。能做半月板部分切除的尽量不做全切。有人认为半月板全切后，半月板有自然再生能力。但其再生的质量及时间均不足以防止骨关节炎的发生。对纵裂、大提篮撕裂、内缘小撕裂者宜做部分切除。边缘撕裂或前角撕裂者可做缝合。即使是全切除者，亦应在靠近关节囊的半月板实质中进行，避免出血。

3.手术后处理及功能锻炼

要求术后膝加压包扎加石膏后托固定。第 2 天床上练股四头肌静力收缩。内侧半月板手术者第 3 天开始直腿抬高，外侧手术者第 5 天直腿抬高，并带石膏托下地拄拐行走。10 天拆线，2 周去石膏，逐渐增加股四头肌力量，第 3 个月开始部分训练。康复要有计划按规律进行，以不加重关节肿痛为标准。关节镜手术后用大棉垫加压包扎膝关节，术后 6 h 麻醉消退后，就可以开始膝关节伸屈活动和股四头肌锻炼。对于术前股四头肌已有明显萎缩者，应积极鼓励其锻炼，并且需待股四头肌肌力恢复达一定程度后，方能负重和行走。

第十二节　胫腓骨干骨折

胫腓骨干骨折很常见，约全身骨折的 5.2%，各种年龄均可发病，尤以 10 岁以下儿童或青壮年为多，儿童多为青枝骨折或无移位骨折。如果处理不当，有可能出现开放性骨折、伤口感染、骨折迟缓愈合或不愈合。其中又以胫骨干骨折为多，胫腓骨干双骨折次之，腓骨干骨折少见。

胫骨干中上段横截面呈三棱形，有前、内、外三棱将胫骨干分成内、外、后三面，胫骨嵴前突并向外弯曲，形成胫骨的生理弧度，其上端为胫骨结节。胫骨干中下 1/3 处，横断面变成四方形。该中下 1/3 交界处比较细弱，为骨折的好发部位。下端内侧骨质突出成为内踝，骑在距骨体的上方，负载全身体重。腓骨居于胫骨外侧，形细而长，四周有肌肉保护，虽不负重，但有支持胫骨的作用，下端膨大，形成外踝。

一、病因

由直接暴力重物打击或挤压造成，暴力多由外侧或前外侧来，而骨折多是横断、短斜形，亦可造成粉碎性骨折。胫腓骨两骨折线都在同一水平，软组织损伤较严重。

由间接暴力高处坠下时的传达暴力，扭伤或滑倒时的扭转暴力所致，多为斜形或螺旋形骨折。双骨折时，腓骨的骨折线多较胫骨为高，软组织损伤较轻。影响骨折移位的因素，主要是暴力的方向、肌肉的收缩、小腿和足部的重力影响，可以出现重叠成角或旋转畸形。股四头肌和腘绳肌分别附着在胫骨上端的前侧和内侧，此二肌收缩使骨折近段向前、向内移位，或使两骨折端重叠。小腿的肌肉主要在胫骨的后面和外面，由于肢体内动力的不平衡，故肿胀消退后，易引起断端移位。小腿重力使骨折前凸成角，足的重力外翻使骨折远端向外旋转。

腓骨其四周有肌肉保护，有支持胫骨和增强踝关节的稳定性之作用。骨折后移位多不大，也容易愈合。腓骨头后有腓总神经通过，此处骨折易引起该神经损伤。

胫骨的血液供应由滋养动脉和骨膜血管提供。滋养动脉由胫后动脉，在比目鱼肌起始处，胫骨后侧斜行向下，经中上 1/3 交界处的滋养孔进入后外侧骨膜，此动脉发出三个上行枝与一个下行枝。胫前动脉沿骨间膜而向下发出很多分支供应骨膜。在骨折的愈合中哪一条血管起主要作用，目前有争议。大多数学者认为通常是滋养动脉起主要作用，骨膜血液的供应只有在当胫骨骨折后滋养动脉的髓内供应受到破坏时，才起主要作用。

腓骨的血液供应由胫后动脉发出的腓动脉提供，腓动脉经胫骨后肌浅面斜向下处，沿踇长屈肌与腓骨内侧之间下行至外踝后方，终于外踝支，腓动脉在其行程中沿途发出分支营养腓骨。

胫腓骨与骨间膜及小腿筋膜形成四个筋膜间隙即胫前间隙、外侧间隙、胫后浅间隙、胫后深间隙。

胫前间隙包括胫前肌、伸趾长肌、伸趾长肌及第三绯骨骼。内侧为胫骨，外侧为腓骨，后方为骨间膜，在胫骨前方有结实的筋膜相连。胫前动脉和腓深神经走行于肌肉的深层。靠近踝关节部位，胫前肌肌腱、伸踇长肌肌腱、伸趾长肌腱的走行靠近胫骨，当开放性骨折时易受损，并且此部位骨折愈合时所成的骨痂对肌腱的功能常造成一定影响。胫前间隙综合征可继发于胫骨骨折或单纯的软组织损伤导致出血、水肿、缺血、坏死，反复的肌肉检查，可早发现并发症的发生。

胫外侧间隙包括腓骨长、短肌。绯浅神经走行在腓骨肌与伸趾长肌的肌间隙中，但外侧间隙综合征的发生率小于胫前间隙综合征。

胫后侧浅间隙包括腓肠肌、比目鱼肌、腘肌和擦肌。腓肠神经、大隐静脉、小隐静脉走行于此间隙中。后侧间隙综合征的发生率较低。

胫后侧深间隙包括胫后肌、趾长屈肌、踇长屈肌。此群肌肉有使足趾、足屈的作用并能使足内翻。胫后神经、胫后动脉、腓动脉走行于此间隙中。该间隙较前间隙大并且张力相对较小，因此此侧间隙综合征的发生率较前间隙综合征较低。

二、临床表现

（一）症状

伤肢疼痛并出现肿胀、畸形等。

胫骨的位置表浅，局部症状明显，在重视骨折本身症状的同时，还要重视软组织的损伤程度。胫腓骨骨折引起的局部和全身并发症较多，所产生的后果也往往比骨折本身更严重。要注意有无重要血管神经的损伤，当胫骨上端骨折时，尤其要注意有无胫前动脉胫后动脉以及腓总神经的损伤；还要注意小腿软组织的肿胀程度有无剧烈疼痛等小腿筋膜间隙综合征的表现。

（二）体征

应注意观察肢体的外形、长度、周径及整个小腿软组织的张力；小腿皮肤的皮温、颜色；足背动脉的搏动；足趾的活动有无疼痛等。此外还要注意有无足下垂等。正常情况下，足指内缘内踝和髌骨内缘应在同一直线上，胫腓骨折如发生移位，则此正常关系丧失。

三、诊断

骨折引起的并发症往往比骨折本身产生的后果更加严重，应避免漏诊，需尽早处理。小腿远端温暖以及足背动脉搏动未消失决非供血无障碍的证据，有任何可疑时，都有必要进行多普勒超声检查，甚至动脉造影。对小腿的肿胀应有充分的警惕，尤其是触诊张力高、足趾伸屈活动引起相关肌肉疼痛时，有必要进行筋膜间室压力的检查和动态监测。

软组织损伤的程度需要仔细地检查和评估，有无开放性伤口，有无潜在的皮肤剥脱、坏死区。捻挫伤对皮肤及软组织都会造成严重的影响，有时皮肤和软组织损伤的实际范围需要经过数天的观察才能确定。这些对于骨折的预后有重要的意义。

儿童青枝骨折或裂缝骨折临床无明显畸形，受伤小腿可抬举，仅表现为拒绝站立及行走，临床检查时使伤侧膝关节伸直，在足跟部轻轻用力叩击，力量可传导至骨折端，使局部产生明显疼痛。

X线检查可进一步了解骨折的类型及移位。分析创伤机制、骨膜损伤程度以及移位趋势等。X线检查时应注意包括整个小腿，有些胫腓骨双骨折的骨折线不在同一水平面上，可因拍摄范围不够而容易漏诊，也不能正确的判断下肢有无内外翻畸形。

四、治疗

（一）非手术治疗

1. 夹板、托板或石膏托固定

适用于无移位的胫腓骨单骨折或双骨折，固定后即可扶双拐下地，患肢不负重行走，8周后骨折愈合即可解除固定。

2. 骨牵引、手法复位、小夹板固定

适用于移位的胫腓骨干双骨折或胫骨干单骨折。宜行跟骨牵引，以 3～6 kg 重量牵引 2天后，用按压端提手法纠正胫骨前后移位，推挤手法纠正内外移位。有腓骨干骨折移位者，应采用夹挤分骨、端提推挤手法整复。复位后用拇食指沿胫骨前嵴及内侧面触摸骨折部是否平整以及对线情况，满意后用胫腓骨专用夹板固定，减牵引重量为 2～3 kg，并摄床边 X 线片证实骨折已复位，维持牵引 5 周左右视骨折愈合情况取牵引，继续夹板固定，并扶双拐下地锻炼行走。

3. 药物治疗

按骨折"三期"用药原则辨证施治，如系开放性骨折，初期则应先予以清热解毒凉血，内服五味消毒饮加减方、黄连解毒汤，并配合应用适当的抗生素。闭合性骨折宜早期内服七味三七口服液或桃红四物汤加减方。中期内服正骨紫金丹、双龙接骨丸。后期服用左归丸或右归丸、归脾汤等。解除外固定后可用活血散瘀洗药熏洗患肢，并外搽郑氏舒活酊后对伤肢进行按摩。

4. 功能锻炼

整复固定后即可做股四头肌静力性收缩练习和踝关节屈伸活动，4～6周后待骨折稳定即可逐渐做膝屈伸练习。取牵引后在夹板外固定下可扶双拐下地行走；对横形骨折，患肢应适当早负重，给予断端一定的生理刺激，以促进骨折愈合。行走时应避免单纯以足尖负重，防止骨折成角的剪力发生。

5. 调护及注意事项

密切观察患肢足背动脉搏动及足趾血液循环情况，如出现足背动脉搏动减弱，患肢苍白、剧烈疼痛，即应做深筋膜切开减压，防止形成筋膜间室综合征。

(二) 手术治疗

对于手法整复困难，有严重移位或合并神经血管损伤的骨折，或陈旧性骨折成角明显，骨位不良者，可选择行手术治疗。

第十三节 腓骨骨折

腓骨体呈三棱柱形，有三缘及三面。前缘及内侧嵴分别为腓骨前、后肌间隔的附着部。骨间缘起于腓骨头的内侧，向下移行于外踝的前缘。骨间缘向上、下分别与前缘及内侧嵴相合，有小腿骨间膜附着。腓骨体后面发生扭转，上部向后，下部向内。外侧面也出现扭转，上部向外，下部向后。

腓骨体有许多肌肉附着，在上1/3，有强大的比目鱼肌附着，下2/3有长屈肌和腓骨短肌附着；另外在腓骨上2/3的前、外、后侧有趾长伸肌、腓骨长肌和胫骨后肌包绕，而下1/3则甚少肌肉附着。这样，腓骨上、中1/3交点及中、下1/3交点均是两组肌肉附着区的临界点，也是相对活动与相对不活动的临界点，承受的张应力较大，在肌肉强大收缩下，可能容易使腓骨遭受损伤。

腓骨滋养孔多为1个，可为多孔(2～7个)，滋养动脉起自腓动脉，多为1支，次为2支，多为3支，其行走斜向下或水平向外，进入腓骨滋养孔。

腓骨四周均有肌肉保护，虽不负重，但有支持胫骨的作用和增强踝关节的稳定度。骨折后移位常不大，易愈合。腓骨头后有腓总神经绕过，如发生骨折要注意此神经损伤的可能性。

一、病因

单纯腓骨骨折较少见，常发生于与胫骨骨折的混合性骨折中。

（一）直接暴力

腓骨干骨折以重物打击、踢伤、撞击伤或车轮碾扎伤等多见，暴力多来自小腿的前外侧。骨折线多呈横断形或短斜形。巨大暴力或交通事故多为粉碎性骨折。骨折端多有重叠、成角、旋转移位等。因腓骨位于皮下，所以骨折端穿破皮肤的可能性极大，肌肉被挫伤的机会也较多。如果暴力轻微，皮肤虽未穿破，如挫伤严重，血运不良，亦可发生皮肤坏死，骨外露发生感染。较大暴力的碾锉、绞扎伤可有大面积剥脱皮肤，肌肉撕裂和骨折端裸露。

骨折部位以中、下 1/3 较多见，由于营养血管损伤、软组织覆盖少、血运较差等特点，延迟愈合及不愈合的发生率较高。

（二）间接暴力

为由高处坠下、旋转扭伤或滑倒等所致的骨折，骨折线多呈斜形或螺旋形；腓骨骨折线较胫骨骨折线高，软组织损伤小，但骨折移位，骨折尖端穿破皮肤形成穿刺性开放伤的机会较多。

骨折移位取决于外力作用的大小、方向。小腿外侧受暴力的机会较多，肌肉收缩和伤肢远端重量等因素，因此可使骨折端向内成角，小腿重力可使骨折端向后侧倾斜成角，足的重量可使骨折远端向外旋转，肌肉收缩又可使骨折端重叠移位。

儿童腓骨骨折遭受外力一般较小，加上儿童骨皮质韧性较大，多为青枝骨折。

二、临床表现

（一）症状

伤肢疼痛并出现肿胀、畸形等。胫骨的位置表浅，局部症状明显，在重视骨折本身症状的同时，还要重视软组织的损伤程度。胫腓骨骨折引起的局部和全身并发症较多，所产生的后果也往往比骨折本身更严重。要注意有无重要血管神经的损伤，当胫骨上端骨折时，尤其要注意有无胫前动脉胫后动脉以及腓总神经的损伤；还要注意小腿软组织的肿胀程度有无剧烈疼痛等小腿筋膜间隙综合征的表现。

（二）体征

应注意观察肢体的外形、长度、周径及整个小腿软组织的张力；小腿皮肤的皮温、颜色；足背动脉的搏动；足趾的活动有无疼痛等。此外还要注意有无足下垂等。正常情况下，足指内缘内踝和髌骨内缘应在同一直线上，胫腓骨折如发生移位，则此正常关系丧失。

三、诊断

运动或长途行走之后，局部出现酸痛感，休息后好转，运动、长途行走或工作后则加剧。局部可有肿胀、压痛，有时可出现硬性隆起。X 线片上的改变出现较晚，一般在 2 周后可出现不太清晰的骨折线，呈一骨质疏松带或骨质致密带，继而陆续出现骨膜性新骨形成和骨痂生长。

四、治疗

根据骨折类型和软组织损伤程度选择外固定或开放复位内固定。

（一）手法复位外固定

适用于单纯的腓骨中上段骨折或无移位的腓骨下段骨折。应力性骨折多无移位，确诊后停止运动、患肢休息即可。症状明显时，可用石膏托固定。

（二）开放复位内固定

腓骨骨折是踝关节骨折的一部分，通常在固定内、后、前踝之前，先将外踝或腓骨整复和内固定。作踝关节、前外侧纵形切口，显露外踝和腓骨远端，保护隐神经，如骨折线呈斜形，可用 1～2 枚拉力螺丝钉由前向后打入骨折部位，使骨片间产生压缩力，螺丝钉的长度必须能钉穿后侧皮质，但不要向外伸出太多以致影响腓骨肌腱鞘。如果为横形骨折或远侧骨片较小，可纵形分开跟腓韧带纤维，显露外踝尖端，打入长螺丝钉，也可用其他形式的髓内钉经过骨折线打入近侧骨片髓腔中。手术必须要达到解剖整复，保持腓骨的长度。如果骨折位于胫腓下关节之上，整复后可用一块小型半管状压缩接骨板做内固定。如果用髓内钉则应小心，不要使外踝引向距骨，髓内钉的插入部位应相当于踝部尖端的外侧面。如果髓内钉是直线插入，外踝就能被引向距骨，这样就造会造成踝穴狭窄，踝关节的活动度减小，因此应事先将髓内钉弯成一定的弧度以避免发生这种错误。

(三) 开放性腓骨骨折的处理

小腿开放性骨折的软组织伤轻重不等，可发生大面积皮肤剥脱伤、组织缺损、肌肉绞轧挫灭伤、粉碎性骨折和严重污染等。早期处理时，创口开放或是闭合，采用什么固定方法均必须根据不同伤因和损伤程度做出正确的判断。小腿的特点是前侧皮肤紧贴胫骨，清创后勉强缝合，常因牵拉过紧造成缺血、坏死或感染。因此，对 GustiloI 型或较清洁的 II 型伤口，预计清创后一期愈合无大张力者可行一期愈合；对污染严重，皮肤缺损或缝合后张力较大者，均应清创后开放创面。如果骨折需要内固定，也可在内固定后用健康肌肉覆盖骨折部，开放皮肤创口，等炎症局限后，延迟一期闭合创面或二期处理。大量临床资料证实，延迟一期闭合创口较一期缝合的成功率高。

第十二章 脊柱脊髓损伤

第一节 脊髓损伤

直接暴力或者间接暴力作用在正常脊柱和脊髓组织，均可造成脊髓损伤。房屋倒塌、矿井塌方、人从高处坠落、交通事故及跳水意外等情况，其外力并非直接作用于脊柱，属于间接暴力，可引起单纯脊柱骨折、单纯关节脱位或者骨折兼脱位而致脊髓损伤。运转的机器、行驶的车辆或者飞来的石头直接打击腰背部的脊柱使之发生棘突骨折或椎板骨折，也可致脊髓损伤。以上二者多为闭合性脊髓损伤，火器或者刀刃所致的脊髓损伤则为开放性脊髓损伤。

一、病因

脊髓损伤多发生于年轻人，多为40岁以下的男性。脊髓损伤好发生于颈椎下部，其次为胸腔段脊柱部。脊髓损伤的原因，在和平时期，屈曲型损伤所致的脊柱骨折脱位是脊髓损伤的常见原因；战争时期则以火器伤为脊髓损伤的常见原因。除上述者外，患者存在脊柱结构异常时，即使受有轻微外伤，亦可造成脊髓损伤而致瘫痪。

（一）先天性脊椎椎管狭窄

患有先天性椎管狭窄的患者，由于椎管的储备间隙明显缩小，遭受轻微外伤即可造成脊髓损伤。这种现象在颈椎尤为常见。中国人颈椎椎管与椎体矢状径的比值以 0.75 为界，小于此数者即为颈椎椎管狭窄。

（二）后天增生性改变

后天增生性改变包括脊柱病、弥散性原发脊柱增生症、后纵韧带骨化、黄韧带骨化、氟骨病。后天增生性脊柱病变的患者多为中年人或老年人，由于增生的骨质突出到椎管，致使椎管管径变窄。当颈椎受到外伤时，脊髓易于损伤。这种现象之最常见者为颈椎病及颈椎后纵韧带骨化症。

（三）椎间盘损伤

椎间盘组织和关节的韧带一样，是联结上下两个椎骨组织的结构；韧带可断裂，椎间盘也可破裂，破裂的椎间盘突向椎管，有的椎间盘组织游离到椎管压迫脊髓引起患者截瘫；它可发生于一个或多个椎间盘。前者多为年轻人，后者多为中年以上椎间盘已有退化性改变者。

（四）强直性脊柱炎

强直性脊柱炎患者的脊椎，各节段互相融合成为一体，好像一根长骨。当患者摔倒时，由于病椎缺乏柔韧性，不能缓冲外力，易发生骨折而损伤脊髓。颈段脊柱为好发部位。

二、临床表现

（一）脊髓震荡与脊髓休克

1.脊髓震荡

脊髓损伤后出现短暂性功能抑制状态。大体病理无明显器质性改变，显微镜下仅有少许水肿，神经细胞和神经纤维未见破坏现象。临床表现为受伤后损伤平面以下立即出现迟缓性瘫痪，经过数小时至两天，脊髓功能即开始恢复，且日后不留任何神经系统的后遗症。

2. 脊髓休克

脊髓遭受严重创伤和病理损害时即可发生功能的暂时性完全抑制，临床表现以迟缓性瘫痪为特征，各种脊髓反射包括病理反射消失及二便功能均丧失。其全身性改变，主要可有低血压或心排出量降低，心动过缓，体温降低及呼吸功能障碍等。

脊髓休克在伤后立即发生，可持续数小时至数周。儿童一般持续 3～4 d，成人多为 3～6 周。脊髓损伤部位越低，其持续时间越短。如腰、骶段脊髓休克期一般小于 24 h。出现球海绵体反射或肛门反射或足底跖反射是脊髓休克结束的标记。脊髓休克期结束后，如果损伤平面以下仍然无运动和感觉，说明是完全性脊髓损伤。

(二) 脊髓损伤的纵向定位

从运动、感觉、反射和自主神经功能障碍的平面来判断损伤的节段。

1. 颈脊髓损伤

(1) 第一、二脊髓损伤：患者多数立即死亡，能到医院就诊者只有下列神经病学改变：

1) 运动改变：第一、二颈神经发出纤维支配肩胛舌骨肌、胸骨舌骨肌和胸骨甲状肌，当其受伤时，会影响这些肌肉功能。

2) 感觉改变：第一、二颈神经的前支参与构成枕大神经、枕小神经及耳大神经。当寰枢椎骨折、脱位、齿状突骨折时，患者可感到耳部及枕部疼痛、麻木。检查时可发现有局部痛觉过敏或减退。

(2) 第三颈脊髓损伤：该部位的脊髓支配膈肌及肋间肌，损伤后不能进行自主呼吸，伤者多于受伤后立即死亡。常见的损伤原因为绞刑骨折，即第二至第三颈椎脱位，第二颈椎双侧椎弓骨折。这种骨折脱位亦可因上部颈椎于过伸位受伤引起。

(3) 第四颈脊髓损伤

1) 运动改变：患者为完全性四肢瘫痪。膈肌受第三至第五颈神经支配，第四颈脊髓节段损伤后，创伤性反应也往往波及第三颈神经，故患者的自主呼吸丧失。创伤性反应消退后，膈肌机能可望恢复而行自主呼吸，但呼吸仍较微弱。

2) 感觉改变：锁骨平面以下的感觉消失，其他如括约肌功能、性功能、血管运动、体温调节机能等均消失。

(4) 第五颈脊髓损伤：损伤早期因第四至五颈脊髓受到创伤性水肿的影响，患者膈肌功能很差，加之创伤后患者发生肠胀气等更会加重呼吸困难。

1) 运动改变：双上肢完全无自主活动而放置于身体两侧；肩部则因有提肩胛肌、斜方肌的牵拉而能耸肩。

2) 感觉改变：患者除颈部及上臂前方一个三角区以外，所有感觉全部消失。

3) 反射改变：患者除肱二头肌腱反射明显减弱或消失外，其余腱反射全部消失。

(5) 第六颈脊髓损伤：患者由于脊髓创伤性反应及肠胀气的影响，呼吸功能可受到明显干扰。

1) 运动改变：胸大肌、背阔肌、肩胛下肌、三头肌瘫痪，肘部失去伸展功能。提肩胛肌、斜方肌、三角肌及肱二头肌仍可收缩，因而患者的肩部可抬高，上臂可外展 90°，前臂屈曲，手放在头部附近。桡侧伸腕长肌呈下远动单位性损害，而第六颈脊髓节段以下的神经所支配的手指、躯干及下肢肌肉均呈瘫痪状态。

2) 感觉改变：上肢的感觉，除上臂外侧、前臂背外侧的一部分以外，上肢其余部分均有感觉缺失现象。

3) 反射改变：肱二头肌、肱桡肌反射均正常，肱三头肌反射消失。

(6) 第七颈脊髓损伤：伤后膈神经机能正常，患者腹式呼吸。

1) 远动改变：上肢轻度外展，前臂屈曲于胸前，腕可向桡侧偏位。伸指总肌肌力减弱，其中以伸示指肌的肌力减弱尤为明显；旋前圆肌、桡侧屈腕肌、屈指深肌、屈指浅肌、屈拇长肌均显力弱，故手呈半握状态。肱二头肌肌力正常。

2) 感觉改变：躯干、下肢、上臂、前臂内侧、手的尺侧 3 个手指、有时示指有感觉障碍。

3) 反射改变：肱二头肌反射、桡骨膜反射均存在，三头肌反射消失或减退。

(7) 第八颈脊髓损伤：患者可见有单侧的或双侧霍纳征；由卧位改为直立位时，可出现血管运动障碍，即位置性低血压，经过锻炼以后，此种现象可消失。

1) 运动改变：屈拇长肌、伸拇短肌、骨间肌、蚓状肌、对掌肌、对指肌肌力减弱或消失；外展拇短肌完全瘫痪而呈爪形手。

2) 感觉改变：感觉障碍范围包括 4 ～ 5 指、小鱼际及前臂内侧、躯干及下肢。

3) 反射改变：三头肌反射及腹壁反射、提睾反射、膝腱反射、跟腱反射有障碍。

(8) 第一胸脊髓损伤：霍纳征阳性，面部、颈部、上臂不出汗。

1) 远动改变：拇收肌、骨间肌、蚓状肌部分瘫痪，拇展短肌完全无功能，肋间肌及下肢瘫痪。

2) 感觉改变：感觉障碍发生在上臂远端内侧、前臂之内侧、躯干及下肢。

3) 反射改变：上肢无反射改变，腹壁反射、提睾反射、膝腱反射、跟腱反射有障碍。

2. 胸髓损伤

仅影响部分肋间肌，对呼吸功能影响不大，交感神经障碍的平面也相应下降，体温失调也较轻微。主要表现为躯干下半部与两下肢的上运动神经元性瘫痪，以及相应部位的感觉障碍和大小便功能紊乱。

(1) 上胸段（第二至第五）脊髓损伤：患者仍可呈腹式呼吸。损伤平面越低，对肋间肌的影响越小，呼吸功能就越好，除有截瘫及括约肌失控症状以外，尚有血管运动障碍，患者坐起时常因位置性低血压而出现晕厥。

1) 运动改变：损伤平面以下的肋间肌、腹肌、躯干及下肢麻痹，呈截瘫状。

2) 感觉改变：损伤平面以下感觉消失。

3) 反射改变：腹壁反射、提睾反射、膝腱反射及跟腱反射发生障碍。

(2) 下胸段（第六至第十二）脊髓损伤

1) 运动改变：在第六至第九胸脊髓受伤时，上段腹直肌的神经支配未受损害，具有收缩功能，而中段的和下段的腹直肌则丧失收缩功能。在第十胸脊髓节段以下损伤时，由于腹内斜肌及腹横肌下部的肌纤维瘫痪，患者咳嗽时腹压增高，下腹部向外膨出。下肢呈截瘫状态。

2) 感觉改变：第六胸脊髓受伤时为剑突水平，第七、第八胸脊髓为肋下，第九胸脊髓为上腹部，第十胸脊髓平脐，第十一胸脊髓为下腹部，第十二胸脊髓为腹股沟。

3) 反射改变上、中、下腹壁反射中枢分别为胸 7 ～ 8、胸 9 ～ 10、胸 11 ～ 12 节段。

3.腰髓及腰膨大损伤

(1) 第一腰脊髓损伤

1) 运动改变：腰部肌肉力量减弱；下肢肌肉瘫痪，其中包括提睾肌、髂腰肌、缝匠肌以及髋关节的外展肌；膀胱、直肠的括约肌不能自主控制。

2) 感觉改变：整个下肢、腹股沟、臀部及会阴均有感觉障碍。

3) 反射改变：提睾反射、膝腱反射、跟腱反射、足跖反射均消失。

(2) 第二腰脊髓损伤

1) 运动改变：髂腰肌及缝匠肌肌力减弱，股薄肌隐约可见有收缩，下肢其余肌肉瘫痪。肛门、直肠括约肌失控。

2) 感觉改变：除大腿上 1/3 感觉改变以外，整个下肢及会阴部鞍区均有感觉缺失。

3) 反射改变：提睾反射、腹壁反射阳性，膝腱反射、跟腱反射、足跖反射障碍。

(3) 第三腰脊髓损伤

1) 运动改变：下肢呈外旋畸形；股直肌力弱导致伸膝力量弱，膝关节以下肌肉瘫痪。

2) 感觉改变：大腿中下 1/3 交界处平面以下及鞍区感觉缺失。

3) 反射改变：膝腱反射消失或明显减退，跟腱反射及跖屈反射阴性，提睾反射可引出。

(4) 第四腰脊髓损伤

1) 运动改变：患者可勉强站立、行走，但由于臀中肌力弱，患者步态不稳，极似先天性髋关节脱位患者的鸭步，上楼困难；足的跖屈和外翻功能消失，但背屈和内翻功能存在；膀胱括约肌和直肠括约肌没有功能。

2) 感觉改变：鞍区及小腿以下感觉缺失。

3) 反射改变：膝腱反射消失或减弱。

(5) 第五腰脊髓损伤

1) 运动改变：因髂腰肌及内收肌没有拮抗肌,故患者髋关节呈屈曲内收畸形,严重者可脱位。又由于股二头肌、半腱肌、半膜肌的肌力弱或瘫痪，可出现膝过伸畸形或者膝反弓弯曲畸形。此外，由于阔筋膜张肌及臀中肌力弱，患者行走时呈摇摆步态。胫前肌及胫后肌力量较强而腓骨肌、小腿三头肌瘫痪，可导致马蹄内翻足。括约肌失控。

2) 感觉改变：足背、小腿外侧及偏后方、鞍区感觉缺失。

3) 反射改变：膝腱反射正常，跟腱反射消失。

(6) 第一骶脊髓损伤

1) 运动改变：小腿三头肌及屈趾肌瘫痪而伸肌有力；大腿的股二头肌瘫痪或有少许肌力；半腱肌、半膜肌肌力减弱；膀胱括约肌及直肠括约肌仍无功能。

2) 感觉改变：跖面、足外侧、小腿外侧、大腿后侧及鞍区感觉减退。

3) 反射改变膝腱反射存在，跟腱反射消失。

(7) 第二骶脊髓损伤

1) 运动改变：屈趾长肌及足部小肌肉瘫痪，患者不能用足尖站立。由于足之内在小肌肉瘫痪，足趾呈爪状。括约肌失控。

2) 感觉改变：小腿后上方及大路后外侧，足之距面及鞍区感觉缺失。

3) 反射改变：跟腱反射可能减弱。

(8) 脊髓圆锥损伤：骶髓 3 ～ 5 和尾节称脊髓圆锥。损伤后，会阴部皮肤感觉减退或消失，呈马鞍状分布。由于膀胱逼尿肌受骶 2 ～ 4 支配，可引起逼尿肌麻痹而成无张力性膀胱，形成充盈性尿失禁。大便也失去控制。有性机能障碍。肛门反射和球海绵体反射消失。腰膨大在圆锥以上，故下肢功能无影响。

(三) 横向定位 (脊髓不全性损伤)

1. 中央性脊髓损伤综合征

这是最常见的不全损伤，症状特点为：上肢与下肢的瘫痪程度不一，上肢重下肢轻，或者单有上肢损伤。在损伤节段平面以下，可有感觉过敏或感觉减退；也可能有触觉障碍及深感觉障碍。有的出现膀胱功能障碍。其恢复过程是：下肢运动功能首先恢复，膀胱功能次之，最后为上肢运动功能，而以手指功能恢复最慢。感觉的恢复则没有一定顺序。

2. 脊髓半切综合征

也称 Brown-Sequard 综合征，损伤水平以下，同侧肢体运动瘫痪和深感觉障碍，而对侧痛觉和温度觉障碍，但触觉功能无影响。由于一侧骶神经尚完整，故大小便功能仍正常。如第一至第二胸脊髓节段受伤，同侧颜面、头颈部可有血管运动失调征象和Horner综合征，即瞳孔缩小、睑裂变窄和眼球内陷。此种单侧脊髓的横贯性损害综合征好发于胸段，而腰段及骶段则很少见。

3. 前侧脊髓综合征

可由脊髓前侧被骨片或椎间盘压迫所致，也可由中央动脉分支的损伤或被压所致。脊髓灰质对缺血比白质敏感，在损伤、压迫或缺血条件下，前角运动神经细胞较易发生选择性损伤。它好发于颈髓下段和胸髓上段。在颈髓，主要表现为四肢瘫痪，在损伤节段平面以下的痛觉、温觉减退而位置觉、震动觉正常，会阴部和下肢仍保留深感觉和位置觉。在不全损伤中，其预后最坏。

4. 脊髓后方损伤综合征

多见于颈椎于过伸位受伤者，系脊髓的后部结构受到轻度挫伤所致。脊髓的后角与脊神经的后根亦可受累，其临床症状以感觉丧失为主，亦可表现为神经刺激症状，即在损伤节段平面以下有对称性颈部、上肢与躯干的疼痛和烧灼感。

5. 马尾 - 圆锥损伤综合征

由马尾神经或脊髓圆锥损伤所致，主要病因是胸腰结合段或其下方脊柱的严重损伤。

(四) 神经功能分级

1.Frankel 分级

1969 年由 Frankel 提出将损伤平面以下感觉和运动存留情况分为五个级别，该方法对脊髓损伤的程度进行了粗略的分级，对脊髓损伤的评定有较大的实用价值，但对脊髓圆椎和马尾损伤的评定有其一定缺陷，缺乏反射和括约肌功能判断，尤其是对膀胱、直肠括约肌功能状况表达不够清楚。

2. 国际脊髓损伤神经分类标准

1982 年美国脊髓损伤协会 (ASIA) 提出了新的脊髓损伤神经分类评分标准，将脊髓损伤量化，便于统计和比较。1997 年 ASIA 对此标准进行了进一步修订，使之更加完善。该方法包括损伤水平和损伤程度。

(1) 脊髓损伤水平

1) 感觉水平检查及评定：指脊髓损伤后保持正常感觉功能 (痛觉、触觉) 的最低脊髓节段，左右可以不同。检查身体两侧各自的 28 个皮区的关键点，在每个关键点上检查 2 种感觉，即针刺觉和轻触觉，并按 3 个等级分别评定打分 (0 为缺失；1 为障碍；2 为正常。不能区别钝性和锐性刺激的感觉应评为 0 级)。检查结果时每个皮区感觉有四种状况，即右侧针刺觉、右侧轻触觉、左侧针刺觉、左侧轻触觉。把身体每侧的皮区评分相加，即产生两个总的感觉评分，即针刺觉评分和轻触觉评分，用感觉评分表示感觉功能的变化。正常感觉功能总评分为 224 分。

2) 运动水平的检查评定：指脊髓损伤后保持正常运动功能 (肌力 3 级以上) 的最低脊髓节段，左右可以不同。检查身体两侧各自 10 对肌节中的关键肌。检查顺序为从上向下，各肌肉的肌力均使用 0 ～ 5 临床分级法。这些肌肉与相应节段的神经支配相一致，并且便于临床做仰卧位检查 (在脊髓损伤时其他体位常常禁忌)。按检查结果将两侧肌节的评分集中，得出总的运动评分，用这一评分表示运动功能的变化。正常运动功能总评分为 100 分。

3) 括约肌功能及反射检查：包括肛门指检、肛门反射、尿道球海绵体反射，测试肛门外括约肌。该检查用于判定脊髓是完全性还是不完全性损伤。

(2) 脊髓损伤程度

鞍区皮肤感觉的检查：应环绕肛门皮肤黏膜交界区各个方向均仔细检查，任何触觉或痛觉的残存均应诊断为不完全性损伤。临床医生需行肛门指检后才能做出完全性脊髓损伤的诊断，肛门指检应注意肛门深感觉有无和外括约肌有无自主收缩。脊髓休克期确定完全性脊髓损伤是不可能的。即使说脊髓休克已结束，仍须对骶区功能仔细检查后才能确定脊髓损伤完全与否。

三、治疗

(一) 现场急救与护送

脊髓损伤的患者病情都比较重，往往合并有休克、呼吸道梗阻或重要脏器损伤。在各级中心医院及容易发生这类损伤的地方或单位，最好能设立专门的抢救小组，准备专门抢救药品。一旦发生事故，能够迅速奔赴现场，对患者采取心肺复苏术、输血输液、气管切开等紧急措施，并能根据其疼痛、畸形部位和功能障碍情况，对伤情做出粗略的估计。凡怀疑有脊柱、脊髓损伤者，一律按脊柱骨折处理，待患者情况允许后，再转送医院。决不可认为已经出现截瘫症状而麻痹大意，不注意搬运方法。搬动患者需 3 ～ 4 人，动作要轻柔，要协调一致，平起平放，勿使患者脊柱前后晃动或扭转。切忌一人抬上身，另一人搬腿的做法，因其不仅会增加患者的痛苦，还可使脊髓神经的部分挫伤转变为完全断裂，给患者造成不可救治的残疾。搬运时可将患者放到既宽且长的木板上或硬担架上。颈椎损伤者，应保持其颈部中立位，而旁置沙袋以防摆动和扭转。如不得已使用软担架时，应让患者呈俯卧位。由于在入院前患者的死亡原因多为误吸胃内容物及休克，运送时应使患者呈 30° ～ 40° 的头低足高位。另外，在现场急救时，不应该给患者带颈托。因为颈托的固定不但不够牢靠，反可起到止血带的作用，还能掩盖大血管损伤后正在形成的血肿或者气管破裂以后出现的颈部皮下气肿。在寒冷季节要注意为患者保温，特别是高位截瘫患者容易发生肺部并发症，但要避免使用热水袋，以免发生皮肤烫伤。对开放性伤口要予以包扎。患者衣袋里如有硬物要掏出，以免发生压疮。

（二）医院急诊室的处理

患者被送到医院后，应对其进行全身体格检查，包括详细的神经系统检查。首先明确有无休克，有无颅脑、内脏或其他部位合并伤。有休克者，应立即抢救。怀疑有威胁生命之合并伤时，也应优先处理。对有脊柱损伤者，应确定其骨折、脱位的部位或脊髓损伤的情况，包括损伤的平面、完全瘫痪还是不完全瘫痪。在已基本解除休克，患者全身情况允许时，才可进行脊柱的急诊 X 线检查。

在急诊室除进行输血、输液外，有尿潴留者要作留置导尿，有胃肠胀满者应作胃肠减压。由于脊髓在急性损伤以后的改变除脊髓裂伤以外，尚有发生缺血、缺氧、水肿以及一系列生化改变的可能，故可经由静脉输入大剂量激素、利尿药、脱水药，并给氧；有骨折、脱位者，应该立即作牵引治疗。

（三）脊柱骨折、脱位的处理

若患者有明显的脊柱骨折脱位，应作颅骨牵引。在各类器械中，以 Halo 头圈牵引装置较好。在两耳上方 3 cm 处做皮肤切口，将颅骨钻孔 0.5 cm 深，用大号蟹足钳进行牵引亦可。二者均不易滑脱，但要严格实施无菌操作，以防止针眼感染。如条件许可，应将患者放在特制的翻身床上进行护理。颈椎骨折脱位的开始，牵引重量一般为 7 ～ 10 kg，最重可达 20 kg。牵引后，分别在 12、24、48 h 进行 X 线摄像检查。通常在 48 h 以内可复位。复位后，改用 2 ～ 4 kg 维持牵引 8 ～ 12 周。若为屈曲型损伤，须在过伸位牵引，开始时采用较大重量牵引 (15 ～ 20 kg)，头部取中立位，以后逐渐调整到过伸位牵引；否则，会使交锁之关节突发生强劲的杠杆作用，加重脊髓损伤。多数患者于 30 ～ 60 min 内即可复位而使脊髓获得早期减压。对于颈脊髓的不完全损伤，可用枕颌吊带牵引，8 ～ 12 周后改用及颈托保护治疗。

（四）脊髓损伤的手术疗法

1. 手术治疗的目的

对急性脊髓损伤患者进行手术治疗，可解除脊髓及神经根的压迫，清除代谢产物，清除突出的异物、骨片及椎间盘组织，用钢丝、哈氏棒、植骨融合术等方法稳定脊椎，达到恢复神经功能、防止并发脊髓损害的目的，并能使患者早日活动，避免长期卧床的并发症。

2. 手术疗法的适应证

由于手术可破坏损伤部位的血液供应，增加脊柱的不稳定性，必须严格掌握手术适应证。有适应证者，手术宜早期进行，且越早越好。脊髓受压时间过长，手术后其功能恢复不能令人满意。

3. 手术疗法的禁忌证

(1) 患者一般情况不好，有创伤性休克，同时合并有胸、腹腔器和颅脑损伤或大面积损伤，在休克得到纠正和其他损伤获得适当处理之前，不宜手术，以免给患者带来危险。

(2) 考虑脊髓已经断裂而骨折已行闭合整复，且脑脊液动力学检查无梗阻者。

(3) 颈椎过伸型损伤，表现为中央性脊髓损害、奎肯试验脑脊液通畅者。

(4) 神经症状逐渐好转，经 X 线平片、脊髓造影、脑脊液动力学检查均未显示脊髓有受损现象者。

第十二章 脊柱脊髓损伤

4. 手术原则

(1) 开放性脊髓损伤的减压手术：开放性脊髓损伤，多为火器或刀刃伤，对脊柱的稳定性多数无影响，对脊髓组织本身的损伤范围却较广泛。开放性脊髓损伤患者，可能同时伴有休克、骨折及内脏损伤且有发生感染的可能。治疗的首要任务是控制休克；其次是在应用抗生素的情况下进行及时、细致而彻底的清创；对于脊髓组织有压迫迹象者，应做椎板切除术，去除游离骨片和异物。如硬膜无损伤，且可见有搏动者，则不必切开硬膜；如无搏动则应切开硬膜，并向头端探查，排除血肿和其他压迫因素，待脑脊液引流通畅后缝合之。如硬膜已经破裂，则必须进一步探查硬膜下腔，清除异物、碎骨片或血肿后，再将硬膜修复。手术后继续使用抗生素，以预防感染。

(2) 急性闭合性脊髓损伤的减压手术

1) 后路手术：这是一种传统的治疗脊椎骨折或骨折-脱位合并截瘫的手术方法。它包括骨折脱位的切开整复术、椎板切除术；脊髓探查以及对损伤脊柱进行有效的固定等。由于目前无准确判断损伤脊髓病理变化的方法，且X线检查之所见与脊髓损伤的程度也不完全符合，因此，在治疗脊髓损伤时，有人将手术适应证放得很宽，不管脊髓损伤为完全性的还是不完全性的，均于损伤早期做后路手术。其理由是虽然手术不一定能够取得肯定的效果，但有助于了解脊髓损伤的程度，以正确估计其预后。实践证明，对屈曲型脊柱骨折脱位(近端向前)者，向上做椎板切除减压术，直至出现硬膜搏动为止，其有效率为72.1%，而对过伸型骨折向后脱位者则无效果。后路手术的适应证是椎板凹陷骨折，骨折片突入椎管压迫脊髓组织及神经根者；非完全性截瘫，神经症状逐渐加重，考虑脊髓为血肿所压者；有骨折脱位、小关节交锁，闭合复位失败者；椎骨骨折，脊椎不稳定，需从后方稳定脊柱者；椎管狭窄合并截瘫需扩大椎管者；奎肯试验证明脑脊液有梗阻者等。

2) 前路手术：适应于颈椎骨折脱位牵引治疗失败者；颈、胸椎严重损伤，粉碎骨折或爆破骨折，骨片压迫脊髓者；检查证实椎间盘有向后突出压迫脊髓时，由于脊髓本身没有弹性，又受有节段神经根的牵制，单纯做椎板切除术有时不能解除上述那些来自脊髓前方的压迫因素者。为了达到彻底减压的目的，必须整复脱位，清除压迫物。凡骨折之不能整复者，应切除之，包括切除椎体后突部分或切除整个移位的椎体。

3) 不同部位脊髓损伤减压手术方法的选择：以上手术方法各有优缺点，临床应根据不同损伤情况，采用不同手术方法。

第二节 胸腰椎损伤

胸腰椎损伤主要是骨、韧带和椎间盘等组织结构的损伤和由此导致的脊髓神经组织的损害。由于解剖结构上的改变，T11、T12前面无胸骨柄，两侧为游离肋，稳定性也较其他胸椎差；而胸椎是后凸弯曲，腰椎是前凸弯曲，这样易使脊柱的受力下传。一般来说，T12～L2骨折占脊柱骨折的60%，T11～L4骨折占脊柱骨折的90%。所以，通常所说胸腰椎骨折，指的就

·253·

是 T11 ～ L4 骨折。

一、病因

机体受到创伤时常伴随着许多复杂的应力，且每种应力都能对脊柱结构造成破坏性威胁，但多数情况下只有一、二种应力是造成骨与韧带破坏的因素。与胸椎、胸腰椎及腰椎损伤有关的常见暴力有轴向压缩暴力、屈曲暴力、侧方压缩暴力、屈曲扭转暴力、剪切暴力、屈曲牵张暴力和过伸暴力。以下从生物力学角度讨论每种暴力对脊柱的骨 - 椎间盘 - 韧带复合结构的作用效应。

（一）轴向压缩暴力

由于正常胸椎存在着生理后凸，因此，施加于该区域的轴向负荷常导致脊椎向前屈曲，由此发生的脊柱损伤处在屈曲暴力下。轴向暴力作用于伸直的胸腰段脊柱使椎体承受单纯的压缩负荷，有学者认为其结果是在椎体压缩同时伴有终板破坏，如果暴力较大，通过椎体可产生垂直骨折，即所谓的"爆裂骨折"，骨折线可经血管孔通过椎体后缘中央皮质，如果进一步施加应力，可使骨折块向后移位，同时伴有椎间盘及椎体后缘破坏。在传导应力作用下，可使连接椎体的椎弓根发生骨折、椎弓根间距增宽，在复合屈曲暴力存在时，还可产生椎板骨折。伴随着严重的压缩应力，椎体后部结构出现明显破坏。

（二）屈曲暴力

屈曲暴力导致椎体与椎间盘前部压缩，同时张力作用于脊椎后结构。在突然暴力作用下，脊椎后部韧带可不发生撕裂，但可出现撕脱骨折。当椎体前部发生骨折并出现成角时，应力被吸收。如椎后韧带保持完整，则大多为稳定性骨折。一般情况下，中柱的完整意味着脊柱没有半脱位以及骨折片或椎间盘的向后突出。当椎后韧带和关节囊被破坏时，骨折表现为不稳定。如果椎前楔变超过 40% ～ 50%，可能会出现椎后韧带及关节囊破坏以及伴有进行性畸形的晚期脊柱不稳定。能导致中柱损伤的屈曲压缩暴力是造成脊柱机械性不稳、进行性脊柱畸形以及神经功能障碍的创伤暴力之一。

（三）侧方压缩暴力

侧方压缩暴力产生的损伤类似于上述的前方压缩损伤，除非应力只作用在椎体一侧。损伤可只限于椎体骨折或并发有后部韧带损伤，前者为稳定性损伤，后者为慢性不稳定性损伤，并导致进行性腰痛与畸形。

（四）屈曲扭转暴力

屈曲扭转暴力所致的损伤与单纯屈曲损伤类似。典型表现为椎体前部破坏，当屈曲暴力增大时，椎后韧带和关节囊发生破坏，并引起前柱和后柱损伤，这种伴有椎后韧带和关节囊破坏以及前部椎间盘与椎体的斜行碎裂，也即有学者所描述的"薄片样"骨折，常导致脊柱的进行性不稳定。

由于颈胸椎小关节的方向与形状，因此，与颈椎相比，单纯胸椎或腰椎脱位并不常见，只有在屈曲扭转暴力作用下，脊柱受到牵张时，才可发生脱位。单纯屈曲牵张暴力，较常见的结果是小关节或其他椎后结构骨折，也可发生脊柱脱位。

（五）剪切暴力

最初由国外报道的剪切暴力很容易造成韧带损伤，其损伤情况类似于上述提到的屈曲旋转暴力损伤。这种暴力可导致损伤性椎体前滑脱并发完全性脊髓损伤，偶可并发有通过部分关节突间的骨折。

（六）屈曲牵张暴力

1948 年，Chance 通过 X 线片首先提出了脊柱屈曲牵拉损伤的概念。但直到近来，这种"安全带"损伤机制才被人们充分认识。损伤发生时，脊柱的屈曲轴常前移至腹壁，同时整个脊柱遭受较大的牵张暴力，椎体，椎间盘及韧带均可发生撕裂或撕脱，但不会像多数脊柱损伤时出现的典型的粉碎骨折。暴力也可造成单纯的骨性破坏、骨与韧带联合损伤或单纯的软组织损伤（韧带或椎间盘）。Chance 指出单纯的骨性破坏大多为水平骨折，骨折线始于棘突，并向前通过椎板、横突及椎弓根延伸至椎体。损伤多发生在 L1 ～ 3 节段，尽管存在脊柱的急性不稳定，但预后良好。骨与韧带或软组织损伤最常发生于 T12 ～ L2 节段，为不稳定性损伤，且自愈能力较差。屈曲牵张暴力还可导致胸椎或胸腰椎的双侧小关节脱位。椎后韧带、关节囊及椎间盘破坏同时，前纵韧带可保持完整；但常造成骶前韧带的剥脱。如果屈曲轴远离脊柱前方，且损伤能量较大，也可造成前纵韧带破坏，导致严重的脊柱不稳。

（七）过伸暴力

头或上部躯干突然后伸时产生过伸损伤，损伤类型与单纯的屈曲暴力相反。前纵韧带与纤维环前部受到张力作用，同时压缩暴力传导至椎体后部，造成小关节、椎板与棘突骨折，椎体前下部可发生撕脱骨折，但这并非过伸损伤的特有体征。这类损伤大多属稳定性损伤，除非相邻的上位椎体发生明显后移。

二、临床表现

受伤部位多有局限性疼痛，脊柱活动时尤甚，不伴有脊髓损伤的患者可能因疼痛而不敢活动。检查时不要勉强让患者坐起或站立，更不要做脊柱各方向活动，以免加重脊柱脊髓损伤。脊髓损伤的患者可出现一侧或双侧下肢完全或不完全性瘫痪症状，并伴有小便潴留或膀胱胀满后充盈性尿失禁、大便秘结或失控。严重脊柱脊髓损伤患者可出现休克。

脊柱损伤后，局部因韧带撕裂及小血管破裂，可出现皮下瘀血及组织水肿，腰背筋膜覆盖完整者，肿胀常不显著。局部压痛是脊柱损伤后最明显最重要的体征，应按顺序逐个触压棘突，压痛最重的部位即骨折部位。正常胸段及胸腰段脊柱存在一生理性后凸，但在脊柱屈曲损伤时，常表现出明显的局部后凸畸形，严重的屈曲型损伤可因棘上、棘间韧带撕裂使棘突间距增宽。脊柱侧方楔形压缩骨折时，可出现轻度的脊柱侧弯。

此外，由于脊柱损伤，椎旁肌可发生保护性痉挛。胸腰段或腰段脊柱骨折，可因腹膜后血肿刺激而出现腹壁肌肉紧张，刺激交感神经可引起腹胀。肋间神经受压时出现胸腹部束带样疼痛，腰神经根受压出现下肢放射性疼痛。

三、诊断

详细询问受伤史是诊断脊柱损伤的重要环节。凡由高处坠落或重物由高处下落击于腰背部，房屋、矿井等坍塌，快速机动车撞击，或因交通事故使脊柱受压及跌倒时臀部着地等，均有发生脊柱损伤的可能。要了解受伤的时间、暴力的性质、大小、方向、作用部位及受伤时患者的姿势。由外院转来的患者，应了解就地抢救情况、搬运方法和所用的搬运工具。在并发伤中，颅脑及腹部脏器伤并发休克的可能性最大，要先处理紧急情况，抢救生命，在处理中继续检查脊柱和肢体，注意避免只看到局部损伤而忽视全身情况的做法。

脊柱损伤的早期诊断甚为重要。根据外伤史和局部疼痛、肿胀、压痛，特别是棘突的局限性压痛与畸形（后凸或凹陷畸形），一般可做出正确诊断。对疑有脊髓损伤的患者，应进行全面的神经系统检查，包括感觉、运动、反射、括约肌功能及自主神经功能检查。由于脊髓损伤部位、致伤原因和程度的不同，可表现不同的体征，如脊髓半横断损伤时，表现为损伤平面以下同侧肢体的运动及深感觉消失，对侧肢体的痛觉和温度觉消失，即 Brown-Sequarld 综合征。受伤早期应经常检查瘫痪平面有无变化，平面下降为恢复的表现，反之说明椎管内可能仍有活动性出血。早期圆锥以上的损伤均为弛缓性瘫痪，伤后 3～6 周逐渐转为痉挛性瘫痪。

X 线检查对脊柱损伤患者不仅在诊断上是必要的，而且对骨折的分型、确定治疗方案和估计治疗效果都很重要。因此，对所有临床怀疑脊柱损伤的患者均应进行 X 线检查，包括脊柱受伤部位的正侧位像，必要时加拍斜位像、动态位像和局部断层像。在 X 线片中，应注意观察脊柱的生理屈度和椎体的排列有无变化，椎体有无裂隙、压缩、粉碎或移位，椎间隙有无变窄，椎弓根间距、棘突间距是否增宽，椎管及椎间孔有无变形，附件有无骨折，关节突之间的关系是否正常等。阅片时应注意 X 线所见与受伤机制和体征是否一致，陈旧性椎体楔变与新鲜压缩骨折的鉴别以及椎体骨折与先天性椎体畸形或椎体骨软骨疾病的区别等。

对有脊髓损伤及 X 线片显示不清的患者，可考虑行电子计算机断层扫描 (CT) 或磁共振成像 (MRI)。CT 及 MRI 均能较好地显示椎体与椎板骨折、创伤性椎间盘突出、骨折移位及其对脊髓的压迫、椎管内出血等。有条件时，还可行体感诱发电位检查，以便判断脊髓损伤的程度、范围，并对预后进行估价，一般在脊髓损伤的急性期或早期，SEP 均可记录者提示预后良好，而且 SEP 的恢复先于临床运动功能的恢复，反之，则预后不佳。

四、治疗

（一）急性脊髓损伤的药物治疗选择

脊柱骨折引起的脊髓损害产生于两种机制：即刻的机械性损伤和随之发生的继发性损害，被认为有减轻或阻止继发损害，保护或促进脊髓功能恢复的药物很多，目前常被选用药物主要有以下三类。

1. 大剂量甲泼尼龙

在伤后 8 h 内应用，30 mg/kg 静脉滴注 15 min，间隔 45 min，以 5.4 mg/(kg·h) 维持 23 h，可改善脊髓血流，减轻细胞水肿，抑制脂质过氧化，改善脊髓损伤后的神经功能。但损伤 8 h 后应用，不仅效果欠佳，且并发症增加。现在认为既往皮质激素治疗无效，是用药剂量不够所致。在治疗药物中甲泼尼龙的疗效是最为肯定的，且最常被选用。

2. 神经节苷脂

它在正常神经元的发育和分化中起重要作用，实验研究表明，外源性神经节苷脂能促进神经轴突生长，增加损伤部位轴突存活数目。目前已应用于临床。据最近国内外报道，在急性脊髓损伤后 48～72 h 给予神经节苷脂 GM-1 100 mg/d，持续几周，有一定促进神经功能恢复的作用。

3. 抗氧化剂和自由基清除剂

目前已有多种抗氧化剂和自由基清除剂已被应用于脊髓损伤，如维生素 E，维生素 C、硒、超氧化物歧化酶(SOD)等，最近有报道21-胺类固醇如U-74 006 F能促进神经功能恢复，而其作用是甲泼尼龙100倍，被认为是一种极有希望的治疗药物。

(二)手术与非手术治疗选择

脊柱骨折后首先要确定的问题有以下两项。

1.是否合并有椎管受压并伴有脊髓或神经损伤

若合并有脊髓损伤应判明脊髓损伤的程度，是完全性损害还是非完全性，但在损伤急性期伴脊髓休克时，脊髓损伤程度难以辨明。脊髓休克的存在既可预示脊髓功能永久性丧失，也可能是脊髓功能暂时丧失。脊髓休克结束后脊髓功能可有不同的预后。因而在脊髓损伤早期应反复地动态观察患者：仔细观察足趾有否自主性微动，刺激足底时足趾有无缓慢地伸屈；足趾有否残留的位置感觉，有无肛门微弱反射，是否存在有海绵体反射，特别是鞍区是否有感觉、肛门指诊括约肌是否有收缩。以上任何一项存在仍为不完全性截瘫。如急性期检查无球海绵体反射，一旦该反射出现意味着脊髓休克已经结束。

2.是否存在不稳定

Denis认为，含有椎体后壁的中柱对骨折的不稳定及脊髓损伤有较大的意义，三柱结构中有两柱受累一般被视为不稳定。脊柱骨折不稳定可分为三度，一度为机械性不稳定，如前柱与后柱受累或中柱与后柱受累，可逐渐发生后凸畸形；二度为神经性不稳定，如B型爆裂骨折中柱受累，在急性期或晚期损伤后椎体常进一步塌陷脊柱向后成角而致椎管狭窄，使无神经症状者可发生神经症状；三度为兼有机械性及神经性不稳定，为三柱受累，如骨折脱位。因此，根据脊柱骨折分类判断脊柱稳定性及根据影像学明确脊髓有无受压及压迫部位，程度及范围是制定治疗方案的主要依据。一般讲，椎管无压迫或轻度压迫，而无神经损伤的稳定性骨折或相对稳定性骨折，为非手术治疗的适应证。如单纯压缩骨折、轻度爆裂骨折或安全带型损伤可卧硬板床，积极进行腰背肌功能练习，4～6周后给以外固定使患者早期离床活动，这类骨折经保守治疗均可获得良好的结果。近年来大多数学者对脊柱不稳定骨折或伴有神经损伤者，主张及时手术治疗。

(三)手术入路选择

手术入路选择取决于骨折的类型、骨折部位、骨折后时间以及术者对入路熟悉程度决定。

1.后路手术

解剖较简单，创伤小，出血少，操作较容易，适用于大多数脊柱骨折。对来自椎管前方压迫小于50%的胸腰椎骨折，如正确使用后路整复器械，可使骨块达到满意的间接复位。椎管后方咬除椎弓根可获得椎管后外侧减压，或行椎体次全切除获得半环状或环状减压。对爆裂骨折后路手术主要是恢复椎体轮廓和高度，由于缺乏前路支撑，复位固定后可能会出现迟发性后凸畸形、疼痛或神经症状，严重的爆裂骨折或伤后两周以上的陈旧性爆裂骨折后路手术常有困难。

2.前路手术

爆裂骨折累及中柱，致脊髓前方受压、椎管压迫超过50%，或椎管前方有游离骨块者，由于神经组织被覆盖于突出骨块后方，间接复位如不能使骨块前移，采用后路过伸复位或"压中间撬两头"的复位方法会造成脊髓的过度牵拉或进一步损伤。因而在以下情况下应考虑前路手术。

(1) 脊髓损伤后有前脊髓综合征者；

(2) 有骨片游离至椎管前方的严重爆裂骨折或陈旧性爆裂骨折并不全瘫者；

(3) 后路手术后，前方致压未解除者；

(4) 前方致压的迟发性不全瘫者。脊柱脊髓损伤前路手术是近年来新的进展，它可在直视下充分进行椎管前侧减压，同时矫正畸形和固定融合。胸腰椎骨折最常见的骨折部位是 T12、L1，位胸腰椎移行部的前路手术，常用经胸腹联合切口，一般选择损伤较重的一侧，自棘突旁 3～4 cm 沿 T10 或 T11 肋骨床向前下至肋软骨处，需要时再向内沿腹直肌鞘下行，然后加深切口，切除肋骨，将留存的肋软骨纵行劈开，向腹侧分离，其下为腹膜后腔，用钝方法将隔下充分游离，腹膜后腔被证实后沿选定肋骨远端下缘向下切断腹内、外斜肌及腹横肌，此时露出腹膜外脂肪，自腹膜外向中线钝性剥离直至椎体，再根据需要经胸或胸膜外，显露下胸段。

若横膈膜影响椎体显露时，可切开横膈，显露出椎体侧方，分离出节段性血管切断结扎，椎体充分显露后，根据需要进行矫形，减压、支撑植骨、固定与融合。除上述入路外，最近有学者报道，经骶棘肌腰方肌间隙行胸腰段脊柱脊髓损伤侧前方减压、该入路简捷、损伤小，出血少，能最大限度保存脊柱原有稳定性，又可减少脊髓损伤胸膜损伤等并发症，是一值得尝试的入路。

(四) 内固定器械选择

1. 后路器械

后路手术器械可用于各种类型的胸腰椎骨折脱位、不稳定骨折或伴有截瘫的切开复位内固定。

2. 前路器械

常用的前路内固定器械有 Kaneda 器械、CASF 器械 (Armstrong 钢板)、U 形椎体钉及前路自锁钢板系统 (ALPS)。其中 Kaneda 及 ALPS 装置固定更坚强。

第三节　寰枕脱位

寰枕关节是枕骨大孔两侧备具一枕骨髁，其表面隆凸与寰椎侧块的上关节凹面互相咬合，构成枕寰关节。寰枕关节脱位在临床上极为罕见，据推测，该部发生脱位而能存活者甚少，可能在遭受损伤的同时毙命。

一、病因
高速行进的车辆和高处坠落伤是寰枕脱位的主要致伤原因。

二、临床表现
(一) 症状

绝大多数患者伤后立即死亡，有幸存者多有极为严重的高位颈髓损伤征象。四肢瘫痪和呼吸困难是主要临床表现。

（二）体征

寰枕脱位幸存者多有极为严重的高位颈髓损伤征象。四肢瘫痪和呼吸困难是主要临床表现。Bohl-man 报告 2 例，均因呼吸困难致呼吸衰竭在创伤发生后短期内死亡。经过尸检发现枕骨和寰椎完全分离，颈脊髓完全横断。

三、诊断

（一）明确外伤史如高处坠落、交通事故致伤史。

（二）临床症状与体征。

（三）影像学检查 (X 颈椎光片及 CT 扫描)。

根据外伤史、临床表现、体格检查及影像学等辅助检查可确诊。

四、治疗

病例罕见，尚无统一治疗程序和方法。根据一些学者报告，采用非手术治疗可获成功。损伤初期，必须采用一系列的改善呼吸功能的措施，同时处理寰枕脱位，例如气管切开及颈椎牵引复位，但必须密切观察复位情况和全身状况的变化。对于复位后仍不稳定者可进行枕颈融合，以达到永久性稳定。

第四节 寰椎骨折

寰椎骨折脱位是上颈椎损伤中较常见的一种，约占 50%。临床上见到的寰椎骨折脱位神经症状轻重不一，有的患者当场死亡，有的患者病情严重且伴有不同程度的脑干与脊髓高位损伤，表现为脑神经瘫痪、四肢瘫或不全瘫和呼吸障碍，常需立即辅助呼吸，有的仅为枕颈部疼痛和活动障碍，神经症状轻微，但这类患者仍有潜在危险，应予以高度重视和相应治疗。

一、病因

因高处重物落下打击头顶，暴力由头颅传至枕骨孔，穿过寰椎，使寰椎两个脆弱部前弓与后弓断裂。

二、临床表现

急症病员往往用双手托住头部，欲将头部固定，不使其转动。

三、诊断

（一）有典型的外伤史。

（二）颈部压痛，颈肌痉挛，头部旋转屈伸活动受限。

（三）击顶试验阳性，枕大神经分布区可有感觉障碍。

（四）特殊检查，X 线摄片可发现骨折的移位方向，特别是颏下颅顶位的投照，显示更为清楚。

四、治疗

（一）非手术疗法

1.无神经症状者，可采用牵引复位，头颈胸石膏固定。

2.有神经症状者，可行颅骨牵引，头颈胸石膏固定。

（二）手术疗法

复位不满意者，晚期应行枕骨与枢椎融合术。

第五节 寰枢椎脱位

自发性寰枢椎脱位多见于 13 岁以前之青少年时期，该部位血管相对增生，韧带附着不够坚固，多因上颈部和咽喉部的炎症充血，致颈肌痉挛，骨质疏松，韧带松弛，造成寰枢椎脱位。在成人强直性脊椎炎及类风湿性关节炎者中亦有造成自发性寰枢椎脱位者。

一、病因

寰枢椎解剖功能复杂，儿童期取决于该区的韧带结构，且有保护关节广泛活动的功能。主要为旋转功能。颈部旋转功能 50% 发生于寰枢节段。所以此段易造成移位。儿童多见，主要因局部肌肉、韧带及关节囊的水肿、松弛及局部骨质脱钙而引起横韧带的松动、撕脱，而引起寰椎向前移位。因其发生过程缓慢，神经症状一般较轻；但如附加外伤因素，则甚易导致意外。此外，侵及颈段的类风湿性关节炎患者，亦有 20% 左右病例可能出现此种后果。

（一）青少年和儿童的寰枢椎脱位

多因颈肌痉挛，骨质疏松，韧带松弛，造成寰枢椎脱位。枢椎齿状突发育障碍和寰横韧带不健全，成为寰枢椎间不稳定的基础。在胚胎 6 个月时，齿状突根部出现两个侧位骨化中心，于出生时此二中心融合成一个骨柱，在婴儿 2 岁时齿状突尖的骨化中心出现，在齿状突根与枢椎体间有软骨盘，到 12 岁时及青春期，齿状突根与椎体，齿状突根与尖部即逐渐融合。若在胚胎时第 4 枕节、第 1 颈节的中胚叶细胞停止移动，即可导致齿状突的发育障碍，或不融合，当齿状突基部未与椎体融合或太短，寰椎在枢椎上即不稳，易形成脱位。有先天性枢椎齿状突基底不连或齿状突太短，只需轻微外伤即可造成寰椎前脱位（多见），或后脱位（少见）。

（二）成年人寰枢椎半脱位

在成人强直性脊椎炎及类风湿性关节炎者亦可有造成自发性寰枢椎脱位者。类风湿性关节炎患者中，6.4% 的患者颈椎部可累及。临床上患者合并寰枢椎半脱位者多为病程较长的老年患者。有的学者提出，颈椎类风湿性病变病期超过 3 年的患者，寰枢椎半脱位的发病率明显增加。一般认为类风湿病变病期长的患者，病变可广泛地侵及椎骨和周围软组织，寰椎横韧带及齿状突炎症病变而失却正常功能。患者长期服用类固醇药物可能影响病情。

二、临床表现

视移位程度及致伤机制不同，其临床症状悬殊甚大，轻者毫无异常主诉，重者可造成完全性瘫痪，应注意观察及鉴别。对儿童病例主要应了解咽喉部有无慢性炎症等病史。其临床特点如下：①颈部不稳感即患者自觉头颈部有如被一分为二折断似的不稳感，以致不敢坐起或站立（自发性者则不明显）。②颈痛及肌肉痉挛外伤性者多较剧烈，尤在伤后数天以内。③活动受限，一般均有程度不同的头颈部活动受限，严重者开口亦感困难。④头颈呈前倾斜位，见于双侧关节均有脱位时，如系一侧性关节脱位，则头向健侧旋转并向患侧倾斜。此种体位加重了活动受限的程度，包括张口困难。⑤其他如后枕部压痛、吞咽困难及发音失常等，脊髓神经受累时，则出现相应之症状及体征。

X 线平片除以中心的正侧位片外，尚应拍摄开口位，以观察关节脱位的程度及方向，并在该片之同时加以测量，以便于今后的对比观察。

CT 扫描及 MRI 检查有助于对损伤的诊断及对脊髓受累情况的判定。

三、治疗

本病以非手术疗法为主。由于该处椎管矢状径最大，脊髓仅占据矢径的 1/3，因此只要将头颅采用 Cmtckfield 牵引弓或 Glisson 牵引带，使颈椎处于牵引状态，其椎管形态易于复原，因此需手术减压者相对较少。但无论是否伴有脊髓损伤，均按危重患者处理，包括各项急救措施的准备。因该处椎节多呈不稳状态，异常活动易引起颈髓受压，因此严格制动，务必保持局部的稳定。急性期施术应持慎重态度，主要是由于颈髓受压征，在早期多可通过牵引等而获得矫正，而且此处手术十分危险，术中易引起意外，稍有疏忽即可出现严重后果。

（一）非手术疗法

1. 牵引颈部制动

常用的方式为颅骨骨牵引 Glisson 带牵引，后者主要用于小儿病例。此外亦可采用 Halo 牵引及头 - 颈 - 胸石膏，后者适用于后期病例。

2. 保持呼吸道通畅

尤其对脊髓有受压或刺激症状者，务必注意保持呼吸道通畅。对呼吸有困难者，应及早行气管切开术。

3. 脊髓脱水疗法

凡有脊髓刺激或受压症状者，均应予以脱水疗法。除限制钠盐及钾盐外，伤后第 1 天即开始给予地塞米松每天 10 ～ 20 mg，分 2 次静滴。3 天后递减，6 ～ 8 d 后停止。同时可用 50% 葡萄糖液 40 ～ 60 mL 静脉推注，每 6 h 1 次；两次间隔切勿超过 8 h，以防引起反跳而加重脊髓水肿反应。静滴液体 10% 葡萄糖液为佳。并注意限制含钾、钠高的食物、水果及饮料。

4. 预防并发症

长期卧床情况下，易引起压疮、栓塞性静脉炎、坠积性肺炎及尿路感染等并发症，应以广谱抗生素预防。

5. 功能锻炼

在治疗的全过程中，应鼓励患者作以四肢为主的功能锻炼。肌力较好者尽可能地让患者在床上作引体向上运动。

（二）手术疗法

1. 寰椎复位 + 内固定术

即从后路暴露术野，将寰椎向后方牵出，并用中粗之钢丝将其固定至 C2 及 C3 之棘突上。同时于之间放置植骨块。

2. 寰椎后弓切除 + 枕颈植骨融合术

主要用于后期病例，即将后弓部分切除以达减压目的，而后再行枕颈融合术以保证局部的稳定性。

3. 前路融合术

从前侧方入路达椎间关节侧方，以开槽植骨或旋转植骨等方式将其融合之。

第六节 齿状突骨折

枢椎齿状突骨折常容易累及寰枢椎区域稳定性，是一种严重的损伤，发生率约颈椎损伤的10%。由于具有特殊的解剖学结构，其不愈合发生率也较高，因有不稳定性因素的存在，有可能导致急性或延迟性颈椎脊髓压迫并危及患者的生命。

一、病因

齿状突骨折多因头颈屈曲性损伤所引起。

二、临床表现

(一) 症状

颈项部 (上颈椎) 疼痛。四肢无力，神经症状早期有四肢无力，枕部感觉减退或疼痛。

(二) 体征

上颈椎压痛，头颈活动受限，以旋转运动受限最明显。肢体深反射活跃，枕部感觉减退。严重者四肢瘫痪和呼吸困难，可在短期内死亡。迟发性脊髓病多见。损伤后不立即发病，未获治疗或治疗不当，寰枢椎逐渐移位。相对而言，缓慢减少缓冲间隙，在一定限度内，脊髓有一定适应能力，但超出了脊髓的适应极限就会出现相关的脊髓受压迫症状。包括痉挛性半瘫、大小便失禁、布朗一色夸氏综合征、单肢瘫、四肢瘫、吞咽困难和枕大神经痛。神经损害症状可表现为渐进性加重或间歇性发作，有些病例于伤后数年、数十年后出现症状与体征。

三、诊断

(一) 明确外伤史致伤史。

(二) 临床症状与体征。

(三) 影像学检查 (X 颈椎光片及 CT 扫描)。

清晰的开口位片可显示齿状突骨折及其骨折的类型，侧位片看齿突和寰椎前弓的距离能够提示寰枢椎是否脱位。必须注意齿状突骨折可能合并寰椎骨折。有时由于开 1:3 及拍片角度不合适，齿状突骨折处显示不清或多重骨影掩盖。必要时，多次拍开 1:3 片，或侧位伸屈位片，对可疑者必要时还可作 CT 扫描检查。根据外伤史、临床表现、体格检查及影像学等辅助检查可确诊。

四、治疗

(一) 保守治疗

治疗方法包括牵引复位，持续牵引或外固定。

1. 牵引复位

牵引方法应用枕颌牵引，取正中位，牵引重量约 3 ～ 4 kg。时间为 1 ～ 3 周，直到骨折已经复位，即行头颈胸石膏固定，固定时间 3 ～ 4 个月。

2. 颅骨牵引

通常不宜采用，只有在移位严重，或伴有下颈骨折脱位时方可采用，但牵引重量也不宜太大，以避免牵引过大引起齿状突骨折部分离影响愈合。

3. 头环石膏固定

它即可调节复位又具有能够保持高度的稳定作用，但这种装置的安装给患者带来一定不便，由于穿钉和固定其并发症不少见，这种装置和技术也比较复杂。

（二）手术治疗

目的是稳定寰枢椎，防止因不稳定造成迟缓性脊髓压迫。适应证为：齿状突骨折不愈合合并寰枢椎不稳定者。

手术方法有寰枢椎固定术和枕颈固定术，对合并神经损伤者行寰椎后弓减压并寰枢椎固定，必要时还应将枕骨大孔后缘压迫脊髓部分切除，再施行枕颈融合。

（三）功能锻炼

牵引固定期间，应鼓励患者加强四肢关节的屈伸活动。解除牵引和固定后，逐渐进行颈部屈伸、侧屈及旋转活动。早期应避免做与受伤暴力相同方向的运动，以防止骨折愈合不坚固而发生再次骨折等损伤。

第七节 下颈椎骨折与脱位

下颈椎损伤在颈椎损伤最多见，各种暴力，包括屈曲、伸展、旋转、压缩、侧屈等都可导致下颈椎的骨折与脱位，通常合并不同程度的脊髓损伤。

一、单纯颈椎椎体压缩骨折

单纯颈椎椎体压缩骨折常因屈曲暴力与垂直压缩暴力相互作用，导致受力节段椎体前柱压缩而成楔形改变，好发于颈 1～6 大都为稳定性骨折。

（一）病因

通常因屈曲暴力与垂直压缩暴力协同作用，上下椎体终板前缘相互挤压，导致椎体前侧骨皮质碎裂，椎体前柱松质骨髓之塌陷，中柱一般无受累，因此椎管形态无改变，脊髓不易受到压迫，但有时因椎间盘突出向后方压迫颈髓或脊髓前中动脉，导致四肢瘫。严重压缩骨折系在屈曲暴力作用下，椎体后柱出现撕裂骨折、关节突骨折脱位及韧带断裂等，属不稳定骨折，多伴有神经症状。

（二）临床表现

主要表现为颈部疼痛、运动受限，颈呈前屈状态，脊髓受压时出现四肢感觉、运动和括约肌功能障碍；脊髓前中动脉受压导致脊髓前 2/3 缺血，出现四肢瘫，具有上肢瘫痪重于下肢，感觉功能障碍轻等特点；颈神经根受压时出现上肢相应支配节段感觉、运动障碍等。

（三）诊断

颈椎侧位 X 线片可明确椎体呈楔形改变、颈椎生理屈度是否正常、椎管前后壁是否连续等，颈椎斜位片可了解后方关节突是否有骨折、脱位、神经管是否有骨性狭窄等；CT 平扫可判断椎体中后柱是否受累、椎管容积是否有改变等。MRI 可了解是否合并椎间盘突出、脊髓是否受压、脊髓信号是否有改变等。

（四）治疗

1. 非手术治疗

轻度压缩骨折行头颈胸石膏外固定 3 个月，严重压缩骨折无神经症状者行枕颌带或颅骨牵引，利用椎体前后纵韧带张力牵拉复位，床旁 X 线复查，牵引 3 周后改用头颈胸石膏外固定 3 个月。

优点：治疗方法简单易行，可在基层医院广泛开展。

缺点：外固定时间长，患者难于坚持；因外固定时间过长而引发的精神行为异常等疾患。

2. 手术治疗

严重压缩骨折经非手术治疗后仍有颈椎不稳者、有神经症状、影像学检查脊髓有明确压迫者需行手术减压和固定，通常采用颈前路减压、植骨融合、钢板内固定。

优点：减压直接彻底，防止脊髓迟发性损伤的出现，有利于脊髓损伤的恢复；内固定牢靠，有利于早期功能锻炼，防止并发症的出现；缩短住院时间。

缺点：手术相关风险及手术创伤。

二、颈椎椎体爆裂骨折

颈椎椎体爆裂骨折是一种少见而严重的骨折，CT 扫描技术的应用大大提高了该型骨折的诊断水平。

（一）病因

颈椎中立位时垂直暴力自头顶向下经椎间盘传导至椎体，导致前后纵韧带破裂，骨折块自椎体中央向四周分离移位，与单纯椎体骨折损伤病理不同的是前中柱同时受累，骨折碎块突入椎管或椎间孔，引起脊髓和神经根损伤；椎体高度变低或后突过度时后柱也会发生骨折脱位。

（二）临床表现

颈部疼痛、活动受限，压痛广泛，以损伤节段的棘突压痛明显，脊髓损伤时导致完全或不完全性四肢瘫，损伤平面以下出现感觉、运动和括约肌功能障碍，在颈损伤则表现为呼吸困难。

（三）诊断

颈部外伤后疼痛、活动受限，伴有不完全或完全性四肢瘫时可考虑颈椎爆裂骨折，X 线片是诊断的重要依据，侧位 X 线片可显示椎体高度、颈椎生理曲线改变，正位 X 线片显示椎体变低、增宽；CT 扫描可清楚显示椎体爆裂骨折，中柱结构严重破坏，椎管容积变小；MRI 可明确颈髓损伤的程度、性质，对预后的判断有指导作用。

（四）治疗

1. 颅骨牵引

此型损伤多伴有脊髓损伤，经急救和处理危及生命的合并损伤后，立即行颅骨牵引以纠正成角畸形，恢复颈椎的正常序列，牵引重量通常为 2～3 kg，不可过大，以免加重颈髓损伤，持续牵引期间，每日床旁 X 线检查颈椎畸形的恢复程度。颅骨牵引仅仅作为颈 f 爆裂骨折治疗的一个步骤，不应单独应用。

(1) 优点：操作简单、便捷，有一定作用。

(2) 缺点：不可能达到解剖对位甚或解决根本问题。

2. 手术治疗

多数学者主张在患者全身情况允许的条件下，应行手术治疗。根据此类损伤的脊髓压迫来自椎管前方的骨块，应行颈前路途经，清除粉碎的椎体骨块，彻底减压，骨折椎体上下的椎间盘必须一一清除，取自体髂骨条植骨，髂骨条的长度必须略长于减压区域的高度，置入减压区后起一定支撑和固定作用，术后头颈胸石膏固定 3 个月以上。主张在植骨的同时采用前路钢板内固定，术后仅需颈托制动 3 个月，国内外学者的研究表明，颈前路内固定对提高植骨融合率和术后生活质量、减轻早期颈部不适、预防损伤后并发症等具有积极的作用。

(1) 优点：有利于尽早解除压迫，挽救、恢复脊髓功能。

(2) 缺点：手术风险大，病死率较高。

对于颈椎爆裂骨折的手术时机的选择一直存在争议，急诊手术的观点认为骨折块直接压迫脊髓早期手术能在脊髓各种病理变化出现之前减压，有利于最大限度的挽救和恢复脊髓功能，防止脊髓继发性损伤的出现；反对急诊手术的观点认为在脊髓损伤出现相应病理改变之前，脊髓损伤自发性加重，此期间实施手术有加重损伤之嫌，且早期手术的并发症和病死率较高，易激发医疗纠纷。目前，已有较多的文献支持晚期手术后脊髓功能恢复较早期手术无显著性差异。

三、颈椎过伸性损伤

颈椎过度伸展暴力造成的颈髓损伤往往较隐匿，最常见的如挥鞭样损伤，为乘车者在紧急刹车时，颈椎在惯性作用下屈曲后猛烈反弹造成过伸性损伤，X 线检查往往无明显骨折脱位，易漏诊，影响治疗。此类损伤常见于高处坠落、交通事故，头面部撞击障碍物产生过伸性暴力致伤。

(一) 病因

颈椎过伸性暴力作用下，后柱结构作为支点，承受压力，前部结构受到张力作用，椎间盘与前纵韧带可被撕裂，损伤发生的瞬间，在遭受外力最强的平面，同时伴有向后的剪切外力发生，使上位颈椎向后移位，下位颈椎相对向前移位，黄韧带皱褶内陷入椎管，椎体下缘因前纵韧带的牵拉造成撕脱骨折，颈髓在移位的瞬间，损伤即已形成，脱位在颈部肌肉作用下自行复位，但突出的椎间盘往往无法自行复位，因而大部分病例因移位后椎间盘突出持续压迫颈髓造成损伤。颈髓在前部椎体后缘与椎间盘、后部黄韧带皱褶的压迫下，以脊髓中央管与脊髓前部损伤多见，相应的临床表现称之为脊髓中央综合征和前脊髓综合征。

(二) 临床表现

颈椎过伸性损伤的临床表现根据损伤严重程度的不同差异较大，额面部、鼻部皮肤擦裂伤常提示颈椎遭受过伸性暴力作用，对诊断具有较高价值。损伤节段后部偶有压痛及活动受限，较多见的症状是颈前部疼痛，吞咽时加重，部分可有吞咽困难。神经损伤多表现为脊髓中央综合征和前脊髓综合征，极少数表现为完全性损伤或脊髓半截综合征，脊髓中央综合征的典型表现为上肢瘫痪重于下肢，手部重于臂部，触痛觉重于深感觉；前脊髓综合征表现为损伤平面以下运动功能丧失，括约肌功能障碍，浅感觉减退或消失，深感觉存在颈 7 胸 1 节段损伤时通常会出现上睑下垂、眼裂变窄、瞳孔变小等症状，少数患者伴有喉返神经损伤，出现发声困难。

（三）诊断

根据损伤机制及临床表现可初步诊断，X 线表现不显著，常易于漏诊，侧位片显示颈前部软组织肿胀、椎体前下缘撕脱骨折提示颈椎过伸性损伤的存在，陈旧性损伤颈椎动力位 X 线片显示颈椎不稳；颈段 MRI 是诊断该型损伤最有力的手段，胸：相可见前纵韧带断裂、颈椎间盘突出，压迫脊髓，胸 2 相显示脊髓高信号改变，提示脊髓挫伤出血或水肿。

（四）治疗

颈椎过伸性损伤的机制及伤后病理变化提示该损伤并不存在需复位的明显骨折脱位，治疗方法的选择依赖于患者的临床表现及其进展和影像学检查结果。

1. 非手术治疗

采用较多的治疗方法，主要适用于神经症状无明显进展、影像学检查显示无明确致压物及颈椎无明显不稳的病例，一经确诊，即采用枕领带牵引，重量为 1.5 ～ 2.5 kg，牵引位置取颈椎略屈曲位，也可采取中立位，持续牵引 2 ～ 3 周，后改头颈胸石膏外固定，损伤较轻者也可采用颈托制动 2 ～ 3 个月，牵引期间，配合静脉给予脱水剂及激素以减轻脊髓水肿，促进恢复。

(1) 优点：方法简单，有一定的效果。

(2) 缺点：难以解剖对位，而且需持续牵引，时间较长。

2. 手术治疗

颈椎损伤后神经症状进行性加重、影像学检查提示有明显致压物存在或明显颈椎不稳者采用手术治疗，治疗的目的在于减压、重建脊柱稳定。通常采用颈前路减压、植骨、内固定的方法，术后同样需配合脱水及激素治疗以促进脊髓水肿消退及恢复。尚需辅助颈托制动 3 个月。

(1) 优点：可快速解除脊髓压迫，为恢复功能创造条件。

(2) 缺点：手术风险大，技术要求高，成功与否，决定于脊髓损伤的程度。

四、颈椎骨折脱位

颈椎骨折脱位是一种较严重的下颈椎损伤，指椎体骨折与小关节脱位同时发生，多伴有颈髓损伤，常见于颈部。

（一）病因

系屈曲暴力致伤，强烈屈曲暴力作用下，垂直分力足以导致椎体骨折，椎管形态发生改变，水平剪力导致小关节完全脱位，椎管容积进一步减小，除少数病例外，大多数患者发生不完全或完全性四肢瘫，损伤平面在颈 2 以上时导致呼吸中枢受损。

（二）临床表现

损伤局部疼痛剧烈，椎前及后部结构均有明显压痛，此外还出现不同程度的神经损伤症状，如四肢瘫、呼吸困难、大小便失禁等。

（三）诊断

依据临床表现与影像学检查可确诊，X 线侧位片可显示颈椎椎体骨折、小关节脱位、颈椎排列异常；CT 扫描可明确椎体骨折的类型、移位程度与方向、小关节交锁的状况及椎管容积的改变等；MRI 检查有助于了解脊髓损伤程度、性质等，且对预后的判断具有指导意义。

（四）治疗

此类损伤系严重颈椎损伤，多数伴有颈髓的压迫与损伤，颈椎前中后三柱均受累，为不稳定性骨折，治疗以手术减压、内固定为主。但手术治疗只是治疗过程的一个组成部分，术前的牵引、药物治疗也是重要的组成部分。

1. 非手术治疗

一经确诊，需行颅骨牵引，牵引的目的是复位，通常采用的方法有两种：一种为持续牵引，牵引重量为 2 ～ 3 kg，持续牵引 2 ～ 3 周，期间反复床旁 X 线检查复位情况，此法适用于脱位较轻者；另一种为大重量牵引法，Crutchfield 建议在第 1 颈椎用 4 ～ 5 kg 牵引重量，每向下增加一个节段，牵引重量增加 2 ～ 2.5 kg，第 7 颈椎脱位时，最大重量可达到 15 ～ 18 kg，与持续牵引法不同的是，此种方法风险较大，床旁需医护人员看护，持续心电、血氧饱和度监测，备气管切开包、呼吸机等，每半小时床旁摄片 1 次，一旦复位就改用维持重量牵引。牵引期间，配合使用脱水剂与激素治疗，以减轻脊髓水肿，促进修复。部分关节突交锁严重。牵引无法复位者应果断采用手术复位、减压。

(1) 优点：方法简单，有一定的效果。

(2) 缺点：难以解剖对位，而且需持续牵引，时间较长。

2. 手术治疗

术前 CT 及 MRI 明确致压物与颈椎三柱损伤状况，根据颈髓受压来源与颈椎的稳定状况决定手术方案。

颈髓致压物来源于椎体粉碎骨块或椎间盘应行颈前路骨折椎体次全切、椎间盘摘除、植骨、前路钢板内固定。严重骨折脱位，前方骨块压迫伴后方关节突交锁无法牵引复位或伴后方椎板骨折压迫颈髓者，应行前后路联合手术，单纯前路内固定辅助头颈胸石膏固定 3 个月或直接采用前后路联合内固定，可获得良好的稳定性重建。单纯后方关节突交锁无法牵引复位者，采用后路关节突切除复位、后路内固定、椎板间植骨融合术。

(1) 优点：可快速解除脊髓压迫，为恢复功能创造条件。

(2) 缺点：手术风险大，技术要求高，成功与否，决定于脊髓损伤的程度。

第八节 骶骨骨折

骶骨由 5 块椎骨组成，全骨呈倒三角形，比较坚固，其骨折可以单独发生，也可以和骨盆其他部位的骨折同时出现，单独的骶骨骨折以女性多见，有人认为可能与女性的骶骨较为后突有关。

一、病因

骶骨骨折多为直接暴力所致，多为高能量损伤的结果，如从高处跌落、车祸事故，建筑物倒塌，骶部被物体撞击或挤压等，都可以导致骶骨骨折。间接暴力较为少见。从骨盆的结构来看，其最薄弱的部分是髂骨翼和坐耻骨支，如果受到暴力，骨折多发生在上述的部位，单独的骶骨骨折较为少见且多为横行。骨折线多位于骶髂关节平面以下或第 3 骶椎。视暴力的大小可以是横贯骶骨的完全断裂，也可以是偏向一侧的裂隙骨折，如果暴力较大加之肛提肌的牵拉可以向前移位。由于骶骨的侧块和椎体之间有骶前后孔而较为薄弱，因此骨盆环的多发损伤中，常致该部位的纵向骨折。由于暴力的大小不同，该部位骨折可以呈部分或完全的断裂，一般无移位，严重的可以和同侧骨盆一起上移。骶骨的撕脱骨折较为少见，一般发生在骶结节韧带的附着部，主要是由于骨盆损伤时的变形，而致该韧带的强烈牵拉收缩所致。骶骨骨折根据骨折线的关系，可分为：垂直型骨折、斜形骨折、横行骨折。

二、临床表现

有明显的外伤史，骶部疼痛，不能取坐位，行走时由于臀肌的牵拉而使疼痛加剧，如果合并骨盆其他部位的骨折则更为严重，局部有明显的压痛、肿胀和瘀血，并可以见到皮肤的擦挫伤。如果骨折伴有骶神经的损伤，则可以出现骶神经的损伤症状，如鞍区麻木和下肢疼痛，多是放射痛，少数患者可以出现尿潴留、尿失禁及下肢肌肉瘫痪。如果骨折发生在骶孔部位，多易伤及 S1、S2 神经根，表现为小腿有异样的感觉和触觉痛觉减退，腘绳肌和臀肌肌力减弱，病程长的可以出现肌肉萎缩，跟腱反射减弱或消失。

三、诊断

（一）外伤史

注意外伤时骶部所处的位置及暴力方向，绝大多数患者在外伤后立即出现明显的局部症状，常主诉臀部着地跌倒后即不敢坐下的特殊病史。

（二）临床表现

应仔细检查，一般不难诊断。对此种损伤只要认真按常规进行触诊，大多可获得及时诊断；同时应予以肛门指诊以判定有无直肠损伤。

（三）X 线平片

拍摄正位及侧位 X 线片，疑及骶髂关节受累者，应加拍斜位片。

（四）CT 及 MRI 检查

CT 检查较 X 线平片更为清晰，尤其对判定骨折线及其移位方向较为理想；而对周围软组织的观察，则以 MRI 检查为清晰。

四、治疗

无移位的骶骨骨折仅仅需要在臀下放置气垫或其他软的衬垫，卧床休息 2～3 周后，即可下地活动。如果骨折移位但是无明显的神经症状，可以用骨盆兜固定，卧床休息 3～4 周，并配合屈髋屈膝和抬腿等活动。对于纵形骨折的卧床时间以 4～5 周为宜。并且下床的时候应当控制负重，以免因为负重不当而引起骨折移位。若骨折移位明显并且伴有神经的症状，可以用手法复位，以解除神经的压迫；如果复位不成功，可以用钢针撬拨复位或行手术治疗。

中药治疗早期宜活血化瘀，消肿止痛。可以内服七厘散、元胡伤痛宁等；中期宜养营和血，接骨续筋，内服正骨紫金丹、仙灵骨葆胶囊、伸筋片、接骨续筋片等，可以外敷活络膏；后期可以口服补益肝肾的药物如六味地黄丸、右归丸，此外还可以配合舒筋活络的药酒作推拿治疗，以改善血液循环，有利于骨折的愈合和筋脉舒通。

第九节 尾骨骨折

尾骨骨折常发生于滑倒臀部着地或坐位跌下时，在临床上以女性为多见，往往因为忽视治疗而遗留长时间的尾痛症。尾骨在人类的发生学上是一个退化的骨头，在婴幼儿时期尾骨由 4～5 块骨组成，后随发育最后融合成一块尾骨，也可能为 3 节。尾骨在坐位时并不负重，而是由坐骨结节负重，尾骨上端为底，较宽，有卵圆形的关节面和骶骨相关节，其间有纤维软骨盘，尾骨后上部的凹陷和骶骨相连的部分为骶尾间隙。在关节面的后部有一个尾骨角，相当于第 1 尾骨的椎弓和上关节突，尾骨的侧缘是韧带和肌肉的附着处。尾骨的形状可以有很多的变异，长短不一，两侧可以不对称，其屈度可以前弯，可以侧屈，尾骨的各节可以成角。尾骨尖一般为圆形，可以呈分歧状，尾骨可以改变骨盆出口的形状，在妇女分娩的时候有重要意义。骶尾关节可以发生融合，而使尾骨和骶骨愈合成一块骨骼。

一、病因

多由于不慎跌倒时，臀部着地，尾骨尖直接撞击于坚硬的物体，致使尾骨骨折或是脱位，并由于肛提肌和尾骨肌的牵拉作用，使骨折端向前方或是侧方移位。

二、临床表现

有明显的外伤史，伤后局部的疼痛剧烈，尤其是坐位时疼痛加重，由于臀大肌的部分纤维附着于尾骨上，故患者在坐位、站位或者是在行走、跨台阶时，由于肌肉的牵拉而出现疼痛加重。检查时局部有明显的压痛，但是肿胀不明显，肛诊时可以触及尾骨的前后错动。尾骨骨折脱位后，由于附着于其上的肛提肌、尾骨肌和肛门外括约肌以及韧带的张力发生变化，患者往往出现肛门的坠胀感，里急后重等症状。

三、诊断

X 线片可以确诊，侧位片可以看到尾骨向前移，正位片上可以见到尾骨的远端向侧方移位。

四、治疗

（一）非手术疗法

1. 中药治疗

早期可以内服七厘散、元胡伤痛宁等消肿止痛药物，中后期可以口服接骨丹，配合外敷膏药。

2. 手法复位

对于骨折无移位或是有移位但是没有肛门坠胀感和大便异常者，不作特殊的处理，仅需卧床 1～2 周，坐位时可以用气垫保护；对于移位较多而且伴有肛门坠胀和大便次数改变者，要用肛内手法复位胶布固定。

具体方法：患者取胸膝位或者侧卧位，医生戴手套，一手的示指或中指插入肛门，抵住骨折或是脱位的远端向后顶挤，另一手用示指和拇指向前挤按骨折或是脱位的近端，双手协作配合，即可复位。复位后可以用宽 2～3 cm，长 20～30 cm 的胶布，一端从中间劈开，劈至离另一端约 10 cm 左右，将未劈开的一端固定于尾骨尖和骶骨部，劈开的两条分别向后外上方绕过臀部拉向双侧髂前上棘加以固定，固定后患者休息 2～3 周，避免骶尾部的直接坐位，疼痛缓解后应用舒筋活血中药坐浴熏洗。少数患者日后可遗留顽固的尾痛症，可用醋酸强的松龙 25 mg，加透明质酸酶 1 500 U 及适量利多卡因行局部封闭，也可以行骶管封闭，每周 1 次，3～4 次为 1 个疗程。

（二）手术疗法

病情严重者可以采取尾骨切除术。患者俯卧位，骶尾处的纵行或是"人"字形切口，注意显露骶尾韧带并切断，用骨膜剥离器剥离尾骨，用长钳持住，取出尾骨。术中注意保护肛门周围的括约肌和它的支配神经不受损伤。

第十三章　足踝部损伤

第一节　踝关节损伤

踝关节是人体与地面接触的枢纽，行走、跑步和登高都需要踝关节参与，即使骑自行车或驾驶汽车亦离不开踝关节的协调动作，可以说日常生活中的每一个动作都有踝关节的参与。因而踝关节也是最容易受到损伤的关节之一。但是踝关节损伤至今尚未引起国内同道的足够重视，一些不十分恰当的概念与治疗方法仍然在流传，为此对有些传统的、经典的治疗方法有必要重新评估。以下是根据作者从事踝关节损伤治疗 40 余年来得出的心得以及参考国内、外同道的宝贵经验而编纂。踝关节损伤涉及的内容很多，本章主要围绕作者认为相对重要的方面展开。

一、踝关节骨折

踝关节由胫腓骨下端与距骨组成。其骨折、脱位是骨科常见的损伤，多由间接暴力引起踝部扭伤后发生。根据暴力方向、大小及受伤时足的位置的不同可引起各种不同类型的骨折。目前临床常用分类方法是 Lange-Hansen 分类法、Davis-Weber 分类法和 AO 分类法。Lange-Hansen 分类法于 1950 年提出，根据足在受伤时的位置和暴力的方向将骨折分为旋后 / 内收型、旋后 / 外旋型、旋前 / 外展型和旋前 / 外旋型四类，每一类又根据骨折程度及是否伴有韧带软组织损伤而分为不同的亚类。该分类对于踝关节不稳定骨折的闭合复位有指导意义。Davis-Weber 分类法根据外踝骨折的位置，把踝关节骨折分为 A、B、C 三型，该分类以下胫腓联合为界将骨折分为下胫腓联合水平以下的损伤 (A 型)、经下胫腓联合的腓骨骨折 (B 型) 以及下胫腓联合以上损伤 (C 型)，较简单，使用方便，但却不能说明整个踝关节各种复杂改变。国际创伤学会 (AO) 进一步细化了 Davis-Weber 分类法，提出了 AO 分类法。

(一) 病因

由于外力的大小、作用方向和肢体受伤时所处的位置不同，踝关节可发生各式各样复杂的联合损伤。根据骨折发生的原因和病理变化，把踝部骨折分为外旋、外翻、内翻、纵向挤压、侧方挤压、踝关节强力趾屈、背屈骨折几型，前三型又按其损伤程度分为三度。

1. 踝部外旋骨折

小腿不动，足强力外旋，或脚着地不动，小腿强力内旋，距骨体的前外侧外踝的前内侧，迫使外踝向外旋转，向后移位，造成踝部外旋骨折。

(1) 踝部外旋一度骨折：外踝发生斜形或螺旋形骨折。骨折线由胫腓下关节远端的前侧开始，向后、向上斜形延伸，侧位 X 线片显示由前下斜向后上的斜形骨折线，骨折面呈冠状，骨折移位不多或无移位，骨折面里前后重叠。有移位时，外踝远端骨折块向后、向外移位并旋转。若暴力较大，迫使距骨推挤外踝时，胫腓下骨间韧带先断裂，骨折则发生在胫腓骨间韧带的上方之腓骨最脆弱处。此为踝部外旋一度骨折或外旋单踝骨折。

(2) 踝部外旋二度骨折：一度骨折发生后，如还有残余暴力继续作用，则将内踝撕脱 (或内侧副韧带断裂）。此为踝部外旋二度骨折或外旋双踝骨折。

(3) 踝部外旋三度骨折：二度骨折发生后，仍有残余暴力继续作用，此时内侧副韧带牵制作用消失，距骨向后外及向外旋转移位，撞击胫骨后缘造成后踝骨折。此为踝部外旋三度骨折或外旋三踝骨折。

2. 踝部外翻骨折

患者自高处跌下，足内缘触地，或步行在不平的道路上，足底外侧踝上凸处，或小腿远段外侧直接受撞击时，使足突然外翻，造成踝部外翻骨折。

(1) 踝部外翻一度骨折：踝部外翻时，暴力先作用于内侧副韧带，因此韧带较坚强，不易断裂，遂将内踝撕脱。内踝骨折线往往为横形或斜形，与胫骨下关节面对平。骨折移位不多。此为踝部外翻一度骨折或外翻单踝骨折。

(2) 踝部外翻二度骨折：一度骨折发生后，还有残余暴力继续作用，距骨体推挤外踝的内侧面，迫使外踝发生横形或斜形骨折。骨折面呈矢状位，内外踝连同距骨发生不同程度地向外侧移位。若外踝骨折前，胫腓骨间韧带发生断裂，则外踝骨折多发生在胫腓骨间韧带以上的腓骨下段薄弱部位，有时也可发生在腓骨干的中上段。此为踝部外翻二度骨折或外翻双踝骨折。

(3) 踝部外翻三度骨折：二度骨折发生后，仍有残余暴力继续作用，偶可发生胫骨的后踝骨折。此为踝部外翻三度骨折或外翻三踝骨折。

3. 踝部内翻骨折

患者自高处跌下时，足外缘触地，或小腿下段内侧受暴力直接撞击，或步行在不平的道路上，脚底内侧踝上凸处，使脚突然内翻，均可造成踝部内翻骨折。

(1) 踝部内翻一度骨折：踝部内翻时，暴力首先作用于外侧副韧带，由于此韧带较薄弱，故暴力较多造成韧带损伤，偶亦有外踝部小块或整个外踝的横形撕脱骨折。此为踝部内翻一度骨折或内翻双踝骨折。

(2) 踝部内翻二度骨折：一度骨折发生后，还有残余暴力继续作用，迫使距骨强力向内侧移位，撞击内踝，造成内踝骨折。骨折线位于内踝的上部与胫骨下端关节面接触处，并向上、向外。此为踝部内翻二度骨折或内翻单踝骨折。

(3) 踝部内翻三度骨折：二度骨折发生后，仍有残余暴力继续作用，偶可发生胫骨后踝骨折，称为踝部内翻三度骨折或内翻三踝骨折。

4. 纵向挤压骨折

患者由高处落下，足底触地，可引起胫骨下端粉碎骨折，腓骨下端横断或粉碎骨折。此时，若有踝关节急骤地过度背伸或跖屈，胫骨下关节面的前缘或后缘因受距骨体的冲击而发生挤压骨折。前缘骨折，距骨髓同骨折块向前移位。后缘骨折，距骨髓骨折块向后移位。

5. 侧方挤压骨折

内外踝被夹挤于两重物之间，造成内外踝骨折。骨折多为粉碎型，移位不多。常合并皮肤损伤。

6. 胫骨下关节面前缘骨折

胫骨下关节面前缘骨折可由两个完全相反的机制造成。一是当足部强力跖屈（如踢足球时），迫使踝关节囊的前壁强力牵拉胫骨下关节面的前缘，造成胫骨下关节面前缘的撕脱骨折。

骨折块往往很小，但移位明显。二是由高处落下，足部强力背伸位，距骨关节面向上、向前冲击胫骨下关节面前部，造成胫骨下关节面前缘大块骨折。距骨髓同骨折块向前、向上移位。

（二）诊断

患者多有在走路时不慎扭伤踝部，自高处落下跌伤踝部，或重物打击踝部的病史。伤后觉踝部剧烈疼痛，不能行走，严重者有患部的翻转畸形。踝部迅速肿胀，踝部正侧位 X 线摄片常能显示骨折的有无。在踝部骨折的诊断中，在确定骨折存在的同时，还应判断造成损伤的原因。因为不同的损伤，在 X 线片上有时可有相同的骨折征象，但其复位和固定方法则完全不同。因此，在诊断踝部骨折时，必须仔细研究踝关节正侧位 X 线片，详细询问患者受伤历史，仔细检查，以确定损伤的原因和骨折发生机制，从而正确地拟定整复和固定的方法。

（三）治疗

踝关节既支持全身重量，又有较为灵活的运动。因此，踝部骨折的治疗既要保证踝关节的稳定性，又要保证踝关节活动的灵活性。这就要求踝部骨折后应尽量达到解剖对位，并较早地进行功能锻炼，使骨折愈合后能符合关节活动的力学要求。在治疗方法上，当闭合复位失败时，应及时考虑切开复位与内固定，从而恢复踝关节的稳定，并使踝穴结构能适应距骨活动的要求，避免术后发生关节疼痛。

1. 手法整复超关节夹板局部外固定

(1) 整复手法：普鲁卡因腰麻或坐骨神经阻滞麻醉，患者平卧，髋关节、膝关节各屈曲90°。一助手站于患肢外侧，用双手抱住大腿下段。另一助手站于患肢远端，一手握足前部，一手托足跟。在踝关节跖屈位，顺着原来骨折移位方向轻轻用力向下牵引。内翻骨折先内翻位牵引，外翻骨折先外翻位牵引。无内外翻畸形而仅是两踝各向内外侧方移位的骨折，则垂直牵引。牵引力量不能太大，更不能太猛，以免加重内、外侧韧带损伤。

在一般情况下，外翻骨折都伴有一定程度的外旋，内翻骨折都伴有一定程度的内旋。所以在矫正内、外翻畸形前，首先应矫正旋转畸形。牵引足部的助手将足内旋或外旋，矫正外旋或内旋畸形。然后改变牵引方向，外翻骨折的牵引方向由外翻逐渐变为内翻，内翻骨折的牵引方向由内翻逐渐变为外翻。同时术者两手在踝关节上、下对抗挤压，内外翻畸形即可纠正，骨折即可复位。

对有下胫腓联合分离的病例，术者用两手掌贴于内、外踝两侧，嘱助手将足稍稍旋转，术者两手对抗扣挤两踝，下胫腓联合分离即可消失，距骨内、外侧移位即可整复。在外翻或外旋型骨折，合并下胫腓联合分离，外踝骨折发生在踝关节以上时，对腓骨下端骨折要很好地整复。只有将腓骨断端正确复位，下胫腓联合分离消除，外踝才能稳定。

距骨有后脱位的病例，术者一手把住小腿下端向后推，一手握住足前部向前拉，后脱位的距骨即回到正常位置。

骨折块不超过胫骨下关节面 1/3 的后踝骨折病例，应先整复固定内、外两踝，然后再整复后踝。整复后踝时，术者一手握胫骨下端向后推，一手握足向前拉，慢慢背屈，利用紧张的后侧关节囊把后踝拉下，使后踝骨折块复位。

骨折块超过胫骨下关节面 1/3 以上的后踝骨折，因距骨失去支点，踝关节不能背屈，越背屈距骨越向后移位，后踝骨折块随脱位的距骨越向上变位。手法复位比较困难。可采用经皮钢针撬拨复位。

手法整复完毕，应行 X 线摄片检查，骨折对位满意后，行局部夹板固定。

(2) 固定方法

1) 固定材料：木板 5 块，内、外、后 3 块等长，长度上自腘窝下缘，下齐足跟，宽度内外侧板与患者小腿前后径等宽，后侧板与患者小腿横径等宽；前侧板两块，置于胫骨嵴两侧，宽度约 1～2 cm，长度上自胫骨结节下缘，下到内外踝上缘，以不妨碍踝关节背屈 90° 为准。梯形纸垫 2 个，塔形纸垫 3 个。

2) 固定方法：骨折整复后，踝部敷上消肿止痛中药，用绷带缠绕。在内外两踝上方凹陷处各放一塔形垫，两踝下方凹陷处各放一梯形垫，纸垫厚度与踝平，以夹板不压迫踝顶为准。在跟骨上方凹陷处放一塔形垫，以夹板不压迫跟部为准。用胶布将纸垫固定。最后放上 5 块夹板，并用 3 根布条捆扎。术后即可开始脚趾和踝关节背伸活动。2 周后可扶拐下地逐渐负重步行。3 周后可解开固定行按摩。4 周后去固定，练习步行和下蹲活动，并用中药熏洗。

2. 手术切开整复内固定

手术切开整复内固定适用于下列情况：

(1) 严重开放性骨折：清创时，即可将骨折整复内固定。

(2) 内翻型骨折：内踝骨块较大，波及胫骨下关节面 1/2 以上者。

(3) 外旋型骨折：内踝撕脱骨折，骨折整复不良，或有软组织夹在骨折线之间，引起骨折纤维愈合或不愈合的病例。

(4) 大块骨折：足强度背屈所造成胫骨下关节面前缘大块骨折。

3. 踝关节融合术

踝部严重粉碎性骨折，日后难免发生创伤性关节炎，或踝部骨折整复不良，发生创伤性关节炎，严重影响行走的病例，可行踝关节融合术治疗。

4. 药物治疗

按骨折三期辨证用药。一般中期以后应注意舒筋活络、通利关节；后期局部肿胀难消，应行气活血、健脾利湿；关节融合术后须补肾壮骨，促进愈合。早期瘀血凝聚较重，宜服用桃红四物汤加木瓜、田七、三棱等，或配服云南白药、伤科七厘散等。中期内服接骨丹和正骨紫金丹，外敷接骨膏。后期拆除夹板，石膏固定后，用伤科洗方熏洗患部，每天 1～2 次。

5. 练功活动

整复固定后，鼓励患者活动足趾和踝部背伸活动。双踝骨折从第 2 周起，可在保持夹板固定的情况下加大踝关节的主动活动范围，并辅以被动活动。被动活动时，术者一手握紧内、外侧夹板，另手握前足，只做背伸和跖屈，但不做旋转或翻转活动。3 周后可将外固定打开，对踝关节周围的软组织 (尤其是肌腱经过处) 进行按摩，理顺经络，点按商丘、解溪、丘墟、昆仑、太溪等穴，并配合中药熏洗。在袜套悬吊牵引期间亦应多做踝关节的伸屈活动。

6. 其他疗法

内外踝骨折，闭合复位不满意，后踝骨折块超过 1/3 关节面，开放型骨折等，行切开复位内固定术。陈旧性骨折复位效果不佳并有创伤性关节炎者，可行踝关节融合术。

二、侧副韧带损伤

踝关节扭伤是日常生活中最易发生的外伤，尤以外侧副韧带扭伤最为多见，但对这类损伤迄今尚未受到应有的重视。事实是，严重损伤可使韧带断裂，骨折撕脱，治疗不当可后遗关节不稳定，容易反复扭伤，久之，可继发关节粘连或创伤性关节炎，造成功能障碍，因此对其治疗应像骨折一样重视。

(一) 外侧副韧带损伤

1. 病因

踝关节内踝较外踝短，外侧副韧带较内踝侧薄弱。足部内翻肌群较外翻肌群力量强，因此当快速行走等运动时，如果足部来不及协调位置，容易造成内翻跖屈位着地，使外侧副韧带遭受超过生理限度的强大张力，发生损伤。

外侧副韧带中距腓前韧带起自外踝前面，向前内侧行，止于距骨颈。韧带界限清楚，呈扁平状，宽 6～8 mm，长约 2 cm。距腓后韧带是二条韧带中最宽大的一条呈二角形，起自外踝后面，向后内侧行，止点较宽，附于距骨滑囊后缘。跟腓韧带为关节囊外组织，起自外侧腓骨尖端，向后内呈 30° 走行，止于跟骨外侧面、腓骨结节的后上方。当足部内翻跖屈位着地时，距腓前韧带遭受的张力最大，因此损伤的机会也最多。

关于踝关节外侧副韧带对踝关节的稳定作用问题，周泰仁等通过实验证实，距腓前韧带是防止距骨向前移动的重要结构，断裂后可产生向前不稳，在应力下距骨滑车可以向前移位。Johsmi 发现，切断该韧带后，踝关节前后可松动 4.3 mm，踝关节旋转活动增加 10.8°，说明该韧带是稳定踝关节的重要结构。单纯跟腓韧带断裂，正位应力摄片，可显示距骨轻度倾斜，距骨无向前半脱位，只有合并距腓前韧带断裂，才出现距骨明显倾斜和距骨向前半脱位；距腓后韧带断裂，踝关节则未见明显不稳。由此可知距腓前及跟腓韧带损伤病例，踝关节前后、旋转和内收均不稳定，如治疗不当，韧带松弛，瘢痕形成，尤其在不平坦的路上，踝关节有不稳感，可反复扭伤。据统计陈旧性踝关节扭伤，关节不稳定者占 5%～25%，由于外侧不稳，关节内侧负荷增加，可导致距骨和胫骨关节内侧部分退行性关节炎。

2. 临床表现

外侧副韧带由于损伤程度不同，可分为韧带扭伤和韧带断裂两类。

(1) 韧带扭伤：为韧带遭受过大的牵拉张力使韧带部分撕裂，但韧带并未完全断裂。因此踝关节的稳定性未受到严重影响。主要表现为外踝部肿胀，运动痛等。但局麻下正位内翻应力摄片距骨倾斜 < 15°。

(2) 外侧副韧带断裂伤：踝关节突然强力内翻跖屈位着地，外侧副韧带遭受过大的牵拉张力，韧带可以断裂。

内翻跖屈位时，距腓前韧带最紧张，断裂的机会也最多。跟腓韧带在内翻时紧张，但跖屈时紧张度不大，断裂机会较前者少。距腓后韧带仅内翻时稍紧张，一般不易离断。

3. 诊断

韧带断裂为足部强屈内翻位着地暴力较大，局部肿胀及运动痛明显，可出现踝关节松动现象。但成人踝关节过度活动者占 4%～6%，可用抽屉试验，以资鉴别。抽屉试验方法为一手抬脚跟向上，另一手向下压小腿下部，与健侧比较，活动度较大者为阳性。

X 线检查应先摄正侧位片，检查有无骨折，对无骨折又不能排除韧带断裂的病例，应进一步行内翻加压摄片。方法为在局麻下，将踝关节加压，使其跖屈内翻，摄踝关节正位 X 线片，如果距骨倾斜，距骨体关节面与胫骨下关节外侧间隙增宽＞15°角时，表示外侧副韧带断裂，一般倾斜度越大，损伤的韧带数也越多。

4. 治疗

外侧副韧带断裂，单纯石膏固定，断裂的韧带可因回缩，瘢痕形成，不能得到良好愈合，踝关节可松弛无力，早期手术修补可愈合良好，重建韧带功能

手术方法：行外踝前下方弧形切口，切开皮肤后清除血肿，即可显露损伤的韧带。将其分离清楚，使足部保持 90°背伸和轻度外翻位。将断裂韧带两端对齐，用 1 号肠线做"8"字间断缝合，术后小腿石膏固定 3 周即可。术时应注意避免损伤足背外侧皮神经。

外侧副韧带未能及时修复，踝关节有松动不稳等症状时，可用腓短肌进行外侧副韧带重建术。Chrisman-Snook1969 年报道采用腓骨短肌腱的一半，经腓骨和跟骨上的隧道，重建距腓前韧带和跟腓韧带，认为这种方法既可重建侧副韧带，又可保留腓骨短肌功能，较其他方法好。

（二）内侧副韧带与下胫腓韧带损伤

足外翻暴力一般均发生外踝或胫骨下端骨折，韧带多无严重损伤。但有少数病例，外翻暴力作用下，亦可发生内侧副韧带和下胫腓韧带断裂。胫腓下关节可分离使踝穴增宽，如不及时治疗，也可后遗关节不稳，并发骨关节炎。

1. 病因

踝关节内侧副韧带（三角韧带），分深浅两层，浅层起于内踝前丘部，远端大部分止于舟骨、足底韧带和载距突，小部分止于距骨；深层粗大，起于内踝后丘及前、后丘间沟，止于距骨滑囊面骨缘，走向较水平，能限制距骨侧向移位，胫腓骨之间有胫腓联合韧带。

三角韧带遭外翻外旋暴力，可自内踝起点或距骨附着点撕脱，多数病例可深、浅层同时断裂，但也可浅层完整，单纯深层撕脱，有的可合并内踝撕脱骨折及下胫腓韧带断裂。陆宸照等通过实验观察，如浅层断裂距骨可无明显倾斜及侧向移位；深浅层韧带同时切断，距骨倾斜可达 14°，但无侧向移位，关节不稳定程度相当于外侧韧带断裂。如三角韧带与胫腓下关节韧带同时切断，距骨倾斜可达 20°，并向外移位，踝关节内侧间隙增宽，对踝关节的稳定性影响更大。如发生旋后外旋骨折可同时有三角韧带断裂及胫腓下关节韧带损伤，踝关节更将极度不稳定。

2. 诊断

单纯内侧副韧带及下胫腓副韧带断裂，临床体征常不明显。胫腓骨虽有分离，但 X 线片上可因两骨重叠，显示不清。但踝穴增宽，距骨体与内踝间隙增大明显易见，是诊断的重要标志。

3. 治疗

对三角韧带断裂的治疗，应根据韧带损伤程度而定。

(1) 韧带部分撕裂伤：如果将踝关节复位后，踝穴间隙恢复正常，可采用手法加压，使胫腓骨靠近，包扎塑形良好的小腿石膏，10 ～ 14 d 待肿胀消退后重新包扎并注意加压，保持胫腓骨正常位置和做好内、外踝塑形，固定 6 ～ 8 周，可得到治愈。

(1) 旋后内翻型："旋后"是指足受伤时的位置，与前壁的旋后类似，距底朝向前内；"内

翻"为暴力方向，距骨在踝穴内受到内翻伤力，外踝受到牵拉韧带撕裂或外踝撕脱骨折为Ⅰ度，加内踝骨折为Ⅱ度，骨折线自踝穴内上角斜向内上。

(2) 旋后外旋型：是最常见的损伤类型。"旋后"的意义同上。"外旋"指距骨遭受伤力方向，以内后为轴在踝穴中外旋。首先下胫腓前韧带断裂为Ⅰ度。

(2) 合并外踝骨折：复位后，如踝关节内侧间隙＞2 mm，则应修补三角韧带。Clayton通过动物实验证实，断裂韧带回缩后，形成脆弱的瘢痕，抗张强度差，缝合后的韧带则可愈合良好，从解剖部位观察，三角韧带呈水平位排列，不但能防止距骨倾斜，而且可以防止距骨侧向移位，因此断裂后通过手术修补，对恢复三角韧带功能十分必要。

(3) 内踝前部撕脱骨折合并三角韧带深层断裂（浅层韧带完整）：如果仅行内踝骨折固定，不修补三角韧带深层，距骨仍可侧向移位。因此手术固定内踝时，必须注意有无韧带深层断裂，因其解剖部位深在，且有胫后肌覆盖，必须牵开胫后肌，并切开腱鞘，才能发现断裂的韧带。

三角韧带修补及骨折固定后，如有下胫腓关节分离，可用加压螺丝钉固定下胫腓联合，使胫腓骨靠拢，以恢复正常的踝穴。再用石膏外固定。固定钉应于10周取出，使踝关节能保持生理性的增宽变窄活动，以容纳踝关节在正常活动中距骨体前宽后窄的形态。

对有下胫腓关节分离者，无论单纯石膏外固定或螺丝钉固定后石膏外固定，患肢负重时间均须在术后8周以上，否则下胫腓关节可以再次分离，使治疗失败。

第二节 踝关节脱位

踝关节是人体重量最大的屈戌关节，是由胫腓骨下端的内外踝和距骨组成，距骨由胫骨的内踝、后踝和腓骨的外踝所组成的踝穴所包绕，由韧带牢固地固定在踝穴内。因距骨体处于踝穴中，周围有坚强的韧带包绕，牢固稳定。当踝关节遭受强力损伤时，常常合并踝关节的骨折脱位，而单纯踝关节脱位也极为罕见，多合并有骨折。而以脱位为主，合并有较轻微骨折的踝部损伤，简称为踝关节脱位。踝关节脱位多为间接暴力所致，如蹉、扭而致伤。常见由高处跌下，足部内侧或外侧着地，或行走不平道路，或平地滑跌，使足旋转，内翻或外翻过度，往往形成脱位，且常合并骨折。按脱位的方向可分为：外脱位，内脱位，前脱位，后脱位。一般内侧脱位较多见，其次是外侧脱位和开放性脱位，后脱位少见，前脱位则极少见。

一、病因

由于稳定踝关节的解剖结构非常牢固，并且韧带结构和踝穴的生物力学效应较骨性结构更为牢固，因此绝大部分的踝关节脱位都伴有骨折。临床上一般将脱位和骨折合并称为踝关节损伤或踝关节骨折脱位。

足跖屈时，施加内／翻的力量容易导致踝关节脱位，足极度跖屈时甚至可导致不伴骨折的单纯踝关节脱位。Fernandes(1976年)通过尸体实验证实了这一观点，并观察到距腓前韧带和跟腓韧带的前外侧部分撕裂，由此推测一旦发生踝关节脱位，在跟腱的拉动下距骨和足会发生后移，这也是后脱位多见的原因之一。Nusem等进一步提出足跖屈时，同时施加内／外翻和轴向的力量也容易导致踝关节脱位。

对于足跖屈时出现踝关节不稳定的机制，Rasmussen(1985 年) 认为是由于距骨的解剖形状造成的。由于容纳于踝穴中的距骨体部分较窄，因此，跖屈时距骨体更容易从踝穴中滑脱。此外，足跖屈时前方关节囊和除距腓后韧带以外的所有韧带均被拉长，受到的应力增加，因此施加内 / 外翻和轴向的暴力时更容易撕裂。正是由于骨性结构和软组织结构这两方面生物力学机制的作用，使得足跖屈时施加暴力容易发生踝关节脱位。

内翻暴力导致前外侧关节囊、距腓前韧带、跟腓韧带撕裂，距骨上升、倾斜，发生后内侧脱位。相类似，外翻暴力导致内侧关节囊、距胫韧带撕裂，发生外侧脱位；由后向前的暴力导致前脱位；由前向后的暴力导致后脱位；轴向暴力导致向上暴裂性脱位。

二、临床表现

受伤后踝部即出现疼痛、肿胀、畸形和触痛。后脱位者胫腓骨下端在皮下突出明显，并可触及，胫骨前缘至足跟的距离增大，前足变短；前脱位者距骨体位于前踝皮下，踝关节背屈受限；向上脱位者外观可见伤肢局部短缩，肿胀剧烈。

后脱位者胫腓骨下端在皮下突出明显，并可触及，胫骨前沿至足跟的距离增大，前足变短；前脱位者距骨体位于前踝皮下，踝背屈受限；上脱位者外观肢短缩。常规 X 线片能够确诊。CT 扫描可发现细微骨折。

三、诊断

因为某些踝关节脱位可发生自行复位，所以伤后需要即刻行 X 线检查，一般可获得明确的诊断。X 线片也可明确显示伴有的骨折。有经验的医师根据损伤的机制和脱位的类型可判断出韧带的断裂，可做 MRI 确诊并判断韧带断裂的程度和类型。由于踝关节脱位常有踝关节周围韧带的断裂，故可合并距骨、跟骨、舟骨的不全脱位，仅靠损伤即刻的 X 线片难以诊断而导致漏诊，应在复位后拍摄应力位 X 线片明确排除。

四、治疗

(一) 踝关节后脱位的治疗

应立即在腰麻或硬脊膜外麻醉下复位。复位方法是先屈曲膝关节，再行足跖屈牵引，当距骨进入踝穴后，即背伸踝关节，并用长腿石膏固定 5 周。合并有严重骨折按踝关节骨折处理。

(二) 踝关节前脱位的治疗

伤后立即在麻醉下复位，屈膝关节、足背伸，进行牵引，当距骨与胫骨前下唇解脱，即推距骨向下向后复位。复位后，用长腿石膏固定足在跖屈位 3 周，后更换足踝背伸位石膏再固定 2 ～ 3 周。若有严重骨折，固定时间共需 8 ～ 12 周。

(三) 踝关节向上脱位的治疗

在良好麻醉下牵引复位。复位时膝屈曲，自大腿向上反牵引，握持足向下牵引，当距骨向下至踝穴时，胫腓骨便可复位对合。此时跖屈，背伸踝关节，以矫正踝关节前、后方移位。上短腿石膏，足在微背伸位，内、外踝要用力挤压使之对位。石膏在 2 周时更换，避免肿胀消失后石膏的相对松弛。若伤处软组织肿胀剧烈，复位失败或甚感困难者，可予手术开放复位。手术中对距骨体不需要作内固定，但周围韧带撕裂、断裂伤者必须修补；合并有踝部骨折者，骨折复位后须作相应可靠内固定。

第三节 踝关节韧带损伤

一、踝关节外侧韧带损伤

（一）病因

踝关节的内侧损伤中，内踝撕脱骨折多于内侧三角韧带撕裂。而踝关节外侧损伤恰相反，外侧韧带撕裂远比外踝撕脱骨折常见。由于距骨内收、内旋，或同时伴有跖屈是外侧韧带的损伤机制。以被拉紧的距腓前韧带，紧贴距骨体与距骨颈交界处隆起的骨嵴产生张力，并促使韧带损伤。若伤力继续，则造成跟腓韧带断裂。通常外侧跟距韧带及相邻的距下关节囊亦破裂。另有些因素也可促成外侧韧带撕裂。正常胫骨远端关节面具有一条前后向的骨嵴，而距骨滑车面侧具有相应的骨槽，骨嵴与骨槽相互吻合，加强了踝关节的稳定性，减少了外侧韧带损伤的机会。有些病例则缺少这种嵴与槽的结构，因而踝关节的稳定性减退了，使外侧韧带容易遭受损伤。内翻和跖屈是踝关节外侧韧带损伤的主要原因，跟骨内翻畸形更易产生。如有马蹄内翻畸形和高弓内翻畸形者，其腓骨长短肌肌力减弱或瘫痪的病例，丧失了扭伤时肌肉的保护作用。作者发现在习惯使用右手的人，右踝关节的肌力强于左侧，反之亦然。使用右手的人多于使用左手者，故左踝关节外侧韧带扭伤居多数。

一般文献将距腓前韧带损伤和跟腓韧带损伤混为一谈，甚至认为距骨在内翻应力下倾斜，就是跟腓韧带损伤。至今对距腓前韧带损伤未给予应有的重视。为了说明踝关节外侧韧带断裂、踝关节稳定性的变化，作者分别切断不同部位外侧韧带，然后作应力位摄片，观察踝关节变化，得出结论：①单纯撕裂距腓前韧带及其附近关节囊，距骨即可产生向前不稳定；②单纯跟腓韧带损伤，既尤距骨倾斜，又无距骨前后不稳定；③但距腓前韧带及跟腓韧带均切断时，可有距骨向前不稳定，内翻应力下，又产生距骨明显倾斜；④根据以上结论的第2及第3点，临床病例在应力下摄片，若显示距骨明显倾斜者，即表示踝关节外侧韧带有两根韧带断裂。

过去认为距腓前韧带损伤，无损踝关节的稳定性，不论损伤程度如何，一律按扭伤诊治。根据以上所述，距腓前韧带是防止距骨向前移位的重要结构，是踝关节中最要紧的韧带。该韧带断裂后，踝关节产生向前不稳定，在应力下距骨的滑车外侧部分向前脱位，同时距骨内旋和跖屈活动增加。根据实验结果，作者认为距腓前韧带亦是踝关节稳定性的重要支持，必须像跟腓韧带断裂一样重视，至少应给予石膏固定，让韧带有一个较为良好的修复机会。

Ilamilton等认为距腓前韧带无阻挡距骨内收的作用。作者试验的第二部分中，在单纯切断跟腓韧带时，内翻应力位摄片，距骨无明显移位。可见距腓前韧带也具有阻止距骨内收的作用，但只有在跟腓韧带撕裂后才表现出来。因此，跟腓韧带是阻止距骨倾斜的主要组织。距腓前韧带是阻止距骨倾斜的第二道防线。但距腓前韧带是防止距骨前后不稳定的主要韧带。在治疗过程中，两条韧带均不能偏废。

（二）临床表现及诊断

1.损伤史

明确的跖屈内翻或外翻损伤史，跖屈内翻损伤伴弹响和突然疼痛，提示严重外侧韧带损伤，负重困难。随后出现瘀斑，表示明显韧带病理改变。外翻或外旋可导致胫后肌腱撕裂，胫腓下联合韧带损伤。

2. 物理检查

压痛肿胀，压痛部位和肿胀足有关韧带和结构损伤的线索。伤后数小时内出血进入踝关节和周围组织，引起关节囊膨隆、肿胀和压痛。

3. 确定最明显压痛点

全面检查距腓前韧带、跟腓韧带、距腓后韧带、胫腓下联合、跟骰关节、胫后肌腱、腓骨长短肌腱、第5跖骨基底和骨干，以及内外踝。骨组织压痛提示可能骨折。明显的瘀斑和肿胀提示可能存在韧带撕裂或骨折。

紧握实验 (Squeeze test)：检查胫腓下联合损伤。损伤后局部疼痛，提示胫腓下联合损伤。紧握小腿诱发腓骨近端疼痛，应考虑 Maisonneuve 骨折。

4. 外旋应力试验

患者坐位，膝关节屈曲90°，胫骨固定，并外旋，诱发胫腓下联合疼痛，提示胫腓下联合韧带损伤。

腓骨肌腱半脱位及脱位检查：足主动背伸外翻抵抗外力的内翻作用，可发现肌腱移位，如确定腓骨肌腱半脱位或脱位，可用小腿石膏固定，踝关节跖屈30°位6周。

跟骰关节：临床上伸趾短肌压痛，应疑及跟骰关节损伤，包括跟骨前突骨折和跟骰关节韧带损伤。跟骰关节损伤检查方法有固定后足，前足外展和内收，诱发疼痛即表示跟骰关节有损伤。

5. X 线检查

X 线摄片检查对每例踝关节损伤都是必不可少的。X 线片能提供正确的骨折部位和类型，有助于决定相应的治疗措施。但有时常规 X 线片亦可能不完全反映实际情况，给人以安全的假象。在踝关节韧带损伤时，X 线片仅显示软组织肿胀。所以在临床检查时怀疑有韧带损伤，就应当摄特殊位 X 线片或作应力位摄片。

6. 内翻应力试验

目的是检查踝关节外侧韧带有无损伤。距骨在踝穴内正常倾斜不超过5°。距骨倾斜若超过5°，即提示踝关节外侧韧带损伤。如果距骨倾斜达到15°，提示外侧韧带完全断裂。检查者一手握住患足的小腿远端，另一手使足跖屈内翻位，摄正位片。在胫骨远端关节面及距骨体上关节面分别画条线，连线相交处形成的角度，即距骨倾斜度，此角称距骨倾斜角 (talar tilt angle)。在麻醉下内翻应力试验更可靠。

必须注意有些患者的生理性距骨倾斜角比较大，儿童一般大于成人；习惯使用右手的人，左踝关节生理性距骨倾斜大于右踝。在怀疑有生理性距骨倾斜角增大的人，应用对侧作对比。患侧距骨倾斜角入于对侧9°时，才有诊断价值。健侧踝关节内翻应力试验，腓骨产生外旋。正位 X 线片见外踝有泪滴状阴影。在外侧韧带断裂的患者，踝关节内翻应力试验摄片时，外踝无泪滴状阴影存在。

7. 矢状（即前后方向）应力试验或前抽屉试验

即在向前的应力下摄片。踝关节在向前应力位摄片主要检查距腓前韧带损伤与否。距腓前韧带撕裂后，造成踝关节前后不稳定，距骨向前移位。正常作欠状应力试验时，也有一定生理活动范围。在作检查时不用麻醉，偶尔局部注射普鲁卡因，或关节腔注射普鲁卡因。应嘱伤员屈曲膝关节 45°，放松腓肠肌，以利跟骨距骨向前移动。术者一手将患者的胫骨推向后，另一手将跟骨向前拉。在距腓前韧带断裂的患者，术者可感到患足及距骨向前移动。通常距骨滑车关节面最高点与胫骨远端关节最凹处间距约 3 mm。当距腓前韧带断裂时，在向前应力下距骨向前移。距骨滑车在踝穴中向前移位，滑车的隆起部位抵触胫骨前唇，致使距骨滑车关节面最高点与胫骨关节面间垂直距离超过 3 mm，且关节面不平行。同时距骨向前移位亦超过正常的 3 mm，如距骨向前移位超过 6 mm，即可确诊距腓前韧带断裂。阳性应力试验仅能确诊距腓前韧带损伤，而不能确定跟腓韧带是否损伤。检查中可见踝关节前外出现凹陷，称 Suction 症，如出血肿胀，该体征不能引出。

8. 踝关节造影

目的是观察其容量改变、轮廓、与其他组织的交通情况。因距腓前韧带与关节囊融合，韧带的断裂必伴随关节囊损伤。距腓前韧带的破裂使踝关节与周围间隙交通。当同时伴随跟腓韧带破裂时，踝关节可与腓骨长、短肌腱鞘相通。关节造影在伤后应尽早进行，以免血凝块堵塞关节囊裂口，一般使用 19 号针头，进针处可在胫前肌外侧，距内踝尖端 1 cm，踝关节跖屈，以拉紧关节囊，同时在距骨体较狭小的部分进入关节腔，因该处踝穴内空隙大，便于进针。穿透关节囊后注射少量利多卡因或普鲁卡因，然后注入造影剂 5 ml。正常踝关节注射造影剂时就会感到抵抗力，尤其在最后几毫升时，而韧带断裂者无此感觉，即可注射较多造影剂。拔出针头，反复跖屈、背伸踝关节，以便于造影剂扩散。随后正侧位摄片。6% ～ 10% 的踝关节可与距下关节交通，或与𧿹长屈肌腱交通。造影剂进入上述组织内无诊断意义。当距腓前韧带断裂时，伴关节囊破裂者，造影剂进入筋膜下。X 线片上显示造影剂扩散到腓骨远端周围，表示有跟腓韧带断裂。内翻应力试验、矢状应力试验结合关节造影有助于正确诊断踝关节韧带损伤，特别有助于诊断陈旧性损伤。

9. 腓骨肌腱鞘造影

跟腓韧带损伤者，腓骨肌腱鞘内层常有纵向劈裂，但裂缝较小，踝关节造影时，其造影剂不能经裂缝孔进入腓骨肌腱鞘。而当造影剂注入腓骨肌腱时，造影剂可经内侧壁之裂孔漏出，并可进入踝关节。如造影剂保持在肌腱鞘内，即认为阴性，无跟腓韧带损伤。

MRI 检查对踝关节韧带损伤具有一定意义。相对于常规的 X 线和 CT 检查来说，MRI 可以直接显示踝关节韧带，韧带的撕裂可表现为增厚、回缩、变细或不连续，而且其信号密度通常是增高的。Lee 等和 Ahmad 等报道 MRI 对距腓前韧带损伤的检出率为 100%，跟腓韧带损伤 76% 在轴面、84% 在冠状面、88% 在矢状面可检测到。因此 MRI 检查时强调扫描要密，需要在三个面上，尤其在需要获得资料的层面上加强扫描。距腓前韧带的正常解剖和病理改变在横断面或斜向 T2 加权、脂肪抑制 T2 加权和磁共振关节造影时显示较佳。在外侧副韧带远端水平，距腓前韧带是一个显著的低信号带，2 ～ 3 mm 宽，位于内前方，延伸至距骨附着点。与距舟关节垂直的斜向横断面可用于显示距腓前韧带，且更平行于所切平面。急性撕裂伤口可伴有部分韧带撕裂、韧带松弛或完全韧带缺如。T_2 加权像及脂肪抑制图像能明确地显示高信号的液体或出血的部位，距腓前韧带的撕裂常伴有关节囊的撕裂和关节液流入前外侧软组织内。跟腓韧带合并距腓前韧带损伤，在外踝的远端或通过该平面的冠状面或横断面的成像最佳。后斜向 (前上后下) 横断面成像或跖屈横断面成像也能显示跟腓韧带。横断面显示跟腓韧带在腓侧肌腱和跟骨外侧面之间 (前内至腓侧肌腱)；正常的跟腓韧带厚 2 ～ 3 mm，表现为带索状的低信号。

10. 各种试验比较

(1) 内翻应力试验：在过去使用较为广泛。现在当急性损伤时，较多使用矢状应力试验和踝关节造影。而踝关节最常见的是距腓前韧带损伤，内翻应力试验为阴性。如果踝关节在 90° 内翻应力试验阳性，说明跟腓韧带损伤，同时伴距腓前韧带损伤。而单纯跟腓韧带损伤内翻应力试验亦为阴性。

(2) 矢状应力试验：较为可靠，对急性损伤及陈旧性距腓前韧带损伤均有阳性表现，且不必使用麻醉药物。但矢状应力试验不能表示跟腓韧带是否损伤。

(3) 关节造影：是一种迅速和可靠的诊断方法，尤其是用来诊断距腓前韧带损伤，且不必与对侧踝关节比较，在急诊室即可施行。但对损伤后已达 7 天左右的病例，撕裂的关节囊已关闭，造影检查可为阴性。但矢状位应力试验和内翻应力试验仍可为阳性。外侧韧带撕裂几个月或几年后，踝关节长期不稳定者，关节造影时，可见关节腔容量增加，关节囊轮廓不规则。

(三) 治疗

1. 保守治疗

有作者报道，多数患者经石膏固定效果满意。不主张常规手术。也有另一些作者认为距腓前韧带和跟腓韧带损伤，是一种严重的损伤，年轻的运动员应尽早手术治疗。作者认为在应力下的正位摄片，距骨倾斜小于 15°，可用石膏固定治疗。若应力摄片距骨倾斜大于 15°，踝关节除有韧带损伤外，还往往伴有关节囊撕裂者，应该考虑手术修补。石膏固定：因距腓前韧带与关节囊相连，血供丰富，且关节囊部分破裂。置患足于与伤力相反的

位置，使撕裂组织可靠近，小腿石膏固定后，距腓前韧带可愈合。如伴有跟腓韧带断裂，硬件踝关节固定于 90° 位。又有轻度外翻者，固定时间要延长。拆除石膏后，应用弹力绷带包扎，直至肿胀消退。

2. 手术治疗

Brostron 研究和比较了手术治疗和用石膏或胶布固定 3 周的治疗结果。手术修补距腓前韧带后不稳定仅占 3%。非手术治疗后不稳定为 20%，但石膏固定和胶布固定结果无差别。因而提倡手术治疗。

(1) 手术指征：

①年轻运动员，距腓前韧带和跟腓韧带撕裂；

②外侧韧带慢性不稳定，发生急性严重踝关节扭伤；

③距骨的移位骨软骨骨折；

④外踝大块撕脱骨折。

(2) 手术方法：作者认为，对年轻的运动员，新鲜的距腓前韧带和跟腓韧带损伤应立即手术修补，手术越早越好。如果延迟 2 ～ 3 周再手术，则断裂韧带已收缩，尤其是跟腓韧带，且周围组织与其发生粘连，手术时又要修剪韧带断端处，以致缝合困难。有些病例常常是外侧韧带损伤，伴有距骨顶部软骨损伤，因此在手术修补韧带时，应探查踝关节，并摘除顶部骨软骨

碎片。

距腓前韧带断裂部位，常位于距骨体外侧关节面与颈交界的骨隆起部，甚易修补缝合。跟腓韧带可从外踝附着点撕脱，或附有外踝尖端发生撕脱骨折，可将韧带断端固定于外踝，并作8字形缝合。有时在距下关节处断裂，远端韧带隐藏在腓骨肌腱下，术者必须切开支持带，并牵开腓骨肌腱才能发现断端，然后缝合韧带。一般采用弧形切口，切口位于足外侧并围绕外踝，应避免损伤趾伸短肌的运动支神经，以及腓肠神经感觉支。

二、踝关节内侧韧带损伤

(一) 病因

常因遭受张力撕脱，见于旋前外展或旋前外旋型损伤。该两类型的Ⅰ度损伤，即有可能有三角韧带损伤。此种损伤往往伴有腓骨骨折及胫腓下联合损伤。故三角韧带损伤必是上述两种类型的Ⅱ度以上损伤的组成部分。在旋后外旋损伤中，也可有三角韧带损伤。在此类型损伤中，先产生胫腓下联合前韧带损伤，其后为腓骨骨折，再次是胫腓下联合后韧带撕裂，最后是三角韧带损伤。因此在X线片上显示外踝在胫腓下联合附近的螺旋形骨折时，即应怀疑有三角韧带损伤。但必须指出，踝关节外侧韧带断裂，即距腓前韧带及跟腓韧带断裂后，如果伤力继续，距骨发生极度倾斜时，可以损伤三角韧带，临床上经常会误诊或漏诊。

(二) 诊断

1. 物理检查

凡是三角韧带损伤，踝关节内侧有明显肿胀，其中心在内踝尖端，而在肿胀的下方，相当于跟骨的内侧，则有明显的凹陷。压痛位于内踝尖端或其下，但因单纯的三角韧带损伤非常少，故三角韧带损伤常伴有并发其他损伤的体征。伴胫腓下联合分离者，该联合亦有肿胀及压痛点。在旋前或旋后外旋损伤时，腓骨骨折部位有压痛；在严重外侧韧带损伤伴三角韧带损伤病例，踝关节外侧亦有明显肿胀及压痛。

2. X线检查包括：

(1) 常规摄片：常规正位侧位片及踝穴摄片，注意距骨向外移位，内侧间隙增宽。如距骨明显向外移位，踝关节内侧间隙大于3 mm，可能三角韧带断裂；如果内侧间隙大于4 mm，可确定三角韧带断裂。单纯胫腓下联合分离者，绝对不产生距骨向外移位，

(2) 伴腓骨骨折的三角韧带损伤：X线片如果显示腓骨斜形或螺旋形骨折或外踝螺旋形骨折，并伴有踝关节内侧肿胀压痛病例，虽然X线片显示踝关节内侧间隙正常，亦要想到三角韧带损伤存在的可能。如在应力下摄片，就可能显示距骨向外移位，踝关节内侧间隙增宽。

(3) 伴胫腓下联合分离的三角韧带损伤：有些病例虽然无骨折，但胫腓下联合分离，踝穴片显示踝关节内侧间隙正常，而踝关节内侧肿胀及压痛者，也应在应力下摄片。X线片可显示距骨外移，踝关节内侧间隙增宽，即证明三角韧带损伤。

(4) 伴内踝骨折的三角韧带损伤：在旋后外旋型骨折中，有部分病例既有内踝骨折，又有三角韧带损伤。特征是内踝前丘部骨折，骨折线在踝关节平面以下，后丘部仍和胫骨相连，距骨向外移位。因为三角韧带深层起于内踝后丘部及丘部间沟，止于距骨体内侧，主要功能是阻止距骨向外移位。故在内踝前丘部骨折，如三角韧带完整，距骨不会向外移位。仅在胫腓下联合分离或外踝骨折合并三角韧带损伤，才有可能发生距骨向外移位。作者在尸体标本实验中证

明，切断胫腓下联合韧带及内踝前丘部，应力下摄片，仅有距骨倾斜，无侧向移位，而同时切断三角韧带深层，才发现距骨向外移位。

(5) 应力位摄片：是指踝关节在内翻或外翻应力下摄片。此项检查非常重要，町以揭示在一般 X 线片上的假阳性。摄片时应在受伤部位注射普鲁卡因或利多卡因止痛，必要时与健侧对比。

(6) 外翻应力位摄片：正常踝关节在外翻或内翻应力位时，距骨倾斜度很小，一般小于 5°，大于 5° 以上视为异常。胫骨内踝关节面与距骨间隙大于 3 mm 亦为不正常表现。单纯三角韧带损伤较少见，内踝与距骨间隙增宽表示三角韧带损伤，应同时考虑胫腓下联合分离或同时伴腓骨骨折。如果外翻应力位摄片距骨倾斜大于 10°，则认为三角韧带损伤。距骨倾斜同时伴有距骨向外移位，说明伴胫腓下联合分离。

3. 踝关节造影

当胫腓下联合前韧带破裂造影剂充填在胫腓下联合，并超过正常宽度 4 mm 及高度 10 mm。最佳观察 X 线片是拍摄踝穴片和内旋位片。当造影剂向前、向上越过胫腓下联合达到骨间隙，说明胫腓下联合分离。如造影剂在胫腓下联合前，并在踝关节筋膜下，证明是胫腓下联合韧带断裂。当必须注意踝关节外侧韧带断裂时，溢出之造影剂亦可流到胫骨前及胫腓下联合前，然而其造影剂不会进入胫腓下联合。造影剂漏到关节前筋膜下和外踝下，是距腓前韧带损伤。如造影剂进入腓骨肌腱鞘，则可怀疑跟腓韧带断裂。三角韧带很少发生孤立性损伤，一旦损伤，可见造影剂在胫骨内下方及内侧，这在正位片显示最清楚。

但必须注意，踝关节损伤的造影可能有假阴性，因为裂口被血凝块或纤维组织阻塞；亦可能有假阳性，是由于注射时压力过大，损伤软组织所致。

4.MRI 检查

对踝关节韧带损伤具有一定意义。相对于常规的 X 线和 CT 检查来说，MRI 可以直接显示踝关节韧带，韧带的撕裂可表现为增厚、回缩、变细或不连续，而且其信号密度通常是增高的。MRI 检查时强调扫描要密，需要在三个面上，尤其在需要获得资料的层面上加强扫描。内侧韧带的浅表部和深部在横断面上较好显示。在这些图像中，内侧副韧带的损伤常表现为炎症或肿胀，而没有韧带撕裂。正常的胫距韧带表现为分散的纤维索中间填充脂肪组织，在 T_1 加权像上不能将这一表现误认为是韧带撕裂。大多数内侧韧带损伤为韧带扭伤，在 T_2 加权像或 STIR 像上呈不定烈的高信号。

(三) 治疗

1. 单纯的三角韧带损伤

非常少，常伴有并发其他损伤，所以治疗应根据踝关节损伤的类型和程度来决定治疗方案。而单纯的三角韧带损伤保守治疗即可，一般使用弹力绷带、支具或石膏固定。如果三角韧带的损伤影响踝关节的稳定性，就应当考虑手术修补。

2. 三角韧带修补术

对三角韧带断裂的手术指征颇有争议，Donnin 认为三角韧带断裂不需修补。Heppenstall、Close 和 Mast 等认为如果复位后踝穴解剖关系恢复，踝关节内侧间隙正常，即不大于 2 mm，三角韧带不需修补。如果外踝不能复位或复位不完全，或者外踝复位虽满意，但踝关节内侧间隙大于 2 mm 者，应修补三角韧带。Bukwell 认为断裂的二角韧带被卷入在关节间隙妨碍复位者，应手术探查并给予修补。Dziob 认为，所有内侧韧带断裂者，均要手术修补。Clayton 的动物实验证明，韧带断裂后回缩，甚至断端卷曲，两断端间出现间隙，以后由疤痕组织充填。依靠疤痕组织相连的韧带是脆弱的，抗张力强度差。而经缝合的韧带愈合后，其断端间与韧带直接相连，无间隙存在，使它具有正常的抗张力强度。所以 Clayton 认为，韧带断裂后应做手术修补。

（四）手术方法

手术时先于踝关节内、外侧分别作切口，显露损伤组织，但要先将缝线贯穿好三角韧带的两断端，暂不打结扎紧。注意三角韧带可以从内踝撕裂，也可以从距骨上撕脱，或韧带本身断裂。修补时内踝或距骨钻孔，缝线穿过骨隧道，以便修复韧带。然后及外侧切口固定腓骨或外踝，根据骨折类型选用不同的内固定，最后再结扎修复三角韧带的缝线。如固定腓骨后再缝三角韧带，因距骨已复位，缝合相当困难。相反先穿好内侧韧带两端断缝线，

则操作容易。因距骨尚未复位，操作区域较大，当然在外踝未固定前不宜结扎缝线，不然容易撕脱，亦不能收紧韧带断端。在治疗内踝前丘部骨折伴距骨移位病例时，要注意有三角韧带深层断裂。此种病例单纯固定前丘部，并不能恢复关节内侧间隙。因此在螺钉固定内踝前丘部时，同时修补三角韧带深层。

第四节 距骨骨折

距骨无肌肉附着，全部骨质几乎为软骨关节面所包围，血液供应主要来自由距骨颈前外侧进入的足背动脉关节支。胫距关节和距跟骨间韧带所供应的血供有限，因此当距骨骨折有移位或距骨脱位后，容易发生缺血性坏死。

一、病因

距骨颈部骨折约占距骨骨折的 50%，青壮年男性多见。足强力背伸时，距骨颈抵于胫骨下端前缘，所产生的剪切力达到一定强度时即导致距骨颈骨折。由于该部是血管进入距骨的重要部位，所以骨折后缺血性坏死可能性较大。距骨头骨折占距骨骨折的 5% ~ 10%。骨折可为踝关节过度跖屈时发生距骨头压缩骨折，或为足内翻产生剪力导致距骨头骨折。足背伸或跖屈时因受内翻应力旋转，距骨滑车内外侧关节面分别撞击内外踝关节面而引起距骨滑车内侧或外侧面软骨骨折。距骨后侧突骨折中以后外侧结节骨折多见，多发生于足强力跖屈时胫骨下缘撞击后外侧结节引起骨折，也可因足过度背伸后距腓韧带牵拉所致撕脱性骨折。距骨后内侧结节骨折少见，该骨折常发生于踝背伸和旋后时被胫距后韧带撕脱所致。内翻的足强力背屈时纵向压缩和剪切应力综合作用可致距骨外侧突发生骨折，距下关节外侧脱位亦可剪下距骨外侧突。距骨体剪力骨折损伤机制类似于距骨颈骨折，骨折线更靠后。距骨体压缩粉碎性骨折常由严重压砸暴力引起。

二、临床表现

患者多有较明显的外伤史，伤后足踝部肿胀、疼痛，不能行走或站立，且可出现皮肤青紫

瘀斑。触诊时压痛明显，移位明显者可见足踝部畸形，并可于踝关节前侧或后侧扪及移位之骨折块踝足部正侧位 X 线摄片检查可明确骨折类型及是否合并脱位。阅片时应注意区别距骨后唇骨折片与副三角骨（副三角骨边缘整齐清晰，多为对称发生）。

三、诊断要点

（一）多有机动车撞击或高处坠落病史。

（二）伤后足踝部剧痛，严重肿胀，迅速出现皮下瘀斑，踝关节功能丧失。踝关节后侧压痛明显，移位性骨折可能触及移位的骨折块，并有明显畸形。

（三）影像学检查，X 线摄片可初步明确诊断。CT、MRI 检查可明确骨折类型及损伤程度。

四、治疗

（一）无移位骨折

外敷新伤膏，钢丝托板或石膏托固定踝关节于中立位，4～6 周取固定进行功能锻炼。

（二）距骨后突骨折

向后上移位患者仰卧，屈膝 90°，一助手握住患者小腿，另一助手握其前足使足极度背伸，术者用双拇指从跟腱两侧用力将移位骨块向下推压，即可复位。固定同前。

（三）距骨后突骨折

伴距骨前脱位患者仰卧，屈膝 90°，一助手握住患者小腿，术者一手握住其足跟，另一手握住前足，使踝关节极度跖屈、内翻，用拇指压住距骨体的外上方，用力向内后方将距骨推入踝穴。距骨复位后，往往其后突骨块亦随之复位。然后用托板超踝固定于功能位 4～6 周。

（四）单纯距骨颈有移位的骨折

患者仰卧，屈膝 90°，助手握住患者小腿，术者一手握住其前足，轻度外翻后向下，向后推压，另一手握住足跟向前端提，使距骨头与距骨体两骨折块对合。复位后用托板超踝固定于跖屈略外翻位 6～8 周。然后将踝关节固定于 90° 中立位 2 周。

（五）距骨颈骨折合并距骨体后脱位

患者仰卧，屈膝 90°，助手握住患者小腿，术者一手握住其足跟，另一手握住前足，将足极度背伸，略外翻牵引，以解脱载距突与距骨体的交锁，并使胫骨及跟骨之间的间隙增宽，另一助手用双拇指从跟腱两侧用力向前顶推距骨体，同时足跖屈位使其复位。用托板超踝固定于 90° 中立位。

（六）经手法复位无效的距骨颈及距骨体骨折

需行手术切开复位内固定，内固定物可选用 3.5 mm，4.0 mm 螺钉或迷你钢板。严重压缩骨折需植骨。

（七）距骨骨软骨骨折

如无移位，用托板超踝固定于功能位 4 周。如骨块较大且移位，需切开复位后用 1.5 mm 螺钉埋头固定，如无法固定者可摘除。

（八）距骨头骨折

小的骨折片或无移位的骨折钢丝托板或石膏托固定踝关节于中立位 4～6 周。如骨折块大且移位，并与距舟关节不匹配，需手术切开复位内固定，根据骨折片的大小内固定物可选用 1.5 mm、2.0 mm、2.7 mm 螺钉或无头钉（Herbert 钉）。严重压缩骨折需植骨。

（九）功能锻炼

固定期应做足趾、膝关节屈伸活动及股四头肌收缩活动。虽不宜早期负重，但可早期扶双拐不负重下床活动。

（十）药物治疗

早中期用药遵循中医骨伤三期辨证用药原则。后期要针对距骨血循差易引起迟缓愈合距骨坏死的特点用生血、促进骨折愈合的药物外敷。白及 30 g，苏木 30 g，骨碎补 30 g，自然铜 60 g，何首乌 30 g，月季花 15 g 等药研成粉末或成膏药外敷，内服归香正骨丸、双龙接骨丸等，外用活血散瘀、祛风寒湿洗药熏洗。

第五节 跟骨骨折

跟骨骨折是较常见的足部骨折，约占足部骨折的 12%，且大部分的跟骨骨折属于关节内骨折。多见于自高处跃下，后跟着地，垂直暴力自距骨传至跟骨，使跟骨压缩或劈裂。跟骨主要为松质骨，遭受暴力后常引起粉碎性塌陷骨折，治疗较困难。跟骨的解剖形态有其特殊性，若骨折线累及关节面或复位不良，可致创伤性关节炎及跟骨负重时疼痛。

一、病因

主要有以下 3 种方式：

（一）垂直压力

约有 80% 的病例系因自高处跌下或滑下所致。视坠落时足部的位置不同，其作用力地方向也不一致，并显示不同的骨折类型，但基本上以压缩性骨折为主。此外尚依据作用力地强度及持续时间不同，其压缩的程度呈不一致性改变。

（二）直接撞击

为跟骨后结节处骨折，其多系外力直接撞击所致。

（三）肌肉拉力

腓肠肌突然收缩可促使跟腱将跟骨结节撕脱，如足内翻应力过猛则引起跟骨前结节撕脱；而外翻应力造成载距突骨折或跟骨结节的纵向骨折，但后者罕见。

二、临床表现

跟骨骨折患者多有从高处坠下，足跟着地的外伤史。伤后足跟疼痛，不能触地或站立行走。临床检查可见局部肿胀、皮下瘀斑，并常延伸至跟腱处。局部压痛明显，移位骨折可见跟骨体横径增宽，结节上移，足弓扁平或跟骨腹部凸向足心，呈摇椅状畸形。X 线侧位片检查可明确跟骨压缩程度、骨折类型及跟距关节面改变（是否有塌陷）等征象，可见结节关节角变小、消失，甚至成负角；轴位片对判明内、外侧骨折，向两侧移位（跟骨体增宽）情况及跟距关节面（是否有塌陷）等情况有重要意义。

三、诊断要点

（一）有明显外伤史。

（二）足跟剧烈疼痛，肿胀、瘀斑明显，足跟不能着地行走，严重者足跟增宽，足跟外侧向外隆起，足弓变浅。足跟压痛，纵向叩击痛。

（三）影像学检查，拍摄跟骨侧、轴位 X 线片及 CT 片，以明确骨折类型及损伤程度。

四、治疗

跟骨骨折治疗总的原则是：纠正跟骨体增宽，尽量恢复结节关节角，恢复跟距关节而平整。对未波及跟距关节面骨折，如载距突骨折、跟骨前端骨折及部分结节纵形骨折，用石膏固定即可。如为结节纵形骨折或横形骨折，骨块向上移位者，采用手法复位，石膏固定。亦可行切开复位，以螺丝钉或钢丝固定。对邻近跟距关节面骨折，如为青壮年患者，可采用手法复位或撬拨复位及石膏固定；而老年患者一般可采用功能疗法。对波及跟距关节面骨折，如为青壮年部分塌陷骨折者，采用手法复位或撬拨复位加石膏固定疗法；完全塌陷骨折者，则需切开复位结合松质骨填塞术。对严重粉碎性骨折，如为老年患者，可采用功能疗法；如为青壮年患者，则行一期融合跟距关节或三关节融合。

（一）无移位骨折

早期采用活血祛瘀药物，外敷二黄新伤止痛软膏加红花、赤芍、芙蓉叶；内服七味三七口服液或玄胡伤痛宁片。于足底内侧放置平足垫，以维持足弓，并用托板固定足于中立位。中后期外敷旧伤消肿散、活血散瘀及软坚散结洗药熏洗，内服归香正骨丸、双龙接骨丸，配合按摩和功能锻炼。

（二）有移位骨折

1.跟骨结节纵形骨折，其内侧突向内侧移位

患者屈膝 90°，一助手握住其小腿，术者以双掌对向挤压其跟骨，使其向中间靠拢，以矫正侧方移位，中立位托板固定。

2.跟骨结节鸟嘴样骨折

患者俯卧位，屈膝 90°，一助手握住其小腿，另一助手握住前足，使足跖屈，术者以双手拇指按住跟腱两侧，将移位的骨折块用力向下推压，使之复位。复位后用托板固定在踝关节跖屈 30°位，4 周后改为中立位固定 2 周，伤后 6～8 周后可逐渐负重。若手法失败者，可用克氏针经皮撬拨复位，患者俯卧位，屈膝 90°，一助手握住其小腿，另一助手握住前足，使足背伸，术者持 2.5 mm 克氏针在无菌操作下在矢状面上穿入骨块，利用杠杆作用撬拨骨折块复位，复位后将克氏针穿入跟骨体内。术后固定及康复计划同无移位骨折。

如骨折移位大且压迫皮肤，经手法复位及经皮撬拨复位无效者，需急诊行切开复位内固定术，以及时解除压迫。内固定物可选用 3.5 mm，4.5 mm 及 6.5 mm 螺钉。

3.跟骨前突骨折

骨折块如移位大于 2 mm 且折线波及跟骰关节，加之患者为中青年，则需要考虑手术治疗，采取 2.7 mm 或 3.5 mm 螺钉固定。

4.关节内骨折

除 Sander Ⅰ型骨折外，其余各型宜行手术治疗。Sander Ⅱ、Ⅲ、Ⅳ型，跟骨后关节面移位大于 2 mm，跟骨结节角及交叉角明显减少者均需要手术切开复位内固定术，手术切口常选用跟骨外侧"L"形切口，常用跟骨钢板、跟骨解剖钢板、1/3 管状钢板等固定。术中如关节面

压缩严重需行植骨术，骨源可选用同种异体骨、人工骨或自体骨。Ⅵ型因骨折粉碎严重、手术复位难度大，也可考虑Ⅰ期行距下关节融合术。术后6～8周后逐渐负重，12周后可完全负重。

第六节 足舟骨骨折

足舟骨所有类型的骨折如果没有骨折移位或者移位的程度较轻时，均可以通过支具治疗，并可以在肢体受到保护下部分负重。但是，足舟骨体部有移位的骨折往往需要切开复位内固定治疗，其目的是为了维持内侧柱的长度并恢复关节面的完整。

Sangeorzan等将舟骨体的骨折分为3型，并推荐根据骨折的类型进行治疗。Ⅰ型骨折指骨折线为横行的骨折，往往能获得满意的复位。Ⅱ型和Ⅲ型骨折，复位较为困难。手术入路要超过后足的前内侧，在胫前和胫后肌腱之间。不用剥离骨膜，在固定之前检查关节和创面的清理。内固定通常使用克氏针，如果骨折块允许的情况下可以使用AO骨松质螺钉或拉力螺钉，部分Ⅰ型骨折可以通过闭合复位，复位完成后可以在术中透视引导下，用空心螺钉固定。对于部分Ⅰ型骨折的患者，在切开复位的基础可以用可吸收螺钉固定，这样可以避免取内固定的二次手术，患者术后需要避免负重6～8周，但是可以鼓励进行主、被动的功能锻炼。

一、病因
舟骨骨折主要有两种骨折方式：急性骨折和应力骨折。急性骨折是高能量轴向损伤（如摩托车车祸）或足部受到猛力地外翻或跖屈内翻暴力损伤。应力骨折常见于跑步、跳高运动员和体力劳动者。初诊时，若不仔细进行查体和影像学检查，这类骨折常被漏诊。

二、临床表现
（一）疼痛及肿胀
足趾伸屈时足部疼痛明显，因该部肌肉组织覆盖少，故而局部肿胀及软组织瘀血均较明显。
（二）轴向痛
纵向推挤1～3跖骨时，中跗部位剧烈疼痛。

三、诊断要点
（一）有明显外伤史。
（二）伤后足部肿胀、疼痛、步行困难，时间稍久者皮肤有青紫瘀斑。第1～3跖骨纵轴挤压时舟骨疼痛明显，移位较大时可扪及足舟骨处有高凸。
（三）影像学检查，X线正、侧、斜位片可明确诊断及骨折类型。必要时进行CT检查。

四、治疗
（一）无移位的骨折
外敷二黄新伤止痛软膏，内侧足弓下方放置平足垫，防止外伤性平足，托板固定患足于轻度跖屈外翻位，4～6周后解除固定进行功能锻炼。
1.手法复位，托板或石膏托固定
适用于轻度移位的骨折，在腰椎硬膜外麻醉或坐骨神经阻滞麻醉下进行。舟骨体部骨折复位时，牵引足的助手将足跖屈外翻，使距骨头与楔骨之间间隙加大，术者用拇指按压向背侧移位的骨折片。舟骨结节骨折或背侧缘骨折复位时，牵引足的助手将足跖屈内翻、内收，术者用拇指推压骨折片。舟骨体部骨折复位后用托板将足固定于轻度跖屈外翻位；舟骨结节骨折或背侧缘骨折复位后则将足固定于跖屈内翻位，4周后改固定为中立位，6周后取固定进行功能锻炼。

2. 药物治疗

初期活血化瘀、消肿止痛，内服七味三七口服液、桃红四物汤，肿胀较重者，内服消肿止痛汤：当归16 g，赤芍16 g，桃仁10 g，红花10 g，乳香5 g，木香5 g，防风10 g，木通10 g，泽泻10 g。中后期宜散瘀化结、温经通络，内服舒筋活血汤、正骨紫金丹、双龙接骨丸。解除外固定后用活血散瘀及祛风寒湿洗药熏洗患肢。

3. 功能锻炼

复位固定后可进行肌肉收缩活动，屈伸足趾，3周后做踝关节主动背伸跖屈活动，以对关节面磨造塑形。4周解除托板固定后，可在足下放一小球或木棒，嘱患者用足掌将其滚动，以防止跖腱膜挛缩，锻炼踝关节灵活性。中后期可外搽郑氏舒活酊，对足踝部进行按摩和被动活动踝关节。

（二）移位较大或手法复位失败的骨折

移位较大或手法复位失败的骨折，可行切开复位、螺丝钉内固定术。

第七节 跖骨骨折

跖骨骨折是最常见的足部骨折之一，多由如重物打击或压砸等直接暴力引起，其中以第2～4跖骨较为常见，一般表现为多根跖骨同时骨折。其次如扭伤等间接暴力也可引起跖骨骨折，此类以第5跖骨基底部骨折较为常见。此外，长途行走或行军等非暴力因素可引起疲劳骨折。根据解剖，跖骨骨折部位可发生于颈部、骨干及基底部。

一、病因

跖骨骨折多由直接暴力，如压砸或重物打击而引起，以第2、3、4跖骨较多见，可几块跖骨同时骨折；间接暴力如扭伤等，亦可引起跖骨骨折。骨折的部位可发生于基底部、骨干及颈部。

按骨折线可分为横断、斜行及粉碎骨折。因跖骨相互支持，骨折移位多不明显。按骨折的原因和解剖部位，临床上跖骨骨折可分为下列3种类型。

（一）跖骨干骨折

多由重物压伤足背所致，常为开放性、多发性，有时还合并跖跗关节脱位。且足部皮肤血供较差，容易引起伤口边缘坏死或感染。

（二）第5跖骨基底部撕脱骨折

因足内翻损伤时附着于其上的腓骨短肌或第3腓骨肌的猛烈收缩所致，一般骨折片的移位不严重。

（三）跖骨颈疲劳骨折

腓骨肌的猛烈收缩所致，好发于长途行军的战士，故又名行军骨折，多发于第2、3跖骨。由于肌肉过度疲劳，足弓下陷，负重积累超过骨皮质及骨小梁的负担能力，即逐渐发生骨折，同时骨膜产生新骨。

二、临床表现

患者多有不同程度的外伤史。伤后骨折局部疼痛、肿胀、挤压痛均较明显，如为单一跖骨骨折时，依靠足跟及其他跖骨的支撑，患者仍能勉强行走；多根跖骨骨折者，则行走不能；查体时，如为移位骨折多可触及骨擦音，合并脱位者则出现足部畸形。X 线检查应常规拍摄足部正斜位片，以明确骨折的部位及移位形式。

三、诊断要点

（一）有明显外伤史。

（二）伤后足背肿胀、疼痛、行走困难，疲劳骨折则为劳累后前足痛加剧，休息后缓解。

（三）局部压痛，移位明显可有畸形，并扪及移位折端。

（四）足部正、侧、斜位 X 线片可明确诊断。但疲劳骨折早期可无明显阳性发现或仅表现为骨膜反应、骨小梁紊乱，骨折线与骨痂同时出现的球形隆起。可行 MRI 检查确诊。

四、治疗

（一）非手术治疗

1. 无移位骨折的治疗

早期局部外敷二黄新伤止痛软膏，托板或石膏托超踝固定，内服七味三七口服液，4 周后解除固定进行功能锻炼。中后期用活血祛瘀及软坚散结洗药熏洗，配合按摩，内服正骨紫金丹、接骨丸。6 周后开始部分负重。如是跖骨疲劳性骨折，须在局部固定下减少行走活动，可将鞋底前部适当增高，使负重点后移，减少足前部负重。早期内服创伤消肿片，外敷一号新伤药，后期内服归香正骨丸、双龙接骨丸。

2. 移位骨折的治疗

(1) 跖骨颈骨折：跖骨头多向跖侧移位。在坐骨神经阻滞麻醉或局部麻醉下，术者拔伸牵引骨折相应的足趾并跖屈，同时用拇指向背侧推挤跖骨头使之复位，托板超踝关节固定4～6周，6 周后解除托板进行功能锻炼。

(2) 跖骨干骨折：多向跖侧成角和跖侧移位。在坐骨神经阻滞麻醉或局部麻醉下，术者牵引骨折相应的足趾，然后逐渐将足趾向背侧牵引，矫正其重叠移位后，再将足趾跖屈牵引，同时用拇指由足心将远侧断端向背侧推挤，以矫正骨折移位及成角畸形。如仍有残留的侧方移位，在牵引下，在跖骨之间用拇食二指夹挤分骨，使之复位。复位后于背侧跖骨间放置分骨垫，上方再以纸压垫足背夹板固定，并用托板超踝固定 4～6 周。跖骨骨折上下重叠移位或向足底成角，必须矫正，否则将遗留足的行走障碍和疼痛。6 周后解除托板进行功能锻炼。

(3) 药物及功能锻炼：按骨折三期用药原则辨证施治，早期活血祛瘀、消肿止痛可内服七味三七口服液。中期和营生新、续筋接骨，内服正骨紫金丹、接骨丸，外用活血散瘀洗药熏洗。后期补肝肾、强筋骨，内服加味地黄丸，外用祛风寒湿或软坚散结洗药熏洗。固定期应做足趾、膝关节屈伸活动及股四头肌收缩活动。不宜早期负重下床活动，伤后 6～8 周开始部分负重。

（二）手术治疗

手法复位失败或陈旧性骨折距骨头向跖侧凸出影响患足负重者，应手术切开复位。

第八节 趾骨骨折

趾骨骨折是常见的足部骨折之一，也称足节骨骨折。其发病率位居足部骨折第2位。趾骨骨折多因重物压砸、车辆碾压等直接暴力引起，表现常为粉碎性骨折，踢撞硬物等间接暴力引起的骨折多为横断和斜行骨折，此类骨折多伴有皮肤及趾甲损伤。趾骨骨折常出现开放性损伤。第5趾骨较其余四趾更易碰伤，故其骨折易多见。第1趾骨远端骨折多为粉碎性。

一、病因

趾骨骨折多因重物砸伤或踢碰硬物所致。前者多为粉碎或纵裂骨折，后者多为横断或斜行骨折，且常合并有皮肤或甲床的损伤。第5趾骨由于踢碰外伤的机会多，因此骨折较常见，2、3、4趾骨骨折较少发生，第1趾骨较粗大，其功能也较重要，第1趾骨近端骨折亦较常见，远端多为粉碎性骨折。

二、临床表现

患者有明显的外伤史，伤后患趾疼痛剧烈、肿胀瘀斑、活动受限，下地行走困难。

严重者出现局部畸形、局部压痛及纵向冲击痛阳性，触诊时可扪及骨擦音。趾甲下血肿，开放性骨折，可有伤口或趾甲脱落。X线检查可拍摄正斜位片，以明确骨折的类型及移位情况。

三、诊断要点

（一）有明显外伤史。

（二）伤后足趾部肿胀、疼痛、皮下瘀斑、趾甲下血肿。

（三）局部压痛，患趾不能用力，有骨擦感。

（四）X线片，可明确诊断及类型。

四、治疗

（一）无移位的骨折

局部外敷新伤膏后用胶布与邻趾固定或用压舌板做夹板固定，对重物砸伤，有甲下积血者可先用针穿刺引流后包扎固定，3周后可逐渐负重行走。

（二）有移位的骨折

对有移位骨折在坐骨神经阻滞麻醉下，双手拇指分别捏住骨折远近端，在拔伸牵引下以拇指置足趾侧移位及成角部向上推压，同时在牵引下使足趾屈曲，矫正成角移位后用竹夹板或纸壳板固定，4周后逐渐负重行走。

（三）手术治疗

趾骨骨折伴有趾间关节脱位手法复位失败者可切开复位克氏针固定。

第九节 踝关节脱位

踝关节脱位是以距骨相对于踝穴的移位而言的，通常伴有踝关节内侧或外侧稳定胫骨远端关节面前或后唇的骨折，不伴骨折的情况很少见。

踝关节脱位均由高能量损伤引起，以闭合性脱位更多见；但不伴骨折的单纯踝关节脱位以开放性多见，通常有下胫腓联合分离。首要原因是交通事故 (40%)，特别是摩托车的车祸 (33%)；其次是运动创伤 (35%)，特别是以跳跃为主的运动项目，如排球 (13%) 和篮球 (8%)。多见于青壮年，儿童为少发人群，这是由于儿童的骨骺是踝关节复合体中最薄弱的结构，因此损伤通常引起骺离骨折而不发生脱位。

踝关节脱位的易感因素有：内踝发育不良导致内踝短小对距骨的覆盖不足，踝关节周围韧带松弛，腓骨肌肌力不足和既往有踝关节扭伤史等。Elise 等描述了内踝发育不良和距骨覆盖程度的评价标准。在踝关节正位片上测量内踝长度 (B) 和外踝长度 (A)，其比值 (B/A) 的正常值范围是 0.58 ~ 0.62，小于此范围为内踝发育不良；距骨覆盖程度则是由踝关节侧位片评价的，首先测量两个角，α 角由距骨中心发出的通过胫骨前后关节面边缘的两条线构成，β 角由距骨中心发出的通过距骨前后关节面边缘的两条线构成，其比值 (β/α) 的正常值范围是 0.58 ~ 0.60，小于此范围为距骨覆盖不足。

一、病因

由于稳定踝关节的解剖结构非常牢固，并且韧带结构和踝穴的生物力学效应较骨性结构更为牢固，因此绝大部分的踝关节脱位都伴有骨折。临床上一般将脱位和骨折合并称为踝关节损伤或踝关节骨折脱位。

足跖屈时，施加内 / 翻的力量容易导致踝关节脱位，足极度跖屈时甚至可导致不伴骨折的单纯踝关节脱位。Fernandes(1976 年) 通过尸体实验证实了这一观点，并观察到距腓前韧带和跟腓韧带的前外侧部分撕裂，由此推测一旦发生踝关节脱位，在跟腱的拉动下距骨和足会发生后移，这也是后脱位多见的原因之一。Nusem 等进一步提出足跖屈时，同时施加内 / 外翻和轴向的力量也容易导致踝关节脱位。

对于足跖屈时出现踝关节不稳定的机制，Rasmussen(1985 年) 认为是由于距骨的解剖形状造成的。由于容纳于踝穴中的距骨体部分较窄，因此，跖屈时距骨体更容易从踝穴中滑脱。此外，足跖屈时前方关节囊和除距腓后韧带以外的所有韧带均被拉长，受到的应力增加，因此施加内 / 外翻和轴向的暴力时更容易撕裂。正是由于骨性结构和软组织结构这两方面生物力学机制的作用，使得足跖屈时施加暴力容易发生踝关节脱位。

内翻暴力导致前外侧关节囊、距腓前韧带、跟腓韧带撕裂，距骨上升、倾斜，发生后内侧脱位。相类似，外翻暴力导致内侧关节囊、距胫韧带撕裂，发生外侧脱位；由后向前的暴力导致前脱位；由前向后的暴力导致后脱位；轴向暴力导致向上暴裂性脱位。

二、临床表现及诊断

踝关节脱位均由高能量损伤引起，患者临床表现明显，诊断一般无困难。

（一）症状和体征

患者主诉踝关节剧烈疼痛，行走障碍。体格检查可见踝部明显畸形、肿胀、瘀斑、压痛、踝关节活动受限。

（一）X 线检查

因为某些踝关节脱位可发生自行复位，所以伤后需要即刻行 X 线检查，一般可获得明确的诊断。X 线片也可明确显示伴有的骨折。有经验的医师根据损伤的机制和脱位的类型可判断出韧带的断裂，可做 MRI 确诊并判断韧带断裂的程度和类型。由于踝关节脱位常有踝关节周围韧带的断裂，故可合并距骨、跟骨、舟骨的不全脱位，仅靠损伤即刻的 X 线片难以诊断而导致漏诊，应在复位后拍摄应力位 X 线片明确排除。

三、治疗

治疗原则：①急诊复位，急诊或择期修复伴有的骨折和软组织断裂；②休息制动，短腿石膏固定足够长的时间；③康复锻炼，及早恢复踝关节功能。

（一）手法复位

踝关节脱位通常有周围韧带的断裂，因此手法复位一般不难。

1. 手法复位的时机

无论是开放性还是闭合性脱位，大部分学者建议即刻行闭合复位，石膏固定制动 6～8 周。尽可能早地复位，这无论是对患者症状的减轻，还是对并发症的预防和踝关节的功能康复，都有积极的意义。因此，国外提倡急救车的随车医师能够对踝关节脱位进行适当处理，如除去患肢的鞋袜、简单的手法复位，即使不能即刻复位至少将患肢放置在更好的体位上。

2. 操作要点

假如患者无全身并发症，尽可能行全身麻醉以便肌肉完全松弛。由助手扶好患者的下肢，并屈曲膝关节放松小腿三头肌。纵向牵引后，施加外力复位踝关节。施加的力量与造成骨折脱位的力学机制相反，手法复位之前应对骨折脱位的形状和造成骨折脱位的力学机制进行详细分析，这是手法复位成功的重要因素。以最常见的后脱位为例，牵引后背屈患足使距骨复位到踝穴中。最后用短腿石膏固定患肢。假如预测到复位后踝关节不稳定，可经足底打入钢针临时固定。

3. 复位需达到的要求

踝关节脱位的复位要求较高，应达到如下要求：①必须恢复踝穴的正常关系；②踝关节的负重线必须与小腿纵轴成直角；③关节面轮廓应尽量光滑，最好是解剖复位。

（二）手术治疗

1. 保守治疗和手术治疗的争论

对于伴有骨折的患者，急诊手法复位后多需要切开复位骨折。但对于不伴骨折的踝关节脱位，尤其是开放性脱位，清创后是否需要探查并修复损伤的软组织，目前仍有争议。某些学者认为早期修复软组织对后期踝关节的稳定性具有重要意义，另有学者认为修复软组织对踝关节的功能恢复并无帮助，保守治疗和手术治疗的效果无明显差别。

2. 手术治疗的适应证

踝关节脱位如发生以下情况可考虑手术处理：①手法复位后达不到前文提到的要求，应适时切开复位；②踝关节周围韧带发生严重的断裂；③腓骨后脱位至胫骨后方时，会给闭合复位造成一定的困难，有时需要手术复位；④手法复位后仍存在严重的神经血管并发症，需手术减压；⑤向上的暴裂性脱位。

3. 手术需注意的要点

手术力求踝穴的解剖复位，尽量避免腓骨短缩和踝穴的增宽。有学者认为，腓骨短缩会引起距骨外倾移位及关节紊乱的发生；踝穴的增宽会减少胫距关节接触面，增加关节面局部压力，这是晚期发生创伤性关节炎的主要原因。

距骨完全脱位即距骨从踝穴完全脱出，手法复位失败时应采用手术复位。

第十节 距骨脱位

距骨无肌肉附着，全部骨质几乎为软骨关节面所包围，血液供应主要来自由距骨颈前外侧进入的足背动脉关节支。胫距关节和距跟骨间韧带所供应的血运有限，因此当距骨骨折有移位或距骨脱位后，容易发生缺血性坏死，距骨脱位多由外力所造成，由于周围关节囊和韧带牵拉，手法复位比较困难，但一经整复后，再移位的可能性较小。

一、病因

受伤机制与距下关节脱位相似，当足在极度内翻及跖屈应力作用下，先导致距下关节骨间韧带断裂，暴力继续作用，踝关节囊及两侧韧带断裂或外踝骨折，距骨从踝穴中脱出，距骨体位于外踝前方，距骨头向内侧，距跟关节面向后方，造成前外脱位。由于暴力较大，距骨脱位常为开放性。

二、诊断要点

(一) 典型的足部外伤史。

(二) 足踝部肿胀、剧烈疼痛、功能障碍。

(三) 明显旋后畸形，外踝前方可扪及距骨体，踝穴空虚，突出部皮肤紧张，弹性固定。

(四) 如开放性脱位可见外露的距骨体。

(五) 影像学检查，X线片、CT三维重建可显示脱位方向。

三、治疗

(一) 非手术治疗

距骨脱位需紧急处理，因距骨表面皮肤张力高，受压时间长易导致皮肤坏死。由于脱位造成的双轴旋转，整复较困难。

1. 手法复位

坐骨神经阻滞麻醉或持硬麻醉下，患者仰卧，屈髋屈膝，一助手握踝部上方，另一助手握住其足跟和前足反向牵引，并内翻、遮屈，加大畸形，增大距上关节间隙，术者从前外方以两手拇指推挤距骨体向内后同时助手在保持牵引下沿纵轴旋转，并使足外翻。

2. 固定

脱位还纳后，用石膏托或钢丝托固定于足背伸90°中立位，时间3个月，1个月后可扶拐不负重下地行走，满 3 个月后可根据 X 线片检查，无坏死现象，方可负重行走。

3. 药物治疗

根据伤科三期辨证用药，详见"骨折概论中药疗法。"

4. 理疗功能锻炼

固定期间可局部 TDP 照射，促进血循环，解除固定后可行中药熏洗。

（二）手术治疗

手法整复不成功者，可行跟骨内翻牵引，扩大前外侧间隙，再行手法或钢针撬拨；以上均不成功时，可考虑切开复位或做距下关节融合，术中应尽可能减少软组织剥离。距骨颈骨折合并距骨脱位者，其手术治疗参见距骨骨折一节。

第十一节 距下关节脱位

距下关节脱位又称距骨周围脱位，指距舟关节及距跟关节同时脱位，而距骨与踝穴解剖关系正常。距下关节脱位多为强大的旋后暴力所致，多发生于青少年，常伴有严重的足踝部韧带损伤。

一、病因

距下脱位多为间接暴力所致，其中由旋后暴力导致的内侧脱位最多见。如高处落下，足旋后位着地，暴力使踝关节外侧韧带（跟腓韧带、距腓前韧带等）和距下关节骨间韧带（距跟骨间韧带、距跟内侧韧带、距舟韧带）断裂，距骨仍位于踝穴，但距骨与其他跗骨分离，足及其他跗骨向内脱位。当足在强大外翻及屈曲应力作用下，可导致距舟关节囊及韧带撕裂，距跟韧带断裂，其他跗骨连同足向外脱位。由强大背伸外力和跖屈外力可造成前脱位和后脱位，也可因直接暴力造成开放性脱位。

二、诊断要点

（一）有明显的足踝部过度旋后或跖屈外翻史。

（二）踝及足部疼痛、肿胀和广泛的皮下瘀斑和功能障碍。

（三）畸形，内脱位者可见足内翻、内旋畸形，外脱位者，则可见足外翻、外旋畸形，弹性固定。

（四）影像学检查，X 线片、CT 及三维重建，可明确脱位的方向及是否合并有骨折。

三、治疗

（一）非手术治疗

由于脱位不影响距骨主要的血液供应，如伤后及时正确治疗，预后良好，足的功能可得到良好的恢复，距骨发生坏死者甚少。

1. 手法复位

坐骨神经阻滞麻醉下，采用牵拉搬正手法复位，患者仰卧位，膝关节屈曲，术者一手握前足，先在旋后位牵引并加大跖屈、内翻畸形，然后再用外翻、外旋、背伸，即可矫正内侧脱位。采用相反的复位手法可纠正外侧脱位。

2. 固定

复位后，用弹力绷带反向包裹，采用石膏托或钢丝托固定患足于中立位，内侧脱位可稍外翻，外脱位者可稍内翻。固定时间 4 ～ 6 周。

3. 药物治疗及功能锻炼

根据伤科三期辨证用药，详见骨折概论中药疗法。复位固定后，抬高患肢，早期活动足趾关节，固定解除后采用外用药物熏洗、按摩、抗阻屈伸。

（二）手术治疗

手法复位失败，如距骨头嵌顿于踝背侧伸肌腱或关节囊内，或合并骨片嵌于距舟和距下关节内、陈旧性脱位整复困难者、开放性脱位，需采用切开复位。

第十二节 跗跖关节脱位

跗跖关节脱位指跖骨与跗骨之间发生的分离移位。临床上以第 1 跖骨向内脱位，第 2 ～ 5 跖骨向外、向背侧脱位最常见，可两者单独发生或同时发生。直接暴力打击、辗压等则多为开放性骨折脱位。

一、病因

跗跖关节脱位较常见，多因直接暴力所致，如坠落、重物压砸、车轮辗乳等均可引起；亦可因扭转暴力造成，若前足受到扭、旋外力时亦可发生跗跖关节脱位。由于外力作用方向不同，跖骨基底部可向内、外、背、跖侧任一方向脱位。脱位的跖骨可为一个或数个，临床中可见到第 1 跖骨向内侧脱位并第 1 跖骨基底外侧骨折，第 2 ～ 5 跖骨向外侧脱位，或两者同时存在。尤以 2 ～ 5 跖骨一并向外、背侧脱位者多见。跗跖关节脱位临床常合并有跖骨基底部、楔骨、舟骨骨折或跗骨基底部之间关节的位置改变。

二、临床表现

患者多有前足部明显的压砸或扭、旋外伤史，伤后足前部肿胀、疼痛、不能行走，挤压痛明显。前足部向内或外突出，足弓塌陷扁平及足部变宽等畸形。触诊时，常可在足内侧或外侧触及突出的骨端。直接暴力所致者，常伴有较严重的软组织挫裂伤，甚至波及足背动脉，导致前足部分缺血坏死。X 线摄片可明确脱位的方向、程度及类型，并可了解是否伴有骨折。

三、诊断要点

（一）明显的受伤史。

（二）足部严重肿胀、疼痛、压痛，功能障碍。

（三）前足畸形，足的横径变宽，足弓低平，如有血管损伤、皮肤苍白、肢端发凉等。

（四）影像学检查，X 线片可确诊，必要时可行 CT 检查。

四、治疗

（一）非手术治疗

跗跖关节脱位是一种严重创伤，应及时处理。

1. 手法复位

坐骨神经阻滞麻醉或持硬麻下，患者平卧，一助手握住踝关节，另一助手握住跖趾关节部进行对抗牵引。术者根据移位方向用双拇指从足背推压脱位的距骨，使之复位，然后推压足底恢复足弓的正常高度。若是分离型脱位，在牵引下采用对合扣挤手法复位。

2. 固定

因复位后容易再脱位，因此须做有效的固定，足弓处加一厚棉垫托顶以维持足弓，用钢丝托或石膏托将足踝固定于90°中立位。时间4～6周。固定期间密切观察肢端血循环，患者可扶双拐，伤足不负重下地。

3. 理疗、功能锻炼、药物治疗

同距骨脱位。

(二) 手术治疗

并发血管损伤及开放性骨折脱位，整复后骨折脱位不稳定，可采用经皮穿针固定和切开复位。

第十三节 跖趾关节脱位

跖骨头与近节趾骨构成的关节发生分离者，称跖趾关节脱位，临床以第1跖趾关节脱位常见；趾骨与趾骨之间的关节发生分离者，称趾间关节脱位，好发于拇指与小指。

一、病因

(一) 间接暴力

多因足趾踢碰硬物时，较大的压缩或背伸应力由近节趾骨传导到跖骨头时，可使跖趾关节跖侧关节囊撕裂而导致近节趾骨向背侧脱位。

(二) 直接暴力

重物砸压迫使跖趾关节过伸，近节趾骨基底部脱向趾骨头的背侧所致。若外力作用在足趾之间也可致侧方脱位。

二、临床表现

跖趾关节脱位与趾间关节脱位一般有明显的踢碰、压砸等外伤史。伤后局部疼痛、肿胀、活动障碍及畸形，足趾出现短缩、过伸、趾间关节屈曲畸形，跖骨头向足底突出。严重时跖趾骨垂直，足底可触及跖骨头，跖趾关节弹性固定。

趾间关节脱位以踇趾的趾间关节脱位较多见。

脱位后趾间关节疼痛、肿胀、活动障碍、畸形并伴有弹性固定。

三、诊断要点

(一) 有明确的外伤史。

(二) 局部肿胀、疼痛、压痛，活动受限。

(三) 足趾过伸、短缩，跖骨头在足底突出。

（四）关节畸形，弹性固定。

（五）X 线检查，可发现跖关节脱位和骨折情况。

四、治疗

以手法复位为主，开放损伤性脱位可在复位后行清创缝合。单纯脱位一般不需要麻醉或仅用局麻。

（一）非手术治疗

1. 整复方法

术者一手握住足部，一手持足趾用力向前、背侧牵引，加大畸形。握住足部的拇指用力将趾骨基底部向跖侧推挤，当滑到趾骨头处时，在维持牵引下，将足趾迅速跖屈，即可复位。

2. 固定方法

以小夹板于伸直位固定 2～3 周。

3. 药物治疗

根据伤科三期辨证用药，详见骨折概论中药疗法。

4. 功能锻炼

早期行踝关节屈伸活动,1周后扶拐以足跟负重行走,4周去除外固定并逐步练习负重行走。

（二）手术治疗

1. 手法复位失败者，可能是籽骨嵌入关节，应及时切开复位。

2. 陈旧性脱位可导致爪状畸形及创伤性关节炎，需手术矫正畸形、解除症状。

3. 切开复位后若不稳定，可自趾尖向近端穿克氏针贯穿关节固定 3 周。

第十四节 趾间关节脱位

趾骨与趾骨之间的关节发生分离者，称趾间关节脱位，好发于拇指与小指。

一、病因

因足趾碰撞硬物或扭伤发生脱位，远节趾间关节背侧脱位多见，也可因直接暴力，如压砸伤致开放性跖侧脱位。

二、诊断要点

（一）有明显的外伤史。

（二）局部肿胀、疼痛，活动受限。

（三）关节畸形，弹性固定。

（四）X 线检查，可显示脱位的方向和程度。

三、治疗

（一）非手术治疗

大多数采用手法复位，如有开放性损伤，可在复位后进行清创缝合。

1. 手法整复

术者一手握踝部或前足，另一手持捏其远节趾骨行牵拉即可复位。

2. 固定方法

可采用邻趾固定或硬纸板固定，2 周后可扶拐行走。

3. 药物治疗

根据伤科三期辨证用药，详见骨折概论中药疗法。

4. 功能锻炼

同跖趾关节脱位。

（二）手术治疗

1. 手法复位失败者，可能是破裂之关节囊嵌入关节，应及时切开复位。

2. 陈旧性脱位可导致爪状畸形及创伤性关节炎，需手术矫正畸形、解除症状。

3. 复位后若不稳定，可自趾尖向近端穿克氏针贯穿关节固定 3 周。

第十四章　周围神经损伤

周围神经损伤比较常见，可造成严重的功能障碍，甚至肢体残疾。自从应用显微外科技术治疗周围神经损伤，临床治疗效果明显提高。

第一节　臂丛神经损伤

臂丛由第臂丛由第 5～8 颈神经前支和第一胸神经前支大部分组成。经斜角肌间隙穿出，行与 锁骨下动脉后上方，经锁骨后方进入腋窝。臂丛五个根的纤维先合成上、中、下三干，由三干发支围绕 腋动脉形成内侧束、外侧束和后束，由束发出分支主要分布于上肢和部分胸、背浅层肌。

一、病因

引起臂丛神经损伤的最常见病因及病理机制是牵拉性损伤。成人臂丛神经损伤大多数（约80%）继发于摩托车或汽车车祸。如摩托车与汽车相撞、摩托车撞击路边障碍物或大树，驾驶员受伤倒地，头肩部撞击障碍物或地面，使头肩部呈分离趋势，臂丛神经受到牵拉过渡性损伤，轻者神经震荡、暂时性功能障碍，重者神经轴突断裂、神经根干部断裂，最重者可引起 5 个神经根自脊髓发出处断裂，以"拔萝卜"样撕脱，完全丧失功能。

工人工作时不慎将上肢被机器、皮带或运输带卷入后，由于人体本能反射而向外牵拉可造成臂丛神经损伤，向上卷入造成下干损伤，水平方向卷入则造成全臂丛损伤。矿山塌方或高处重物坠落、压砸于肩部，高速运动时肩部受撞击等也可损伤臂丛。新生儿臂丛神经损伤则见于母亲难产时，婴儿体重一般超过 4 kg，头先露、使用头胎吸引器或使用产钳，致婴儿头与肩部分离、过度牵拉而损伤臂丛，多为不完全损伤。

臂丛神经损伤也见于肩颈部枪弹、弹片炸伤等火器性贯通伤或非贯通伤，刀刺伤、玻璃切割伤、药物性损伤及手术误伤等。此类损伤多较局限，但损伤程度较严重，多为神经根干部断裂。可伴有锁骨下、腋动静脉等损伤。锁骨骨折、肩关节前脱位、颈肋、前斜角肌综合征、原发性或转移至臂丛附近的肿瘤也可压迫损伤臂丛神经。

二、临床表现

（一）臂丛神经根损伤

1. 上臂丛神经根（颈 5～7）损伤

腋、肌皮、肩胛上神经及肩胛背神经麻痹，桡、正中神经部分麻痹。肩关节不能外展与上举，肘关节不能屈曲，腕关节虽能屈伸但肌力减弱，前臂旋转亦有障碍，手指活动尚属正常，上肢伸展感觉大部分缺失。三角肌、冈上下肌、肩胛提肌、大小菱形肌、桡侧腕屈肌、旋前圆肌、肱桡肌、旋后肌等出现瘫痪或部分瘫痪。

2. 下臂丛神经根 (颈 8 胸 1) 损伤

尺神经麻痹，臂内侧皮神经、前臂内侧皮神经受损，正中、桡神经部分麻痹。手的功能丧失或发生严重障碍，肩、肘、腕关节活动尚好，患侧常出现 Horner 征。手内肌全部萎缩，骨间肌尤其明显，手指不能屈伸或有严重障碍，拇指不能掌侧外展，前臂及手部尺侧皮肤感觉缺失。尺侧腕屈肌、指深浅屈肌、大小鱼际肌群、全部蚓状肌与骨间肌出现瘫痪。而肱三头肌、前臂伸肌群部分瘫痪。

3. 全臂丛损伤

早期整个上肢呈迟缓性麻痹，各关节不能主动运动，但被动运动正常。由于斜方肌受副神经支配，耸肩运动可存在。上肢感觉除臂内侧因肋间臂神经来自第 2 间神经尚存在外，其余全部丧失。上肢腱反射全部消失，温度略低，肢体远端肿胀。Horner 征阳性。晚期上肢肌肉显著萎缩，各关节常因关节囊挛缩而致被动活动受限，尤以肩关节与指关节严重。

(二) 臂丛神经干损伤

1. 上干损伤

其临床症状与体征和上臂丛神经根损伤相似。

2. 中干损伤

独立损伤极少见，但可见于健侧颈 7 神经根移位修复术切断颈 7 神经根或中干时。仅有示、中指指腹麻木，伸肌群肌力减弱等，可在 2 周后逐渐恢复。

3. 下干损伤

其临床症状与体征和下臂丛神经根损伤类同。

(三) 臂丛神经束损伤

1. 外侧束损伤

肌皮、正中神经外侧根与胸前外侧神经麻痹。肘关节不能屈，或虽能屈 (肱桡肌代偿) 但肱二头肌麻痹；前臂能旋前但旋前圆肌麻痹，腕关节能屈但桡侧腕屈肌麻痹，上肢的其他关节活动尚属正常。前臂桡侧缘感觉缺失。肱二头肌、桡侧腕屈肌、旋前圆肌与胸大肌锁骨部瘫痪，肩关节与手部诸关节的运动尚属正常。

2. 内侧束损伤

尺、正中神经内侧根与胸前内侧神经麻痹。手内部肌与前臂屈指肌全部瘫痪，手指不能屈伸 (掌指关节能伸直)，拇指不能掌侧外展，不能对掌、对指，手无功能。前臂内侧及手部尺侧感觉消失。手呈扁平手和爪形手畸形。肩、肘关节功能正常。内侧束损伤和颈 8 胸 1 神经根损伤表现类似，但后者常有胸大肌 (胸肋部)、肱三头肌、前臂伸肌群麻痹，前者则无此现象。

3. 后束损伤

肩胛下神经支配的肩胛下肌、大圆肌；胸背神经支配的背阔肌；腋神经支配的三角肌、小圆肌；桡神经支配的上臂和前臂伸肌群瘫痪。肩关节不能外展，上臂不能旋内，肘与腕关节不能背伸，掌指关节不能伸直，拇指不能伸直和桡侧外展，肩外侧、前臂背面和手背桡侧半的感觉障碍或丧失。

三、诊断

臂丛损伤的诊断，包括临床、电生理学和影像学诊断，对于须行手术探查的臂丛损伤，还要做出术中诊断。根据不同神经支损伤特有的症状、体征，结合外伤史、解剖关系和特殊检查，可以判明受伤的神经及其损伤平面、损伤程度。臂丛损伤诊断步骤如下。

（一）判断有无臂丛神经损伤

有下列情况出现时，应考虑臂丛损伤的存在：

1. 上肢 5 神经（腋、肌皮、正中、桡、尺）中任何 2 支联合损伤（非同一平面的切割伤）；

2. 手部 3 神经（正中、桡、尺）中任何 1 支合并肩关节或肘关节功能障碍（被动活动正常）；

3. 手部 3 神经（正中、桡、尺）中任何 1 支合并前臂内侧皮神经损伤（非切割伤）。

（二）确定臂丛损伤部位

临床上以胸大肌锁骨部代表颈 5、6，背阔肌代表颈 7，胸大肌胸肋部代表颈 8 胸 1。胸大肌锁骨部萎缩，提示上干或颈 5、6 损伤；背阔肌萎缩，提示中干或颈 7 神经根损伤；胸大肌胸肋部萎缩，提示下干或颈 8 胸 1 损伤。

四、治疗

目的在于减少永久性残疾，恢复或改进上肢功能。由于臂丛损伤的病理程度不同，

要求定期复查、准确记录神经肌肉的功能状态与恢复情况。一般神经震荡者多在 3 周内恢复功能；轴突断裂伤者多在 3 个月内开始恢复功能且不断进步，可继续观察。相反若 3 个月内未见功能恢复，考虑为神经断裂伤，或影像学诊断为根性撕脱伤，宜早期进行臂丛手术探查。对臂丛神经连续性存在的损伤，可行神经内、外松解术，神经断裂者行神经缝合或神经移植术。对臂丛根性撕脱伤，应施行神经移位术，以修复重建重要的肩外展、屈肘、手指屈伸等运动功能以及手部的感觉功能。移位神经包括膈神经、副神经、颈丛神经支、肋间神经以及健侧 C7 神经根，可恢复一定的神经功能。近年来，选择性神经束移位术、双重游离肌肉移植重建术等提高了臂丛损伤的治疗效果。对于晚期臂丛损伤或早期手术治疗失败者，可酌情按残存的肌肉情况行肌肉移位或关节融合术，以改善功能。

臂丛神经损伤后，应按上肢各肌瘫痪及感觉障碍情况，分析其损伤部位及范围，做好记录，定期复查，观察神经恢复情况。3 个月内肌力仍不断恢复，可继续观察。若在此期间毫无恢复，可以考虑手术探查。尤其是肩胛背神经和胸长神经仍有功能，即损伤部位在根部的远侧方时，宜早期手术探查，进行神经吻合、松解或神经移植术。近年来对从颈髓抽出的臂丛根部近端损伤者，亦有采用膈神经、副神经、肋间神经、颈丛神经以及健侧 C7 神经根移位缝接到神经根断裂的远端上的方法进行修复，可获不同程度的效果。晚期或根部的臂丛神经损伤无法进行手术修复时，可按残存的肌肉情况作肌腱移位或关节融合术，以改善其功能。

第二节 上肢神经损伤

一、腋神经损伤

腋神经起自臂丛后束，由颈 5、6 神经纤维组成，相当于喙突平面从后束上缘发出，在腋窝内位于腋动脉后方、肩胛下肌前面下行，与旋肱后动脉伴行一起通过四边孔后，发出分支支

配小圆肌，至三角肌后缘中点处，相当于肱骨外科颈平面，发出肌支进入三角肌并支配该肌，然后发出皮支即臂外侧皮神经支配三角肌区及臂外侧上部皮肤感觉。

（一）病因

腋神经与肱骨外科颈紧邻，肩关节骨折脱位，特别是肱骨上端骨折可造成腋神经损伤。机器伤、刀伤、枪弹伤、腋杖压迫等亦可引起腋神经损伤。

（二）临床表现

腋神经损伤后，临床上表现为上臂外展障碍，肩关节不能外展至水平高度，因三角肌萎缩，肩关节外侧下陷，在肩关节外侧有一条狭窄的感觉障碍区。

临床上常常可以看到三角肌萎缩后患者仍能外展上肢，这是因为患者经过以下方法代偿的结果：

1. 通过前屈上肢便可使上肢达到外展位，此时，患者必须旋转肩胛骨；

2. 由于三角肌外展肩关节的时候须依赖于冈上肌的共同作用，当三角肌瘫痪后，冈上肌也可成为有效的外展肌，代偿三角肌的功能。因此，在检查肩关节外展功能时必须触摸三角肌的收缩，以判定外展动作是否由三角肌完成。

（三）诊断

诊断标准：

1. 肩部多有外伤史；

2. 三角肌麻痹、萎缩，方肩畸形，肩关节下垂半脱位，肩外展功能丧失；

3. 三角肌表面皮肤感觉障碍；

4. 电生理检查；腋神经动作电位消失，三角肌失神经支配。

（四）治疗

1. 非手术治疗

对于牵拉伤、撞击伤或骨折脱位造成的挫伤、挤压伤，可采用非手术治疗，观察3个月，如无恢复则行手术探查。

2. 手术治疗

开放性腋神经断裂伤应一期修复，根据其损伤情况采用神经松解、神经缝合、神经移植或肋间神经移位术。术后患肢贴胸石膏托固定4～6周，拆除石膏进行功能训练。术后应用神经营养药物、理疗、体疗等。

腋神经损伤修复后功能不良或缺乏修复条件，可出现肩外展功能障碍，对此应行肩外展功能重建，一般可选用斜方肌、胸大肌、背阔肌移位重建肩外展功能。如合并肩关节病变或肩关节周围肌肉严重麻痹也可选用肩关节融合术。

二、肌皮神经损伤

肌皮神经由颈5、6神经纤维组成，是外侧束外侧头的终末支，在胸小肌下缘起自外侧束，斜穿喙肱肌，于肱二头肌和肱肌间下降，沿途分支支配喙肱肌、肱二头肌和肱肌，终末支为前臂外侧皮神经，在肘横纹上方约3cm处，经肱二头肌于肱桡肌间隙穿过深筋膜分布于前壁外侧皮肤。肌皮神经位置隐蔽，不易受损伤，发生率约1.2%。

（一）临床表现

肌皮神经常常和其他神经同时损伤，如正中神经。肌皮神经损伤后，出现喙肱肌、肱二头肌和肱肌的瘫痪和萎缩，表现为前臂屈曲无力、肱二头肌腱反射消失，前臂外侧感觉消失。由于屈肘肌还有肱桡肌参与，有时肱桡肌肌力往往很强，即使肱肌和肱二头肌瘫痪，患者仍能屈肘，以致医师误认为肱肌和肱二头肌功能正常。因此，在检查肱二头肌和肱肌屈曲功能时，检查者必须摸到肱肌和肱二头肌肌腱收缩，不要误将肱桡肌的屈曲功能认为是肱二头肌功能正常。

（二）诊断

1. 常有明确外伤史；

2. 肱二头肌麻痹，肘关节不能屈曲；

3. 前臂外侧皮肤镇痛或减退；

4. 辅助检查：神经电生理检查，肌皮神经未能引出动作电位，肱二头肌失神经支配，X线检查等。

（三）治疗

1. 非手术治疗

闭合性损伤，常合并其他臂丛分支的损伤，可采用非手术治疗，观察2～3个月无效者应行探查术。

2. 手术治疗

开放性损伤应争取早期行探查修复术，根据损伤情况进行肌皮神经修复。肌皮神经损伤修复后功能不良或缺乏修复条件者，可造成屈肘功能障碍，对此应行屈肘功能重建。常见的方法：胸大肌转移、前臂屈肌总腱上移、背阔肌转移、肱三头肌转移等。

三、正中神经损伤

正中神经由臂丛外侧束的正中神经外侧头与内侧束的正中神经内侧头合成，位于腋动脉的浅面。下行于上臂内侧逐渐转向肱动脉的内侧，在上臂并无分支。在肘部通过肱二头肌腱膜下穿过旋前圆肌的肱骨头与尺骨头之间进入前臂，至前臂中部位于指浅屈肌与指深屈肌之间下行。在前臂下部逐渐走向浅面，位于桡侧腕屈肌与掌长肌之间，通过腕横韧带深面的腕管进入手掌。在肘部分出肌支支配旋前圆肌。在前臂上部有很多肌支，支配除尺侧腕屈肌及环指、小指指深屈肌以外的所有前臂屈肌。在手掌部支配拇展肌、拇对掌肌、拇短屈肌的浅头以及第一、第二蚓状肌。在感觉方面支配手掌桡侧3各半手指。

（一）病因

正中神经损伤以机械性损伤多见。可见于牵拉伤、挤压伤、切割伤、腕部骨折脱位，也可见前臂骨折造成的前臂缺血性肌挛缩合并正中神经损伤，少部分可见火器伤和药物注射伤（如：腕管综合征腕部封闭注射）。

（二）临床表现

正中神经在上臂无分支，故从正中神经主干形成到肘部发出旋前圆肌肌支的任何部位损伤其临床表现相同，即旋前障碍，腕屈力下降，屈拇指、示指不能、拇指对掌功能障碍，手掌桡侧半及桡侧三指半感觉障碍。前臂近端损伤，神经分支多，临床表现同上臂。正中神经腕部损伤多见，大鱼际萎缩，拇指不能对掌，手掌桡侧半及桡侧三指半感觉障碍，屈指正常。

（三）治疗

正中神经损伤后可作短期观察。若无恢复宜早期手术探查，确定损伤性质进行必要的修复手术，一般可行神经外膜缝合术。对于前臂下 1/3 段远侧方的断裂，因其运动与感觉神经部分已集中成束，可考虑作束膜缝合术。

四、尺神经损伤

尺神经来自臂丛神经的内侧束，在上臂内侧沿肱动脉内侧下行至上臂中部渐渐转向背侧。经肱骨内上髁后方的尺神经沟，再穿过尺侧腕屈肌肱骨头与尺骨头之间进入前臂背侧。在前臂上部位于尺侧腕屈肌深面及指屈伸肌的浅面逐渐转入前臂掌侧，至前臂中部与尺动脉伴行。到前臂下部沿尺侧腕屈肌腱桡侧而下，至腕部绕过豌豆骨桡侧在腕横韧带浅面入手掌。

尺神经在上臂无分支，在肘关节附近分出两个肌支，支配尺侧腕屈肌及第四、五指的屈指深肌。在手部支配小鱼际肌群、全部骨间肌、拇收肌、拇短屈肌的深头和第三、四蚓状肌。皮肤感觉支支配手背部尺侧 2 个半或 1 个半手指。

（一）病因

尺神经的损伤机制与正中神经相似，切割伤、挤压伤、牵拉伤、火器伤、缺血性损伤等。在临床上尺神经损伤以前臂切割伤多见。肱骨内上髁骨折并发尺神经损伤也常见。肘关节畸形也可造成迟发性尺神经炎。

（二）临床表现

不同节段尺神经损伤临床表现不同。

1. 肘关节以上尺神经损伤

可致尺侧腕屈肌、环小指指深屈肌、拇收肌、小鱼际肌、全部骨间肌及第三第四蚓状肌麻痹。表现为环小指屈曲障碍，拇示指对指功能障碍，手指内收外展不能，环小指掌指关节过伸、指间关节屈曲，即出现爪形指畸形。感觉障碍通常表现手掌和手背尺侧及其一指半感觉丧失。

2. 肘以下尺神经损伤

损伤部位在尺神经发出尺侧腕屈肌和指深屈肌肌支之前，累及尺侧腕屈肌和环小指指深屈肌，其临床表现同肘关节以上尺神经损伤。损伤部位在尺神经发出尺侧腕屈肌和指深屈肌肌支之后，则不累及尺侧腕屈肌和环小指指深屈肌，表现为拇收肌、小鱼际肌、全部骨间肌及第三第四蚓状肌麻痹。表现为环小指屈曲障碍，拇示指对指功能障碍，手指内收外展不能，环小指掌指关节过伸、指间关节屈曲，即出现爪形指畸形。感觉障碍通常表现手掌和手背尺侧及其一指半感觉丧失。

3. 腕部尺神经损伤

在腕上尺神经手背支发出之前损伤，临床表现同损伤部位在尺神经发出尺侧腕屈肌和指深屈肌肌支之后。在腕上尺神经手背支发出之后损伤，由于尺神经在腕上发出的皮支可支配手背尺侧及其一指半感觉，故该部位损伤手背尺侧及其一指半感觉存在。

（三）治疗

根据损伤情况做松解、减压或修复术。为了获得足够的长度，可将尺神经移向肘前。尺神经修复术的效果不如桡神经和正中神经好。桡神经在远侧为纯运动纤维，正中神经远侧大部为感觉纤维，而尺神经中感觉纤维与运动纤维大致相等，故缝合时尤需准确对位，不可有旋转。

在尺神经远侧单纯缝合感觉支或运动支，效果良好。如无恢复，可转移示指、小指固有伸肌及指浅屈肌代替手内肌，改善手的功能。

五、桡神经损伤

桡神经发自臂丛后束，在腋动脉后方，经过肩胛下肌、大圆肌和背阔肌的浅面斜向上肢后方，绕过肱骨后面的桡神经沟到肱骨中部外侧，于肱骨中下 1/3 交界处穿过外侧肌间隔。此处桡神经紧贴肱骨，骨折时最容易受损。支配肱三头肌三个头的肌支，主要是从肱骨中 1/3 以上的桡神经分出，其中肱三头肌长头的肌支是从腋部的桡神经分出，故肱骨干骨折合并桡神经损伤时，肱三头肌的功能可保存。桡神经在肱三头肌外侧头的外缘，穿过外侧肌间隔于肱肌与肱桡肌之间转向肘前方，又分成深、浅两支。深支通过旋后肌并绕过桡骨进入前臂的背侧；浅支沿肱桡肌下行，最后到腕部背侧。桡神经在上臂支配肱三头肌、肘肌、肱桡肌、桡侧伸腕长肌和肱肌。深支在前臂支配除桡侧伸腕长肌以外的前臂所有伸肌；浅支支配腕、手背部桡侧及桡侧 2 个半或 3 个半手指皮肤的背侧感觉。

(一)病因

基于桡神经与肱骨干的解剖关系，桡神经损伤常与肱骨干骨折有直接关系。骨折时的暴力牵拉、骨折端的刺割、神经嵌入两骨折端之间造成的挤压。此外还可能为医师手法复位时的牵拉，切开复位时的切割伤，钢板挤压伤等。桡神经前臂损伤与直接暴力有关，此外桡骨小头脱位、骨折也可损伤桡神经深支。桡神经损伤多数为牵拉和挤压伤，损伤神经的连线性常存在，随着骨折的愈合，骨痂的增生，损伤段神经内外结缔组织的增生也可能对神经产生新的压迫。

(二)临床表现

多数是肱骨干骨折所引起。临床上产生垂腕、垂指、前臂旋前畸形，手背侧尤以虎部皮肤有麻木区。桡骨头脱位可引起桡神经深支损伤，但由于桡侧伸腕长肌的功能尚存在，故无垂腕畸形，亦无虎口背侧皮肤感觉丧失。

(三)治疗

1. 非手术治疗

由于牵拉伤引起的桡神经损伤，大部分可以自行愈合。如肱骨骨折所致的牵拉性损伤，在骨折复位固定后，应观察 2～3 个月，如肱桡肌功能有所恢复，则可以继续观察；否则，可能为神经损伤或神经嵌入骨折断端之间，应行手术探查。

2. 手术治疗

根据伤情采用神经减压、松解或缝合术，必要时用屈肘、肩内收前屈或神经前移法克服缺损。神经修复效果较正中神经和尺神经为好，如缺损多则做神经移植术。如不能修复神经，可施行前臂屈肌肌腱转移伸肌功能重建术，效果较好，肱三头肌瘫痪影响不甚严重，因屈肘肌放松和地心引力可使肘关节伸直。神经未恢复前可使用悬吊弹簧夹板，保持腕背伸位。

第三节 下肢神经损伤

下肢主要神经是坐骨神经、胫神经及腓总神经。坐骨神经损伤多见于髋关节后脱位时，表现为屈膝肌、小腿及足部肌肉瘫痪，大腿后侧、小腿外侧及足部感觉丧失。胫神经损伤见于股骨髁上骨折及膝关节脱位时，致使腓肠肌、比目鱼肌、屈趾肌及足底肌瘫痪和足部感觉丧失。腓总神经损伤见于腓骨小头或腓骨颈骨折时，导致小腿伸肌、腓骨长短肌瘫痪、足下垂。下肢神经损伤应尽早手术探查。

一、坐骨神经损伤

坐骨神经损伤是下肢最多的神经损伤。

坐骨神经由 L4、5 和 Sp3 神经根组成，为全身最粗大的神经，其起始处直径为 15 mm 左右。经坐骨大孔穿出骨盆，坐骨神经一般自梨状肌下孔穿至臀部，亦有少数情况坐骨神经分成两股，一股穿梨状肌，一股出梨状肌下孔；也有分成多股出骨盆者。进入臀部后，位于闭孔内肌、上下孖肌和股方肌的表面，为臀大肌覆盖，此处为臀部坐骨神经最浅表部位，此段无较粗分支、周围组织疏松、紧邻髋关节，肌内注射、髋关节脱位、骨盆骨折等均易造成该处坐骨神经损伤。在其疏松的结缔组织鞘内，胫神经位于内后侧，腓总神经位于前外侧，胫神经较腓总神经粗大。坐骨神经呈弧形向外下走行，约在坐骨结节与大转子连线中内 1/3 交点处下行，临床常用此点来检查坐骨神经的压痛点。坐骨神经垂直而下，至股骨下 1/3 分成胫腓两支。坐骨神经分支点的变异很大，有的由骶神经丛即分为两支，有的则在股部下段才分为两支。

（一）病因

1. 直接暴力

如锐器切割、枪伤、产钳损伤、股骨颈内因定钉损伤、注射伤等都可直接致坐骨神经神经损伤，而注射伤为小儿坐骨神经损伤常见原因。主要因素为药物本身对神经组织的侵蚀及毒副作用，其次为继发的神经周围组织纤维化，与坐骨神经紧密粘连，而形成局部束带状卡压，神经内外瘢痕形成，直接压迫神经纤维，影响神经正常传导功能的发挥。

2. 间接暴力

坐骨神经损受脱位的股骨头或移位的骨块较长时间压迫，局部神经出现继发性缺血，神经外膜及束间瘢痕组织增生，造成不可逆性神经损伤。

（二）临床表现及诊断

1. 运动

如损伤部位在坐骨大孔处或坐骨结节以上，则股后肌群，小腿前、外、后肌群及足部肌肉全部瘫痪。如在股部中下段损伤，因腘绳肌肌支已大部发出，只表现膝以下肌肉全部瘫痪；如为其分支损伤，则分别为腓总神经及胫神经支配区的肌肉瘫痪。

2. 感觉

除小腿内侧及内踝处隐神经支配区外，膝以下区域感觉均消失。

3. 营养

往往有严重营养改变，足底常有较深的溃疡

4. 电生理检查

典型的神经电生理表现为患侧神经传导速度减慢，波幅下降，F 波或 H 波反射潜伏期延长；体感诱发电位（SEP）潜伏期延长，波幅下降，波间期延长；坐骨神经支配肌肉的肌电图检查多为失神经电位，而健侧正常。患侧股四头肌肌电图多无异常，肌腱反射稍强也与该肌功能正常而拮抗肌功能减弱有关，这些表现有助于鉴别格林 - 巴利综合征和脊髓灰质炎。

（三）治疗

臀部坐骨神经损伤是周围神经损伤中最难处理和疗效最差的损伤之一，其各段损伤与局部解剖关系密切，治疗应持积极态度，根据损伤情况，采取相应的治疗方法。

1. 非手术治疗

如为髋关节脱位或骨盆骨折所致的坐骨神经损伤，早期应复位减压，解除压迫，观察 1 ～ 3 个月后，根据恢复情况，再决定是否探查神经。

2. 手术治疗

如为药物注射伤应争取尽早行神经松解术，生理盐水反复冲洗，术后采用高压氧治疗，可有效促进损伤坐骨神经再生修复，患者年龄越小，手术越早，效果越好。如为切割伤等锐器伤，应一期修复，行外膜对端缝合术，术后固定于伸髋屈膝位 6 ～ 8 周。如为火器伤，早期只做清创术，待伤口愈合后 3 ～ 4 周，再行探查修复术。

修复神经对促进感觉及营养恢复意义较大，可防止营养性溃疡。晚期足踝部功能重建可改善肢体功能。

二、胫神经损伤

胫神经是坐骨神经较大的一终支，位于股部及小腿深部，有运动支至腓肠肌、比目鱼肌、跖肌、腘肌、胫骨后肌、趾长屈肌和姆长屈肌，下行至跟腱与内踝之间，通过屈肌支持带，分成足底内外侧神经，支配足底肌肉和足底皮肤感觉。

胫神经发生损伤的机会较少，常在内踝和跟腱之间受损，损伤发生率约为 1.2%。

（一）病因

1. 直接暴力

常见于股骨髁上骨折或胫腓骨上 1/3 骨折的，可直接致胫，常合合并腘动脉、胫后动脉损伤。腘窝的枪伤也常累及胫神经。

2. 间接暴力

由于糖尿病、甲状腺功能低下、踝关节外伤、腱鞘囊肿、肾性或心性水肿等可引起踝部肿胀，致附管内胫神经受压，出现跗管综合征。趾底神经于跖骨头间横韧带由于反复摩擦，导神经纤维增厚，产生神经瘤，引起足底痛，以第 3、第 4 跖骨头间常见，称为 Morton 足跖痛。

（二）临床表现及诊断

1. 运动

胫神经支配小腿后部及足底肌肉，损伤后足不能跖屈和内翻，出现仰趾外翻畸形，行走时足跟离地困难，不能走快。足内肌瘫痪引起弓状足和爪状趾畸形。

2. 感觉

3. 营养

足底常有溃疡，足部易受外伤、冻伤和烫伤，常因溃疡不能走路，严重影响功能。

4. 电生理检查

患侧胫神经传导速度减慢，波幅下降，F 波或 H 反射潜伏期延长；SEP 潜伏期延长，波幅下降，波间期延长；胫神经支配肌肉的肌电图检查多为失神经电位，而健侧正常。

（三）治疗

1. 非手术治疗

轻度挫伤或牵拉性损伤，可以考虑使用非手术治疗。非手术治疗过程中，要重视感觉障碍的康复，防止足底压疮和溃疡的发生。控制灼性疼痛症状，可采用理疗、中频电疗、超声波治疗、封闭等。

2. 手术治疗

根据损伤情况，做神经松解、减压或缝合术，一般效果较好。足底感觉很重要，即使有部分恢复亦有助于改善足的功能和防止溃疡。

三、腓总神经损伤

腓总神经是坐骨神经的分支，支配腓骨长短肌、胫骨前肌、足蹾长伸肌、趾长伸肌、足姆短伸肌、趾短伸肌及小腿外侧和足背皮肤感觉。由于腓总神经在腓骨颈部，位置表浅，并在骨的表面，周围软组织少，移动性差，易在该处受损，如夹板、石膏压伤及手术误伤。膝关节韧带损伤合并腓总神经损伤亦非罕见，危重患者长期卧床，下肢在外旋位也可压伤。

大量临床观察表明，腓总神经较胫神经更容易损伤，其发生率约为 13.7%。

（一）病因

1. 直接暴力

常见于腘窝外侧及腓骨颈处锐器伤、膝关节内侧脱位、腓骨小头骨折及医源性损伤，可直接致腓总神经损伤。

2. 间接暴力

由于小腿外侧硬物或石膏压迫，强迫体位（跪、蹲、双腿交叉），常致腓总神经受损。

（二）临床表现及诊断

1. 运动

由于小腿伸肌群的胫前肌、蹾长短伸肌、趾长短伸肌和腓骨长短肌瘫痪，出现患足下垂内翻。

2. 感觉

腓总神经感觉支分布于小腿外侧和足背，故该区感觉消失。

3. 营养

足背部易受外伤、冻伤和烫伤，影响功能。

4. 电生理检查

患侧腓总神经传导速度减慢，波幅下降，F 波或 H 反射潜伏期延长；SEP 潜伏期延长，波幅下降，波间期延长；腓总神经支配肌肉的肌电图检查多为失神经电位，而健侧正常。

超声检查能确切显示外周神经特别是腓总神经，能为临床提供腓总神经病理状况的形态学资料，可为手术治疗方案提供参考依据。

（三）治疗

1. 非手术治疗

对于神经受压、牵拉或挫伤引起的闭合性腓总神经损伤，早期做骨折固定，神经功能多能自行恢复，非手术治疗期间可以考虑使用理疗、按摩、电针灸、药物熏洗及适当的药物治疗等。

2. 手术治疗

非手术治疗 1～3 个月无恢复，则须手术检查，行松解术、缝合术或神经移植术。如无恢复，可转移胫后肌或行三关节融合术，以改善功能。腓总神经断裂多数可通过神经直接缝合进行修复，如果神经缺损过大，可考虑选用自体腓肠神经移植修复。对锐器伤或清洁伤口，可以做一期神经缝合；对火器伤或污染伤口，待伤口愈合 3～6 周后做二期神经修复。许多因素影响腓总神经修复的时机，临床治疗表明，伤后 3 个月以内手术的效果最好，随着伤后至手术之间时间的延长，其神经功能恢复的优良率亦逐渐降低。感觉障碍不在负重区，可不处理。对于晚期腓总神经损伤，应争取在 3 个月修复，但是伤后 1 年以上的病例，也应积极修复。

四、股神经损伤

股神经为腰丛中最大一支，主要分布于股四头肌、大腿部的大部分皮肤和小腿内侧皮肤，该神经由第 2、3、4 腰神经前支的后段纤维的腰大肌下部外侧缘穿出，在髂筋膜后面，沿髂肌前面下降，经腹股沟韧带深面至股部，于股三角内分为前后两股，之后各股又分为肌支和皮质。

（一）病因

股神经损伤机会较少，其发生率约在 0.8% 左右，有时与闭孔神经同时损伤。

（二）临床表现及诊断

1. 运动如损伤在髂窝上方，则髂腰肌及股四头肌均瘫痪，表现不能屈髋及伸膝；如在髂腰肌分支以下损伤，仅表现不能伸膝。

2. 感觉高位损伤表现为股前内侧及小腿内侧感觉丧失。低位损伤，可为单纯隐神经伤，表现小腿内侧感觉障碍。

3. 营养小腿内侧易受外伤、冻伤和烫伤。

4. 电生理检查患侧股神经传导速度减慢，波幅下降，F 波或 H 反射潜伏期延长；SEP 潜伏期延长，波幅下降，波间期延长；股神经支配肌肉的肌电图检查多为失神经电位，而健侧正常。

（三）治疗

1. 非手术治疗

股神经的损伤应采取积极修复的治疗态度，轻度闭合性股神经损伤可以考虑非手术治疗，如经观察后功能无恢复者，则进行手术治疗。

2. 手术治疗

股神经开放性损伤往往合并髂、股血管伤，应注意急救处理，在修复血管的同时，根据伤情做一期修复或二期修复。股神经断裂直接缝合的效果常常满意，但临床中适合直接缝合的病例常常很少，当神经缺损不能直接缝合时，应采取神经移植的方法予以修复，其结果也常常令人满意。

第四节 医源性周围神经损伤

医源性周围神经损伤是临床上比较常见的神经损伤，顾玉东统计 2 949 例神经损伤中，医源性神经损伤 146 例，占 4.1%；朱盛修统计 420 例神经损伤中，医源性损伤 85 例，占 20.2%。Birch 报道 2 000 例主要周围神经损伤中，200 例 (10%) 是医源性损伤。医源性周围神经损伤轻者可引起机体的部分功能障碍，重者可造成严重病残，使患者失去工作和生活能力。特别值得指出的是，此类神经损伤中，绝大部分均是由于医疗或护理不当所造成，而且涉及各临床科室和各种医疗、护理操作，故应引起各级医护人员的高度重视，如能认真对待，精益求精，严格遵守各项医疗、护理操作技术规程，医源性神经损伤是可以避免和预防的。

一、病因

(一) 臂丛神经损伤

1. 手术时体位不当引起臂丛神经损伤

术中采用垂头仰卧位 (Trendelenburg 体位)、上肢过度外展位 (90°或＞90°)、上肢外展、伸展、外旋位固定于外展板上或头向对侧旋转并侧屈位等均可因臂丛神经受牵拉或压迫而引起损伤。

2. 产瘫

常有难产史，多与过分用力牵拉有关。

3. 胸骨正中劈开术后引起臂丛神经损伤

经胸骨正中劈开行心脏手术后发生臂丛神经损伤较为常见，其真正原因尚不清楚，可能与胸骨正中劈开分离作用于肋椎关节的扭伤所致牵拉损伤有关。

4. 胸腔出口综合征手术引起臂丛神经损伤

经腋路行第 1 肋切除术和前斜角肌、中斜角肌切断术治疗胸腔出口综合征均可能伤及臂丛神经。

5. 放射治疗引起臂丛神经伤

主要引起锁骨下臂丛神经损伤。多为乳腺癌患者数月或数年前接受过淋巴结，特别是腋部淋巴结、淋巴干的放疗，神经损伤逐渐加重，对本类损伤尚缺乏有效治疗。

6. 矫形外科手术引起臂丛神经损伤

多种肩带周围手术可引起臂丛神经损伤。先天性高肩胛症 (Sprengd 畸形) 矫正、肩胛骨下移术可使肋 (第 1 肋) 锁间变窄和牵拉、压迫臂丛引起损伤；肩关节置换术可能引起腋神经和肌皮神经损伤；肩关节镜检查和关节镜下手术亦可引起腋神经和肌皮神经损伤。

7. 锁骨骨折和肩关节脱位处理不当引起臂丛神经损伤

锁骨中份骨折采用无效的 "8" 字绷带固定或手术复位固定不当，均可导致骨折不连、骨折端移位或骨折部过量骨痂形成，均可直接引起臂丛神经损伤或因损伤血管形成血肿或假性动脉瘤而间接引起臂丛神经损伤。不适当的、暴力施行肩关节脱位手法复位可致锁骨下臂丛神经损伤，常见为肌皮神经、桡神经，尤其是腋神经损伤。

复发性肩关节前脱位手术，采用 Putti-Platt 和 Bristow 手术均可发生锁骨下臂丛神经损伤，术中腋神经、正中神经、尺神经、桡神经，特别是肌皮神经可被切断、缝合、牵拉、压迫而造成损伤。而且，采用 Bristow 手术后数月或数年，用于固定喙突至盂唇边缘或肩胛颈部的拉力螺钉移位，可损伤腋动脉导致假性动脉瘤而继发引起臂丛神经损伤。

8. 侵袭性诊断和治疗操作不当引起臂丛神经损伤

最常见的原因为腋路经皮动脉造影术，因穿刺血管漏口出血可引起血肿或假性动脉瘤形成，而在腋部的神经和血管结构均被包绕于内臂筋膜间室内，血肿或假性动脉瘤可引起间室综合征。最易累及的是正中神经，次为正中神经和尺神经同时累及，有时正中、尺、腋、肌皮神经均被累及。臂丛神经损伤也可因经皮颈内静脉或锁骨下静脉插管术引起。

9. 区域阻滞麻醉引起臂丛神经损伤

臂丛区域阻滞麻醉可于锁骨上（斜角肌间沟）和锁骨下（经腋路）进衍，后者更为常用。偶尔可因直接损伤或因损伤动脉漏血而最终形成间室综合征，间接损伤臂丛神经。

10. 其他

颈基部淋巴结或良性臂丛肿瘤和上背侧交感神经切除术可损伤锁骨上臂丛神经。腋部包块活检、为肾透析而建造的腋动静脉瘘、经腋部血管分流手术、腋部烧伤后重建手术和不适当使用拐杖等均可造成锁骨下臂丛神经损伤。

（二）尺神经

手术中上肢体位不良为尺神经医源性损伤的较常见原因，其发生率为 2 700 例手术（心脏手术除外）发生 1 例，其中 9% 为双侧受累。术中前臂旋后位置于身旁或外展位，使尺神经沟或肘管受压。若肘关节屈曲超过 90°，亦可致肘管内尺神经受压。某些少见原因为尺神经前移术时，过度剥离尺神经的营养血管，致尺神经缺血梗死。也有因肘内侧包块切除并证明为良性神经肿瘤而引起损伤。陈旧性肘关节后脱位开放复位或肘关节强直于伸直位行关节成形术时 / 尺神经未做充分松解前移术，因神经张力过大而引起损伤。

（三）正中神经

医源性正中神经损伤主要发生于肘部和腕部。肘部常因肘窝部做侵袭性诊断或治疗穿刺引起，包括静脉穿刺抽血、注射药物、输血输液或为做动脉内血气分析和心导管检查而做动脉穿刺或插管等。可因针刺直接损伤或继发于被穿刺血管的血液外渗而形成血肿或假性动脉瘤间接引起神经损伤。前臂外侧和内侧皮神经或单独或合并正中神经同时损伤。正中神经主干、支配旋前圆肌或桡侧屈腕肌的运动支和近侧骨间掌侧神经或单独或不同成分组合遭受损伤。正中神经主干损伤常不是完全性损伤，常合并持续的正中神经手部感觉分布区的灼性神经痛。

医源性正中神经损伤亦可合并于腕管综合征的治疗。偶可因腕管内注射皮质类固醇时将药物注入正中神经内而引起损伤。但腕部正中神经损伤多发生于腕横韧带松解术（包括开放性或内镜腕管松解术）。开放性腕管松解术多因采用不适当的切口引起，远侧腕纹附近小的横切口常易引起神经损伤，可发生部分或完全性正中神经主干断裂伤，掌皮支、鱼际支、指总或指神经损伤。此外尚可发生于腕屈曲畸形矫正术后或内关穴位封闭等。

（四）桡神经

大多数桡神经损伤发生于上臂中份或桡神经沟附近。可发生于肱骨骨折治疗中，包括桡神经套入骨折断端间行手法复位后，固定骨折的钢板挤压，骨折部位骨痂的压迫和术中误伤，甚至切断等。昏迷患者或手术时肢体位置不良致桡神经过长时间受压是另一原因。上臂上止血带引起止血带麻痹常表现为桡神经、正中神经和尺神经三者同时受损，但也可仅表现为桡神经受损者。上臂部行三角肌注射时定位过低亦可引起桡神经损伤。

曲池穴位封闭可累及桡神经。桡骨小头切除或孟氏骨折开放复位有可能伤及骨间背侧神经，腕背侧腱鞘囊肿摘除术可损伤桡神经浅支。

（五）股神经

股神经损伤中医源性损伤占很大比例，Kim 等报道 78 例创伤性股神经损伤中，60% 属医源性损伤。其发病机制多样，包括压迫（特别是拉钩和血肿的压迫）、牵拉、切断、结扎和缺血等。骨盆内和骨盆外部的股神经均可累及。最常见引起医源性股神经损伤的原因是腹部盆腔手术，最易引起此类损伤的手术是经腹子宫切除术。其发生股神经损伤的主要原因为手术拉钩，特别是使用自动拉钩压迫所致，当患者消瘦伴腹直肌发育不良、应用 Pfannenstiel 切口和拉钩片过大时更易发生。肾移植患者发生此类神经损伤，拉钩直接压迫神经亦是其主要原因，而术中切断髂腰动脉和神经附近血肿形成致神经缺血可能为另一原因。其他手术，包括腹腔镜、直肠手术（直肠固定术）、阑尾切除术、输尿管德石切除术、显微外科输卵管成形术、腹主动脉瘤修复术、肿瘤切除术和交感神经切断术等也可能伤及股神经。

腹股沟韧带平面的医源性股神经损伤可发生于股疝和腹股沟斜疝修补术，特别是后者更易发生，可能因神经被切断、缝合固定或血肿、假性动脉瘤形成引起。髋关节置换术是另一原因，其损伤机制可能为骨水泥的热损伤、骨水泥包绕、压迫神经、电烙烧伤、血肿形成或拉钩压迫引起。多发生在髋关节的外侧或前外侧入路，特别是人工髋关节翻修术中。过度肢体延长和术后发生髋关节前脱位对股神经的牵拉和压迫亦可引起此类损伤。在分娩、经阴道子宫切除术和前列腺切除术采用截石位时，髋关节屈曲过多腹股沟韧带可压迫股神经，外展、外旋过多可牵拉股神经而造成损伤。邻近股动脉的诊断和治疗操作，包括主动脉 - 股动脉架桥、股动脉穿刺等亦可发生股神经损伤。肿瘤患者在腹股沟韧带部做放疗或经股动脉做化疗时股神经也可能受损。

（六）坐骨神经

臀部坐骨神经医源性神经损伤最主要的原因为全髋关节置换术和臀部肌内注射性损伤。

全髋关节置换术引起坐骨神经损伤的机制以牵拉伤最为多见，包括术中或术后的髋关节脱位、术中股骨干骨折和术中错误的肢体姿势；其他还有股骨粗隆钢丝压迫或缝合神经造成的损伤；骨水泥的热损伤；臀间室综合征引起的缺血性损伤。先天性髋关节脱位患者的全髋关节置换术和全髋关节置换翻修术引起医源性坐骨神经损伤的危险性最大。

全髋关节置换术也可引起迟发性医源性坐骨神经损伤，其原因为术后抗凝可引起臀间室综合征；骨水泥引起神经周围的纤维化或形成穿过神经的硬刺；股骨粗隆部钢丝的移位。其他如股骨颈骨折穿针固定，消瘦患者仰卧于手术床，截石位行阴道的手术及坐位行神经外科手术均可引起坐骨神经损伤。

另一主要原因为臀部肌内注射部位错误引起的损伤。Kline 等报道，54 例手术治疗的臀部坐骨神经损伤中，注射性损伤占 56%。

（七）腓总神经损伤

腓总神经较易发生医源性损伤。最常见的损伤机制为外部压迫，多表现为腓总神经深支和浅支同时受累，也有仅腓总神经深支受累。可发生于患者取仰卧或侧卧位和截石位手术，或膝关节的手术如全膝关节置换术、胫骨近端截骨、用膝关节镜行半月板修复术。

非外科手术导致的医源性腓总神经损伤最多见于下肢牵引、长期卧床、消瘦的患者。

原因也是体位不当，使腓总神经于腓骨小头处受压。其他较少见的原因包括小腿的支具上缘恰好位于膝下，膝关节绷带包扎过紧和下肢石膏固定。

（八）止血带引起的神经损伤

止血带引起医源性神经损伤也很常见。有报道止血带麻痹的发生率为1/8 000(其中上肢1/5 000,下肢1/3 000)。究竟是止血带压力过高还是使用时间太长而发生止血带麻痹尚存在争议，但是大部分的动物实验和临床资料均证实止血带麻痹是压力过高造成的。止血带麻痹临床上主要表现为神经的运动支配受损。感觉支配往往是正常的，即使有异常，表现也很局限且要比运动异常恢复快得多。

二、治疗

（一）周围神经药物注射损伤

一般先采用非手术疗法，施行理疗、热敷、自动和被动活动瘫痪肢体，给予神经营养药物。如1～3个月仍无恢复征象，应及时做神经探查和神经内外松解术，远近端均要松解到正常部位。注意勿损伤神经纤维，以免加重损伤。如一段神经完全坏死、瘢痕化，应切除该段神经，行神经吻合术。

近年来国外学者经实验研究证明，大鼠坐骨神经在注射24 h后进行神经松解，可大大减轻药物引起的损伤，故强调周围神经注射损伤后应早期作神经松解术，避免神经轴突受压迫，减轻神经损伤的程度。

（二）手术合并周围神经损伤

手术结束前应检查神经有无受损，并将所显露的神经置于健康组织中，如术中发现神经断裂，应当即给予准确修复。Birch等认为，如手术切口位于主要神经干径路，术后出现该神经支配范围的运动、感觉、血管舒缩和出汗功能完全丧失，则表明该神经已被切断，只有手术修复神经功能才有可能恢复，应尽早进行手术。若神经为手术中牵拉或压迫损伤，尤其是不完全性神经损伤，可观察3周至3个月，如不恢复亦应探查修复神经。但若为手术形成的血肿压迫致神经瘫痪，应急诊手术止血、减压。

此类神经的修复方法与其他类型神经损伤相同。切割伤应做对端吻合；若为缝扎伤应去除缝扎线头，行神经内外松解术；神经粘连者作神经内外松解术，若一段神经完全变性或瘢痕化，应切除病变段神经对端吻合；如神经缺损或病变范围过大，依情况做神经移植或肌腱转移术改善肢体功能。

（三）神经受压或牵拉损伤

手术使用止血带不当、手术体位不当、下肢牵引压迫腓总神经、小夹板或石膏固定压迫神经、手法复位不当过度牵拉或骨折端刺伤、压迫神经、助产时过度牵拉臂丛神经等均可引起神经损伤。此类神经损伤多为神经失用或神经轴突断裂伤，多数病例于伤后1～3个月可自行部分或完全恢复，但部分牵拉或受压严重而持久的病例，除神经轴突断裂和失用外，尚可能存在部分鞘膜、神经断裂或神经缺血变性和神经周围瘢痕绞窄等病变，如不及时手术处理，可造成完全性甚至永久性瘫痪。

此类神经损伤的治疗，应及时、完全解除对神经的压迫和牵拉，为防止瘫痪肌肉过度牵拉，可用适当夹板将瘫痪肌肉保持在松弛位置，经常被动活动关节，防止因肌肉失去平衡而引起畸形，进行理疗、体疗、按摩、服用神经营养药物等以利神经及肌肉功能恢复。严密观察 1 ～ 3个月，如神经功能无恢复或部分恢复后无进一步恢复征象，即应进行神经探查术，依手术发现行神经松解减压或神经吻合术。若神经功能仍不恢复，则做肌腱转移等功能重建术。

三、预防

医源性周围神经损伤是医务人员进行医疗操作时发生的神经损伤，上述各类医源性周围神经损伤应该是完全可以避免和预防的。

(一) 加强责任感，认真对待任何一次手术

每次手术前均应认真准备，复习有关局部解剖和手术切口，不论这种手术做过多少次，都应当作新手术对待。如能认真对待每一次手术，神经损伤是完全可以避免的。

(二) 加强医疗技术基本功训练，正确掌握基本技能

石膏、夹板、牵引、手术体位、手法复位、止血带、麻醉和助产技术均是医生的基本功。应用石膏及夹板时应密切观察，及时松解，严防受压引起缺血性挛缩和周围神经损伤。下肢牵引和麻醉期间应注意衬垫妥当，以免受压引起神经损伤，尤其腓总神经在腓骨头颈处，桡神经在桡神经沟处，尺神经在肱骨内髁处极易受压。手法复位切忌粗暴，尤其在肱骨下 1/3 骨折时更应注意，以免引起桡神经损伤。术中应正确使用止血带，以免发生止血带麻痹。术中应禁用橡皮管止血带，慎用无压力标志的橡皮卷止血带，使用时应有足够衬垫，部位应准确，时间勿过长，压力勿过高，以能阻断动脉血流为度。气囊止血带的压力表应定期核对，以防压力表不准造成神经损伤。腰椎麻醉进针手法勿过猛，以免针尖损伤马尾神经根。助产时动作应轻柔，牵拉不可过猛，以免发生产瘫。

(三) 护理操作要正规，避免滥用刺激性药物封闭，预防周围神经药物注射伤

臀部注射应正确选用注射部位，注意进针的深度和方向，在儿童尤应注意。静脉注射药物时应勤观察，严防药物外漏。在神经走行的穴位上禁用刺激性药物。

(四) 熟知四肢和周围神经解剖知识

要做到心中有数，避免损伤周围神经，尤其要注意某些与周围神经关系密切的解剖部位的手术显露。手术合并周围神经伤中以桡神经、腓总神经和副神经为多，这是因为桡神经毗邻肱骨干及桡骨头颈走行，腓总神经紧贴腓骨头颈，副神经经颈外三角时与该部淋巴结关系密切。对多次手术病例、神经附近瘢痕形成的病例以及可能导致周围神经变位的某些病理状态，更应注意避免损伤神经。

(五) 注意游离神经组织

切除周围神经肿瘤及与周围神经关系密切的肿瘤时，应以游离保护周围神经不受损伤为前提。对周围神经肿瘤应认真识别其肿瘤的性质，若为神经鞘瘤，应沿神经干纵行切开神经外膜，从上下正常部位向肿瘤分离神经束。肿瘤表层的神经束多被挤压变扁，要仔细辨认分离，神经鞘瘤有完整的包膜，无神经纤维穿过，与神经束之间粘连不紧，可沿肿瘤包膜做钝性剥离，容易完整游离取出，并保全神经主干不受损。如为主要神经干的神经纤维瘤，手术切除可造成严重功能障碍，可暂不做切除。如术中不能辨认周围神经肿瘤的性质，应请有经验医生会诊或关闭伤口，转院手术，切不可盲目将肿瘤连同神经干一并切除。切除与周围神经有密切关系的肿

瘤时，必须遵守从上下正常部位游离保护神经后再切除肿瘤的原则。

(六)防误伤操作要点

1. 防切割

一要显露好神经，二要操作时避开神经。

2. 防缝扎

止血和缝合伤口时勿缝扎神经。

3. 防牵拉

牵拉神经应轻柔，避免长时间过分牵拉，每隔 15 min 应放松牵拉休息 5 min，不在神经附近操作时不应牵拉神经。

4. 防压碰

防止器械压碰神经，也要防止术后血肿压迫神经。

5. 防干燥

显露的神经应经常用生理盐水保持湿润。

6. 防牵伸

纠正关节挛缩畸形时应充分游离神经防止牵伸性损伤。